2011年度国家出版基金资助项目

中华医学统计百科全书

徐天和／总主编

健康测量分册

万崇华 江文富／主 编

U0351857

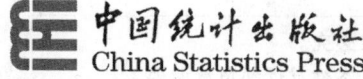

中国统计出版社
China Statistics Press

图书在版编目(CIP)数据

中华医学统计百科全书. 健康测量分册 / 万崇华，
江文富主编. －－北京：中国统计出版社，2013.3
ISBN 978－7－5037－6788－3

Ⅰ．①中… Ⅱ．①万… ②江… Ⅲ．①医学统计－中
国－百科全书 ②健康－测量－百科全书 Ⅳ．
①R195.1－61 ②R194.3－61

中国版本图书馆 CIP 数据核字(2013)第 044837 号

健康测量分册

作　　者/万崇华　江文富

责任编辑/梁　超

装帧设计/杨　超　李雪燕

出版发行/中国统计出版社

通信地址/北京市西城区月坛南街 57 号　邮政编码/100826

办公地址/北京市丰台区西三环南路甲 6 号　邮政编码/100073

网　　址/http://csp. stats. gov. cn

电　　话/邮购(010)63376907　书店(010)68783172

印　　刷/河北天普润印刷厂

经　　销/新华书店

开　　本/787×1092mm　1/16

字　　数/657 千字

印　　张/32.5

版　　别/2013 年 3 月第 1 版

版　　次/2013 年 3 月第 1 次印刷

书　　号/ISBN 978－7－5037－6788－3/R. 14

定　　价/68.00 元

序　言

国家统计局局长　马建堂

　　随着时代前进和科学技术的进步,我国的统计科学和医学统计工作的发展进入了一个崭新的阶段。统计科学既是认识社会现象与自然现象数量特征的手段,又是获取信息和进行科学研究的重要工具,历来为人们所重视。自20世纪20年代起,统计学理论与方法日益广泛地被应用于医学领域。近些年来,随着基因组学、蛋白质组学、药物开发、公共卫生、计算机和信息等学科的迅猛发展,统计学与医学学科的交叉融合不断深入,统计科学在医学领域中的应用与发展提高到了一个新水平。

　　医学统计是统计科学的重要分支,也是国民经济和社会发展统计的重要组成部分,它关系到人民健康水平的提高和国家的长足发展。医学是强国健民学科,医学研究的对象是人及人群的健康,具有复杂性、特殊性及变异性等特点,这无疑需要全面系统的统计分析方法的支持与帮助。随着统计科学的迅猛发展,一些新的统计方法如遗传统计、多水平模型、结构方程模型、健康量表等不断涌现。一方面这些新的统计方法和理论亟需在医学科学领域内推广应用,为医学发展提供支持和帮助,另一方面,医学科研工作者为了科学研究工作的需要也迫切要求了解和掌握一些最新的、全面系统的统计方法和理论。因此,对当代医学科学研究中的统计分析方法进行全面系统的研究与介绍,是十分重要的一件事情,《中华医学统计百科全书》正是在这样的背景下编纂而成的,它满足了当前医学科学发展的需要,不失为一部好的大型医学统计参考书。

　　《中华医学统计百科全书》自2009年1月开始编写,由国内外著名医学院校的统计学教授和专家担任主编和编委,可谓编写力量强大,在编写过程中,他们本着精益求精的精神,精雕细琢,采百家之所长,融国内外华人统计学专家之所成。历时三年,终成其册。本套书内容浩繁,共八个分册,包含描述性统计分册、单变量推断统计分册、多元统计分册、非参数统计分册、管理与健康统计分册、医学研究与临床统计设计分册、健康测量分册和遗传统计分册。各分册在内容上相互衔接并互为补充,贯穿"从简单到复杂","从一般、传统到先进、前沿"的循序渐进的编纂思路,一改目前医学统计著述中普遍存在的方法之间或评价指标之间缺乏相互联系、过于分散和单一的状况,使医学统计理论与方法更加具备了系统性、完整性与时代前沿性。本套书结构严谨,层次分明,科学性强,既突破了传统的辞典式编撰方法,又吸取了辞典的某些特点,在实用性、知识性、可读性、可查性等方面均具独到之处。

《中华医学统计百科全书》适应了我国医学科学研究发展对统计分析方法的需要,本书的出版,势必会大大促进我国现代医学的发展。本书既是我国医学统计工作者、医疗卫生统计信息工作者、高等医学院校师生以及广大医务工作者必备的大型医学统计参考工具书,也适合于医学各不同层次和不同专业的读者阅读。我相信本书的出版,不仅对于促进我国医学统计发展,促进我国与国际生物医学统计间的交流,繁荣社会主义先进文化具有重要意义,而且该书也必定会成为广大医学科学研究工作者的良师益友,故欣然为之作序。

编者的话

近年来，医学统计科学发展迅速，如遗传统计、多水平模型、结构方程模型、健康量表等新的统计理论与方法不断涌现，并被应用到医学科研实践中。这些新的统计理论与方法在医学科学研究中的不断拓展应用，要求广大的医学科技工作者在工作中必须学习和掌握这些新知识。所以，怎样使这些新的统计理论与方法易于被广大的医学科技工作者接受和使用，以提高医疗卫生工作质量，成为统计学专家的首要解决的任务。为此，组织编纂一部适合于广大医学科技工作者学习和使用的工具书，成为当前形势之必需。《中华医学统计百科全书》（下文简称"全书"）正是基于这样的背景而孕育产生的。

编纂"全书"的想法一经提出，就得到了国内高等医学院校和科研院所的统计学专家们的赞同。专家们云集一堂，进行商讨，达成共识——要集全国高等医学院校和科研院所的统计学专家之力，编纂出一部内容全面、概念精确、表述完整、接近世界医学统计学先进水平、编辑形式简洁的大型医学统计学工具书。2008 年，"全书"开始酝酿筹备，几经讨论，搭成框架条目，确定编写格式，并开始全面着手编写，终于于 2011 年初编纂出初稿。值得欣喜的是，在中国统计出版社的大力支持下，"全书"项目先后成功申报了国家出版基金（项目编号 $2011C_2-003$）和全国统计科学研究（计划）课题（立项编号 2011LY080），皆荣获批准。有了国家出版基金和全国统计科学研究（计划）课题的支持，"全书"的编纂工作如虎添翼，更上台阶。

通过国内外数十所大学、医学院校与医学科研院所近百位统计学专家教授的共同努力，"全书"终于能够付梓成册，得以与广大读者见面，编者倍感欣慰。"全书"既全面介绍了医学统计学的基本理论、基本知识与方法，又介绍了大量新的统计理论与方法，对生物医学统计的传统方法及最新进展进行了全面梳理，同时还改变了目前医学统计著述中普遍存在的统计方法或指标之间缺乏相互联系，过于分散与单一的现象。这就形成了"全书"的特点：全面、系统、实用、前沿。

"全书"共 8 个分册：描述性统计分册、单变量推断统计分册、多元统计分册、非参数统计分册、管理与健康统计分册、医学研究与临床统计设计分册、健康测量分册、遗传统计分册，均由著名高校医学统计学教授担纲主编，同时聘请国内外知名医学统计教授担任顾问。可谓举全国名校之力,集百家精英之长。在编写过程中,专家们严谨认真,精益求精,在注重科学性、知识性、先进性、可读性的前提下,紧紧把握医学科学研究与医疗卫生工作的特殊性和复杂性,精心研究论证各种统计理论与方法在医学领域的适用性与应用条件。为了便于读者学习和理解应用,书中不仅有理论分析,还提供了实例运用,并把计算机软件程序应用于其中,对统计方法或体系的科学性与可行性进行检验,使统计理论与医学实际得到紧密结合。在每一分册的内容安排上,遵循从简单到复杂、从一般到先进、从传统到前沿的原则,使各分册在内容上既相互衔接补充,融为一体,又能各自独立成册。为方便读者查阅,书中各条目层次分明,结构严谨,醒目易读,是广大医学科学工作者学习和使用、必备案头的大型医学统计工具用书。

"全书"在编写过程中,引用了相关专著及教材的部分资料,在此对引用资料的原作者表示衷心感谢!引用资料中多数已在书中注出,也有部分没有一一注出,对于没有注出的部分,在此敬请原作者给予谅解!中国统计出版社教材编辑部和滨州医学院的领导及同仁们为"全书"的编辑和出版付出了大量心血,在此致以诚挚感谢!

由于编者水平有限,书中难免会存在错误和不足之处,恳请广大读者提出宝贵意见。

最后,感谢您学习和使用"全书",希望它能使您开卷有益。

总主编　徐天和

前 言

伴随着疾病谱的改变，威胁人类生存的主要疾病已不再是传染病，而是难以治愈的癌症和心脑血管等慢性病。此外，随着经济和社会的发展，环境污染严重、人口压力增大、工作生活竞争加剧，所谓的"现代社会病"和亚健康状态日益严重并受到了广泛的关注。对这些疾病和健康状态很难用传统的方法和指标来进行测量和评价。另一方面，由于健康观和医学模式转变，人们对健康的要求不断提高，对健康的定义也从原有的身体的无疾病转变为身体、心理及社会适应均要求达到良好。新医学模式下强调的心理完好和社会适应性以及"以患者为中心"的人本理念要求从患者角度提供疗效证据。因此，传统的以生物医学模式为主的关注客观指标与局部躯体功能改善的一些方法和评价体系面临严重挑战：(1)未能表达健康的全部内涵；(2)未能体现具有生物、心理和社会属性的人的整体性和全面性；(3)未能体现以人为本的治"人"而非治"病"理念；(4)未能反映现代人更看重活得好而不仅是活得长的积极心态。鉴于此，生命质量(QOL)与患者报告临床结局(PRO)等具有整体性、综合性和体现以人为本的测量受到高度关注，反映心理与社会功能方面的测定亦然。尤其是健康权作为基本的人权，各国高度重视，纷纷将健康信息与健康管理纳入国家层面的卫生体系建设中。再者，随着对生命文化的日益重视，"尊重生命，关爱生命，珍惜生命，敬畏生命"逐渐成为大众认可的社会价值目标和生活目标，其基础就是了解生命、关注健康。因此，健康测量有着重要的理论意义和应用价值。

本书作为"中华医学统计百科全书"中的一册，目的是较全面系统地介绍健康测量的相关概念、理论方法以及总的健康状况及健康的各个构成方面的测定工具，让读者可以迅速查到需要的量表及相关信息，便于实际应用。结构上分两大部分，第一部分是健康测量的理论基础，共105个条目，介绍了健康测量概念、方法和基本理论；第二部分为健康测量的工具，共110个条目，介绍了生理功能和伤残测量、社会功能(健康)测量、心理功能(健康)测量、儿童青少年专用量表、常用临床精神科评定工具、总的健康状况及 QOL 与 PRO 测量等方面的测定工具，尽可能囊括健康测量相关的量表工具。

　　本书主要由广东医学院、同济大学、中山大学、昆明医科大学和中国中医科学院的专家学者撰写。介绍的量表大部分是在国内外学术期刊中发表的权威量表,其中一些是我们在国家科技支撑计划(2009BAI77B05)、国家 973 计划(2006CB504601,2006CB504604)、国 家 自 然 科 学 基 金(30360092,30860248)、东莞市医疗卫生单位科技计划重点项目(2011105102008)、东莞市软科学研究计划项目(201150425200053)等项目资助下的研究成果。分两类介绍,第一类为经典量表,从开发情况、量表的结构(完整量表或典型条目示范)、测量学特性、使用方法、计分方法、结果解释、应用情况等方面做详细介绍;第二类量表仅以列表形式做简单介绍,但对每个量表均给出了重要的参考文献,便于读者进一步查阅。

　　为方便读者查询,本书附有专用术语及量表的中英文对照,但有些量表的中文名称是习惯用法或文献报道的用法,与原文不一定完全对应。

　　本书在撰写过程中,得到了中国统计出版社、滨州医学院和广东医学院领导及相关工作人员的大力帮助支持。尤其同济大学赵旭东教授不仅组织一批同道和弟子参加撰写而且仔细审阅了全书并提出很多宝贵的修改意见,广东省医学会行为与心身医学分会耿庆山主任委员、杨云滨副主任委员等同道提出了许多宝贵意见,东莞市科学技术局何跃沛局长、严济荣副局长以及广东医学院科技处罗辉处长等对相关量表研究给予大力支持。本书责任编辑精心策划和核对修改,确保该书如期完成。在此一并致以衷心的感谢!

　　尽管全体作者反复讨论修改编写内容,但限于水平和时间匆忙,书中难免存在着缺点或错误,欢迎读者批评指正。

万崇华　江文富

2012 年 12 月

目　录

第一部分　健康测量的理论基础

第二部分　健康测量的工具

第一部分
健康测量的理论基础

健康及其相关概念

健　康

　　健康(health)是指一个人在躯体、心理和社会等方面都处于良好的状态。传统的健康观是"无病即健康",现代人的健康观是整体健康,世界卫生组织提出"健康不仅是躯体没有疾病,还要具备心理健康、社会适应良好和有道德"。因此,现代人的健康内容包括:躯体健康、心理健康、心灵健康、社会健康、智力健康、道德健康、环境健康等。健康是人的基本权利,是人生最宝贵的财富之一,是生活质量的基础,是人类自我觉醒的重要方面,是生命存在的最佳状态,有着丰富深蕴的内涵。

　　健康是一个发展着的概念,不同历史时期人们对健康的认识是不同的。远古时期,生产力极其低下,人们常把健康与并不存在的鬼神联系在一起,形成了唯心的不科学的健康观。随着生产力的迅速提高,医药学以及相关学科的不断发展,逐渐形成了健康就是能正常工作或没有疾病的机械唯物论的健康观。18 世纪以来,不少学者提出健康就是没有疾病,借助健康的对立面——疾病来证明健康,这对于人们正确认识健康、谋求健康和评价健康实际意义并不大,所以,建立在疾病基础上的健康概念不能满足人们的需求和健康的发展。19 世纪末,人们开始对疾病的原因有了一定了解,形成了健康就是保持病原、人体和环境之间的生态平衡的健康观,反映出了当时人们对健康的需求程度。

　　进入 20 世纪中期以后,健康的内涵不断发展,由过去单一的生理健康(一维)发展到生理、心理健康(二维)又发展到生理、心理健康与社会良好(三维)。1948 年,世界卫生组织(World Health Organization,WHO)提出了著名的健康三维概念,即"健康不仅是没有疾病或不虚弱,而且是身体的、心理的和社会的完美状态"。1989 年,世界卫生组织进一步定义了四维健康新概念,即"一个人在身体健康、心理健康、社会适应健康和道德健康四个方面皆健全"。四维健康新概念是 WHO 对全球 21 世纪医学发展动向的展望和概括,要求当前的生物医学模式必须向生物——心理——社会新模式改革发展,要求由单纯治疗疾病的 cure medicine 变为预防、保健、养生、治疗、康复相结合的 care medicine,要求药物治疗与非药物、无药物治疗相结合,与环境自然和谐发展,与科学和社会协调协同可持续系统化发展。四维健康新概念同时也为体育科学在健康事业中发挥巨大作用提供了空间,指明了方向。

世界卫生组织的"四维"健康观念虽然较为全面和合理,但是忽视了人与自然界的关系。以东方哲学为认知视角的中医学理论体系,其所描述和认可的人体健康观主要应包括以下三方面:①天人合一。中医学认为,"人禀天地之气生,四时之法成","人与天地相参也,与日月相应也","天食人以五气,地食人以五味……气和而生,津液相成,神乃自生"。也就是说,中医学认为人是由天地阴阳之气的交互作用而生成的,故人与天地万物间不是孤立的,而是受自然界客观变化规律制约和支配,自然界的一切运动变化,必然直接或间接地影响到人体的生理功能和病理变化。②形神统一。中医学理论认为,人体是形神统一体,《类经·藏象类》云:"形神俱备,乃为全体"。形为神之舍,神为形之主,神形互根,中医学历来重视形与神的结合调养。《素问·宝命全形论》说:"一曰治神,二曰知养身";《素问遗篇·刺法论》亦说:"道贵常存,补神固根,精气不散,神守不分……人神不守,非达至真"。因此,养神以安形是中医养生保健、维持机体长期处于健康状态的基本原则。③此外,中医学还非常重视情志对患者身心健康的影响。正如《素问·血气形志》所云之"形乐志苦,病生于脉……形乐志乐,病生于肉……形苦志乐,病生于筋……形苦志苦,病生于咽嗌……形数惊恐,经络不通,病生于不仁"。亦正如《素问·上古天真论》所云:"夫上古圣人之教下也……恬淡虚无,真气从之,精神内守,病安从来。是以志闲而少欲,心安而不惧,形劳而不倦,气从以顺,各从其欲,皆得所愿……是以嗜欲不能劳其目,淫邪不能惑其心,愚智贤不肖,不惧于物,故合于道。所以能年皆度百岁而动作不衰者,以其德全不危也"。由上可见,中医学范畴内所认可的人体健康状态应为人体阴阳平衡、气血脏腑和调、形神和谐统一、人与自然及社会和谐统一的机体生理平衡状态。

健康概念认识的不断深入,有助于我们更全面客观地把握健康,指导自我调节,并对亚健康、健康测量、健康评估、健康管理等一系列学术发展和行业建设有积极的促进作用和重要的指导意义。

参考文献

[1] 曾承志. 健康概念的历史演进及其解读. 北京体育大学学报,2007,30(5):618—620.
[2] 商庆新. 试论中医学范畴的健康状态及其调摄. 山东中医杂志,2006,25(6):363—365.

(刘保延、张艳宏)

亚健康

目前,对亚健康状态(sub-health state)的研究已经成为一个由医学、心理学、社会学、哲学等多学科交叉的最前沿的有关人类健康的边缘科学，尚没有广泛认可的定义。中华中医药学会 2006 年发布的《亚健康中医临床指南》指出："亚健康（sub-health）是指人体处于健康和疾病之间的一种状态。处于亚健康状态者，不能达到健康的标准，表现为一定时间内的活力降低、功能和适应能力减退的症状，但不符合现代医学有关疾病的临床或亚临床诊断标准"。

　　20 世纪 80 年代中期，前苏联学者 N·布赫曼教授研究发现，人体除了健康状态和疾病状态之外，还存在着一种非健康、非疾病的中间状态。这种状态主要表现为：疲乏无力、精力不够、肌肉关节酸痛、心悸胸闷、头晕头痛、记忆力下降、学习困难、睡眠异常、情绪低落、烦躁不安、人际关系紧张、社会交往困难等种种躯体或心理不适；通过运用现代仪器或方法检测却未发现阳性指标，或者虽有部分指标的改变，但尚未达到西医学疾病的诊断标准。由于过去人们习惯上把健康称作"第一状态"，把患病称为"第二状态"，因此布赫曼教授将这种介于健康和疾病之间的中间状态称为"第三状态"。随后，各国学者纷纷对第三状态进行研究，提出了诸多类似的概念，诸如潜病状态、亚临床状态、亚疾病状态、临床前态、隐匿状态、诱病态、灰色状态、中间状态、半功能状态、次健康等。目前相关研究已经进入了空前活跃的阶段，并被普遍视为"关心人类身心运动"的重要部分，很多国家进行了动态追踪，表示了对这一问题的积极关注。西方国家对亚健康问题的研究较多地从现代医学疾病观出发查找原因，对细菌感染、免疫系统抑制、内分泌代谢失调等方面考虑较多，尚无明确的研究结论。

　　"亚健康状态"是我国学者提出的"中国式"名称。中国学者王育学于 20 世纪 90 年代首先提出了"亚健康"概念，并指出："亚健康就是既不健康又没有疾病的状态。它是介于健康与疾病状态之间的一种中间状态，是一种动态过程，又是一个独立的阶段。在多数情况下，健康、亚健康、疾病是一个不间断的连续过程，亚健康居中，其上游部分过程与健康重叠，其下游部分又与疾病相重叠，在重叠部分可能与健康或疾病状态模糊而难以区分"。亚健康状态可分为 4 种类型：躯体性亚健康状态、心理性亚健康状态、社会适应性亚健康状态和道德（思想）性亚健康状态。近年来亚健康的概念已广泛被各国医学界接受并纷纷展开相应研究。胡先明认为，亚健康是国际医学界的医学新思维，是指机体虽无明确的疾病诊断，却表现出疲劳增加，活力反应能力降低，适应能力减退，介于健康与疾病之间的一种健康低质量状态及体验。亚健康是机体在无器质性病变情况下发生了一些功能性改变，因其主诉症状多种多样，且不固定，也被称为"不固定陈述综合征"。王琦认为，亚健康状态是指人的身心处于疾病与健康之间的一种低质状态，机体虽无明确的疾病，但在躯体上、心理上会出现种种不适应的感觉和症状，从而呈现活力和对外界适应力降低的一种状态。刘保延等认为，亚健康是指人体持续 3 个月以上出现的不适或适应能力显著减退的一种状态。其无明确疾病诊断，或有明确诊断但所患疾病与目前健康状态没有直接因果关系。然而，由于没有明确的客观指标，同时其涉及的是"人"的状态，而非局部的病变或明确的病因，影响因素很多，因此目前亚健康的概念仍比较模糊，至今没有明确的、公认的定义标准，这也是影响亚健康研究的一个重要问题。

　　亚健康概念的提出并非偶然，正是现代人注重健康，重视在疾病前防范其发生、发展的健康新思维的充分体现。亚健康的提出意味着人们已经开始关注那些长期遭受的莫名苦痛的根源,并有了解除这种苦痛的希望。世界卫生组织认为,在 21 世纪,人类卫生医疗工作将实行预防性健康策略,重点是防治亚健康状态。从新医学模式下考察分析亚健康状态的防治工作,是一个非常复杂的系统工程。目前亚健康状态的研究者也都注意到由于其概念模糊,缺乏广泛认可的定义所带来的困扰,努力在诊断和评价的方法上有所突破。伴随着亚健康研究的不断深入,亚健康产业也在逐步发展,在这种形势下,关注人体健康的测量,明确亚健康的概念与测量评估方法,将对亚健康研究起到积极的推动作用。

参考文献

[1] 中华中医药学会 . 亚健康中医临床指南 . 北京:中国中医药出版社,2006:1.

[2] 姜良铎 . 健康、亚健康、未病与治未病相关概念初探 . 中华中医药杂志,2010,25(2):167－170.

[3] 王育学 . 亚健康问题纵横谈 . 解放军健康,2005,(1):6－9.

[4] 胡先明,白丽霞,赵杰,等 . 亚健康研究进展 . 中国健康教育杂志,2007,23(2):144－146.

[5] 刘保延,何丽云,谢雁鸣 . 亚健康状态的概念研究 . 中国中医基础医学杂志,2006,12(11):801－802.

[6] 彭业仁,陈慧娜,唐桂黔,等 . 对西部部分省、区高校体育教师亚健康状态的调查与分析 . 南京体育学院学报,2003,17(2):62－65.

[7] 罗晓芳 . 基于神经网络的人体亚健康状况分类研究 . 浙江师范大学报:自然科学版,2001,24(增刊):175－176,179.

(刘保延、张艳宏)

健康测量

健康测量(health measurement)是对健康概念及与健康有关的事物或现象进行量化的过程,即依据一定的规则,根据被测对象的性质或特征,用数字来反映健康及与健康有关的事物或现象。健康测量是健康评价的主要手段,健康测量的结果为健康评价提供依据。健康测量的最初工作是采用定性的术语来表述健康状况,例如能否胜任较轻的工作、自我感觉自己的健康状况如何等,虽然这种定性测量健康状况的方法很有用,但这种形式未能从数量上对健康状况进行界定。

19 世纪中叶以前,在较长一段时间,死亡资料是唯一较易获取的有效地反映健康状况的指标,卫生工作者可以运用死亡率描绘人群的健康状况。在死亡率的基础上,学者们相继提出了死因别死亡率、年龄别死亡率、标化死亡率等指标开展健康测量并且用于不同地区的健康状况比较。在健康就是没有疾病这个概念指导下,发病率、患病率等测量健康的指标得到了广泛的认可和应用;然而,死亡率和发病率只是从某一侧面反映人群的健康状况,即反映死亡和疾病的变化。因此,学者们又提出了期望寿命的概念(life expectancy,LE),并发展为测量健康的指标,LE反映了个体生存时间的长短。随着急性传染性疾病以及婴儿疾病被有效控制,死亡率、发病率、期望寿命等指标已不再敏感,需要探讨新的测量个体或群体健康状况的灵敏指标。1947年,Dempsay首次提出潜在寿命损失年数的概念(potential years of life lost,PYLL),也称减寿人年数,即某一人群在一定时间内(通常为一年),在目标生存年龄(通常定为70岁)以内,因死亡造成的寿命损失的总人年数;此外,Michael等人加以发展和应用并提出"Q"指数。1948年,Welker等人提出了减寿年数和工作年限损失年;1950年,Haenszel对同一人群同一疾病谱使用减寿标化率比较五种减寿年数的计算方法,得出使用寿命表方法与否不影响死因位次的变化;1951年,Doughty采用了该方法并将年龄域上限定为70岁;Martin采用了寿命表方法,也选用70岁,此后,该年龄域上限70岁被大多数学者所接受并延用至今。PYLL弥补了死亡率、标化死亡率、期望寿命的不足,但它仍是反映健康的负向指标,在计算大于70岁以上人群的损失人年时失去了效用;它也不能反映婴儿死亡率对健康的影响;全死因减寿人年数的高低不能反映死亡人数的增加。1984年,Horm等人提出平均减寿年数(Average Years of Life Lost,AYLL)是一种新的评价减寿分析的指标。AYLL是实际死亡年龄与寿命预期值之差的平均值,在反映某死因对一定人群"早死"的危害上,AYLL较PYLL更直接,更利于死因间的比较,能更好地反映疾病对寿命的危害程度。

Sullivan在20世纪70年代提出了无残疾期望寿命(LEFD)和死亡—患病指数,首次将寿命表方法应用于功能状态的研究。LEFD是个体生命过程中质量较高的部分,在平均期望寿命增加的情况下,无残疾平均期望寿命却保持相对稳定,还可以用来衡量人群寿命能否更好地反映一个国家和地区社会经济和卫生状况的综合水平。但是LEFD只考虑了健康的负向方面,未涉及健康的积极方面,仍然不是较为理想的测量健康的指标。

为了避免单独采用死亡和疾病指标在健康测定中的不足,功能状态以及独立完成重要角色被用于健康定义之中;然而,以死亡率和发病率为基础的传统测量健康的方法对评定功能状况毫无价值。Katz于1983年首次提出健康期望寿命的概念(active life expectancy,ALE),即能够维持良好的日常生活活动(activities of daily living,ADL)功能的年限,该方法只是一维线性地测量健康的方法,不可能具有普遍的实用性。Branch等人采用GOM(grade of membership)隶属度模型对ADL指标体系进行了多因素分析,并对老年人群残疾的类型和等级进行了分类,这种多方位、多层次的ALE分析计算方法,不仅可以客观地反映功能状况,使功能健康定量化,也可以确定高危人群,反映个体的生存质量。但是,ALE的计算只考虑了健康的生理方面,未涉及心理和社会方面,仍然没有反映健康的真正内涵。

Torrance等人提出个体的寿命包括生存数量和生存质量两个维度:生存数量指个体生存的长短,生存质量指生命过程中健康状况,两者的综合便形成了调整质量生存年(quality-adjusted life-years,QALYS)这一健康测量的指标。QALYS是一种多维的健康测量指标,与传统的评价健康状况的指标相比,QALYS具有很多优点,如反映健康的灵敏度较高;它既能反映健康的积极方面,又能反映健康的不良方面;不仅考虑到疾病现象的存在,还涉及疾病所致的后果。QALYS在一定程度上反映出健康的内涵。1993年,世界银行在其发展报告中提到调整疾病生存年(disability-adjusted life-year,DALY)的概念,把因早死而丧失的寿命数量与因残疾而使健康丧失联系起来,后来表示为这种联合占因死亡而使寿命减少年数的比例。DALY可以精确地测量疾病负担,可以用于评价卫生计划和预防的实施效果以及其他科研领域。

随着社会的发展,人类防病治病能力的增强,传染性疾病和婴儿死亡得到了有效的控制,期望寿命有所提高,且已日趋稳定,慢性疾病已成为健康的主要问题,传统的评价群体健康状况的指标已不再敏感。健康测量已开始由群体健康转向对个体健康状况的测量,从单一的躯体健康测量走向对多维度的躯体、心理、社会、主观满意度等的测量,从对负向健康测量走向对正向和负向两方面的测量,从以患病或死亡为终点的测量走向以患病后个体的功能状况和社会适应能力的测量。

不少学者认为健康是由生理、心理、社会多维因素组成的主体结构,可把健康测量内容概念分为功能状态、完好状态和自测健康。有学者提出健康测量应包括5个不同的维度,即生理健康、心理健康、日常的社会功能、日常的角色功能和自测健康。常用评价躯体健康的方法是对体格、功能及体力进行测定以及对功能状况指数进行评价,常用的评定量表有基本日常生活活动(ADL)评定方法及工具使用生活活动能力(instrumental activities of daily living,IADL)评定方法。心理健康的测量常包括行为功能的失调、心理紧张症状的频率和强度、心理完好度和生活满意度等内容,评价方法主要是通过对人格测验、智商测验、情绪与情感的测量、神经心理测验、总体心理健康评价来完成。社会健康是作为一个社会化的人在履行个人角色和任务上的一种最适宜状态,包括社会资源和人际关系等内容。评价方法是通过人际关系、社会支持、社会适应、行为模式的测量以及群体社会健康评价来完成。自测健康是个体对其自身的健康状况的主观评价和期望,这种测量基于自身的健康状况而不顾及他人的评价,其内容包括现实自测健康、未来自测健康以及对痛苦的感觉等,测量形式是采用问卷的形式,参照自身的、别人的或客观信息从极好到极差或从健康到不健康等几个尺度进行健康测量。王永顺等从躯体、心理、社会适应三维的测量观念出发,建立了自我健康评定量表(self-rated health measurement scale,SRHMS),作为测量健康状况的效用指标,为研究人群健康评价问题提供参考资料。生活质量评价作为一种新的健康测量和评价技术,目前也广泛应用于癌症、慢性病及某些特殊人群(如老年人)的测评。此外,有学者从中医学关于健康的概念和中医学健康观的基本特点出发,吸取现代科学研究方法有关"操作化"的思路和程序,尝试构建了基于中医学理论的健康评测量表。

随着社会的发展,人们不仅不满足于不患疾病,而且要求增进健康,了解自己在生理、心理、社会上是否处于完好状态。因此,全面准确地反映健康的内涵,发展健康测量的敏感指标已得到学术界的关注。测量人群和个体的健康状况,不但对全民健康的发展有促进作用,而且还对于卫生工作者及时了解健康信息,评价医疗干预的效果以及卫生计划的质量,掌握卫生服务的需求,合理分配卫生资源也有重要的指导意义。

参考文献

[1] 忻丹幅,何勉,张军. 健康测量的进展及测量方法. 现代临床护理,2003,1(4):51—53.

[2]　许军,陈和年.健康的定量化测量.国外医学:社会医学分册,1998,15(4):145－148.

[3]　吴大嵘,赖世隆.中医学健康概念及其测量操作化探讨.中国中西医结合杂志,2007,27(2):174－177.

[4]　王永顺,夏晓明.自我测量健康状况的新方法 SRHMS 运用.健康教育与健康促进,2006,1(3):33－34.

(刘保延、张艳宏)

健康评估

　　健康评估(health assessment)是研究判断个体或家庭现存或潜在的对健康或疾病的反应的基本理论、基本技能和临床思维方法的学科。

　　1990 年,世界卫生组织提出健康新概念后,还提出了"健康"应具备的标准。它们包括:①有足够充沛的精力,能从容不迫地应付日常生活和工作的压力,而不感到过分紧张;②处世乐观,态度积极,乐于承担责任,不挑剔事物的巨细;③善于休息,睡眠良好;④应变力强,能适应环境的变化;⑤能抵抗一般性感冒和传染病;⑥体重得当,身材匀称,站立时,头、肩、臀位置协调;⑦眼睛明亮,反应敏锐,眼睑不发炎;⑧牙齿清洁,无空洞,无痛感,齿龈颜色正常,无出血现象;⑨头发有光泽,无头屑;⑩肌肉、皮肤富有弹性,走路轻松。

　　目前对于健康评估的内容不尽相同。尹萍等认为健康评估包括以下几方面内容:①评估其目前的健康状态,在受到环境或疾病的刺激以及对已执行的护理和医疗措施的反应,确立护理对象现存的健康问题;②评估其既往健康状态与需要改进的生活形态;③评估影响其健康的危险因素,以找出潜在性的健康问题;④评估其生长发展状态和维护健康的能力与潜能;⑤评估其可利用的健康照顾资源,以及其他相关的环境因素。程云从整体护理角度,认为健康评估内容应涵盖健康史,身体评估,症状评估,心理、社会、家庭文化、环境的评估。健康评估也要注意人体发展不同的阶段。如婴幼儿阶段由于其生长发育的特殊性,在进行健康评估时要特别注意应用观察的方法;老年期的健康评估,应着重于区分是正常老化的生理改变,还是由于疾病所引起的改变,需要更仔细地观察,才能更准确、及时地发现健康问题。吕探云指出,健康评估还必须包含价值和信念的内容,了解个体的文化、精神、价值和信念及对其健康和行为的影响。

　　健康评估是护理人员进行临床护理实践不可缺少的一门学科,护理人员应借助于健康评估的各种方法和手段,准确、及时发现护理服务对象存在的健康问题,通过及时恰当的护理干预措施,以提高个体的健康水平和社会适应能力。

参考文献

[1] 曾承志. 健康概念的历史演进及其解读. 北京体育大学学报,2007,30(5):618—620.
[2] 尹萍,夏晨帆. 评判性思维在健康评估中的应用. 护理管理杂志,2004,4(5):59—60.
[3] 程云. 健康评估概述. 上海护理,2006,6(1):73—74.
[4] 吕探云. 人体功能性健康评估. 护士进修杂志,2004,19(1):3—5.

（刘保延　张艳宏）

健康管理

　　健康管理(health management)就是对个体或群体的健康进行全面监测、分析、评估、提供健康咨询和指导以及对健康危险进行干预的全过程。健康管理的宗旨是调动个体和群体及整个社会的积极性,有效地利用有限的资源来达到最大的健康效果。健康管理的具体做法就是为个体和群体(包括政府)提供有针对性的科学健康信息并创造条件采取行动来改善健康。

　　从20世纪70年代至今,始于美国的健康管理作为一门学科和行业正在兴起并日趋完善。健康管理的服务对象是指社会上的健康、亚健康以及慢性病和疾病康复前的人群,包括患有常见病、慢性病而不能住院的人群;由于生活、工作压力大而导致的亚健康人群;易患办公室综合征的人群;需要进行定期健康体检,调节饮食结构的特殊职业人群;需要保健养生的老年健康人群等。

　　目前提到健康管理,除了传统的定期体检以外的健康管理项目均应积极推广,要逐渐形成一个完整的健康管理服务体系。同时社会医疗保险应该涵盖健康管理中的部分项目,支持健康管理的发展同时也降低社会医疗风险。社会保险机构可以是健康管理政策的推动者和强有力的经济、技术支持者,但并不适合直接经营健康管理服务。第三方机构或组织可以由医疗保险公司来组建和管理,也可以由患者的联合体或者代言人来建立,站在中立的立场将人们除了医疗以外的健康需求管理起来,这种方式的关键是第三方组织或机构的建立和支持环境,以及如何提高社会认可度。第三方管理是健康管理发展的一个方向。

　　健康管理与疾病防治息息相关。健康管理不仅可以有效地降低患病风险,有效地降低危险行为,还节约了医疗费用的支出,提高了生命的质量。目前,我国健康管理的现状还不尽如人意,有关健康管理、健康产业的内涵及实际运作,存在很多不清晰的认识。医疗重心逐渐从疾病治疗向预防保健过渡,为健康管理的发展提供了良好的契机。当今,传染病的蔓延,慢性病的扩展,职业病的增多,导致人们的健康意识逐渐增强,加之城市经济的快速发展,生活水平的不断提高,健康管理有望成为一个新兴的高速发展的行业。

参考文献

[1] 王平．我国的健康管理现状与发展态势．食品与健康,2010,(1):16;2010,(2):16.

[2] 谢文媛,谢国俊,巢健茜．事业单位人员健康管理需求分析．江苏卫生保健,2010,12(1):48—49.

（刘保延、张艳宏）

生命质量、幸福感及其相关概念

生命质量

　　生命质量一词是英文 quality of life(QOL)的中文译文。有的学者又译为生存质量、生活质量、生命质素等。

　　生命质量的研究开始于 20 世纪 30 年代的美国,最先是作为一个社会学指标来使用。当时,经济复苏后的美国社会并未因经济的巨大增长而实现人们梦寐以求的生活安康、社会和谐,反而出现了世风日下、犯罪增加、社会动荡的局面。因此,人们要求建立除单纯经济指标外的其他社会指标,以便更全面地反映社会发展水平和人民生活好坏。在此背景下,开始了社会指标体系的研究。早在 1929 年,Ogburn 就对生命质量的研究表示了极大兴趣,在他领导下,胡佛研究中心 1933 年发表了两本《近期美国动向》专著,讨论和报告美国各个生活方面的动向。1957 年,Gurin 等联合美国的几个大院校进行了一次全国抽样调查,主要研究美国民众的精神健康和幸福感。进入 20 世纪 60 年代后,生命质量研究在政治领域被承认,因而在全美各地蓬勃发展起来。生命质量概念和生活水平、生活标准等概念一同被广泛的使用和开展研究。如 1965 年,Cantril 发表了包括美国在内的 13 个国家关于生活满意度和良好感觉的比较研究结果。1976 年,Campbell 等采用 Cantril 量表对美国生活总体及其 13 个具体方面的满意度进行了调查分析。随后,相关研究日益增多。

　　自 1966 年 Bauer 主编的《社会指标》论文集发表后,在社会指标研究领域大致形成两大流派。其一是客观"社会指标"派,主要用一些社会及其环境的客观条件指标来反映社会发展水平,如人口数量、出生率、死亡率、收入与消费水平、受教育程度、就业率、卫生设备和应用程度、居住条件等。这些指标代表着一个地区或国家的客观状况,通过对其纵向或横向的分析可反映其发展情况,从而为社会发展政策的制定与决策提供综合依据。

其二是主观"生活质量"派,强调人这个主体对社会及其环境的主观感受,比如对生活各个方面(家庭、工作、闲暇等)的感受。

生命质量的概念与构成经历了较大的变化,大体上分三个阶段:

1. 早期研究中,多局限于所谓"硬指标"范畴,如生存时间、人均收入、身体结构完整、受良好的教育、工作时间合理等客观指标。

2. 从20世纪60年代开始,人们逐渐意识到经济收入等物质指标的高水平并不意味着生活的高质量,经济的飞跃发展虽然带来了物质生活的丰富,但同时也带来环境恶化、人际关系淡漠、生活节奏过度紧张以及激烈竞争下的心理及社会压力增大等,因此富裕并不等于幸福。鉴于此,人们对生活质量的内涵予以反思,从而将重点转到对人们生活的主观体验上。这些主观体验可能与客观条件有一定关系,但不完全一致,在相同的物质条件下的人,其感受可能大相径庭;反之,有相似生活感受的人,其物质条件很可能相去万里。此时,人们追求的是个体主观的幸福而不仅仅是生存的时间。必须获得评价对象主观上的感觉而不仅是用数量描述的收入或财产。因此,其构成中以主观感觉指标为主,兼顾一些客观指标。

3. 20世纪80年代中期后,随着医学的发展,尤其是预防医学与保健医学的发展,医学的主要目的已不在于病人的治疗,而在于疾病的预防与控制,换言之,更在于关注健康人,在于如何提高一般人群的生命质量。因此,社会学领域与医学领域的生命质量研究出现了融合的趋势。生命质量的界定及测量更加精确和规范化,愈来愈趋向于仅测量主观感觉指标。虽然也可涉及一些客观项目(如住房状况),但侧重于个体对住房状况的满意程度,而不是住房本身有多大,装备是否豪华等。

目前,还没有完全公认统一的生命质量的概念与构成,但以下几点是比较公认的:

1. 生命质量是一个多维的概念,包括身体机能、心理功能、社会功能等。

2. 生命质量是主观的评价指标(主观体验),应由被测者自己评价。

3. 生命质量是文化依赖性的,必须建立在一定的文化价值体系下。

为此,WHO将生命质量定义为"不同文化和价值体系中的个体对与他们的目标、期望、标准以及所关心的事情有关的生存状况的体验(Quality of life is defined as individual's perceptions of their position in life in the context of the culture and value systems in which they live and in relation to their goals, expectations, standards and concerns)"。其构成包括六大方面:①身体机能;②心理状况;③独立能力;④社会关系;⑤生活环境;⑥宗教信仰与精神寄托。

参考文献

[1] Bauer RA. Social indicators. Cambridge, MA:MIT press,1966.

[2] 林南,王玲,潘允康,等. 生活质量的结构与指标——1985年天津千户问卷调查资料分析. 社会研究,1987,3(6):73—89.

[3] 万崇华. 生命质量的测定与评价方法. 昆明:云南大学出版社,1999.

[4] 万崇华,罗家洪,杨铮,等. 癌症患者生命质量测定与应用. 北京:科学出版社,2007.

[5] WHO. The development of the WHO quality of life assessment instrument. Geneva:WHO,1993.

(万崇华)

健康相关生命质量

在医学领域，早在 20 世纪 40 年代末，Karnofsky 就提出了著名的 KPS 量表。只是当时医学中尚以传染病较多，危害也较大，因而未引起足够重视。70 年代末医学领域广泛开展了生命质量研究工作，并逐渐形成一个研究热潮。其原因除社会学领域研究的渗透和促进外，尚有一些医学自身的背景：

1. 随着疾病谱的改变，威胁人类生存的主要疾病已不是传染病，而是难以治愈的癌症和心脑血管等慢性病。对这些疾病很难用治愈率来评价治疗效果，生存率的作用也很有限，因为不少疾病的治疗方法很难提高生存率。因此，如何评价慢性病的治疗效果就成为急需解决的问题。

2. 随着疾病谱和医学的发展引发了健康观和医学模式转变，健康已不再是简单的没有疾病或虚弱状态，而是身体上、精神上和社会活动的完好状态。因此传统的仅关注生命的保存与局部躯体功能改善的一些方法和评价指标体系面临严重挑战。一则未能表达健康的全部内涵；二则未能体现具有生物、心理和社会属性的人的整体性和全面性；三则未能反映现代人更看重活得好而不是活得长的积极心态。

3. 由于社会经济和卫生事业的快速发展，人类的预期寿命增加很快而且达到了一个相对稳定的较高的数值，尤其是发达国家更是如此。在此情况下，要提高生存时间已相当困难，期望寿命每增加一点都要花费大量的卫生资源。于是，人们纷纷将对生存时间的关注转为对生命质量的关注。

鉴于医学领域主要关注疾病与健康问题，广大的医学工作者进行了生命质量测评的探讨，将社会学生活质量概念引入医学领域并结合医学实际情况提出了健康相关生命质量 HRQOL(health-related quality of life)。它是相对于生命数量(寿命)的一个综合概念，其社会学广义的内涵并未被全盘接受，而被限于个体的生理、心理和社会功能状态的评价。一般认为健康相关生命质量是指在病伤、医疗干预、老化和社会环境改变的影响下人们的健康状态，以及与其经济、文化背景和价值取向相联系的主观体验。其内涵与构成虽然还有争议，但同样倾向于主观体验且包括生理功能、心理功能、社会功能、疾病症状与治疗副作用等方面的评价。

参考文献

[1] 万崇华. 生命质量的测定与评价方法. 昆明：云南大学出版社，1999.
[2] 万崇华，罗家洪，杨铮，等. 癌症患者生命质量测定与应用. 北京：科学出版社，2007.

[3] Hays RD, Anderson R, Revicki D. Psychometric considerations in evaluating health－related quality of life measures. Quality of Life, 1993, 2(6): 441－449.

（万崇华）

物质生活质量指数

物质生活质量指数(physical quality of life index, PQLI)是为测度物质福利的水平而开发的一个综合指标,在 1975 年曾任美国海外开发委员会主席的詹姆斯·格蒙特和客座研究员大卫·莫里斯的指导下,由美国海外开发委员会提出,于 1977 年作为测度贫困居民生活质量的方法正式公布,目的主要是测量世界最贫困国家在满足人们基本需要方面所取得的成就。

1. 物质生活质量指数构成

PQLI 由婴儿死亡率、预期寿命和识字率三个指标组成。PQLI 是识字率指数、婴儿死亡率指数和预期寿命指数三者的算术平均值,计算简单,易于理解。

在 PQLI 中,识字率是指 15 岁以上人口识字者所占百分比,直接转为指数值 0～100;婴儿死亡率指的是每千个新生儿的死亡数;指数值＝(229－每千个新生儿的死亡数)÷2.22;平均预期寿命指数的指数值＝(实际平均预期寿命－38)÷0.39。

PQLI 指数值在 0 和 100 之间,分为最低水平 0～60,中等水平 60～80,最高水平 80～100。

2. 物质生活质量指数的不足

首先,它不能全面反映一个国家的社会福利状况。构成 PQLI 的 3 个指标中,反映健康状况的有两个指标,这可能适用于贫穷落后的国家,但却不适用于一般发展中国家以及发达国家。其次,PQLI 只是测度了一个国家社会发展的结果,仅仅是一个"宏观的"指数,对具体发展计划或政策的过程及其成就却无法反映。最后,其计算方法上采用的是简单平均,三个指标对发展的权重没有体现,这一点上其缺乏理论支持。

参考文献

[1] 朱国宏. 测度人口质量存量的方法探讨. 南方人口, 1991, (1): 53－58.
[2] 冯立天,贺峻峰. 论析衡量人口生活质量的宏观法方法(之一)──物质生活质量指数. 人口与经济, 1992, (2): 39－41.

（万崇华）

人类发展指数

人类发展指数(human development index，HDI)，也可译作"人文发展指数"、"人的发展指数"等，是以"预期寿命、教育水准和生活质量"三项基础变量按照一定的计算方法组成的综合指标，用来衡量和比较不同国家、地区之间人文发展程度的指标。

1990年5月，联合国开发计划署(United Nations Development Programme，UNDP)首次在《1990年人类发展报告》公布了人类发展指数，结合经济指标与社会指标，揭示了经济增长与社会发展的不平衡。自1990年以来，联合国开发计划署开始在《人类发展报告》中使用由预期寿命指数、教育成绩指数和实际人均GDP指数三大指标综合组成的人类发展指数衡量各个国家社会发展水平。联合国2000年人文发展报告指出了人口受教育程度与技术发展的关系，首次列入了技术领先的指数。2005年中国将反映人类生活质量的三大要素指标(出生时预期寿命、受教育程度、实际人均GDP)合成为一个复合指数，并以此作为衡量人类发展的综合尺度。

1. 人类发展指数的编制原则

(1)指数可以测量到人类发展的基本内涵。

(2)变量不宜太多，以方便计算和管理。

(3)旨在关注综合情况而非个体指标。

(4)既要涉及经济指标也要包含社会指标。

(5)保持指数范围和理论的灵活性。

(6)数据支持充分可靠。

2. 人类发展指数的构成及计算

人类发展指数由预期寿命、成人识字率和人均GDP的对数三个指标构成，分别反映了人的长寿水平、知识水平和生活水平。

健康长寿：用出生时预期寿命来衡量(极值25岁和85岁)。

教育获得：用成人识字率(2/3权重)及小学、中学、大学综合入学率(1/3权重)来衡量(成人识字率：15岁以上识字者占15岁以上人口比率，极值0%和100%；综合入学率：学生人数占6至21岁人口比率，极值0%和100%)。

生活水平：用实际人均GDP(购买力平价PPP(美元))来衡量，极值是100美元和40000美元。公式是：

$$\frac{\log(人均\ GDP(PPP))-\log100}{\log40000-\log100}$$

健康长寿和教育各指数值＝(实际值－最小值)/(最大值－最小值)

一国的 HDI＝(人类寿命指数＋受教育程度指数＋国内生产总值指数)/3

3. 优点

人类发展指数从动态上反映了人类发展状况,揭示了一个国家的优先发展项,有助于挖掘一国经济发展的潜力。通过分解人类发展指数,可以发现社会发展中的薄弱环节,有益于经济和社会平衡发展。

HDI 在方法论上吸取了 PQLI 的精华,但是增补了人均 GDP,并用购买力平价 PPP (美元)进行换算,在知识变量中增加了平均受教育年限等,将 PQLI 向前大大发展了一步。而且,自公布以来,HDI 在构建及各变量最大、最小值的选择上,还在不断变化和完善。具体优点有:

(1)聚焦真正的发展,即人类发展。

(2)首次将人类福利(如健康和教育)作为发展衡量指标的重要组成部分。

(3)对于评判一个国家是否有效地将物质财富转化为人们生活质量的提高有很好的辅助作用。

(4)若当一国的国内生产总值排名与 HDI 排名之差为负值时,用 HDI 解释时则有助于帮助政府意识到采取亲贫政策的重要性。

参考文献

[1] 胡锡琴,曾海,杨英明. 解析人类发展指数. 统计与决策,2007,(1):134-135.

[2] 王志平."人类发展指数"(HDI):含义、方法及改进. 上海行政学院学报,2007,8(3):47-57.

(万崇华)

幸福感

幸福感(subjective well-being)指的是个体对自己的生活质量的整体性评价。幸福感是一个多维结构,它包含两个基本成分:情感成分和认知成分。幸福感的情感成分包括积极情感与消极情感。积极情感包括合群、乐观、自尊、愉快等情感体验,消极情感包括悲伤、焦虑、愤怒等情感体验。幸福感的认知成分常被称为生活满意度,指的是个体对生活的整体认知评价。

自古以来,幸福作为人类不断追求的目标,具有非常丰富的内涵,"幸福"一词可以用各种的方式来表达,最广泛的意义上,它是一切美好的总称。在《辞海》中认为:"幸福是在为理想奋斗过程中以及实现了预定目标和理想时感到的满足状况和体验",在不同的研究领域赋予了不同的内涵。在心理学中常用主观幸福感（subjective well-being）和生活满意度（life satisfaction），在经济学中用效用（utility）或者是福利（well-being，welfare）作为衡量个人福利和社会福利的主要指标。

在心理的研究领域，主观幸福感这一概念于 20 世纪 50、60 年代提出，主要指个体对其生活质量的整体评价。Campben（1976）进一步提出生活满意度和快乐感是主观幸福感的指标的观点，认为生活满意度反应个体对现实与愿望的差异感觉，快乐感则是在积极情感和消极情感之间的一种情感平衡的结果。主观幸福感主要由生活满意度、积极情感和消极情感的体验所构成，生活满意度是个体对生活幸福程度的总体判断，积极情感是指如愉快、高兴和轻松等积极的情绪体验，消极情感则是指抑郁、悲伤和焦虑等消极的情绪体验。幸福感是衡量个体生活质量的重要综合性心理指标（Diener，1984）。

主观幸福感具有主观性、整体性和相对稳定性三种特征。其中，主观性主要是指主观幸福感的评估主要依赖于个体所设定的标准，而不是外界设定的，不同的人有不同的幸福感体验，具有很强的主观性，主观幸福感通常用被试者主观的自我报告法来测量；整体性，是指主观幸福感是一种综合性的心理指标，是被试者对生活的总体满意度，具有综合性和整体性的特征；相对稳定性，是指主观幸福感通常不随时间的流逝或环境的改变发生重大的变化，主要测量长期情感体验和生活满意度，是一种相对稳定值，正如适应理论所解释的，个体在遇到积极或消极事件时的情绪体验，会在一段时间内恢复到个体以前幸福感的基线水平（Diener，1984）。

参考文献

[1] 段建华 . 主观幸福感概述 . 心理学动态，1996，(1)：46—51.

[2] 高兆明 . 幸福论 . 北京：中国青年出版社，2001：189.

（谭健烽）

国民幸福指数

国民幸福指数（gross national happiness，GNH）最早是于 20 世纪 70 年代由南亚的不丹王国的国王旺楚克提出的，他认为"政策应该关注幸福，并应以实现幸福为目标"，人生"基本的问题是如何在物质生活（包括科学技术的种种好处）和精神生活之间保持平衡"。在这种执政理念的指导下，不丹创造性地提出了由政府善治、经济增长、文化发展和环境保护四级组成的"国民幸福总值"（GNH）指标，其最终目标是让人民过上幸福的生活。

几十年过去了，不丹民众的高幸福指数引来了世界不少著名的经济学家、社会学家的关注和研究。美国的世界价值研究机构开始了"幸福指数"研究，美国诺贝尔奖获得者卡尼曼玉普林斯顿大学的艾伦·克鲁格于 2006 年编制了国民幸福指数,使之与国内生产总值(GDP)一样成为衡量一个国家发展水平的标准。英国在创设"国民发展指数(MDP)"时,把社会、环境成本和自然资本也考虑进去,2002 年英国内阁公布的"生活满意度"文件,认为"国家有理由进行干预,以提高国民对生活的满意度"。日本也采用另一种更强调文化方面因素的"国民幸福总值(GNC)"。2006 年中国的蔺丰奇等学者提出国民幸福指数的计算公式:国民幸福指数=生产总值指数×a+社会健康指数×b+社会福利指数×c+社会文明指数×d+生态环境指数×e。其中 a,b,c,d,e 分别表示生产总值指数、社会健康指数、社会福利指数、社会文明指数和生态环境指数所占的权数,具体权重的大小取决于各政府所要实现的经济和社会目标。

参考文献

[1] 蔺丰奇. 新标尺——国民幸福指数. 中国国情国力,2006,(7):29-31.
[2] 林洪,李玉萍. 国民幸福总值(GNH)的启示与国民幸福研究. 当代财经,2007,(5):31-34.

(谭健烽)

生活满意度指数

生活满意度指数(satisfaction with life index,SWL)是由英国莱斯特大学社会心理学家阿德里安·怀特(Adrian White)建立的。生活满意度是个体对其生活状况的主观评价和主观感受,是"个人依照自己选择的标准对自己大部分时间或持续一定时期生活状况的总体性认知评估","是衡量某一社会人们生活质量的重要参数"。作为主观幸福感的认知因素,是个体对生活的综合认知判断,是对个体生活的一个总体认识和评价。

从美国心理学家纽加顿(Neugarten)等人于 1981 年编制发表的《生活满意度评定量表》(Life Satisfaction Rating Scale)中可以看到,生活满意度指数涉及的主要内容即是通过个体对过去以及对他人的比较,从而得出对目前生活的评价,同时也陈述出个体对自己生活总体感受的积极或消极判断。诸如个体在对现在与过去的比较中是否觉得更幸福,做的事是否一样有趣,是否觉得年迈疲惫或感到心满意足;个体在与他人的比较中是否觉得自己把握住了生活中的机遇,是否更年轻,是否更智慧,是否更成功等。

与主观幸福感中的情绪体验相比,生活满意度更偏重于理性的判断,因为认知是一个个体在外部世界收集与加工信息的过程,而情绪体验则是个体在其需求欲望上的态度体验,是一种对行为目标或过程的生理性评价反应。所以,同是主观幸福感的组成部分,生活满意度则相对更加客观与理性。作为一个认知因素,它常被看成是主观幸福感的关键指标,是对快乐的补充,是主观幸福感的一种更有效的衡量标准。

参考文献

[1] Shin D,Johnson,D. Avowed happiness as an overall assessment of the quality of life. Social Indicators,1978,5(1):475−492.

[2] 张俊杰,姚本先,方双虎. 城市居民幸福感、活满意度及其相关研究. 卫生软科学,2009,23(4):458−460.

（谭健烽）

患者报告结局及其相关概念

结局指标

结局指标（endpoint）指可用于在治疗组之间做统计学比较以评价治疗效果，且符合临床试验目的、设计、数据分析的测量结果。临床试验中结局指标的选取直接决定对干预措施的认识，临床试验中的结局指标主要可分为3类，即有效性、安全性和卫生经济学评价指标。

根据WHO对疾病状态的分类（死亡除外），可以把结局指标相应地分为以下4个水平：①病理（pathology），即和疾病有因果关系的生物学参数；②损害（impairment），即病理损害所致的各种症状、体征；③能力减退（disability），如日常生活活动能力的减退等；④残障（handicap），即疾病对社会功能的影响。其中病理水平相对客观、稳定、易于测量，经常是临床医生关心最多的问题，但对病人的意义较小、不直接。和病人直接相关、病人最关心的指标依次是残障、能力减退和损害水平。然而与病人关系密切、病人最关心的指标，如日常生活活动能力（activities of daily living，ADL）和生存质量（quality of life，QOL），其主观性较大、易受其他因素的干扰，需要按照一定的方法，建立严格的程序进行测量。

随着现代医学生物—心理—社会医学模式的发展和疾病谱的改变，以前生物医学模式下主要的疗效评价指标，如发病率、患病率、病死率等越来越无法满足当前医学界的需要。因为针对多病因致病的慢性疾病，医学干预的有效性并不总是反映在患病率或病死率上，但这些指标用作评价医学干预有效性部分地失去了敏感性。医学界开始越来越多地对结局评价进行研究，如直接并综合地评价病人的感觉、功能状态和生存质量，并以此作为新的临床疗效评定指标，最常用的是三、四水平的ADL和QOL。

（何丽云　毛文超）

主要结局

主要结局（primary outcome）指那些对病人影响最大、最直接、病人最关心、最想避免的临床事件，最常见的是死亡，以及急性心肌梗塞、脑卒中、猝死、心衰加重等，应该指出的是，随着医学模式的发展，综合评价病人主观感受、功能状态、生存质量的指标也得到了越来越多的应用，并被认为是与病人最直接相关、病人最关心的结局指标。

主要结局是真正的疾病结局，易于反映真正的干预效果，且偏倚较小。但也存在一些缺点，如出现时间晚，试验所需的时间较长，某些主观指标变异大，不稳定；需要样本量大，若结局出现距干预结束时间较长，则易受其他非干预因素干扰，主要用于验证疗效和推广应用。

主要结局指标是临床试验主要评估指标的最佳选择。它一般是指对患者影响最大、患者最为关心的、与患者的切身利益最为相关的事件，主要包括对患者生存或死亡、残障水平或其他一些重要临床事件，如疾病复发等的测量。主要结局指标由于与患者最为相关，因此对临床决策最具参考价值，往往可以用率来表示，例如病死率、治愈率、缓解率、复发率、副反应率、生存率等。通常需要进行长期随访的试验研究来测量这些指标。

（何丽云 毛文超）

次要结局

次要结局（secondary outcome）是指能完全反映干预所引起的主要结局指标的变化，并在主要结局指标不可行（时间、财力等）的情况下对其进行替代的间接指标。主要是指单纯的生物学指标，包括实验室理化检测和体征发现，诸如血脂、血糖、血压等。次要指标只有在被证实与重要临床结局具有相关性，并确定是由于治疗干预所带来的结果时，其作为疗效判定指标才有意义，此时，次要指标又被称为替代指标（surrogate outcome）。替代指标一般易于测量，如常用的单纯生物学指标，包括实验室理化检测和体征发现，如血脂、血糖、血压、血清胆固醇含量、实体肿瘤体积的缩小等。采用替代指标必须有足够证据支持其与临床终点结局的关系,并可预测疾病结局。其应用的前提是替代指标的改善也将会相应改善疾病的终点结局。替代指标选择不当有可能导致错误估计干预措施对临床最终结局的作用。

次要结局不是真正的临床结局,恰当的次要结局指标才能反映真正的干预效果并替代主要结局指标,其优点是出现时间较早,节省试验时间;较客观,变异小,易测量;往往能大大减小样本量。但其缺点是若不经过严格的效度评价,易产生偏倚(现时所用的替代指标极少满足严格的效度评价条件)。次要结局主要用于探索治疗的机理,一定条件下也可用于疗效的验证。

参考文献

[1]　张宏伟,刘建平.临床试验中的结局指标及效应测量.中医杂志,2007,48(8):696-698.
[2]　郭新峰,赖世隆,梁伟雄.中医药临床疗效评价中结局指标的选择与应用.广州中医药大学学报,2002,19(4):251-255.

(何丽云　毛文超)

患者报告结局

2006 年,美国食品药品监督管理局(Food and Drug Administration,FDA)把患者报告结局(patient reported outcomes,PRO)定义为任何来自患者的,有关其健康状况和治疗效果的报告。这是一个广义的概念,包括临床实践中的许多项内容:①患者症状的报告,例如疼痛、疲劳、精力等;②患者身体、心理和社会活动的功能状态,如健康相关生活质量(HRQL);③患者的健康行为,如对治疗的依从性、吸烟情况和参加身体锻炼情况;④患者对于不同治疗表达出的不同倾向性,以及患者表示希望(或不希望)参加某项治疗的愿望;⑤患者对治疗的满意度;⑥患者对于医患之间的沟通,合作治疗以及治疗获得手段等方面的报告。

PRO 概念的内涵表现在以下四个方面:①疾病活动的独特迹象,绝大多数非器质性疾病如神经官能症、抑郁症、更年期综合征和失眠等,实验室检查指标可能出现阴性结果,而此时患者提供的自觉症状是诊断这些疾病的唯一证据。此外,临床一些发作性疾病如哮喘、牛皮癣、过敏性皮炎和关节炎等,患者提供的症状性信息可以作为判断疾病发作的主要证据。事实上,患者的主观感受和实验室指标在疾病诊断方面互为补充。②从本质上评估疗效,在药品临床试验中,对于只能通过患者的自觉症状进行诊断的疾病,如果用于临床试验的药物对患者的自觉症状有改善,并保证治疗安全,那么患者的感受即PRO可以作为评估药物治疗效果的终点指标。③用于最佳治疗方案的评价与选择,PRO可以提供治疗疾病的额外信息,反映患者的综合健康状况,更重要的是可用于药物疗效和治疗方案的评价与选择。④解释临床结果,PRO以病人的利益为出发点,可以解释生理指标的变化对患者健康状况的影响。在肿瘤、呼吸系统、心血管系统以及胃肠道疾病中,有关组织如美国当代眼科学会(American Society on Contemporary Ophthalmology, ASCO)和情报库系统(Information Bank System,IBS),都已经用PRO来指导临床治疗,成为治疗决策的主要因素。

参考文献

[1] 张艳宏,刘保延,何丽云,等. 病人报告的临床结局研究与实际应用. 中西医结合学报,2008,6(11):1101－1104.

[2] 陈薇,刘建平. 临床疗效研究中的患者报告结局. 中国中西医结合杂志,2009,29(8):746－749.

(何丽云　毛文超)

饱和度

　　饱和度(saturation)指对患者的访谈进行到已经没有重要的或者相关的新信息出现的阶段,即使另外收集资料也不能增加研究者对患者如何认识问卷中其认为有兴趣的概念或条目的理解。

　　格拉泽(Glaser)和施特劳斯(Strauss)于1967年将资料饱和度(data saturation)界定为"没有可供研究者研究的额外的资料被发现的阶段",近年来,资料饱和度已经成为确定健康学定性研究的立意样本量的金标准。目前的文献中尚无对饱和度如何确定的明确描述,而且也没有如何估计PRO研究的立意抽样访谈的样本量的实用性指南存在。

　　评估资料饱和度,使其符合监管审查的标准,包括三个步骤:第一,研制代码本,至少需要两个富有经验的定性研究专家,形成一个更广泛的定性分析计划,每个代码的定义有五个部分:①简要解说以唤起分析者的记忆;②详细解释代码的充分定义;③"何时应用"部分针对不同的资料,给出了代码应用的具体的例子;④"何时不能应用"部分给出了例子,什么情况下代码可能会被考虑,但是却不能应用;⑤所选定的例子都是来源于能够很好的作为代码的资料。第二,代码本主题内容的确定和推进。代码本是一个动态的文档,随着分析过程的进行而不断更新,并且研究者在分析过程中所做的所有的更新和改动都要记录在内。任何新创立的代码,以及每个访谈或者一系列访谈后对现有代码所做的改动都要进行分析以评价资料饱和度。上述两个方面决定了代码本的结构。第三,资料饱和度的评价。资料饱和度是指资料的收集和分析的特定阶段,在该阶段新的信息使代码本产生很少改动或没有改动。代码本主题取决于代码的相对重要性,而代码的重要性取决于其应用于单个访谈或焦点小组讨论的比例大小。资料饱和度也可通过定量的方法确定,例如内部一致性信度(Cronbach's α)。

评估资料饱和度,利用最近的 5 个 PRO 研究演示确定 PRO 研究中资料饱和度应当如何运作,资料来源于定量的单个访谈或者焦点小组访谈的过程,该过程由有经验的定量研究者依据为每个研究特别设计的半结构化的访谈指导来执行。所有的单个访谈或焦点小组访谈都要被翻译成其源语言,进而在国际性研究中再被翻译成英语。基于其改写本进行主题分析。所有的这些研究都系统地以文件的形式记录,进而评价其资料饱和程度的大小以及分析过程的变异性。

资料饱和度是评估定性资料的主要成分。达不到资料饱和度将严重的破坏研究质量,影响 PRO 量表的内容效度,进而形成一个不完善的 PRO 测量工具。

参考文献

[1] Nixon A, Wild D. Methodologies for assessing and demonstrating data saturation in Qualitative inquiry supporting patient-reported outcomes research [DB/OL]. [2010 - 12 - 14]. http://www.oxfordoutcomes. com/library/conference _ material/posters/PRO/Methodologies%20for%20assessing%20and%20demonstrating. pdf.

(何丽云　康　婧)

认知模型

认知模型(cognitive model)是指对动物(主要是人类)以理解和预测为目的的认知过程的近似模拟,可以在一定的认知体系下产生,也可以独立出现,二者不易区别。与认知体系相比,认知模型更倾向于研究单独的认知现象或过程,过程之间的相互作用,或为具体的任务或工具做出行为预测。

认知模型是作为认知科学的概念、方法和数据之基础的一种"组织性的框架",目前没有统一或公认的界定方法。现代认知派关于认知模型的研究,趋向于采纳两种不同的模仿认知的观点。其一是产生式系统取向,它以产生式规则为基础,以 John K. Anderson 等人的 ACT 和 Allon Newell 的 SOAR 为代表。这种模型也可看作是一种符号系统。另一种是联结主义取向,又称为神经网络或平行分配过程模型(PDP),以 McClelland 以及 PDP 研究小组为代表。认知模型可分为认知子领域的局部模型,统一认知模型和计算机智能体。局部架构用计算机模拟人类认知的某一方面,统一认知模型可以近似的模拟人的全部认知行为。魏格曼指出:"认知科学的统一架构试图对局部架构进行全局组织。迄今有 3 种著名的统一架构,其中两个是符号主义处理架构,分别是由 Allon Newell (1990)提出的状态算子和结果(SOAR) 和 John K. Anderson (1983)提出的思维的适应控制(ACT);另一个是联结主义架构,是由 McClelland (1986)提出的并行分布处理(PDP)。"波格丹把经典认知科学的架构概括为"ICM 方法",即"信息、能力和机制方法"。目前符号主义范式发展的主要认知模型有:通用问题求解程序(GPS)、机遇问题求解、EPRM、奎联的语义记忆系统、HAM、ACT、MEMOD 以及"信念系统"和SOAR。联结主义认知模型即人工神经网络。人工神经网络是基于模仿生物神经网络的结构和功能而构成的一种信息处理系统。人工神经网络的一般结构有 5 种:①前馈式网络:前馈网络的神经元是分层排列的,每个神经元只与前一层的神经元相连;②输入输出有反馈的前馈网络:它是指输出层上存在一个反馈回路到输入层,而网络本身还是前馈的网络;③前馈内层互联网络:这种网络是指在同一层内互相联接,它们可以形成互相制约,而从外部看还是一个前向网络;④反馈型全互连网络:在这种网络中,每个神经元的输出都与其他神经元相连;⑤反馈型局部联接网络:每个神经元的输出只与其周围的神经元相连,形成反馈的网络。

参考文献

[1]　王新鹏. 认知模型研究综述. 计算机工程与设计,2007,28(16):4009－4011,4034.

(何丽云　康　婧)

治疗获益

　　治疗获益(treatment benefit)指治疗措施对患者生存、感觉或者功能方面的影响,治疗获益可由效力优势或安全优势来证明。治疗措施的影响可通过症状好转或者缓发,或与治疗措施相关的毒性引起的功能衰退或者迟滞为依据来判断。不能直接反映治疗措施对患者生存、感觉或者功能影响的指标是治疗获益的替代指标。

　　治疗获益的评估是治疗结局的主要组成部分。治疗结局通常依据特定疾病的死亡率降低以及生理机能表现的提高进行评估。如高血压患者经过治疗后的血压降低,糖尿病患者经过治疗后血糖的控制。近年来,与卫生服务研究者一致,临床流行病学家将健康获益的测量范围扩展到包含健康状态的四大组成部分:生理功能,心理功能,社会功能,症状。这些健康状态的元素通过一系列的方法进行测量,主要侧重于应用近来研发的问卷进行测量。如传统的治疗获益测量方法那样,这些问卷已被证明是可靠的,有效地,敏感的,可广泛应用的。此外,这些新的测量方法与患者的关联性更强,例如功能能力和症状改善则是患者特别关注的方面。

治疗获益可以通过适用于所有疾病种类的通用方法来测量。SF—36 健康状态问卷是这种方法最广泛应用的实例。其他的问卷都是针对特定疾病的健康状态的主要因素进行测量,例如关节炎或呼吸系统疾病特定量表。

治疗获益也可根据患者健康效用值来评估。在这种方法中,时间权衡法和标准博弈法被用于评价患者对潜在获益的偏好值,虽然效用值评估从方法学上较困难,但是从概念上讲,还是具备吸引力的,并且为在不同的疾病种类和患者群体中比较治疗获益提供了基础。

参考文献

[1] Gail VMH, Bénichou VJ. Encyclopedia of epidemiologic methods. New York: John Wiley & Sons,2000.

(何丽云　康　婧)

认知性访谈

认知性访谈(cognitive interview)是在一个调查课题的问卷设计过程中测试和改进问卷的一项技术。认知性访谈的总体目标是减少由错误的问题(包括调查工具)引起的曲解和困惑,由此减少调查数据产生的错误估计。

20 世纪 80 年代,在方法学家和心理学家共同努力下,认知性访谈得到了发展。它主要是评估调查问卷过程中反应误差的来源。它精确地致力于被问卷者回答调查问卷的认知过程。因此,正如观察流程一样,我们研究通常被隐藏的流程。虽然认知性访谈是一个强而有力的工具,但是它却很少应用于其他的领域,主要用于政府统计部门和北美、欧洲的调查研究机构。

认知性访谈的方法主要分为两大类:出声思考和语言探测技术。出声思考用来描述这样一种特殊的活动——明确地要求受试者回答所调查问题时进行出声思考。访问者向受试者读每个问题,然后记录或注明受试者通过何种方式得出问题答案。当受试者有所停顿的时候,访问者只需要说"告诉我你在想什么"。语言探测是一种可以代替出声思考的技术。当访问者提出问题后,受试者进行回答,然后访问者问其他问题,或者与此问题相关的问题或者根据回答而提出的问题。一般来说,访问者会在回答的基础上进行追问。

　　两种基本的探讨方法:同时性探讨和追溯性探讨。同时性探讨,按照如下方式:a)访问者询问调查;b)受试者回答问题;c)访问者提出探索性问题;d)受试者回答这个问题;e)可能的话,多次重复 c—d。在追溯性探讨中,在整个访问后提问受试者,有时候其中的单独一部分会作为"任务报告会"。

　　关于认知性访谈可以在一个特定的"实验室"或在任何类似于面试的地点进行。尽管组织者要求这种访问要包括视频和音频设备在内的大批专用实验室设备,还要有远程监控能力,其实认知性的访问不需要特殊的物理环境,或复杂的录音设备。设备的需求是不需要太大的,比如录音机就很有用,因为它可以记录访谈内容(大部分专家不反对,只要隐私和保密要求得到满足就可以)。

(何丽云　康　婧)

经典测量理论

测　　量

　　测量就是指对客观事物按照一定的法则用数字方法进行某种数量化的测定。测量包括三个要素:①测量的对象——事物的属性和特征;②测量的规则或称法则——给事物的属性分派数字的依据;③测量的结果——描写事物属性的数字或符号。以学生的心理健康水平的测量为例,测量的对象(事物的属性)就是学生的心理健康水平;测量的工具(某种法则)即用预先编制好的心理健康量表,按照测验的要求进行;而测验的结果(数字)则为分数。

　　以下我们将对测量的三个方面加以具体分析。

　　首先讨论测量的对象——事物的属性或特征。我们对事物进行测量,确切地说,测量的对象是事物的某种属性,但事物的属性可以分为不同类型。大致可以分为以下几类:

　　1. 具体型:其存在形式比较具体,大多可以被人的感觉器官所直接感觉到,即人们可以看得见、听得到、摸得着、尝得出、嗅得到。例如,物体的长度、重量、体积、时间、温度等。

　　2. 确定型:即在一定的条件下,这些属性或特征是保持恒定不变的。例如,物体的长度和重量,只要物体的温度不变,受力状况不变,其长度也就相对不变;只要物体在地球表面的水平位置和垂直高度不变,重量也就不变。

3. 抽象型:它与具体型相对,其存在形式比较抽象,大多不能被人的感官直接感觉到。人的心理属性就大多属于抽象型,如学生的智力、个性、品德、知识、技能、习惯、能力、态度、兴趣、爱好等。

4. 随机型:即事物的属性是随机变化的。例如,人的记忆广度,尽管各种条件都保持恒定,但每次测量的结果还是会有所差异。

5. 模糊型:即事物的性质本身是模糊不清的。例如,我们认为某人是热情奔放的,而另一个是冷若冰霜的,那么,什么叫热情奔放,什么叫冷若冰霜呢?这些都是模糊的概念。

从上面的分析可见,测量的对象的属性具有不同的特点。

测量法则的制定,它是测量中最关键同时也是最困难的工作。所谓法则就是指导我们如何测量的一种准则或方法,即在测量时给事物属性分派数字的依据,换言之,它是根据事物的特性告诉我们做些什么的一种指导或方法。例如,假设我们已有一个法则:"一个人是男,则分派数字1,一个人是女,则分派数字0。"这种测量的法则可以用集合 A 与集合 B 的关系来剖析。现若有一个集合 $A=\{a_1,a_2,a_3,a_4,a_5\}$,其中 a_1,a_3,a_4 是男,a_2,a_5 是女,依照前述法则,男的指派的数字为1,而女的指派的数字为0。如让0和1为一个集合,称为 B,那么 $B=\{0,1\}$。我们可以把这种测量程序图示如下:

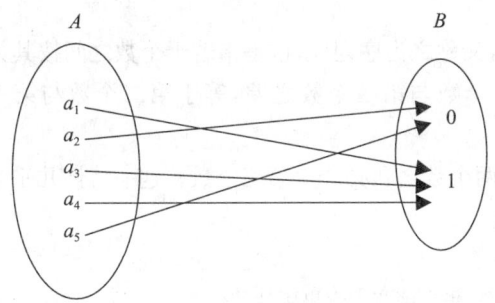

由上图可见,这种测量程序犹如一种对应,即集合 A 的每个成员只能分派到集合 B 的单一物体上(具体地说,在这里是某一特定的数字)。更进一步而言,所谓对应,就是一种有序配对的集合。由此可见,对应就是法则。须知,函数是对应的一种特殊形式,反过来说,对应是函数的扩张。函数是把某一集合中的事物分派到另一集合的事物之上的法则,因而我们也可以说函数就是一种有序配对的集合。

至此可见,任何测量程序仅是建立一个有序配对的集合罢了。因此,我们可以写出一个测量程序的一般公式如下:

$$f=\{(X,Y);X=任何事物,Y=一个数字\}$$

当测量的其他条件相同时,使用不同的法则会产生不同的测量效果。换言之,法则有好有坏,使用好的法则就可能得到正确可靠的测量结果,使用差的规则,则可能得到无效或偏倚的测量结果。

法则的好坏,一方面取决于制定规则的程序;另一方面取决于所欲测量的事物属性本身是否易于建立规则是否便于操作。有些事物易于测量,一般来说具体且稳定的事物属性如人的某些生理特性：性别、身高、体重、肤色、发色等，其测量的规则易于建立和使用，易于制定和便于操作。抽象且易变的事物属性以及大部分人类的特性都是难以测的，如人的智力、知识、技能、人格、态度等心理属性，其测量规则就难以判定和使用。对这些属性来说，设计一个良好且清晰的法则是非常困难的。一般而言，之所以许多心理测量与物理测量相比都较为困难，盖缘于此。

测量法则包括两个要素，即参照点和单位。参照点是测量和计算的起点。参照点有两种，一种是绝对零点，即待测属性本身具有的一个值，是客观存在的，如重量、长度等都以零点为参照点，测量结果为零表示什么都测不到。另一种是相对零点，如海拔是以与海平面为相对零点，摄氏温度以冰点为相对零点，都是理想的参照点。单位是测量精确性的重要指标。理想的单位具备两个条件，一是确定的意义，即对同一单位，所有人的理解都相同，没有歧义，二是相邻两单位间的差值恒等。

关于测量的结果——描述事物属性的数字或符号，如数字 1、2、3 或 Ⅰ、Ⅱ、Ⅲ 等，它们在未被用来描述事物的属性之前，仅仅是一个符号，它们本身并没有量的意义。当数字被合理地用来描述事物的属性时，我们才赋予它以量的意义，即从数字变成了数。数对于测量的重要性是由数的功能决定的。就自然数而言，数的系统有如下一些特征：

1. 同一性和区分性。所谓同一性就是指每一个数都是独特性。例如，用同一个数字表示的事物必定是相同的。

2. 等级性和位次性，又称之为序列性，这是指若干个数之间按其大小所形成的次序关系。

3. 等距性。若第一个数与第二个数之差，等于第二个数与第三个数之差，那么，这三个数就具有等距性。

4. 可加性。这是指两个数之和必产生第三个数。这一特性几乎是进行所有运算的基础。

参考文献

［1］ 金瑜．心理测量．上海：华东师范大学出版社，2001.
［2］ 郑日昌．心理测量与测验．北京：中国人民大学出版社，2008.

（曾伟楠）

测量水平和测量量表

由于测量的参照点和单位不同，构成不同的测量系统水平。史蒂文斯（1946,1951,1961）把测量水平（measurement level）分成四种，分别是名义水平、顺序水平、间隔水平和比例水平，事物的待测属性的全部可能值称为"量表（measurement scale）"。相应地，将四种测量水平所得的值分别称为"分类量表"(命名量表)、"顺序量表"、"等距量表"和"比例量表"。

1. 命名量表(nominal scale)

命名量表也可称为类别量表或称名量表,是量表中测量水平最低的一种,只是用数字来代表事物或把事物归类,没有任何数量的意义,只起着标志事物的作用,因而没有序列性、等距性和可加性。例如,在一个足球比赛中,给每个球员一个具体的制服数字,这些在比赛过程中可以用于鉴别球员。命名量表只能计算次数的多少,它所使用的统计方法属于记数统计,如频数、众数、百分比、偶发事件相关(如四分相关、Φ 相关)以及卡方检验等。

2. 顺序量表(ordinal scale)

顺序量表也叫等级量表,其测量水平比命名量表高,指明类别的大小或含有某种属性的多少,量表的顺序关系可以具体地表现为更高、更优、更难、更乱、更好、更成熟,通常记成"高于"、"优于"等。一般地,我们用符号">"来表示这种关系。例如,学生成绩可以分为优、良、中、及格和不及格 5 个等级,相应地用五个数字 5、4、3、2、1 来表示。数字 5、4、3、2、1 构成了 5>4>3>2>1 的位次关系,但不能记各个数字之间的距离(或单位)相等。顺序量表具有区分性和序列性,但不具有等距性,没有可加性。在健康测量领域中,顺序量表是最常遇到的。疾病或症状的严重程度,疗效等都是顺序量表。顺序量表适用的统计方法有中位数、百分位数、Spearman 等级相关和 Kendall 和谐系数等,但不能做加、减、乘、除运算。

3. 等距量表(interval scale)

等距量表的定义特征是分配给两个人或物体的数字之间的差异程度,与这些人或物体在被测量属性上的差异程度是相对应的。等距量表具有公共的不变的测量单位,任何两个间隔的比与人为的测量单位及零点无关。在等距量表中,零点和测量单位是任意的,也就是说在等距量表中,没有真正的零点,测量单位也是人为的。例如,以间隔量表来测量温度时,零点和单位都是任意的,摄氏温度取水的冰点为"零度",而华氏温度取摄氏 -17.78 度为"零度",1 单位的华氏温度等于 5/9 单位的摄氏度。两个值之间的距离不同零点和单位的改变而改变,任意两个间隔距离的比因零点和单位的不同而不同。等距量表不仅能够确定量表中的等价关系(如果存在的话)和大于关系,还能确定任意两个间隔的比。因此,人们能够对等距量表的两个值的差值进行有意义的算术运算。它所适用统计量有平均数、标准差、积差相关以及 t 检验和 F 检验。

4. 比例量表(ratio scale)

又称比率量表,是最高水平的一种量表,既有相等单位又有绝对零点值。这种量表在物理测量中容易见到,如长度、重量等。比例量表与算术结构同构,比例量表的值是具有真零点的"真"数字,所有算术运算都能用于量表值的变换。比例量表中的如下四种关系都可以确定的:等价(如果存在)、大于、任两个间隔之比以及任意两个量表值之比。其中第四个特点是比例量表才有的。比率量表的测量单位是任意给定的,因此重量可以用"克"作单位,也可以用"千克"作单位,还可以用"磅"、"斤"等等。由于大多数心理特征难以找到有意义的绝对零点,所以此种量表在心理测量中不常用到。

参考文献

[1] 马立骥. 心理评估学. 合肥:安徽大学出版社,2004.

（曾伟楠）

行为样本

以健康测量中常见的心理测验为例,心理测验测量的对象是人的心理特性,而测量心理特性又是凭借对其密切相关的行为的间接测量来进行的。但我们不可能在一个心理测验中,把所有与该心理特性相关的行为全部测量到,而只能选择其中一部分行为进行测量,以这部分被测量的行为作代表,来推测与其关联的心理特征。这样的一组行为就称为行为样本(behavior sampling)。或者说,行为样本就是指在心理测量中用于测量某些具体属性(如内向)或预测某些具体的结果(如职业训练课程上的成功)的被试某部分有代表性的行为。心理测量中行为样本的使用有以下几点内在要求:首先,在测量或界定一个特定属性的行为时,心理测验并非要测量所有可能出现的行为。相反,心理测验会通过努力收集一个系统的行为样本,使得这个繁琐的程序达到最优化。采用行为样本测量心理变量的第二个内涵是,一个测量的估量主要是由样本的代表性所决定。测验中的行为必须能够代表在测验情形之下出现的行为。要求不同寻常或独特反应的测验,不适用于要求对问题或情形的反应与日常生活中可观察的反应相似的测验。一个测验的好坏,首先决定于测验题目编制的好坏,即必须要求这些测题能够引发和测量出具有高度代表性的行为样本。

参考文献

[1] 张娜,杨艳苏,徐爱华. 心理测验原理和应用. 上海:上海社会科学院出版社,2006.

（曾伟楠）

常　模

在健康测量中,我们要想正确地解释、评价和使用测验的分数,必须借助于某项参照标准。常模(norm)就是这样一种参照标准。测验的常模是指一个有代表性的样组在某种测验上的表现情况,或者说,是一个与被试同类的团体在相同测验上得分的分布状况与结构形式,一般用测验分数的平均数和标准差来表示。例如,我们可以在全国各个地区按一定的方法选取 2000 名儿童参加智力测验,据此得到这个测验的常模资料。参照常模对测验的分数进行解释和评价,实质上是通过考查个体的心理特质在某一群体所有成员中的相对位置,来衡量和评价该个体的心理特质。

常模代表了评估适用范围内全部被试的总体情况,理论上应取全部被试的评估结果计算常模。实际的做法是,从总体抽取有代表性的样本,用该样本的评估结果代表总体,用样本的分布估计总体的常模。确立常模的关键步骤是取样,应使所取的样本达到所要求的代表性。在确定常模团体时,要注意以下几个问题:

1. 群体的构成必须明确界定。在制定常模时,必须清楚地说明所要测量的性质与特征。可以用来区分和限定群体的变量是很多的,如年龄、性别、年级、职业、地区、民族、文化程度、社会地位等。依据不同的变量确定群体,便可得到不同的常模。

2. 标准化样本必须是所要测量的群体的一个代表性取样。当所要测量的群体很小时,将所有的人逐个测量,其分数分布便是该群体的最可行的常模。但在群体较大时,因为时间和人力、物力的限制,只能测量一部人作为总体的代表,这就有个取样是否适当的问题。由于从某些团体搜集资料比较容易,所以有取样偏差的可能性。常模团体缺乏代表性,会使常模资料产生偏差。从而影响对测验分数的解释。为了克服困难取样偏差,在搜集常模资料时,一般采用随机取样或分层取样的方法,有时也可把两种策略结合起来使用。

3. 取样的过程必须详尽地描述。在一般的测验手册中,都有相当的篇幅介绍常模团体的大小、取样策略、取样时间以及其他有关情况。譬如,只说"常模资料来自 500 名大学生"是不够的,还要说明这些大学生选自哪些地区、哪些学校哪些系科和年级,以及年龄分布、男女人数等。描述越详尽,越便于使用者判断自己的受测者与常模团体是否具有可比性。

4. 样本的大小要适当。所谓"大小适当"并没有严格的规定。一般说来,取样误差与样本大小成反比,在其他条件相同的情况下,样本越大越好,但也要考虑具体条件(如人力、物力)的限制。有时从一个较小的但具有代表性的样本中得到的数据比来自较大但定义模糊的团体中得到的数据还要可靠。不过,在有代表性的前提下,样本应该大到足以提供稳定的常模值。究竟应该大到多少,可根据要求的可信程度与容许的误差范围进行统计推算。

5. 要注意常模的时间性。由于教育的发展以及职业要求的改变,几年前所编制的常模可能不再适合,因此常模必须定期修订。要以批判的眼光看待旧的常模,并尽可能采用新近的常模。

6. 要将一般常模与特殊常模结合起来。测验手册上所列的常模通常是为典型团体建立的,不一定适合使用者的个体情况。对此问题的一个解决方法是为每个特定目的建立特殊常模。特殊常模是为非典型团体建立的,其优点是,将个人与背景相近的人比较,但这同时也是它的缺点,不容许在较广的范围内对分数作解释。不过,测验使用者可将特殊常模与一般常模结合起来,从而获得最大量的信息。

测验的常模主要包括发展常模和组内常模两种类型。发展常模表示某一年龄心理发展的平均水平,用于衡量被试已经达到的发展水平。个体的许多心理特质如智力、技能等,是随时间、以系统的方式发展的,因而我们可以把某一代表性样组在不同年龄阶段的平均表现制成发展常模。例如:8岁小学生中大多数能通过的一组题目归于8岁年龄组,9岁小学生中大多数能通过的一组题目归于9岁年龄组,依次类推,即可建立常模。

常用的发展常模有三种:

1. 智力年龄。比奈—西蒙智力量表采用智力年龄这种常模形式。量表的项目按年龄水平分组。常模样本中大多数7岁儿童通过的那些项目放置在7岁水平组(或称之为"7岁智力年龄组"),大多数8岁儿童所通过的项目就放置在8岁水平组。被试的智力分数相当于他所能完成的最高年龄组所代表的智力年龄。在实际运用中,被试有时没有通过较低智力年龄的项目却通过了总分较高智力年龄的项目,这时先计算基础年龄,即全部项目都通过的最高年龄,然后加上各个较高年龄水平上通过的所有项目所代表的月龄,两者之和即为智力年龄。

智力年龄的另一种形式是,常模样本所有年龄的个体均完成全部项目,计算所得分数,然后计算各年龄(组)的平均分数,这组按年龄排列的平均分数就构成智力年龄常模。被试分数等于8岁年龄组的平均分数,即认为该被试的智力年龄为8岁。

因为智力变化与生理年龄的变化不同步,智力的增长随年龄的增加而逐渐减慢,因此智力的"单位"随着年龄的增加而减小。很明显,12岁的被试的智力年龄为11岁,5岁被试的智力年龄为4岁,虽然这两者的智力年龄都落后1岁,但是这个5岁被试的智力滞后应该是更严重的。但智力年龄并没有表示出这种差别,至少这种差别不直观。

2. 年级当量。如果测验主要应用于学校环境之内,经常用年级当量来解释学业成绩。如说某学生的阅读相当于四年级水平、拼写相当于五年级水平等。年级当量的导出与智力年龄的第二种形式一样。

年级常模通常只适用于各年级共同开设的科目。此外,年级常模也容易引起误解。例如,假设一个四年级学生在算术测验中获得年级当量6.9,这并非意味着他已经掌握了六年级所教的算术内容,而只是意味着他比同年级的其他同学在算术测验中的成绩要高出许多。

3. 顺序量表。顺序量表源于儿童心理学的研究。通过对婴幼儿行为发展的经验观察,人们描述诸如运动、感觉辨别力、语言交流、概念形成等机能随着年龄增加而顺序发展的模式。这里强调的是发展变化的顺序性和与年龄增加的一致性。例如,眼睛注视和抓握运动的发展顺序是:先使用整只手尝试抓握小物体,然后用拇指和手掌,再次是用拇指和食指钳子般夹持物体。其他感觉运动发展也有类似的顺序模式。以这种发展顺序模式为框架编制的量表是顺序量表。

发展常模的分数比较粗糙,不能用于精确的统计处理,但能用于某些临床病理诊断和研究。组内常模表示具有同一身份的人的平均水平,它是将被试的得分与测验范围内的整个团体进行比较,以此确定被试水平的高低或能力的强弱。现在,几乎所有的标准化测验都提供某种形式的组内常模。与发展常模相比,组内常模的分数具有统一、清楚的数量意义,因而能进行大多数统计分析。

常用的组内常模有两类：

1. 百分位数。把常模样本的分数从低到高排列起来,低于某一特定分数的人数的百分比就是百分位数。例如,低于 25 分的个体占 30%,则 25 分就是第 30 百分位数(记作 $P_{30}=25$)。百分位数表示了被试在团体中的相对位置。某被试者的分数为 25,表明他比常模团体中 30% 的个体的分数要高。很明显,第 50 百分位数就是中位数;低于常模样本所有分数的被试分数,百分位数为 0;高于常模样本的最高分数的被试分数,百分位数为100。百分位数易于理解,便于计算,用途相当广泛。它的缺点是单位不等(间隔不等)。由于多数待测属性分布近似正态,中间多,两端少,所以从 0% 到 5% 包括较少的个体,而从 45% 到 55% 则包括较多个体。换句话说,虽然百分位数的改变量相同,但是低分或高分端的实际距离是比较大的,而中间部分的实际距离比较小,这就将两端的差异缩小了,将中间的差异扩大了。

2. 标准分数。详见"标准分数"词条。

参考文献

[1] 一帆.测验的常模.教育测量与评价:理论版,2010,(3):39.
[2] 马立骥.心理评估学.合肥:安徽大学出版社,2004.
[3] 郑日昌.心理测量学.北京:人民教育出版社,1999.

(曾伟楠)

常模参照测验

常模参照测验(norm reference test)是指参照常模群体的水平解释分数的测验。常模群体可以是一个特别选定的团体,也可以是被测者所在群体的本身。常模群体的平均分数(或百分位数)一般可以反映它的水平,称为常模(norm)。以常模为参照点,将被测个人的成绩与常模比较,并把比较的结果所反映出来的差异数量化,作为导出分数。参照常模解释分数,突出反映了被试者在常模群体中的相对位置,便于进行比较和选拔,适用于带有竞争性质的入学考试、竞赛以及为相对评价提供信息的各种测验。在心理测验中常模参照测验得到广泛应用,如比纳量表、韦氏智力量表等均是依据常模参照测验的理论编制的。

常模参照测验的一些特点以及与标准参照测验的比较详见"标准参照测验"条目。

(曾伟楠)

标准参照测验

标准参照测验(criterion-referenced test)是指依据某种特定操作标准可以直接解释测量结果的测验。操作标准一般可通过界定个体所应该完成的任务集合或任务领域来确定。可见,对标准参照测验来说,它的分数解释是以界定良好的任务或行为领域为基础进行的,有了这个条件,我们便可以从较少的有代表性的测验题目的反应情况,推断出被试的真实水平。若用目标表示领域,这时的目标参照测验就是标准参照测验。标准参照测验主要用作鉴定,高中毕业会考、自学考试等就是典型的标准参照测验,在平时教学中也经常采用标准参照测验进行诊断性评价或终结性评价。

由于常模标准参照测验和标准参照测验的意义和作用不同,因此对它们的要求也不一样,对常模参照测验来说,要求它的题目应有高区分度,有较强的鉴别力,试题难度要适中,一般介于 0.3 和 0.7 之间。这种测验的分数通常全距大,分布广,多呈现正态。标准参照测验则不然,它主要看试题能否测出教学效果,学生是否完成了学业,有没有达到预期标准。从难度说,对于未指导组要难,对于指导组则应容易。就区分度而言,应充分反映两标准组间的变化和差异,组间区分度要大,组内区分度应尽量小。从教学角度分析,总希望通过教学达到目标的学生越多越好,因而成绩的理想分布是呈现负偏态,即高分尽量多,低分尽量少。检验这种试题质量,要根据教育目标分析它的内容效度,同时参照教学前后学生答题的差异程度,即称作"教学效果敏感指数"的指标,比较学生在教学前后对该项目的反映差别,从而评价教学的成败和试题的优劣。该指数由下式给出:$S = PA - PB$,式中 S 为教学效果敏感指数,PA 和 PB 分别为教学后和教学前某题的得分率。就试题分析来说,S 值越大说明该题越能够检查教学效果,反应越灵敏。

由以上分析看出,常模参照测验与标准参照测验的根本区别就在于解释分数的参照点不同。常模参照测验解释分数的参照点的选取依赖于常模群体的水平,属于相对评价范畴。标准参照测验的参照点是被测群体之外预先确定的教育目标或任务领域,它独立于特定的群体,这种测验属绝对评价范畴。由此带来了一系列差异,在编制与使用时,应当予以注意。

参考文献

[1]　郑日昌. 心理测量与测验. 北京:中国人民大学出版社,2008.

(曾伟楠)

领域参照测验

　　领域参照评价是将被评价者水平与一个要求掌握的领域相比较,以考察被评价者是否掌握了该领域的内容为目的的评价。领域参照测验(areas referenced test),是根据某一明确界定的内容范围而缜密编制的测验,并且被评价者在测验上所得结果也是根据某一明确界定的行为标准而直接进行解释的。例如,在英语等级考试中,规定 60 分为合格标准,不管有多少学生参加考试,也不管参加考试的人平均成绩如何,只要这个学生的分数达到 60 分,他(她)就算及格了。这里,60 分就是标准,这说明被评价者掌握了规定领域 60% 的内容,所有人都与 60 分比较,而不必考虑有多少人达到 60 分。

　　从 20 世纪中期开始,人们逐渐发现常模参照模式存在一定的局限性:并不是所有的测验与评价都只关心个体间的差异,有些测验与评价的目的在于了解和确定个体在测验内容上掌握的绝对水平。典型的例子是用于评价教学活动结果的测验,这种测验的目的是为了确定在某一特定教学领域内,被评价者是否掌握了该领域中必要的知识或技能,以及其在这一领域中的困难和缺陷所在,以便有目的地进行教学辅导和补救。但是,常模参照测验只能描述被评价者在团体中的相对位置,无法说明他(她)对所测内容掌握的绝对水平,因而这种测验与评价模式在这里就显得很不适用。鉴于常模参照测验的这种局限性,测量学家们开始考虑另一种可供选择的模式——领域参照测验。它恰好具有上述功能,其主要目的在于了解个体在所规定的测量内容上的行为水平,因此其出发点是个体本身的绝对水平,而不是个体间的水平差异。

(谭健烽)

能力测验

　　能力测验(ability test)又称认知测验,是指对一个人或某一团体的某种能力作出评价。这种能力可以是当前所具有的实际能力,或者是将来可能有的潜在能力;可以是一般的普通能力,或者是某种特殊的能力,如音乐、美术、体育等方面的特殊能力。

能力测验旨在针对个人工作的潜力进行测评。对能力的测评常常是通过智力测验来完成的,包括韦氏成人智力测验和斯坦福—比奈智力测验。这一系列的测试常用来预测在一定环境下人是否有能力胜任工作。目前已经有了多种形式的能力测试,包括:不同能力测试、弗拉纳根能力等级测试、总体能力测试以及雇员能力测试等。由于这些都是标准化的试题,因此并不是只对某一特殊工作有效,而且它们具有较高的信度和普遍性,可以应用到许多工作中,尤其在需要更专业的测试的情况下。

另外一种类型的能力测验叫做机械能力测验,主要测评脑力和体力的协调程度。两种最广泛应用的机械能力测试是麦克奎因机械能力测试和奥康纳手灵活性测试,前者主要测试个人的描述、打字、复印、定位、敲打以及追踪等方面的技能,对于甄选航空机械师或速记员之类的职务很有效。后者则对甄选缝纫机器操作员、牙科医生以及其他需要用手进行灵活操作的职业很有价值。

最后一种类型的能力测验是个人能力测试和人际关系测试。在个人能力测试中的职业生涯周期调查,主要测评个人是否能够适时地、恰当地作出决策,而且努力使计划付诸实施。其中包括与五个方面有关的能力测试:发现问题、计划职业信息、自我认知、目标选择,在五项能力测试中得分越高,说明个人在职业生涯中越有可能获得更高的满意度和取得更大的工作绩效。人际关系测试主要测试个人的社会交往能力。主要包括与社会信息和非语言信息有关的智力因素,重点考察在人际交往中个人的感觉、思想、习惯、动机、情感、意向以及与他人的交往行为等。

参考文献

[1] 郑日昌.心理测量与测验.北京:中国人民大学出版社,2008.
[2] 李晓东.教育心理学.北京:北京大学出版社,2008.

(曾伟楠)

人格测验

人格是指一个人相对稳定的心理特征和行为倾向。人格测验(personality test)是测量一个人在一定情境下经常表现出来的典型行为与情感反应,运用数学原理对人员性格及其功能行为进行定量描述。测验涉及人的心理状态、情感或行为的非智力方面的人格因素,通常包括对性格、情绪状态、人际关系、动机、兴趣和态度的测量。

人格测量最常用的是问卷法、情景测量法和投射法。目前,人格测量已有几百种,但由于各国人格心理学家对人格构成分歧很大，没有一致的看法。而且人格是动态的，不是静态的，常常随着情景的变化而变化。因此，对人格的测量应运用多种方法的结合，交叉使用，互相补充，互相印证，才能达到较好的效果。

　　随着人格测验的发展，其应用范围也变得越来越广。在临床方面，用于对人格的评估、诊断和预测，与治疗相结合提高临床诊断和治愈的水平，同时人格测验在人格障碍和保健系统中也得到了运用。在教育方面，人格测验可以帮助教育者了解学生的人格特点，认识影响学生人格形成的诸多因素以及因素之间的关系，在教育实践中寻求合理的办法来塑造学生健全人格，促进学生完满和谐地发展，从而保证教育目的更加有效地实现。

参考文献

［1］　郑日昌．心理测量与测验．北京：中国人民大学出版社，2008.
［2］　李晓东．教育心理学．北京：北京大学出版社，2008.

（谭健烽）

态度测量

　　态度是指个人对特定对象以某种方式作出反应时所持的评价性的、比较稳定的内部心理倾向。态度包括认识（尤其是评价性认知）、情感和行为倾向三种成分。态度测量（attitude test）是对态度的方向和强度的测量，由一组相互关联的态度语或项目构成，根据受测者对态度语或项目作出的反应推测被试的态度。态度测量可以了解人们对各种事物的态度，可以衡量宣传工作影响人们态度的程度（如投票预测、市场调查等），也可以评估教育的效果。主要的几种态度测量方法有瑟斯顿量表、李克特量表、哥特曼量表、语义区分法、内隐联想测验、内隐条件推理测验。

　　态度测量具有方向性、强弱度、多面性和一致性等几方面的主要特征。

　　1. 方向性。根据态度的定义，我们知道态度具有正反两种的方向。从测量方法的观点而言，这种对态度的测量只能算是类别尺度，为质的分类而已，对态度不能进一步地做量化的分析。故正反两种的区别，要配合强弱加以量化，才能制作量化的态度量表。

　　2. 强弱度。每一个态度层面有正反两面，而正反两面各有其强弱度。例如，对家庭计划的认识可以从非常好到非常差；情感层面的强弱，可以从无条件的喜欢到无条件的厌恶；行动倾向的强弱，也是可以从极强烈的支持家庭计划到极力地反对或攻击这种政策。如果把三个层面依照发展顺序及强弱度，由左面向右面排列的参见下图：

态度层面:认知 ──→ 感觉 ──→ 行动倾向

强弱值:强 ──→ 弱

3. 多面性。是指各层面的组成种类与差异情形。例如,对科学的认识,可能有理论与应用之别,个人对理论与应用科学的认识程度不尽相同。但是一个人对宗教的认识可能比较单一而不复杂,例如将宗教与宗教组织视为一种事物。就感觉层面而言,有人对一个妇女的爱,可以分别为尊敬、吸引、友谊等,但对另一个女人,可能说不出其理由,只知道喜欢她。就行动倾向的多面性而言,一个人若要支持农业发展,可能会有不同的行动方式,如以身作则为农业服务;又如,呼吁舆论多多扶助农民等。如果以强弱度代表深度,则多面性可以说是代表态度的幅度。

4. 一致性。就同一事物的态度而言,态度的三种层面之间,大都有一致性的关系存在。如一个人对农业问题的关心,经常注意到其发展情形,则他的感觉及行动,不但比较朝向赞同的方向,而且支持的程度也比较强烈。属于同一类型的态度大都具有高度的一致性,例如喜欢小家庭的人可能较赞同节育政策,而支持家庭计划。

因为态度是一种潜在性变量,所以只能用间接法,从个人的反应来推测。态度测量方法当中,最常而比较客观的方法是态度量表,而大部分态度量表都只测量态度的强弱度。一个态度量表是由一套有关联的叙述句子或项目构成的,然后由个人对它们做反应。研究者根据这些反应去推测个人的态度。研究者所做的量表或尺度可能有差异,但是原则都基本相似,也就是说,利用一个连续函数来代表一个人的态度,个人在这个函数上所占的位置就代表他对某种事物的态度的强弱度。上述三种态度层面的强弱度的测量,可以分别做两类的测度,一种是测量认知及感觉,另一种是测量行动侧向。

态度量表既然由互相关联的叙述句子所构成,所以句子的性质及数目的确定,是制作态度量表的要件。现将态度量表项目的选择标准介绍一下。

1. 辨别功能。一个项目要能区别不同的态度,而不同态度的人,对态度项目要有系统地做不同的反应。有时一种态度量表的项目,可以直接地表明该种态度。例如,测量家庭计划的态度时,有些项目可以写成如"家庭计划工作的推行,是在谋求家庭幸福",对这个项目的赞成与反对程度,直接表明一个人对家庭计划的认知层面的强弱度。相反的,有些态度项目并不直接地表明一个人的态度。也就是说,不能从一个人对项目的反应,看出他的态度。因为态度之间的相互关系,我们假定某一种利用直接测量的态度,会间接地表现出另一种真正要知道的最终态度。例如,上述对家庭计划的态度是我们真正要知道的最终态度,但是我们可以间接地测量个人对宗教的态度,而使用类似下列的项目:"信仰宗教是人生日常生活不可缺少的活动。"对宗教的态度,经验证明如果和对家庭计划的态度有密切关系,则对宗教的态度项目可以放在态度量表里,以其辨别程度来代表一个人对家庭计划的态度。

2. 辨别尖锐性。项目的辨别功能越尖锐越好。例如,对某事物持有赞同态度者,比那些持有不赞同态度者,越朝向赞同的极限。理论上,两者之间不应该有重叠的现象。在选择项目构成量表时,越能显示不重叠的,表示辨别的尖锐性越高。

3. 整个量表上的辨别。态度量表不但要能区别好恶或好坏,而且希望能做更精细的区别。它必须能将极端赞同与不极端赞同这两种程度区别出来。我们关心的是,中等态度的人是否被测量成极端,但却无法区别真正极端态度的人。尤其是,在强烈的人群中,往往很难将极端强烈与一般强烈的程度区别出来。这一点,可能是技术上有待努力改善的地方。

4. 项目的数目。从信度的观点而言,当然项目越多越好,因为测量上的误差可借此而互相抵消掉。不过,从效率及实用性而论,态度量表的数目,应加以限制。项目的数目主要视测量事物的范围或复杂程度而定。一个量表如果是要测量对一个单独或较明确的事物的态度,则项目数似乎可以在 20 条左右,而从既有的文献看,通常是 30 条的较多。事实上项目的多少还主要看所要获得态度的本身的性质而定。

5. 项目的形式。态度量表的项目,通常使用的有两种形式。第一种是针对态度的认知与感觉层面,测量个体对某事物的若干叙述句子的认知及感觉反应。在这个时候,可以应用强弱性态度特质及辨别功能特质,要求被试者对若干叙述句子表示其好恶或支持否定程度。第二种是针对行动层面,测量被试者对某些描述具体行动的句子,指出或选择可能采取的行动。各类第一种形式的项目,如"男孩比女孩的大脑更活跃",或"女孩比男孩更聪明"。第二种形式的项目,如"在车上遇到与工地的打工仔同坐时,我会即刻另找座位"。一般而言,第一种形式的项目较常使用,其原因是比较能适合上述的态度特征。

参考文献

[1]　沙莲香. 社会心理学. 北京:中国人民大学出版社,2002.

(曾伟楠)

成就测验

成就测验(achievement test)是对被试者的知识技术或能力水平的测量,是心理测量中应用较为广泛的一类测验,主要用于教育和教学中,故又经常称之为"学绩测验"或"教育测验"。相对于智力测验和特殊能力测验,成就测验是对被试者在某一段时间内某一领域的知识掌握水平的测试,是一种直接的测验,衡量或估计某种学习课程或训练程序对个人的影响,即对被试者的某一方面取得成就的估计。成就测验在学校中得到广泛应用,它除了能提供学生在某一段时间内知识掌握的情况外,还可以使得教师的教学情形从学生成绩中达到反馈,调整教学内容,以便更好地完成教学任务。

编制成就测验应遵循以下基本原则:

1. 成就测验的范围应与教学目标和教学内容相一致,重点评价学生对重要知识和技能的掌握程度,不应超出教学内容以外的知识。

2. 成就测验的题目应该能代表教学中的目标,反映的是核心内容而不是无关紧要的细节。在题目数量的分配上也应与教学重点相一致。要做到这一点可以用编写细目表的方法。具体见表1。

表 1　某中学地理课天气单元的细目表

内　　容	目　　标					题目总数	题目比例（％）
	知　　道			理解	解释		
	基本术语	天气符号	具体事实	影响天气形成的因素	气象图		
气压	1	1	1	3	3	9	15
风	1	1	1	10	2	15	25
温度	1	1	1	4	2	9	15
湿度和降水量	1	1	1	7	5	15	25
云	2	2	2	6		12	20
题目总数	6	6	6	30	12	60	
题目总百分比（％）	10	10	10	50	20		100

3. 成就测验的题目类型须与测量目的一致，如果希望测查的是学生的辨别能力，则可以用多项选择题的形式；如果希望测查的是学生的理解力，则可以用论述题。

4. 成就测验的内容应能满足测验结果的特定需要。例如，诊断性测验应该关注学生需要改进的技能。形成性测验应该与近期的教学内容相连，而总结性测验应考查更加广泛的知识与技能。

5. 成就测验应该具有较高的信度，增加测验的题目可以提高测验的信度。

6. 成就测验的结果不仅要为教师改善教学提供依据，而且要有助于学生的学习。因此应将测验的结果及时反馈给学生。

以上所述的成就测验主要是指教育领域中使用的学绩测验。在国外比较有名的成就测验有以下几种：

1. 韦氏个别成就测验（Wechsler Individual Achievement Test，WIAT）。这是一套综合性的成就测验，主要用于评估儿童和青少年学识增长和学习技能的发展，也可以用作学习障碍的诊断工具。WIAT 适用于 5～19 岁的儿童或青少年，儿童测试大约需要 30～50 分钟，青少年大约需要 55 分钟。WIAT 有两个特点：①与韦氏智力量表共用常模，更适合学习障碍的诊断；②内容涵盖了几乎所有学习障碍领域，特别适用于残疾儿童的教育安置。共有 8 个分测验，分别是基本阅读理解、数学推理、数据运算、听觉理解、口语表达、字词拼写和书面表达，其中基本阅读、数学推理和字词拼写三个分测验可以快速地诊断。

2. 大都会成就测验（Metropolitan Achievement Test，MAT）。首次发表于 1931 年，当时测验的目的是测量纽约公立学校学生的学业成绩。MAT 自从发布以来进行过若干次大的修订，保证了其测验内容和常模的时效性。MAT 的适用范围较为广泛，从幼儿园至 12 年级（高中）均可使用。测量的内容包括多个学科的知识和技能，如词汇、阅读、数学、拼写、语言、自然科学、社会研究、写作、高级思维等内容。MAT 包括调查成套测验、诊断成套测验和一个附加的写作测验,可以用于调查学生的教育成长,评估课程和教学方法的有效性,也可以用于不同学校教学质量的比较以及论断学生不同学科的强弱。

3. 斯坦福成就系列测验(Stanford Achievement Series, SAS)。是最早的综合成就测验,于 1923 年出版,以后经过数次修订,编制者为加德纳等人。其编制的目的是测量"公认为中、小学课程所达到的结果",即那些重要的知识和技能。该测验包括斯坦福学习技能测验(SESAT)、斯坦福成就测验和斯坦福学习技能测验(TASK),测量阅读、语言、数学等领域的基本技能,适用年龄范围从幼儿到高中毕业生。

4. 学业评估测验(Scholastic Aptitude Test, SAT)。在美国,高中生想要进入大学,除了高中三年学业平均成绩、课外活动表现、论文及老师的推荐信之外,不可缺少的就是SAT 的成绩。SAT 是由美国大学委员会委托教育测验中心所举办的大学入学能力测验,目的是作为美国各大学申请入学的参考条件之一。SAT 分为 SATI－Reasoning Test(理解测验),以及 SATII－Subject Test(学科测验)。SATI 主要测查考生的语言及数学理解与推理能力,作为预测考生进入大学后成绩的参考指标,同时也作为比较不同学校毕业生程度的参考;SATI 的测验对象是高中二年级及三年级学生。SATII 主要测量考生在某一学科的知识和运用这些知识的能力,共有英文写作、文学、数学、生物、化学、语言及听力测验等 22 种学科。每位考生每次最多可报考 3 种学科。

参考文献

[1] 郑日昌. 心理测量与测验. 北京:中国人民大学出版社,2008.
[2] 李晓东. 教育心理学. 北京:北京大学出版社,2008.

(曾伟楠)

智力测验

智力测验(intelligence test)是有关人的普通心智功能的各种测验的总称,又称普通能力测验。编制这类测验的目的是为了综合评定人的智力水平。智力测验有各种类型,如个人智力测验、团体智力测验、特殊人口(如婴幼儿、智力落后者、言语障碍者和身体残疾者等)用的测验以及学习能力测验等。心理学家强调测验的标准化,认为智力是对受测验者在某些工作中操作水平的描述性标记。智力测验多数以言语推理测验为主要内容,如对词汇、词的异同及类比等项目进行测量,另外还包括一些测量一般常识、数值推理、记忆以及感知技能与组织技能的项目。

1. 中国智力测验的发展

据张耀翔教授考证,中国在战国时代已有九连环试验。七巧板是另一项中国人对世界智力测验的贡献,它是由宋代的燕几图演变而来的。七巧板也称益智图,操作它有利于个体智力的发展。中国近现代智力测验的发展可以说是同世界智力测验的发展同步的,而且在某些方面有自己独特的贡献。其发展过程可以分为两个阶段:1915～1930年为智力测验开始阶段;1931～1976年为智力测验发展与停滞阶段。1915年英国人Creighton在广东使用了英译过来的智力测验,内容包括记忆、比喻等项目,对500名儿童进行了测验。1918年清华学校的英籍教师Wallcott采用斯坦福团体智力测验量表对该校高年级学生进行了测试。1920年陈鹤琴、廖世承在南京高师新生入学考试中使用智力测验。1921年他们两人合著的《智力测验法》一书出版,书中系统地论述了智力测验的性质、功能、标准和用法,介绍了35种心理测验与教育测验(其中3种译自国外,12种是他们编制的)。1921年董培杰将比纳—西蒙量表完整地翻译为中文,使人们对西方智力测验的全貌有了一个比较全面的了解。1924年陆志伟又主持完成了对斯坦福—比纳量表的修订工作。到1925年,中国出版的测验不下10余种。麦考尔曾说:"当时中国所编制的各种测验,至少都与美国的水平相当,有许多竟比美国为优。"1931年,在艾伟、陆志伟、陈鹤琴、萧孝嵘等人的倡议下,中国测验学会在南京成立,第二年《测验学报》出版。1936年陆志伟和吴天敏合作完成了比纳智力量表的第二次修订。到抗战爆发前夕,我国已出版的自编及修订的合乎标准的智力与人格测验约20种,具代表性的有廖世承的团体智力测验、陈鹤琴图形智力测验、刘湛恩的非文字智力测验、黄觉民的幼童智力图形测验等。1947年程法泌出版了《智慧测验与教育测验实施》一书,对有关智力测验编制的原理及如何应用各种智力测验于教育教学实践之中,都作了系统论述。1949～1976年的近30年间,中国大陆心理学界基本没有开展智力测验方面的理论与实践工作,使中国智力测验的水平开始落后于世界智力测验的水平。1980年,林传鼎教授发表了《努力开展心理测验研究工作》一文,文中对多年来"智力测验往往被资产阶级学者所利用,为种族歧视、阶级隔阂提供心理学根据"的谬误进行了批驳。1993年,中国心理学会分会——心理测量专业委员会成立,使中国的心理测验,特别是智力测验工作走上了正规化的道路。

2. 西方智力测验的发展

智力测验的诞生当推比纳和他的同事西蒙所做的工作。1889年,比纳所在的儿童心理学研究自由协会开始督促法国公共教育部,让他们想法帮助一些心理迟钝儿童,这些孩子很难跟上正常的班级。1905年他们发表了《诊断异常儿童智力的新方法》,即比纳—西蒙智力量表(Binet-Simon Scale),标志着智力测验的正式出现。1908年,比纳和西蒙对量表进行了第一次修定。比纳—西蒙智力量表的意义在于:一是该量表提出了智力年龄(mental age,MA)的概念,人们借助于这一概念首次得到一个可用来评定儿童智力的定量标准。二是依据测量结果把儿童送到适合于他们教育的学校之中。三是测验的题目按由易到难的方式进行排列,通过儿童完成的题目来衡量其智力发展水平。四是测验的结果得到了教育界的认可,使智力测验在社会生活中找到了立足之地。1916年,美国斯坦福大学教授推孟(L. M. Ter-man)将比纳—西蒙量表介绍到美国并予以修订,修订之后的量表称为斯坦福—比纳量表(Stanford-Binet Scale)。斯坦福—比纳量表于1937年、

1960 年经过两次修订,成为目前世界上广泛流传的标准测验之一。推孟采用了智商概念来表示智力的高低,智商概念最初是由德国心理学家斯腾(Stern,1914)提出来的。智商也叫智力商数(intelligence quotient,,IQ)是根据一种智力测验的作业成绩所计算出的分数,它代表了个体的智力年龄(MA)与实际年龄(chronological age,CA)之间的一种比率关系。用智龄和实际年龄的比率来代表智商,叫比率智商(ratio IQ)。比率智商有一个明显的缺点:随着个体实际年龄的增长,个体的智商将逐渐下降。这样,采用比例智商来表示人的智力发展水平,实际上并不符合个体智力发展的实际情况。为了更真实地反映出一个人的智力状况,韦克斯勒先后编制了韦克斯勒儿童智力量表(WISC,1949),适用于 6～16 岁儿童;韦克斯勒成人智力量表(WAIS,1955),适用于 16～74 岁的成人;韦克斯勒学前儿童智力量表(WPPSI,1963),适用于 4～6.5 岁儿童。韦克斯勒改进了智商的计算方法,把比率智商改成离差智商(deviation IQ)。改用离差智商的依据是:人的智力测验分数是按常态分布的,大多数人的智力处于平均水平;离平均数越远,获得该分数的人数就越少。智商分布的标准差为 15,这样,一个人的智力就可以用他的测验分数与同一年龄的测验分数相比来表示:

$$IQ=100+15Z$$

其中,$Z=(X-\bar{x})/SD$。Z 代表标准分数(standard score),X 代表个体的测验分数,$\bar{x}$ 代表团体的平均分数,SD 代表团体分数的标准差。这样,只要我们知道了一个人的测验分数,以及他所属的团体分数和团体分数的标准差,就可以计算出他的离差智商。离差智商的优点是,对个体智商在其同龄人中相对位置进行度量,因而不受个体年龄增长的影响。

3. 关于智力测验公平性的问题

智力测验公平性的问题,实质上就是智力测验的文化差异问题。这个问题从智力测验诞生的那一天起就存在。对已有智力测验公平性的批评主要集中在以下方面:智力测验存在文化偏差。智力这个概念本身就是西方式的,它本身就存在文化偏差。不同地区的儿童在同一智力测验上的得分不同,不是缺乏能力,而是因为他们不理解测验内容。智力测验中测量的"智力"从来就没有一个统一的认识;智力测验所测量的能力范围太小。有人指出,某些智力测验测的是个体的学校教育经验,即个体的学业成就测验和知识测验,而不是其非教育经验。因此,一个人接受学校教育越多,在这种智力测验中的得分亦越高,反之亦然;智力测验只测量人的普通能力,而不能测量人的潜在能力;智力测验的常模不合适。从理论上讲,同一个智力测验对不同民族的人,应该有相应的常模。但实际上,很少有测验能做到这一点;智力测验所得到的 IQ 不一致。例如有人认为智力测验只测量一个人静止的智力,而不是随年龄变化的智力;对智力测验结果解释的不慎重和测验结果的误用。例如有人仅凭在一次智力测验中得分的高低,就判定儿童能否进入正常学校的大门;智力测验实施人员影响测验的得分。有人研究发现,主试的种族同被试的种族相同时,被试的智力测验得分就高,反之往往得分偏低。此外,一些组织对智力测验的公平性也提出了批评。例如,美国黑人心理学家联合会认为,过去的智力测验导致的负面效果是:表明黑人儿童不可教育;将黑人儿童放入特殊班级;让黑人儿童接受低水平教育；否认黑人儿童接受高等教育的机会；否认黑人儿童智力是积极发展的。

4. 克服智力测验中各种不公平性的努力

(1)观念层面：在编制测验时，应尽可能减少文化因素在测验中的比重。

(2)实践技术层面：心理学家编制了各种文化公平测验。在个人智力测验中，较为著名的文化公平测验有：①莱特国际操作量表，该量表适合测量 2～12 岁的儿童。②Kohs 积木设计测验。③Porteus 迷津测验。④画人测验。⑤皮亚杰认知发展测验。在团体智力测验中，比较著名的文化公平测验有：①瑞文图形推理测验，该测验现在已有三种形式：标准瑞文图形推理测验，彩色瑞文图形推理测验和高级瑞文图形推理测验。②卡特尔文化公平智力测验，该测验由三个分量表组成，量表 1 适合测量年龄在 4～8 岁的儿童和心理有缺陷的成人；量表 2 适合测量年龄在 8～13 岁的儿童；量表 3 适合测量高年级学生以及大学生和成人。③Rulon 的语义智力测验，该测验的内容由抽象符号组成，要求被试说出每个符号的意义。

参考文献

[1] 郑日昌. 心理测量与测验. 北京：中国人民大学出版社,2008.
[2] 李晓东. 教育心理学. 北京：北京大学出版社,2008.
[3] 王映学,米加德. 智力与智力测验的历史流变. 西南农业大学学报：社会科学版,2007,7(5):137-141.

（曾伟楠）

教育测验

教育测验(educational test)是有关个人教育成就情况的衡量。现代普通学校里，最常用的教育测验是个别教师自编的课堂测验。这种测验是用来测试某一学科教学中的全部或部分内容。教学开始时的测试是要判断学生已有的有关知识，以便安排教学的进度，俗称"摸底测验"；教学过程中的测试是要检查教学的进展与效应；教学终结时的测试是要确定学生对所教授给他的学科内容学到了什么，从而反映出教学工作的成果。测验项目的形式有汇选(包括正误、配对等)，自由反应(包括简答、填空、论说、解题)和手工操作等。

其他类型的教育测验有：①就业测验，用来指导拟定就业决策；②诊断测验，用来鉴定受试者的优缺点或基础技能的熟练水平，以便拟定妥善的治理措施；③预备测验，用来衡量受试者是否具有学习某一学科所必备的条件；④熟练测验，用来衡量受试者是否具备某一学科或某种技巧的最低限度的能力。

标准化教育测验既可用于启蒙性的评定，也可用于累积性的评定。前者是在教育过程中进行,并指出教育与学习的进展情况;后者是在学期终结时进行,用来评定学习或教育的质量。

教育测验,在教育过程中有多种用途。它们可用来指导学生选科、决定学习方向。它们还可以用来考察学生已知的事物,从而拟定教学计划。它们也可鉴别那些具有特殊需要的学生,包括学习能力低常或超常的学生。它们可用来衡量学习的成果,总结学习的成绩,评定分数,判断学生掌握学科内容或其中的专门技巧的熟练程度。如果严格遵循测验学的基本规定,它们还可以用来评价教材教法、教师和教育计划。在教学研究中,人们经常使用标准化的教育测验。它们为教育与职业指导提供了不可缺少的信息。

参考文献

[1] 郑日昌. 心理测量与测验. 北京:中国人民大学出版社,2008.
[2] 李晓东. 教育心理学. 北京:北京大学出版社,2008.

(曾伟楠)

区别性测验

区别性测验(distinguish test)是特殊能力测试的一种方法,可以测试被试者在哪些方面具有特殊能力。它的时间一般较长,在4个小时左右。测验结构较细,有8种分类测验,除文书测验外,其他7种无具体时间限制,便于对年龄较大的人测试。

区别性测验的内容如下:

1. 语文推理:考试句子有一至两个空格,从待选的答案中选择一组正确的字添上,该测验主要是了解应试者的一般常识背景。考的是理解语文概念的能力。

2. 数学推理:计算题目,在若干答案中选择正确的。测的是处理数学概念的机敏性及对数学的理解能力。

3. 推理能力:例如每题有四个题目图形,应试者需在五个图形答案中选出一个与题目图形有逻辑关系的答案图形。需要理解图形的概念或推演出其中原理的能力。

4. 空间关系:考查应试者领悟平面图形在空间中的立体形象,在若干答案中选择与题目相吻合的立体形象。

5. 机械推理:图片中显示各种机械图形,只有应试者了解机械过程,才可正确回答问题。测试其机械理解力的高低。

6. 文书速度:一般题目中有若干组成对字母或下划线的数字,在待选答案中选出与划横线题目相同的成对。该测验题目多,时间要求严格,总分数依据完全答对的总题数。

考察简单知觉及工作的反应速度。

7. 文字运用:考察普通语句中发现错字的能力。

8. 语文运用:考察文法与修辞的修养。

参考文献

[1]　郑日昌. 心理测量与测验. 北京:中国人民大学出版社,2008.

[2]　李晓东. 教育心理学. 北京:北京大学出版社,2008.

(曾伟楠)

适应性测验

适应性测验(adaptive test)又可称为裁剪测验(tailored testing),它主动地适应被试能力水平,不同的被试做答不同的项目。施测的项目根据被试对前面施测项目的反应来进行挑选。它的主要特点就是为每名被试挑选出适合其能力水平的一组测验项目。适应性测验的基本思想就是对每一名被试施测与其能力水平相当的项目,从而最节约、最有效地测量出被试的特质水平。与传统的纸笔测验形式相比,具有省时、高效等很多优越性。测验应该适合于被试的水平这种理念最初可见于比内的智力测验。

适应性测验的方法有很多种。最简单的方法是使用一个中等难度的项目开始测验。如果在第一个项目上失败了,紧接着呈一个更容易的项目。测验同样一种方式进行下去,当回答正确时,紧接着呈现一个更难的项目;当回答错误时,紧接着呈现一个更容易的项目。这种方法除了评分有些困难外,适用于测验的每一个阶段。与之类似的一种方法是将测验分成三或四部分,如图所示。在第一部分中表现好的被试者被发送到第二部分更难一些的项目中。

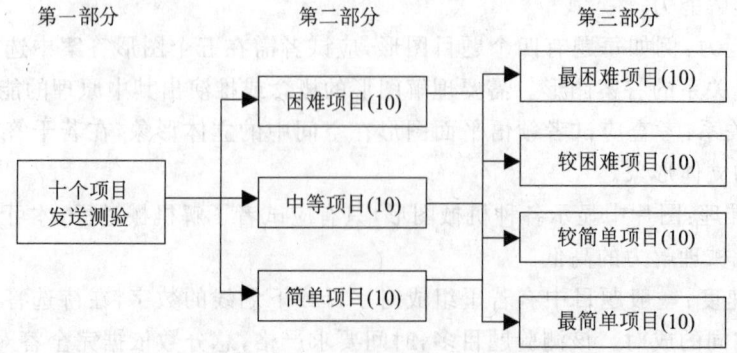

　　表现在中等水平或更差的被试被发送到第二部分容易一些的项目中。类似地,在测验第二部分中的表现决定了其将接受第三部分中哪些项目。正确回答第二部分中困难项目的人将可能继续接受第三部分中最难的项目。那些在第二部分的困难项目上表现差的或简单项目上表现好的被试者将可能继续接受第三部分中不太困难的项目。

　　计算机技术及网络技术的迅猛发展,促进了计算机化适应性测验的广泛应用。与此同时,项目反应理论的发展,更多反应理论模型的开发,促使人们对计算机化适应性测验的研究也越来越深入。最初对计算机化适应性测验的研究主要围绕着它的几个基本方面:题库的建构、项目挑选策略、被试特质水平估计的方法、测验的中止规则等。例如:如何建构适应性测验的题库、在施测过程中根据何种规则为被试挑选下一个作答项目、采用哪种方法更能准确地估计被试的特质水平以及采用什么样的测验的中止规则等。这些研究的成果对于计算机化适应性测验的不断完善起了重要作用。然而,实践中不断出现新问题,推动计算机化适应性测验的研究又出现了新的方向。

　　当前,主要研究有适应性测验的项目克隆、测验项目的曝光、多维适应性测验、被试认知诊断、人格适应性测验等几个方面。

　　适应性测验的项目克隆。克隆项目就是应用计算机程序根据已有的项目模板来生成新的项目。项目并不预先存在,而是在施测的过程中被编写。计算机化适应性测验需要建构题库,为了增加适应性测验题库中项目的数量,并且减少项目编写的费用,人们提出了使用项目克隆技术来生成适应性测验的项目。目前对适应性测验的项目克隆研究主要有:项目克隆后项目参数的变动、适应性测验施测时对克隆题库中的项目挑选等问题。

　　测验项目的曝光。测验项目的曝光问题是适应性测验所需要解决的一个重要问题。所谓项目的曝光是指在施测过程中,项目被选中而施测于被试。它不仅涉及到单个项目被施测的概率大小,同时也涉及到题库中所有项目能否都被合理利用。对于适应性测验而言,如果题库中的项目曝光度太高,即项目被施测的概率太大,题库中的项目很容易被人们了解,这样题库的安全性将受到威胁,难以保证测验的有效性和公平性。在适应性测验中最常用的项目挑选策略是没有限定的最大信息量项目挑选方法,这种策略虽然能够通过对被试施测最大信息量的项目,从而达到最好的测量精度,但是它通常使得具有高信息量的项目曝光率太高,而具有中等或较低信息量的项目没有被使用。为此研究者提出了许多解决方法,如 α 分层法(alpha-stratified method,题库中的项目按照区分度参数进行分层,施测时限定了从某一层中挑选项目)、条件挑选策略(conditional selection strategies,根据设定的标准来控制项目被施测的概率)、随机策略(randomization strategies,从接近最佳项目的项目组中随机挑选项目,而不是只挑选具有最大信息量的项目)。

　　多维适应性测验。多维适应性测验(multi-dimensional adaptive testing,MAT),是指一个适应性测验测量几个潜在特质。通常人们把多维划分为两种:项目间多维(between-item multi-dimensionality)和项目内多维(within-item multi-dimensionality)。项目间多维测验是指测验测量多个特质,但其中的每个项目仅测量一个特质,如包含几个分测验的测验集,每个分测验测量一个特质;项目内多维测验是指包含多维项目(同一个项目测量多个潜在特质)的测验,例如作文题既能测量语言能力也能测量思维逻辑能力。

目前人们比较关注多维适应性测验的应用和测量的有效性方面。

被试的认知诊断。认知诊断是当前测量领域中一个比较新的研究方向。对于被试而言,测验的功能不应仅是报告其能力水平(测验分数),而且更重要的是能对其能力结构进行诊断,教师可以根据测验的诊断结果来帮助被试的学习和知识结构的掌握。传统适应性测验的主要目标是精确、有效地估计出被试的能力水平。然而有时在实际的测试当中仅估计出被试的能力水平还不够,还需要对被试做出诊断(或分类),如通过或不通过、掌握或没掌握、被试具有怎样的能力结构等。随着人们对测验要求的不断提高,诊断型适应性测验的研究越来越得到人们的关注。

人格计算机化适应性测验。计算机化适应性测验最初在教育测量领域得到广泛的关注,后来人们开始对人格的计算机化适应性测验进行研究。目前对人格计算机化适应性测验的研究主要有几个方面:人格适应性测验的效度研究及其与纸笔人格测验的可比较性研究、人格适应性测验不同中止规则的比较、人格适应性测验中人格特质水平估计精确度的比较研究等。大多数研究表明,在不失测验精确度的情况下,人格适应性测验比相应的纸笔测验节省50%左右的项目,可以大大提高人格测验的效率。

参考文献

[1] 张青华,袁一萍,张厚粲.适应性测验的发展:历史与现状.心理学探新,2006,2(26):84-87.
[2] 张娜,杨艳苏,徐爱华.心理测验原理和应用.上海:上海社会科学院出版社,2006.

(曾伟楠)

诊断性测验

诊断性测验是一种在特定的教学场合使用经过科学编制的以了解学生基础知识和基本技能掌握情况为目的的测验。这种测验可以探明学生可能存在的各种学习障碍,确认现有教学方法特点对不同类型学生的影响以及促进继续学习的因素,从而为更好地把握教学起点和难点、实施预期的教学目标、改进和调整教学策略提供依据。

诊断性测验分为以下五种类型:

1. 预测性诊断测验(Predictive Diagnostic Tests)

这类测验一般安排在单元教学开始之前进行,其目的有二:一是了解学生是否具有新知学习所必备的基础知识和基本技能,以便确定符合实际的教学起点选择合适的教法,安排好教学计划;二是了解学生之间的差异,以便分层教学、因材施教。测验内容主要是与新授课有关的已学基础知识、基本技能及相关学科知识、学习能力要求等。

2．形成性诊断测验（Formative Diagnostic Tests）

这类测验是在教学过程中进行的。形成性诊断测验有助于教师了解哪些教学目标已经达到，哪些目标尚未达到，还存在哪些方面的差距等，以便适时调整教学策略。对学生来说，可以利用形成性诊断测验进行自我反馈、自我调整，逐步接近或达到教学目标。测验内容强调试题与教学目标相对应。

3．适应性诊断测验（Adaptive Diagnostic Tests）

这类测验有助于教师了解教材内容与学生现状及教法与学法之间的适应程度，通过测验结果分析教法的选择是否优化，是否被学生接受，进而形成教与学之间的高效协调发展。本测验侧重于与教法、学法有关的特定内容，试题应具有代表性和综合性，题目的难易度和区分度要适中。

4．质量性诊断测验（Qualitative Diagnostic Tests）

这类测验主要用于检测学生掌握知识的质量，评估其水平层次。知识的质量可以从知识的迁移力、再生力、结合力和创造力等方面进行测试。就其获取方式及"质"上的差异，可以划分为课本知识、有效知识、延伸知识、信息型知识、方法类知识、综合类知识等几种不同层次。最常见的一种命题方式是对同一问题呈水平或递进式设置多个子问题。

5．障碍性诊断测验（The Obstacle Diagnostic Tests）

这类测验是通过一类显著性特定问题测试学生知识障碍、思维障碍和心理障碍。障碍性诊断测验应以《课程标准》为依据，教材为前提，同时注意试题的多样化，用多种方式诊断学生的各类障碍。障碍性诊断测验种类很多，如负迁移障碍测验、审题能力障碍测验、计算型选择题解题速度障碍测验、教学难点知识障碍测验、学习方法障碍测验、解题思维过程障碍测验、简答题思维障碍测验等。

参考文献

[1]　金瑜．心理测量．上海：华东师范大学出版社，2001．

（曾伟楠）

个别测验与团体测验

个别测验（individual test）指那种在同一时间内主试者只能对一个受测者进行施测的测验。如比奈量表、韦氏儿童智力量表等大多数儿童智力测验都属于个别测验。由于这种测验内容比较复杂，个别施测可以使主测者集中精力，充分观察与控制受测者的情绪、行动等，从而更好的激发受测者的正确动机，争取与受测者合作愉快，以保证测验结果的可靠性。个别实施对于某些特殊对象,如幼儿、智力障碍儿童等尤为必要。但是它耗费的时间和精力较多,测验程序复杂,并且主试者必须进行严格的训练后方可胜任。因此显得不够经济,短时间内不能获得大量资料。

团体测验(group test)与个别测验相反,能够在同一时间内由一位主试者对多名受测者进行施测,如一般的教育测验,各种人格量表,以及团体智力测验等都是集体进行的。团体施测较之个别施测显然可以节省大量人力与时间,并且可以在短时间内收集大量信息,同时主试者也无需接受严格的专业训练。不过它的缺点也与个别测验的优势相反:主试者无法充分观察和控制每一位受测者的反应,测量误差不易控制。

团体测验有许多区别于个别测验的重要特征。其中大部分特征都是由这样一个事实直接导致的:这些测验设计出来是为了能够施测于群体的,而非一对一地施测。

第一,在个别测验中,测验者在对测验进行正确施测和评分中的作用既复杂又重要。在某种意义上,测验者是个别测验的必要的组成部分。在团体测验中,测验者的作用是更加隐约的和常规的。其职责通常是执行常规性的文书,传达标准的指导语,维持测验每一部分严格的时间限制,以及负责测验资料的分发和收集。在团体测验中,测验者必须尽可能地不引人注目,将其活动限制在监督和回答偶尔出现的程序性问题。正是测验者作用简化才使得进行大规模的测验(如人格测验)成为可能。

第二,测验者在个别和团体测验中的不同作用可能对那些测验接受者的反应具有重要的影响。在个别测验中,被试是面对某个人进行反应的;而在团体测验中,被试是对某个问题进行反应的。个别的测验者可能会显露一些线索,他们会抑制害羞的被试的反应,或者会使另一个被试得以推断具体问题的正确答案。纸笔测验为每一个测验接受者提供标准的同一的刺激。更中肯地说,纸笔测验提供了一个相对匿名的问题反应形式,测验接受者并不能完全确定问题的答案。在面对面的测验中,一个人可能不愿意猜测或者可能感到某一个答案会得到测验者的赞成。当一个人的部分知识能够被用来排除一个或更多个似乎不合情理的选项时,大部分团体测验所使用的多重选择形式会鼓励被试进行猜测。

第三,多重选择形式的使用可能会改变被试者回答问题时所使用的认知过程。开放式问题提出的是相对自由的任务,在这种情况下,反应者必须去发现最佳反应。多重选择问题可能涉及复杂的心理过程,它的变动范围依赖于问题以及可能选项的内容不同,包括从再认记忆到演绎和归纳推理。除了涉及的认知过程不同,个别测验和团体测验在对每类测验进行有效反应时所使用的问题解决策略也可能是不同的。在一个团体测验中,最佳策略可能是排除不正确的选项;而在大部分个别测验中是不应用这个策略的。

参考文献

[1] 张娜,杨艳苏,徐爱华. 心理测验原理和应用. 上海:上海社会科学院出版社,2006.

(曾伟楠)

投射技术

通过各种非结构化的、间接的询问方式，激励被访者投射出他们潜藏的动机、信仰、态度或情感，了解他们对某一事端的心理状态，这类研究方法统称投射技术。投射技术一词最早在 1938 年由 L. Frank 在一份私人便函中使用。同年，R. Horowitz 和 L. B. Murphy 发表了《儿童心理学研究中的投射技术》一文。第二年，L. Frank 发表了论文《人格研究的投射技术》。Frank 认为，投射技术是"一种研究人格的方法，它使被试面对某种情境并根据这一情境对它的意义作出反应"。

在投射研究中，研究人员会要求被访者对别人的行为进行解释，而不是让他们描述自己的行为。被访者在解释别人的行为时，间接地投射出了自己的动机、信仰、态度或情感。研究人员故意提供一些含糊的、模棱两可的、暧昧的情节，分析被访者对这些情节的反应，从而揭示被访者的态度。这些情节越含糊，越能投射出被访者的情感、需求、动机、态度以及价值观。

1. 投射技术的主要分类

（1）联想技术（association technique）。联想技术起源于著名心理学家精神分析师荣格提出的语词联想技术，主要为被试者呈现一些刺激如单词，要求受测者说出这种刺激引起的联想，一般指首先引起的联想。荣格的文字联想测验和罗夏墨迹测验属于此类测验。

（2）构造技术（construction technique）。该技术要求被试者根据一个或一组图形或文字材料讲述一个完整的故事，主要测量被试者的组织信息的能力，从测验的结果分析被试者的深层心理。比较著名的有默里的主题统觉测验和儿童统觉测验，麦克莱兰的成就测验。

（3）图画分析技术（picture analysis technique）。该技术要求受测者根据一定任务进行绘画，评定者根据其作品的内容特征或形式特征进行评定，如房—树—人测验。评定者根据受测者的绘画作品分析，以此推测受测者心理特点或者对心理障碍做出诊断。

（4）意象对话技术（imagery communication therapy，ICT）。意象对话技术是由我国心理学家朱建军教授根据自己多年在心理咨询领域的实践经验总结发展出的一种心理咨询技术，于 20 世纪 90 年代初创立。该技术主要通过让来访者在放松的情况下描述其头脑中自动出现的意象，咨询师通过与来访者在该情境下的对话发现和了解来访者的心理问题的情况并且对其内心深处的矛盾进行处理，从而达到消除外部不良行为及其内部心理根源的作用，对话是利用意象这一媒介进行的。所谓意象是指来访者通过咨询师的引导产生或来访者自发产生的具有象征性的心理图像,来访者内心深层的情感、愿望、创伤等通过意象的这种象征性投射出来。

(5)笔迹分析技术(handwriting analysis technique)。笔迹是人的活动产品,它在某种程度上是人的视觉——动作协调、情绪、注意、思维、乃至个性和能力等生理心理活动的投射。"笔迹分析可以看作是投射测验的一种,它类似于罗夏墨迹测验、默瑞主题统觉测验,又因为笔迹分析是通过书写者自己的作品来表露心理状态及整个的人格结构,因此,相比其他投射测验,笔迹测验更类似于画人测验。"

(6)完成技术(complete technique)。该技术是给被试者提供一些不完整的句子、故事等材料要求受测者进行补充。句子填充测验是一种"半投射"技术,即填充的内容可能反映了被试者的潜在的态度、欲望和恐惧等。

2. 投射技术的应用

时至今日,投射测验被应用到军事、教育、临床诊断等领域,而现在更被广泛应用于市场研究领域,比如消费者心理研究以及人才选拔,另外也有人把投射测验应用到员工品德的测评中。1950年,美国加州大学教授 Mason Haire 成功运用投射技术,帮助雀巢速溶咖啡产品准确发现了产生销售困境的原因,消费者对速溶咖啡的看法靠直接询问得不到真实的回答,运用投射测验法则可以让消费者在不知不觉中暴露出他们的真实的想法。在市场调查、广告测试、商品命名等商业活动中,经常要了解消费者内心的真实动机或者潜在欲望。彭移风,张游(2006)指出投射测验技术是一种调查消费者隐性动机的心理测验技术。关丹丹(2006)指出随着投射技术的日渐成熟,以及投射测验独特的技术优势,它正在成为企业人事选拔的一个辅助工具。句子完成测验和肯诺投射测验是目前在企业人事选拔中使用较多的两个投射测验,其测试结果作为一种重要的参考信息已经被越来越多的人力资源专家认可。王平换,张微(2007)指出投射测验是一种特殊的品格测评技术,目前已逐渐成为企业选拔人员的一个重要依据,在我国将其运用于人力资源管理是一种比较新的尝试。

随着投射测验的理论与技术日臻完善,投射测验的信效度逐渐得到肯定,出现了综合运用各种测验技术的趋势,各取所长、相得益彰。一般来讲,做一个问卷测验,每个人要花一小时左右时间,做一个情境测验,需要投入更多的人力、物力和财力,心理学的应用客户要求经济实用,在这种情况下,投射技术就扮演了一个重要角色。在国内外,笔迹分析等技术便很有市场。心理学家需要开发像笔迹分析、自传分析、职业统觉之类的有满意效度的投射技术,在讲究效率的现代社会,这些经济实用的投射测验会有更大的应用空间。然而投射技术还需要不断完善:一是使施测、计分等更标准化、客观化。二是注重施测关系的建立,使受测者做出更多更好的反应;对施测和计分者加强精神分析素养的培养,使他们能更好地使用这些工具。此外,投射技术在我国的发展还需要注重进行国外已有测验的修订与推广,以及对测验使用者的培训。

参考文献

[1] 朱丽娟. 投射技术研究综述. 人力资源管理,2010,(10):36—37.
[2] 孔祥娜. 投射测验的研究与应用现状. 河西学院学报,2007,23(6):94—97.

[3] 关丹丹．投射测验与人事选拔．中国考试,2006,(4):39—42.

[4] 彭移风．投射测验技术在商业调查中的应用．商业时代,2006,(28):17—18.

[5] 王平换,张微．投射技术在员工品德测评中的应用．中国人力资源开发,2007,(10):54.

[6] 李敏．投射技术对重度抑郁患者咨询效果分析．济南:山东师范大学,2009.

[7] 陈丹．笔迹作为人格测量工具的效度研究．武汉:华中师范大学,2006.

（曾伟楠）

墨迹技术

墨迹技术(inkblot technique)又称墨迹测验,所谓墨迹是指测验材料系图所构成,用黑色或彩色墨水置于纸上,压成一个对称的或不对称的墨迹图,这个图形无主题,是模糊的,可被人看成某些形象或图案及其他意义的东西。这类测验主要有罗夏测验及 Holtzman 测验,这里介绍前者。罗夏墨迹测验(Rorschach inkblot method,RIM)于 1921 年由 Hermann Rorschach 创立,是临床心理学界用得最广的测验之一。RIM 由 10 张瑞士标准墨迹图组成,5 张黑白的,3 张彩色的,2 张是黑色外,还有鲜明的红色。Rorschach 通过实证研究证明 RIM 可以用来测量正常人的不同人格,诊断神经症、精神分裂症和脑器质性病变等。RIM 的记分和解释以定量方法为主,Rorschach 初步确立了测验的常模。1957 年,美国发展出五大罗夏系统。这五大系统虽然使用的是相同的刺激物,但在测验的实施、记分和解释上都有差别,得出的结论自然也不尽相同。在这种情况下,1968 年 Exner 成立了罗夏基金会,使 RIM 基本发展成了一个标准化的心理测验。RIM 的主要适用对象是成人,但也可应用于三或五年级以上的儿童。

测验开始之前,要给受测者一个标准的指导语,指导语不能提供任何暗示。指导语如下:"你将要看到的是印着偶然形成的图案的卡片,请你将你看图时所想到的东西,无论什么,都不假思索地说出来,回答无所谓正确和错误,所以请你想到什么就说什么"。实验测量过程可以分为三个阶段:①自由联想阶段。受测者根据材料自由地展开联想,主试只负责忠实地记录受测者反应的内容和速度等特征,对受测者提出的总是作模糊的回答,但可以鼓励受测者联想。②提问阶段。在受测者对 10 张图片自由联想之时,主试可从第一张图片开始询问受测者,询问包括"反应是根据哪部分作出的,引起反应的因素是什么(颜色、形状)?"③极限试探阶段。确定受测者能否从图片中看出具体的事物。

罗夏墨迹测验一般根据四个方面的内容计分,每个方面都有规定的符号和它们可能代表的意义。

1. 反应部位。反应部位是指受测者所注意到的墨迹部分,是整体或局部。它有 5 种类别：①整体反应（W）。受测者对墨迹的全部或几乎全部进行反应。W 分数过高可能表示受测者思维过分概括的倾向或愿望过高；W 分数过低或没有，表示受测者缺乏综合能力。②普通局部反应（D）。受测者对被墨迹图的空白、浓淡或色彩所隔开来的大部分进行反应。有较多数量 D 答案的受测者，可能有良好的常识。③细微局部反应（d）。受测者对墨迹图的空白、浓淡或色彩所隔开来的部分进行反应。④特殊局部反应（Dd）。受测者对墨迹的极小的或不同方式分割的一部分进行反应。这分数过高的受测者可能刻板或不依习俗的思维。⑤空白反应（S）。受测者墨迹作为背景，将空白部分作为对象，对白色空间进行反应。

2. 决定反应因素。这是受测者反应的主要依据，即墨迹中的何种因素使受测者产生了特定的反应，墨迹的形状，还是颜色等？一般有 4 种因素：①形状反应（F），知觉由形状或者形状的相似程度可以分为 F＋、F、F－。F＋指受测者的反应与墨迹形状甚为相似，受测者通常被认为具有现实性思维；F－则相反，极差的外形相似性，可能意味着受测者思维混乱。②运动反应（M），受测者在墨迹中看到人或动物在运动。M 多表示情感丰富，M 少可能意味着人际关系差，M 也是表示内向性的符号。③浓淡反应（K），受测者的反应决定于墨迹的阴影部分，可被认为是焦虑的指标。④色彩反应（C），受测者的反应由墨迹的色彩决定。C 分高表示外向，情绪不稳定。

3. 反应内容。反应内容是指明客观存在受测者所联想到的具体形象，主要有以下之反应内容：人（H）、动物（A）、解剖（At）、性（Sex）、自然（Na）、物体（Obj）等。

4. 普遍性反应。普遍性是指受测者反应的内容是否具有独特性。有普通反应（P）和独创反应（O）两种情况。作出比较特殊反应的受测者可能是富有创造性，也可能是病态思想的表示。这只有经验丰富的主试才能作出正确的区分。

罗夏墨迹测验的评分和解释是很困难的，极费时费力，需要训练有素、经验丰富的人才能掌握这种方法。而且对这种测验结果还必须多方面作综合的解释，不能单凭任何一个结果的情况来判断一个人的人格。

罗夏墨迹测验发表后，很多人认为是一大创举，该测验被译成多种文字，可以认为，20 世纪 40 年代至 60 年代是墨迹测验的黄金时代。该测验主要应用在精神医学的临床诊断，也可以用于人格研究和跨文化研究。有人认为，这种测验在研究潜意识上特别有效。但是，这种测验计分和解释都是很费时间、费精力的，而且结果的解释常常带主观性，对主试的要求较高，非一般施测者所能为。另外，测验的信度和效度低。因此该测验现在应用较少。

参考文献

[1] 朱丽娟. 投射技术研究综述. 人力资源管理，2010，(10)：36—37.

[2] 郑雪. 人格心理学. 广州：广东高等教育出版社，2004.

（曾伟楠）

真分数与观察分数

在经典测量理论中,认为心理特征测量之后应表现为一个数值,然而,由于测量的误差总是存在,这就使得实际测得的数值往往难以和该特质的真实水平完全一致,它总会略高或略低于真实数值,某些时候甚至还会严重偏离其真实水平。为了研究的方便,心理学家斯皮尔曼引入了真分数(true score)的概念。真分数的操作定义是无数次测量结果的平均值,同时,把实测的分数称作该特质的观察分数(observed score)。当观察分数接近真分数时,就说这些测量的误差较小。真分数只是一个理论上的构想的概念,在实际测量中是无法测量得到的,一般来说,只要观察分数与真分数之间的误差不是太大,或者说误差被控制在可接受的范围之内,那么我们的测量就可以看做是可接受的了。

真分数数学模型及假设:经典测量理论假定,观察分数(计为 X)与真分数(计为 T)之间是一种线性关系,并且只相差一个测量误差(计为 E)。用公式表示如下:

$$X = T + E$$

这就是 CTT 的数学模型。根据这个公式,可以引申出 3 个相互关联的假设公理:

1. 若一个人的某种心理特征可以用平行的测验反复测量足够多次,则其平均误差为 0,即其观察分数的平均值会接近真分数。用公式表示为 $E(X) = T$ 或 $E(E) = 0$。

2. 真分数和测量误差之间相互独立。即:

$$\rho(T, E) = 0$$

3. 各平行测验上的误差分数之间相关为零,即:

$$\rho(E_1, E_2) = 0$$

在上述三个基本假设的基础上,真分数理论作出了如下两个重要推论:①真分数等于实得分数的平均数($T = E(X)$);②在一组测量分数中,实得分数的变异数(方差)等于真分数的变异数(方差)与误差分数的变异数(方差)之和,即($SX^2 = ST^2 + SE^2$)。经典测验理论在真分数理论假设的基石上构建起了它的理论大厦,主要包括信度、效度、项目分析、常模、标准化等基本概念。

参考文献

[1] 郑日昌. 心理测量与测验. 北京:中国人民大学出版社,2008.
[2] 金瑜. 心理测量. 上海:华东师范大学出版社,2001.

(曾伟楠)

原始分数与转化分数

测验施测后,将受测者的反应与答案做比较即可得到个人在该测验上的最初分数。这种直接从测验上得到的分数叫做原始分数(raw score)。原始分数本身没有明确意义,比如,某生成绩单上写着数学 85 分,语文 80 分,既看不出该生水平高低,也看不出他哪一门课学得更好。

为了使原始分数有意义,同时为了使不同的原始分数可以比较,必须把它们转换成具有一定的参照点和单位的测量表上的数值。通过统计方法由原始分数转化到量表上的分数叫做转化分数(transform score),也叫导出分数。有了转化分数,才可以对测验的结果做出有意义的解释,根据解释分数时的参照标准不同,可分为常模参照分数和标准参照分数两种。

转化分数中最重要的就是标准分数,包括 Z 分数及其各种转化形式(T 分数、标准九分数、CEEB 分数等),详见"标准分数"词条。

(曾伟楠)

标准分数

由于原始分数量表是任意的和独特的,也就是说它不是通用量表,而在有些情况下,特别是想对测验分数作统计分析时,需要将测验分数表示为等距量表,即有相等的单位的量表,而标准分数(standard score)就具有这种性质。

1. 一般 Z 分数

标准分数 Z 是原始分数与平均分数的离差以标准差为单位的分数,用公式表示之,则为:

$$Z = \frac{X - \bar{X}}{S}$$

由于该通用量表的单位为标准差,故这种量表叫做标准分数量表。

(1)标准分数的性质:①以平均数为 0,标准差为 1 的量表来表示;②Z 分数为正或负,表示其与平均数的离差大小;③由于该量表是以标准差为单位,所以它是一种等距量表。等距量表可以作四则运算;④原始分数转换成标准分数是线性转换,因此 Z 分数的形状与原始分数的形状相似,假如原始分数的分布有偏倚,则 Z 分数的分布也是一样的。⑤假如原始分数的分布是常态的,则 Z 分数范围大致从 -3 到 $+3$。

(2)优点:①由于标准分数将测验分数以等距量表表示,当有必要进一步统计分析时是有价值的;②原始分数转换为标准分数后,就可以对两个以上测验分数进行比较。

(3)缺点:①标准分数量表上的标准分数的计算由于依据较复杂的统计原理,难以使不懂统计的人理解,而百分等级就容易使常人理解;②标准分数在事实上一半是负号,应用不便,且单位过大,占了整整一个标准差;③测验分数由于种种原因发生畸变,用标准分数并不能使得分分布有所改进。

2.Z 分数的转化

小数和负数的存在使线性的和常态化的分数在计算和解释时有些不便。为此,经常要将 Z 分数作一线性变换,使其容易记录和解释。一般的转化形式为:

$$Y = m + k(Z)$$

其中 Y 为转化后的分数,而 m 和 k 为常数。所选择的 m 将为转化后新的分数分布的均数,而 k 则为标准差。

(1)T 分数

当以平均数为 50,标准差为 10 来表示时,则称为 T 分数;最初 T 分数是由麦考尔(McCall,1939)根据 12 岁儿童团体来定义的,用来报告儿童在一份智力测验上的作业成绩,并含有纪念推孟(Terman)和桑代克(Thorndika)二人之意。T 分数的转换公式为:

$$T = 50 + 10(Z)$$

T 分数除了仍保留 Z 分数的两个优点:单位的等距、可以对两个以上不同测验分数进行比较外,它的主要优点是迫使分数成常态分布。如果样本的全域分布恰恰相反是常态,只是因为抽样呈偏态时,用 T 量表是合乎逻辑的;如果样本的全域分布不是正态,则用 T 量表所构成的常态分布只不过是一种扭曲而已。

与 Z 量表一样,T 量表不能为未学过统计学的人所掌握,但可根据常态曲线将 T 量表转化为百分位(百分数科级)。如果 T 分数是 60,与它相应的百分位是 84,而 T 分数是 35 时,相应的百分位是 7。不论测验的性质和内容是什么,这些 T 分数与百分位的关系仍旧成立。

(2)离差智商(deviation IQ)

美国心理学家韦克斯勒对比率智商的缺陷提出了离差智商。现以 WISC-R 的离差智商算法来说明:它的基本原理是把每个年龄阶段的儿童的智力分布看作常态分布,某个儿童的智力高低由其与同龄伙伴智力分布的离差大小而定。

WISC-R 各个分测验都用点积记分,一个儿童在各个分测验中的得分数是原始分数。

这些测验的原始分数由于计分的单位各不相同,参照点不一,汇合就成了问题。为此,就需要将各个分测验的原始分数转化成均数为 10,标准差为 3 的常态化标准分数,这是第一次转化的量表分数。

第一次转化量表分数具体的做法是这样的:先将每个年龄组的原始分数作出累积分布表,再将其常态化,然后对每个原始分数计算出与它相应的量表分。其计算公式如下:

$$X = 10 + 3Z$$

其中,X 为所要转换的特定的常态化标准分数;10 为指定的常态化标准分投票的均数;3 为标准差。

把各个年龄团体每个分量表加以汇合,然后算出各年龄组三种量表总分(言语量表、操作量表以及全量表)的均数和标准差。这样,就可以得出儿童(某年龄组)三种量表总分的标准分数 Z,不过这时的标准分数的均数是 100,标准差为 15。这是第二次转化的量表分数,它就是我们所要求出的离差智商。

$$X = 100 + 15Z$$

其中,X 为所要转换的离差智商,100 为指定的标准分数分布上的均数,15 为标准差。

另外有的智力测验(如斯比量表)使用的平均数为 100,标准差为 16,公式为:

$$DIQ = 100 + 1$$

必须注意,从不同测验获得的离差智商只有当标准差相同或接近时才可以比较,这些数值通常在测验手册中已经报告给使用者。

使用离差智商概念存在的缺点是:由于常态化,使得对于智力极低者打分偏高;对于智力极高者打分偏低。因为在常态曲线中,一个智力高过三个标准差的人仅有 1‰。在 WISC-R 中智力极高者仅得分 145;在斯比量表中,极高者 IQ 为 148。即使测验完成得很好,其 IQ 也高不了多少;而即使是白痴,也可得 40 分(答对一题即可)。

(3)标准九分数(stanine)

T 分数的单位是 $0.1S$,但在测验的许多实际应用中,像 $0.1S$ 那样的单位可能过分了,有时人们需要的是辨别能力可以粗糙一些的量表,这样可以避免对微小的差异作出过分的解释。标准九量表是一个九步的标准分数量表,它是以 5 为平均数和以 2 为标准差,除了两个极端的分数(1 和 9)外,其他分数每个类别有 $0.5S$ 之宽。在一个常态分布中,每一个标准九分数所包含的百分比如下:

标准九分	1	2	3	4	5	6	7	8	9
百分比(%)	4	7	12	17	20	17	12	7	4

在使用标准九分时,我们只要将最高 4% 的被试给予 9 分,其次 7% 的被试给予 8 分,依此类推即可。

(4)CEEB 分数(college entrance examination board score)

CEEB 分数是美国大学入学考试委员会所采用的一种标准化分数,它是以标准分数为基础所转换的导出分数。其计算公式为:

$$CEEB 分数 = 500 + 100Z$$

CEEB 分数的平均数为 500,标准差是 100,对于非常大的样本(如有几万考生),标准分数的范围可扩大至 -4 到 $+4$ 的范围,因此,CEEB 分数的范围可从 100 分到 900 分。

参考文献

[1]　金瑜. 心理测量. 上海:华东师范大学出版社,2001.

(曾伟楠)

平行测验

经典的真分数理论要建立自己的理论框架,特别是要建立自己的信度理论还要依靠一个平行测验的重要观念。所谓平行测验(parallel test),就是能以相同的程度测量同一心理特质的测验。按照这一定义,两个测验若真属平行,其内容和形式既可能完全相同(如同一测验重复施测),也可能有某种差异;其具体情况可先撇开不管,关键是要能以相同程度测到同一心理特质。从数学角度看就是:若有测量 X 和 X',使得

$$X = T + E, \quad X' = T + E' \quad 和 \quad \sigma^2(E) = \sigma^2(E')$$

这种测量称为平行测量。简单说来就是,两测量测同一特质,若其测量误差的方差能够相等,就是平行测量。这又被称为平行性假设(parallel hypothesis)。

如果每个平行测验所测的那批被试,数量足够的多,而能测的平行测验的个数,其值又足够地大,都满足大数定律所要求的大数量。在这种情况下,因为真分数理论已假定误差是完全随机的,而平行测验观念又假定各测验测到同一特质的程度相等,这就不难推知,各平行测验上误差分数的平均数均会相等,而且还会等于这批平行测验在每个个体上所得误差分数的平均数,这个值就是零。若记平行测验 I 的误差分数平均数为 μ_{E_1},平行测验 II 上误差分数平均数为 μ,平行测验 K 上的为 μ_{E_k},记这一大批平行测验在被试 a 上的误差分数平均数为 μ_{E_a},被试 b 上的为 μ_{E_b},被试 n 上的为 μ_{E_n},则有

$$\mu_{E_1} = \mu_{E_2} = \cdots = \mu_{E_k} = \mu_{E_a} = \mu_{E_b} = \cdots = \mu_{E_n}$$

同样,不难推知,平行测验 I 误差分数的方差 $\sigma^2_{E_1}$ 会等于平行测验 II 上误差分数的方差 $\sigma^2_{E_2}$,且会等于平行测验 K 的 $\sigma^2_{E_k}$,还会等于这一大批平行测验在被试 a 上的误差分数方差 $\sigma^2_{E_a}$,以及等于在被试 b 的 $\sigma^2_{E_b}$,及被试 n 上的 $\sigma^2_{E_n}$。即有

$$\sigma_{E_1}^2 = \sigma_{E_2}^2 = \cdots = \sigma_{E_k}^2 = \sigma_{E_a}^2 = \sigma_{E_b}^2 = \cdots = \sigma_{E_n}^2$$

既然所有平行测验上误差分数的方差,以及所有被试上误差分数的方差都会彼此相等,因此,误差分数的方差就可用一个统一符号 σ_E^2 来代表它们,不必用双重下标来作出区分。这是经典的真分数理论中,在独立性与平行性假设下,误差分数的一个重要而极有用的性质。

参考文献:

[1] 马立骥. 心理评估学. 合肥:安徽大学出版社,2004.

(曾伟楠)

测量误差

健康测量所指的测量误差(measurement error)就是指测量中与目的无关的变因所产生的不准确、不一致效应。误差大致可分为抽样误差、系统误差和随机误差三种,其中后两者属于测量误差。

1. 抽样误差,即由抽样变动而造成的误差。例如,以某高校全体大学生为全域,各个系为样组,从每个系抽取 100 人进行某项人格测验,那么测验以后,各系的平均数不可能相同,各系平均数与该高校总体平均数也不会相同。这就是说,由于抽样的缘故,样组之间存在差异,样组均数与总体均数也存在差异。在进行信度估计时,抽样误差可以忽略不计,从公式 $S_{\bar{x}} = \dfrac{s}{\sqrt{n}}$ 可以理解。一般来说,编制测验时,取样总是成百上千,即 n 很大,故算出来 $S_{\bar{x}}$ 很小。另一方面,抽样误差 $S_{\bar{x}}$ 代表的是样组均数与总体均数的离差,与测量的优劣没有必然的联系。所以在研究信度或效度时,可以忽略抽样误差。

2. 系统误差,是由与测验目的无关的因子所引起的恒定的、系统的、有规律的变化,存在于每次测量中,故又称为常定误差。它直接影响着测量的准确性,与效度有关。因为它们在测验中不引起测量结果的不一致性,所以与信度无关。比如某 IQ 测验需要阅读,而某个体阅读能力很低,那么其测验分数就会很低,并且在任何需要阅读的测验中其分数都会很低。再比如,在进行数学测验时,如果一个 5 分的填空题的标准答案给错,那么所有答对的学生的成绩都会降低 5 分,这同样是系统误差。

3. 随机误差,是指那些与测量目的无关的偶然因素引起的误差,使多次测量产生了不一致的结果,并且这些结果的方向和大小也是随机的。实施测验时,若有被试猜测验答案,或被试个人状态的波动、生病、紧张、厌烦等,或漏做题目,或测试时场外偶发噪声

(如汽车马达声等),这些情况一般会引起被试的临时反应,产生随机误差,使得几次测量结果既不准确又不一致,故随机误差与信度及效度都有关系。信度则完全受随机误差的影响。

随机误差具有以下规律:

(1)单峰性:绝对值小的误差出现的概率比绝对值大的误差出现的概率大。

(2)对称性:绝对值相等的正误差和负误差出现的概率相等。

(3)有界性:绝对值很大的误差出现的概率近于零。误差的绝对值不会超过某一个界限。

(4)抵偿性:在一定测量条件下,测量值误差的算术平均值随着测量次数的增加而趋于零。

心理测量中,测量误差通常来源于三个方面:测验本身、测验实施过程和被试本身。

1．测验本身引起的测量误差

(1)测验题目取样不当。题目数量少或取样缺乏代表性。这样容易使被试的反应机遇影响,比如被试碰巧准备或没准备到某次考试的某道题目,其得分情况纯属机遇,这对测验分数的一致性影响甚大。另外,同一测验的几种等同形式实际上不等值,包括内容、安排格式、难度上的不匹配,均会影响测验分数的一致性。

(2)测验题目格式不妥。是非题及两选一的题型容易引起猜测,测量误差较大。

(3)测题的难度过高或过低。前者容易引起猜测,误差方差升高;后者则会引起分数相近,测验的实测分数方差减小,两种情况都会导致信度下降。

(4)测题或指导语用词不当。测题所表达的意思含糊不清、模棱两可,易使被试随意猜测作答,产生不稳定的测验分数。

(5)测验时限过短。易引起被试仓促回答,测验分数不稳定。

2．测验实施引起的测量误差

(1)物理环境。施测现场的温度不适,光线过暗,背景声音,桌椅不舒适,空间大小不当,通风不够等诸多情况都会产生测量误差。

(2)主试方面。主试的年龄、性别与施测要求不相符合,穿着不得体,施测时的言谈举止不符合施测要求,表情夸张或过分呆板,都会不同程度地影响被试的测试状态乃至测验分数。有的主试不按规定实施测验,或发生计时错误,或指导语解释错误,或给被试作答提供暗示。主试人员过多,给被试(尤其是儿童)造成压力;或者人员不足,无法控制施测。这些情况都会影响被试的测试,产生测量误差。

(3)意外干扰。测试途中突然停电、突发噪音,或有人生病、作弊,或测验用品临时出现如计时表失灵,题目、作答卷纸印刷不清,或有装订错误等不能预见的干扰,都会产生测量误差。

(4)评分不客观,计算、登记分数出错。问答题、论文题等自由反应型题目,评分标准难以客观。尤其是测验有多个评分者时,评分者偏好往往各不相同,难以保证分数的一致性。

3．被试引起的测量误差

当测验编制得很好,又有标准化的施测和记分程序,由于被试应试时本身的变化,仍然会使测验分数不一致。这是最难控制的误差。

(1)应试动机的影响。如果被试在两次测试时的动机不一样,会使被试的回答态度、注意力、持久性以及反应速度发生变化,就容易引起测量误差。

（2）测验的焦虑。测验的焦虑与被试的能力、抱负水平以及测验经验有关，它对被试的兴奋性水平、注意力和反应速度都有影响。过度的焦虑对活动有不良影响，从而产生测量误差。因而主试在施测时应对测验目的和测验程序做出清楚的解释，并适当地鼓励被试，以缓解焦虑、稳定情绪。

（3）生理因素。当被试在测试前失眠，或在生病、疲劳的状态下进行测试，也容易引起测量误差。

（4）学习、发展和教育。重复测验中如果有个别人在首次测验后受到特殊训练（学习），或者某些人在两次测验间受到特殊训练，或教育学习量不同，均会造成测验误差。

（5）测验经验。被试对测验的程序、内容材料的熟悉程度不同以及技巧的差异都会影响测量的一致性。所以正式测验之前，应有示范或例子、练习。

参考文献

[1] 金瑜.心理测量.上海：华东师范大学出版社，2002.

（曾伟楠）

李克特量表

李克特量表（Likert scale）是属评分加总式量表最常用的一种，属同一构念的这些项目用加总方式来计分，单独或个别项目是无意义的。它是由美国社会心理学家李克特于1932 年在原有的总加量表基础上改进而成的。该量表由一组陈述组成，每一陈述有"非常同意"、"同意"、"不一定"、"不同意"、"非常不同意"五种回答，分别记为 1，2，3，4，5，每个被调查者的态度总分就是他对各道题的回答所得分数的加总，这一总分可说明他的态度强弱或他在这一量表上的不同状态。

李克特量表形式上与瑟斯顿量表相似，都要求受测者对一组与测量主题有关陈述语句发表自己的看法。它们的区别是，瑟斯顿量表只要求受测者选出他所同意的陈述语句，而李克特量表要求受测者对每一个与态度有关的陈述语句表明他同意或不同意的程度。另外，瑟斯顿量表中的一组有关态度的语句按有利和不利的程度都有一个确定的分值，而李克特量表仅仅需要对态度语句划分是有利还是不利，以便事后进行数据处理。

1. 李克特量表构作的基本步骤如下：

（1）收集大量（50～100）与测量的概念相关的陈述语句。

（2）有研究人员根据测量的概念将每个测量的项目划分为"有利"或"不利"两类，一般测量的项目中有利的或不利的项目都应有一定的数量。

（3）选择部分受测者对全部项目进行预先测试，要求受测者指出每个项目是有利的

或不利的,并在下面的方向－强度描述语中进行选择,一般采用所谓"五点"量表:

　　　a. 非常同意　　b. 同意　　c. 无所谓(不确定)　　d. 不同意　　e. 非常不同意

　　(4)对每个回答给一个分数,如有利项目从非常同意到非常不同意分别为 1、2、3、4、5分,对不利项目的分数就为 5、4、3、2、1。

　　(5)根据受测者的各个项目的分数计算代数和,得到个人态度总得分,并依据总分多少将受测者划分为高分组和低分组。

　　(6)选出若干条在高分组和低分组之间有较大区分能力的项目,构成一个李克特量表。如可以计算每个项目在高分组和低分组中的平均得分,选择那些在高分组平均得分较高并且在低分组平均得分较低的项目。

　　2. 李克特量表的优点

　　(1)容易设计。

　　(2)使用范围比其他量表要广,可以用来测量其他一些量表所不能测量的某些多维度的复杂概念或态度。

　　(3)通常情况下,李克特量表比同样长度的量表具有更高的信度。

　　(4)李克特量表的五种答案形式使回答者能够很方便的标出自己的位置。

　　3. 李克特量表的缺点

　　相同的态度的分布具有十分不同的态度形态。因为李克特量表是一个项目总加的分代表一个人的赞成程度,它可大致上区分个体间谁的态度高,谁的低,但无法进一步描述他们的态度结构差异。

(曾伟楠)

哥特曼量表

　　哥特曼量表(Guttman scale)是由单向且具有同一性质的项目所构成的。这种方法企图决定一个量表的单向性或单层面的特质。如果一个量表是由单向项目所构成,则项目之间的关系或排列方式是有次序可循的,某个人比另外一个人具有较赞同态度时,应该对各项反映出同等或更多的同意度。在哥特曼量表中,一个人对第二条项目表示赞成时,他也同时表示赞成第一条项目。同理,赞成第三条项目时,也表示赞同第二条和第一条。因此,一个人所赞同的项目的梯次越高,他的总分数便会越高。所以一个人所得的分数,可用以推测他对全部项目的反应形态。

　　1. 哥特曼量表的制作步骤简介如下:

　　(1)选出可用于测量某种事物的具体句子或项目。

　　(2)将选出的句子构成一个测验量表,用来施测样本。

（3）将那些被 80％以上的被试均回答同意或均回答不同意的项目或句子去掉。

（4）将回答者依其总分数的高低，从最赞同至最少赞同者顺序由上往下排列。

（5）将句子依照最受赞同反应至最不受赞同反应顺序，由左往右排列。

（6）去掉那些无法判别受赞同与不受赞同反应的句子。

（7）计算复制系数，复制系数＝$1 - \dfrac{误答数}{回答数}$。如果复制系数高达 0.80，则单向度量表的要求就成立了。

（8）计算误答数目，即计算有多少赞同反应不能符合单向度量表的模式。

（9）每个人的态度分数，是将其所有回答赞同者项目数合计而得。

2. 哥特曼量表的优点

可以直接根据被测者所同意的陈述的数目及他的量表分数，来决定他对这一概念或事物的赞成程度，这也正是哥特曼量表的最大优点。

3. 哥特曼量表的缺点

（1）我们对一组陈述具有单维性的假设是有局限性的，这种单维性往往只是某一部分人的态度模式，一组特定的陈述可能在某一群体中表现出单维模式。同样，在一个时期中是单维的模式，到了另一个时期却不一定还是单维的。

（2）单维的领域往往难以找到。

（曾伟楠）

瑟斯顿量表

瑟斯顿量表全称瑟斯顿态度量表（Thurstone attitude scale），也有称沙斯通量表的，一个早期的态度量表，是 L·L·瑟斯顿及其同事 E·J·蔡夫于 1929 年提出的，称之为瑟斯顿量表法。这个方法首先搜集一系列有关所研究态度的陈述或项目，而后邀请一些评判者将这些陈述从最不赞同到最赞同方向分为若干类，譬如 11 类。经过淘汰、筛选，形成一套约 20 条意义明确的陈述，沿着由最不赞同到最赞同的连续分布开来。要求参加态度测量的人在这些陈述中标注他所同意的陈述，所标注的陈述的平均量表值就是他在这一问题上的态度分数。瑟斯顿量表法提出了在赞同或不赞同的因次上测量态度的方法，这是它的贡献。这个做法迄今仍是多数量表的基本特点。但是由于这个方法复杂、费时和不方便，今天已很少使用了。

瑟斯顿量表的编制

瑟斯顿量表基本设置步骤为：

1. 收集大量的与要测量的态度有关的语句，一般应在 100 条以上，保证其中对主题不利的、中立的和有利的语句都占有足够的比例,并将其分别写在特制的卡片上。

2. 选定 20 人以上的评定者,按照各条语句所表明的态度有利或不利的程度,将其分别归入 11 类。第 1 类代表最不利的态度,…,第 6 类代表中立的态度,…,第 11 类代表最有利的态度。

3. 计算每条语句被归在这 11 类中次数分布。

4. 删除那些次数分配过于分散的语句。

5. 计算各保留语句的中位数,并将其按中位数进行归类,如果中位数是 n,则该态度语句归到第 n 类。

6. 从每个类别中选出一、二条代表语句(各评定者对其分类的判断最为一致的),将这些语句混合排列,即得到所谓的瑟斯顿量表。

瑟斯顿量表构作比较麻烦,但使用操作很简单,它只要求受测者指出量表中所同意的陈述或语句。每条语句根据其类别都有一个分值,量表中的语句排列可以是随意的,但每个受测者都应该只同意其中分值相邻的几个意见,如果在实测中一个受测者的语句或意见的分值过于分散,则判定此人对要测量的问题没有一个明确一致的态度,或者量表的构作可能存在问题。

瑟斯顿量表的语句是根据各评定人员的标准差确定的,有一定的科学性;其缺点:一是量表确定费时、费力;二是评定人员的选择有一定的差异性,因此,当评定人员态度和实际被调查者态度发生较大差异时,会使这种方法失去信度;三是无法反映被调查者的态度在程度上的区别。

例 评分量表

请根据你的整体偏好为以下品牌打分(说明:数字越大,表示评价越高)

品　牌	评　　价									
	← 非常差					非常好 →				
农夫山泉	1	2	3	4	5	6	7	8	9	10
康 师 傅	1	2	3	4	5	6	7	8	9	10
统　一	1	2	3	4	5	6	7	8	9	10

(也可以只列出一种品牌)

(曾伟楠)

条目生成与条目池

条目生成(item generation)就是编写量表条目的过程。这个过程一般有以下几个程序:分析测定目标所包含的心理过程或心理特征(例如,要测定幼儿智力就要分析能体现幼儿智力的所有心理品质和行为因素)→确定编制量表的理论结构模型→拟定量表的架构(该量表的具体维度或分量表、题数和量表的量尺等),根据这一架构,明确资料收集的方向(例如在什么时间、什么地点对何种人群进行哪一方面资料的收集)和方法(常用的有文献研究法、头脑风暴法、专家咨询法、焦点小组评价法、参考相关量表法和对被调查群体进行结构性调查等)→参考搜集到的资料来编写条目,包括确定题目内容(题干)和条目呈现形式两个过程。条目有六种主要形式:①线性条目:要求被测者在有一定刻度(如0~10)的线段上划记,备选答案为整个线段;②不等距等级条目:要求被测者在一些不完全等距的程度词语(备选答案)间选择答案,如很差、差、中等、好、很好。这种方法由Likert在1932年创立,故常称为Likert法,有3点法、5点法和7点法等几种形式,但以5点法最常用;③等距等级条目:与不等距等级条目相似,但要求被测者在一些等距离的程度词语(备选答案)间选择答案;④两分类条目:要求只在两个备选答案中选择,如:是、否;⑤累积型条目:将某个条目所反映的内容按其难度或数量分成若干小项目来回答,各个小项之间存在明显的逻辑关系,而且可用于分析项目的同质性;⑥描述性条目:对每个条目的各个备选答案均作详细的描述,以便被测者选择。按条目的性质则可分为可知觉的客观性条目和自我报告的主观性条目。上述各种条目各有特点:线性条目比较精确,易于分析,但不易理解和区分各个备选答案的意义;等级条目易于理解和作答,但在程度语词的设置及结果的分析上不便操作;两分类条目较简单,但包含的信息少。其中以线性条目及等距等级条目最为常用,而且这两种方法常常被同时使用。在编写条目时要注意:①对项目的说明必须简明;②编写测验条目的用语要力求精练简短,浅显明了,避免模棱两可;③一个条目只能明确地反映一个问题;④全部采用疑问句,不用双重否定句;⑤条目应符合施测地方的文化背景及语言习惯,通俗易懂,操作性好;⑥内容取样要有代表性。

对各条目进行措辞上和语法上的修订,合并含义一致的条目,删除重复的和与测量目的无关的条目,再将所有的条目进行分类汇总即形成条目池(item pool)。

初始条目池要求条目尽量全面,能涵盖测定目标的所有心理过程或心理特征;初始条目池的条目数量至少比正式量表多一半,以便作进一步的筛选。

参考文献:

[1] 方积乾,陆盈. 现代医学统计学. 北京:人民卫生出版社,2002:120-124.

[2] 方积乾. 生存质量测定方法及应用. 北京:北京医科大学出版社,2000:55-59.

[3] 戴海崎,张峰,陈雪枫. 心理与教育测量. 广州:暨南大学出版社,2008:120.

[4] 郑日昌. 心理统计与测量. 北京:人民教育出版社,2008.

[5] Aiken LR. 心理测量与评估. 张厚粲,黎坚,译. 北京:北京师范大学出版社,2006.

[6] 聂产宁,杨洪艳,王小云,等. 绝经综合征评定量表条目池的建立和初步筛选研究. 循证医学,2008,8(3):177-180.

(侯永梅)

预　试

为了判断初编的测验项目是否具有适当的难度和区分度,必须对项目进行预测(pre-test)和分析,以便进一步修改。测验编制者将初步筛选的测题结合成一种或几种预备测验形式,然后把这些预备测验施测于小部分的测试适用对象当中。预试的目的一方面是了解受测者对测验的适应情况,借以发现测验编制本身的缺陷,如所编的题目意义不清、容易引起误解等;另一方面主要是对测验及题目进行统计分析,取得必要的数量指标,以便筛选题目、组成正式测验。预试完成后,可以根据预试结果进行题目分析。在测验的预试过程中应该考虑以下事项:①预试的一组被试应取自将来正式测验拟应用的全域中,取样时应注意其代表性,人数不必过多,也不可过少,要求具有良好的代表性。②预试应力求按正规测验的要求进行,使其与将来正式测验的情况相近似。③预试的实施,应使被试有足够的时间完成作业,时限可以比正式测验适当的延长,以便搜集充分的反应资料使统计分析结果可靠。④在预试的过程中,要注意观察受测者的表现,记录他们所提的问题(如题意有哪些不清楚之处、被试对哪些测题产生误解等)及多数被试完成时间,同时要广泛征求各方面的意见以供修改项目时使用。

参考文献

[1]　郑日昌．心理统计与测量．北京:人民教育出版社,2008.

(侯永梅)

项目分析

项目分析(item analysis)就是根据测试结果对组成测验的各个题目(项目)进行分析,从而评价题目好坏、对题目进行筛选。项目分析的主要作用是确定和提高条目质量,进而保证整套量表的测量学性能(主要是保证其良好的信度和效度)。项目分析包括质的分析和量的分析,两者互相补充。质的分析是指确定条目库中各条目的形式和所反映的内容对其所属各分量表指标的适切性。主要工作是让专题小组严格遵循量表编制的策略和原则,逐条讨论,保留适切性好的条目,删改语义模糊、不易理解的条目。对于项目的量的分析,经典测量理论、概化理论和项目分析理论有不同的看法。经典测量理论形成了一套简便的项目分析(item analysis)的方法和技术。它将项目难度(item difficulty)定义为施测试题在所测被试组上的通过率,即 P 值;将项目区分度(item discrimination)定义为被试在试题上的得分与测验总分的相关。我们需要按试题难度适中、区分度高的原则来筛选和修订项目,通常是根据各个条目与总分的相关和条目的决断值来分析。前者是检测出各条目与总分的相关系数 r,根据 r 是否达到显著水平而确定条目的质量。依据决断值(CR)进行项目分析是通过高、低分两组进行条目均数(主要是计算各项目的区分度)的比较来完成的。一般情况下在进行条目分析时,将每个分测验总得分前27%设为高分组,后27%设为低分组,采用独立样本 t 检验来检验高低两组在每条目得分平均数上的差异,最后根据每条目平均数是否达到统计学意义上的差异($P<0.05$),删除未达到显著水平的条目。应用经典测量理论的最重要原则是要求测验总分符合正态分布。虽然经典测量理论有发展最早、应用最为广泛的优点,但存在以下三个不可克服的缺陷:① 所定义的项目与测验性能指标严重依赖样本。② 测验的信度及相应的测量标准误含糊笼统,并不精确。③ 项目难度和被试能力水平定义在彼此无关的两个量尺上。由于上述局限,经典测量理论难以深入到测量内部,明确被试在各项目上的作答和反应过程,也就无法如实反映项目的正确作答反应概率与被试内部真实水平的关系。针对经典测量理论的缺陷,概化理论作了一定的改进和发展,但它只探讨了测量情境对被试作答反应过程外部条件的某些影响,研究了关于这些外部条件造成的误差来源的预测和控制问题,对被试水平与作答反应过程内部的项目性能如何共同决定答对概率这一问题并未深入研究。项目反应理论是现代测量理论的主要代表,它的研究方法是从测验内部或微观方面入手,将被试的特质水平与被试在项目上的行为予以关联,并且将其参数化、模型化,进一步采用数学建模和统计调整等方法,调整和控制误差,来了解被试水平与项目性能之间的实质性关系,能克服随机抽样理论的种种局限。同时,由于项目反应理论中项目参数的估计独立于被试样本,被试能力参数与项目难度参数被定义在同一标准上,所以具有配套性,更由于它可以精确估计测量误差,使测验编制者能根据这一性质准确估计测量的精确度,并能按精确度的要求编制测验。可以说,项目反应理论很大程度上改良了测验计量理论,给测验的开发带来许多新的潜力。应用项目反应理论,我们可以更加细致准确地进行项目分析,进而可以建设各种大型的优质题库,可以按照测量精确度的要求编制所需的测验,可以实施测验等值(test equating),还可以明确测验项目功能的偏差,可以实现测验的计算机化和自适应化等。

参考文献

[1] 郑日昌. 心理统计与测量. 北京:人民教育出版社,2008.

[2] 德威利斯. 量表编制:理论与应用——万卷方法. 魏勇刚,龙长权,宋武,译. 2 版. 重庆:重庆大学出版社,2004.

[3] Aiken LR. 心理测量与评估. 张厚粲,黎坚,译. 北京:北京师范大学出版社,2006.

(侯永梅)

条目筛选

条目筛选(item selection)就是从条目池中选择测量性能优良的条目。选择条目时，既要考虑条目分析所提供的资料，还要考虑测验的目的、性质与功能。最好的条目，就是那些只测定所需要的特征(特异性高)，并能对该特征的水平加以有效区分的(即区分度高)、难度合适的条目。所以，条目的筛选应遵循重要性好、敏感性高、独立性强、代表性好、确定性好的原则，并兼顾可操作性及可接受性。条目的客观筛选主要包括离散趋势法、相关系数法、因子分析法、区分度分析法等，现在有人尝试克朗巴赫 α 系数法和重测信度法。通常采用的前面 4 种筛选方法主要是从重要性、确定性、敏感性、代表性、独立性、区分性的角度对条目进行筛选。新增的克朗巴赫系数法和重测系数法分别从内部一致性和稳定性的角度来筛选条目。

1. 离散趋势法。此法是从敏感性角度来挑选条目。条目的离散趋势小，用于评价时区别能力就差，因此应选离散趋势较大的条目。因大部分量表采用计分方法，得到的值是计分值，各条目的量纲相同，均值相差也不会太大，通常采用标准差来反映离散趋势(删除标准差太小的条目)，但应注意，若各条目的计分值不服从正态分布，应先做变量变换使之服从正态分布。

2. 相关系数法。此法是从代表性和独立性角度来挑选条目。计算每个条目与各维度的相关系数并做统计检验，保留与其所在维度相关性高并且与其他维度相关性差的条目，一般来说，需要删除与所在维度相关系数低于 0.40 的条目。因通常量表的各条目呈正态分布或经变量变换后成正态分布，一般采用 Pearson 的积矩相关系数 r，否则需用 Spearman 或 Kendall 的等级相关系数。对于各条目采用有序分类回答的量表，任两个条目间的结果可列为双向有序列联表，因此其相关检验也可用列联表 χ^2 检验，相关程度的度量可用 Kendall 的 τ_b 或 τ_a 系数以及 Goodman 和 Kruskal 提出的 γ 系数。

3. 因子分析法。此法是从代表性角度来挑选条目。这里的因子分析通常指的是探索性因子分析，通过对整个量表所有的条目进行因子分析，并作方差最大旋转，根据各因子与各条目的因子负荷分别考虑各个因子主要由哪些条目决定，选择各因子内负荷较大者作为入选条目，多数采用因子负荷 $\geqslant 0.4$ 作为入选标准。当然，入选标准的确定还需要按照所研究的问题而定。

4. 区分度分析。此法是从区分的角度和重要性的角度进行筛选。一般对各条目进行 t 检验，选取能够区别不同类别的条目。也可采用逐步回归或逐步 Logistic 回归，应用逐步回归的量表一般有一个总评分或(和)若干维度得分，将总评分作为因变量 Y，用 Y 与各条目($X_1, X_2, \cdots, X_n$)进行逐步回归分析筛选出对 Y 影响较大的条目；应用逐步

Logistic 回归根据因变量 Y 的不同类别进行回归分析即可。

5. 克朗巴赫 α 系数法。此法是从内部一致性的角度对条目进行筛选。最初克朗巴赫 α 系数是克朗巴赫(Chronbach LJ)1951 年提出用来测量信度的指标,也是现在考评信度最常用的指标。为了提高条目筛选的质量,现在尝试把它运用到条目筛选,计算某一方面的 Chronbach's α 系数,比较去除某一条目后的系数变化。如果某一条目去除后,Chronbach's α 系数有较大上升,则说明该条目的存在有降低该方面的内部一致性的作用,应该去掉,反之,则保留。其计算公式为:

$$\alpha = [K/(K-1)][1-(\sum S_i^2)/S_x^2]$$

其中,K 表示量表条目数,S_i^2 为第 i 题得分的方差,S_x^2 为总得分的方差。

6. 重测信度法。此法是从稳定性的角度进行条目筛选。这也是常用的对量表进行信度考评的方法之一,现在同样把它运用于条目筛选。它的计算是以同一样本作为调查对象,间隔一段时间对每个对象进行重测,计算每一个条目先后两次的相关系数,保留相关系数高的条目。但应注意两次测量相距时间不能过长,并且应假定在这段时间内被调查者的相关情况没有发生变化。

7. 重要性评分法。计算答卷者对各条目重要性评分的均数,删除均分太低的条目。

以上方法各有优劣,比如相关系数法、因子分析法等利用了数据的相关结构;离散趋势法、区分度分析法等利用了数据的变异结构。此外还有许多其他条目筛选方法,比如可对量表结构进行探索性的聚类分析法,可对量表进行反应度评价的逐步判别分析,等等。为了保证入选条目的质量,可结合多种方法,分别从不同的角度和目的来挑选指标,采用多种方法的优点是,当有些条目有同等重要的机会被某方法选进时,研究者往往难以取舍,这时可采用别的方法来决定最终采用哪些条目。对于最终的入选条目还应结合其他的一些特性(如专业知识、可操作性等)来决定取舍。

参考文献

[1] 方积乾,陆盈. 现代医学统计学. 北京:人民卫生出版社,2002:120-124.
[2] 方积乾. 生存质量测定方法及应用. 北京:北京医科大学出版社,2000:55-59.
[3] 郝元涛,孙希凤,方积乾,等. 量表条目筛选的统计学方法研究. 中国卫生统计,2004,21(4):209-211.

(侯永梅)

条目的编排

条目的编排(arrangement of entries)就是合理地排列所筛选条目的呈现顺序。确定条目的排列顺序首先要根据测验的目的与性质,同时要考虑受试者作答时的心理反应方式,还要考虑条目格式的类型和条目的难度。编排的基本原则是:①测题的难度排列宜逐步上升(由易而难排列)。②尽可能将形式相同的测题排列在一起。③注意各种类型的测题本身的特点。例如,是非题和选择题应避免将相同选项的测题安排在一起;匹配题和重组题的所有选项应在一张纸上。常用的条目编排方式有:①并列直进式:将所有的测题分成若干分测验,同一测验的试题由易到难排列。如韦氏成人智力测验(WAIS)。这种编排方式的优点是思维清晰,容易深入,缺点是长时间从事同一性质的任务,容易引起操作者的厌烦情绪。②混合螺旋式:先将各类试题按难度分成若干不同的层次,再将不同性质的试题交叉排列,难度渐次升高。如比奈智力量表。这种编排的优点是可以使被试对各类测题循环作答,从而维持测试的兴趣。缺点是被测者的思维需要在几种性质不同的任务中不断转换,不易深入,而且容易引起混乱。

参考文献

[1] 郑日昌. 心理统计与测量. 北京. 人民教育出版社,2008.
[2] 德威利斯. 量表编制:理论与应用——万卷方法. 魏勇刚,龙长权,宋武,译. 2版. 重庆:重庆大学出版社,2004.

(侯永梅)

编制复本

　　在实际工作中经常遇到需要多次使用某个测验的情况。例如一个考察学生学业成绩变化的学绩测验,一般需要先后作两次以上的测试并作每两次之间的比较。这时,如果应用同一份测题,就难免有练习效应,不能完全反映出学习者是否有进步。因此需要编制具有与正式测题相当性能(即等值)的测题,以便替换使用,也就是需要编制测验复本(the preparation of copy)。所谓等值,是要求各份复本符合下列条件:①各份测验测量的是同一种心理特性;②各份测验都具有相同的内容和形式;③各份测验的题目不能重复;④各份测验的题目数量相等,难度和区分度大体相同;⑤各份测验的分数分布(平均数和标准差)大致相等;⑥复本编写好后,应再测一次,以确保各份测验的等值。

　　编制复本时可以先根据题目的难度将一定数量的测题按难度顺序排列:1,2,3,4,5,…。如果分成两个等值的测验,可采用下列分法:

A 本:1,4,5,8,…
B 本:2,3,6,7,…

　　为了使测量结果准确可靠,必须将测验标准化,为此要注意以下几点:

1. 确保测验实施过程的规范性与统一性,包括测验指导语、测验时间、测验情境等。
2. 制定客观的评分标准与解释分数的常模。
3. 务必使测验的效度与信度达到一定的要求。

编写测验指导手册

任何标准化的心理测验都必须提供给用户相应的说明书,即测验手册。测验手册的内容有:

1. 测验的名称、作者、发行单位。
2. 测验的目的和功用。
3. 测验编制的理论背景和选择题目的依据。
4. 测验的实施方法、时限及注意事项。
5. 测验的标准答案和计分方法。
6. 常模资料。
7. 测验的信度资料和效度资料。

参考文献

[1] 郑日昌. 心理统计与测量. 北京:人民教育出版社,2008.

(侯永梅)

难 度

难度(difficulty)指项目的难易程度。在能力测验或最高作为测验中被称为"难度",通常是反映难度水平的指标;在非能力测验或典型作为测验中,类似的指标是"通俗性"。两者都是指取自相同总体的样本中,能在答案范围内正确回答该题的人数。难度是衡量试题质量的一个重要指标参数,它和区分度共同影响并决定试卷的鉴别性。难度的计算一般采用某题目的通过率或平均得分率。测试的难度水平多高才合适,这取决于测试的目的、项目的形式和测试的性质。其操作定义有以下两种:① $P=1-x/w$。x 为某题得分的平均分数,w 为该题的满分。采用这种定义法,难度值小时表明试题容易,值大时表明试题难,最小值为 0,最大值为 1。② $P=x/w$。采用这种定义法,难度值小时表明试题难,值大时表明试题容易,最小值为 0,最大值为 1。其中,第一种定义表示被试在一个试题或一份试卷中的失分程度,又称难度系数。

关于难度的计算,因测验的记分方法不同,项目难度的计算可以采用以下方法:

1. 二分法计分项目的难度计算:① 公式一(通过率法):如果不考虑被试作答是否有猜测成功的机遇,二分法记分测验项目的难度通常以通过率来表示,即答对或通过该项目的人数的百分比来表示：$P=R/N\times100\%$（P 代表项目难度，R 为答对该题的人数，N 为总人数）。以通过率表示项目的难度时，通过人数越多，P 值越大，其难度越小；通过人数越少，P 值越小，难度越大，题目越难。所以有人也称 P 值为容易度。事实上，这里的 P 值与我们通常所理解的难度意义正好相反。② 公式二（极端分组法）：被试人数较多时，可以先将被试依照测验总分从高到低排列，分成三组，测验总分处于总体上下 27% 的被试为高分组（N_H）和低分组（N_L），分别求这两组在该题的通过率 P_H 和 P_L，则该题的难度

$$P=(P_H-P_L)/2$$

或

$$P=(R_H/N_H+R_L/N_L)/2$$

式中，P_H、P_L 分别表示高分组和低分组的通过率；R_H、R_L 分别表示高分组和低分组通过该项目的人数；N_H、N_L 分别代表高分组和低分组的人数；高分组和低分组的设组界限可以在测验总分处于总体上下 25%～33%，通常为 27%，样本量少时，可以取测验总分处于总体上下 50%。

③ 公式三（校正公式）：

$$C_P=\frac{KP-1}{K-1}$$

其中 C_P 为校正后的通过率，P 为实际通过率，K 为备选答案数目。

2. 非二分法记分项目的难度。对于论述题，每个项目不止有答对和答错两种可能结果，而是从满分至零分之间有多种可能结果。对这类项目，常常用下面的公式来计算其难度：

$$P=\frac{\overline{X}}{X_{max}}\times100\%$$

式中 $\overline{X}$ 为被试在某一项目上的平均得分，X_{max} 为答对该项目应得的满分。

3. 等距量表的难度指数

对于大多数测验而言，只要算出 P 值即可，但如果要作精确的统计分析，则需要计算出正态化等距难度值。当样本容量很大时，被试的测验分数接近正态分布，如果把测验项目的难度指数 P 作为正态曲线下的面积，查标准正态分布表，就可以将以等级量表表示的 P 值转移成具有以标准差 σ 为单位的相等单位的等距量表，即 Z 分数。Z 分数越大，难度越高。

以 Z 分数表示难度也有不便之处，主要是有小数点和正负符号，使结果不易处理。因此，通常需要转换成为另一种单位的等距量表，其中较为常用的是美国教育测验服务社（ETS）采用的难度指标：$\Delta=13+4Z$。其中，Δ（希腊字母：delta）为常态化等距难度指数，13 为平均数，4 为标准差，Z 为常态化 Z 分数值。Δ 值越大，则难度越高，Δ 值越小，难度越低。

几种代表性的 P、Z 和 Δ 值的对应关系如下：

$$\Delta = 13 + 4Z$$

$$P = 0.0013 \quad Z = +3 \quad \Delta = 25$$
$$P = 0.16 \quad Z = +1 \quad \Delta = 17$$
$$P = 0.50 \quad Z = 0 \quad \Delta = 13$$
$$P = 0.84 \quad Z = -1 \quad \Delta = 9$$
$$P = 0.9987 \quad Z = -3 \quad \Delta = 1$$

难度对测验的影响主要表现在以下两个方面：①测验难度影响测验分数的分布形态。测验的难度直接依赖于组成测验项目的难度。若测验项目的难度普遍较大，被试的得分普遍降低，使得测验分数集中在低分端，其分数分布呈现正偏态；当测验项目的难度普遍较小，被试的得分普遍较高，测验分数集中在高分端，分数分布呈现负偏态。当测验的分数分布为明显偏态时，可通过改变项目难度的比例来加以调整。通常，若被试的取样具有代表性，对于中等难度的测验，其分数分布呈现正态分布。②测验难度影响测验分数的离散程度。过难或过易的测验，会使测验分数相对地集中在低分端或高分端，从而使得分数的全距缩小。1965 年艾伯尔（R. L. Ebel）用三套各包含有几个项目的测验进行研究发现，当难度集中在 0.50 附近时，分数的分布范围最广，方差最大；而当难度集中在两端，即太难，或者太易时，分数分布范围最小。根据信度公式可知，分数分布范围较广，测验信度较高，反之则信度值较低。可见，项目的难度以集中在 0.50 左右最佳，以集中两极端最差。另外，项目的难度对项目的鉴别能力有一定的联系。

参考文献

[1] 柳青. 量表研制与量表资料的统计分析方法. //孙振球. 医学统计学. 2 版. 北京：人民卫生出版社，2005:529—547.
[2] 安妮·安娜斯塔西，苏珊娜·厄比纳. 心理测验. 缪小春，竺培梁，译. 杭州：浙江教育出版社，2001.

（侯永梅）

区分度

区分度（discrimination）是反映测验是否有效的"指示器"，指测验项目对被试心理素质水平差异的区分能力或鉴别能力。其数值在 0、1 之间，数值越高，说明试题设计得越好。由区分度可得到三方面的信息：题目能否有效地测量或预测所要了解的某些特性；题目能否与其他题目一致地分辨被试；以及被试在该题的得分和测验总分数间的一致性如何。区分度取值介于（0，+1）。区分度的计算方法如下：

1. 鉴别指数(index of discrimination,D)法。假设高分组(即得分最高的 27%)被试在该题上的通过率为 P_H,低分组(即得分最低的 27%)被试在该题上的通过率为 P_L,则鉴别指数 $D=P_H-P_L$。区分度是衡量题目质量的主要指标之一,是筛选题目的依据。如果测试的区分度高,则该测试的信度必然理想,因此提高区分度是提高测试信度的方法。测题的区分度和难度关系很密切。太难、太易的题目,区分度都不很好,只有中等难度的题,区分度才比较好。一般认为,$D \geqslant 0.4$ 为区分度好;$0.3 \leqslant D < 0.4$ 为区分度较好,修改后会更好;$0.2 \leqslant 0.3$ 为区分度尚可,但尚需修改;$D < 0.2$ 为区分度差,必须淘汰。

2. 相关法。用鉴别指数分析项目的区分度虽然容易理解,计算方便,但结果不精确。在大规模或标准化的测验中,多采用相关法,即以某一项目的分数与效标分数或测验总分的相关系数作为区分度指标。相关越高,项目的区分度越高。具体方法有 φ 相关、二列相关和点二列相关。

(1)φ 系数。φ 是根据四格表,即根据某个项目在 H 效标组和 L 效标组的通过率和未通过率来计算的。像所有的相关系数一样,它的取值为 $+1.00$ 到 -1.00。φ 系数假设项目反应和效标变量都是真正的两分变量。因此,严格说来,φ 系数仅适用于得出它的两分条件,而不能概化到项目和效标所测的各特质之间的基本关系。通过 φ 同 χ^2 和 φ 同正态曲线比值的关系,可以容易地计算 φ 系数的显著性水平。应用正态曲线比值,我们使用下面的公式可以确定达到 0.05 或 0.01 统计显著性水平时 φ 的最小值:

$$\varphi_{0.05} = \frac{1.96}{\sqrt{N}}, \quad \varphi_{0.01} = \frac{2.58}{\sqrt{N}}$$

上述公式中,N 表示两个效标组合起来的总人数。因此,假如 H 组 50 人,L 组 50 人,那么 N 为 100,而达到 0.05 显著性水平的最小 φ 为 $1.96 \div 100 = 0.196$。φ 值达到或超过 0.196 的任何项目,在 0.05 显著性水平上和效标相关。

(2)二列相关。适用于两个连续变量,其中一个被人为分成两类如数学得分与总考分(划分为录取线上下);同时它产生独立于项目难度的项目和效标关系的度量。其计算公式为:

$$r_b = \frac{\overline{X}_p - \overline{X}_q}{S_t} \cdot \frac{pq}{y}$$

或

$$r_b = \frac{\overline{X}_p - \overline{X}_t}{S_t} \cdot \frac{p}{y}$$

其中,t 为全部变量,r_b 为区分度,p、q 为某题答对与答错的受测者测验总分的平均数,S_t 是所有受测者测验总分的标准差,y 为 p 与 q 交界处正态曲线的高度。利用这一方法计算区分度时要求二分变量的分布为正态,连续变量的分布是单峰对称。

(3)皮尔逊积差相关。适用于两个连续变量,如语文课得分与总考分(不划分数段)。

$$r_{xy} = \frac{\sum \left(\dfrac{x}{S_x} \cdot \dfrac{y}{S_y} \right)}{N}$$

或

$$r_{xy} = \frac{\sum xy}{NS_x S_y}$$

(4)点二列相关。适用于一个为连续变量，一个为二分变量，如一个是非题的得分与总分。计算公式为：

$$r_{pbi} = \frac{\overline{X}_p - \overline{X}_q}{S_t} \cdot \sqrt{pq}$$

或

$$r_{pbi} = \frac{\overline{X}_p - \overline{X}_t}{S_t} \cdot \sqrt{\frac{p}{q}}$$

例　表 1 为某批学生的数学期中考试的总分与第一道是非题的回答情况(其中"0"为回答错误，"1"为回答正确。请问该是非题的区分度是多少?

表 1　某批学生期中考试的总分与第一道是非题的回答情况

学生	总分	对错	学生	总分	对错
A	65	0	I	81	0
B	70	1	J	69	1
C	31	0	K	78	1
D	49	1	L	55	0
E	80	1	M	77	1
F	50	0	N	90	1
G	35	1	O	42	0
H	10	0			

由表 1 中情况可知：

$$p = \frac{8}{15} = 0.53, \quad q = 1 - 0.53 = 0.47$$

$$\overline{X}_p = \frac{70 + 49 + 80 + \cdots + 90}{8} = 68.50, \overline{X}_q = 47.71$$

$$S_t = 21.72$$

$$r_{pbi} = \frac{68.50 - 47.71}{21.72} \sqrt{0.53 \times 0.47} = 0.48$$

上述相关法所得结果的显著性检验：Z 大于 1.96 为显著相关。计算公式为：

$$Z = \frac{r_b}{\frac{1}{y} \cdot \sqrt{\frac{pq}{N}}}$$

3. 方差法。方差是反映一组受测者分数离散程度的指标，题目得分的离散程度越高，区分度也就越高。同时，经统计分析可以知道积差相关系数 r 与方差 S^2 之间有很高的一致性。在实际应用中,为了选择区分度高的题目,用方差 S^2 作为区分度指标更为恰当。这是基于下述三个理由:其一,S^2 的计算是因题目而异的,不受其他题目的影响;其二,由研究而知 $S^2 = b_0 + b_1 r$ 与 $r = b'_0 + b'_1 S^2$,表明 b_1 远大于 b'_1,因而 S^2 更能拉开点与点之间的距离,这对衡量区分度的高低给出了比 r 更精确的尺度;其三,当 r 小于 $\alpha = 0.05$ 或 $\alpha = 0.01$ 的临界值时,在统计意义上比较它们的大小都是没有显著性价值的,但是对 S^2 却无此顾虑,并且计算比较简单。

4. 项目特征曲线(item characteristic curve,ICC)。项目特征曲线描述了效标分数不同的被试在该项目上的通过率,曲线坡度越陡,鉴别力越好,预测的误差越小。

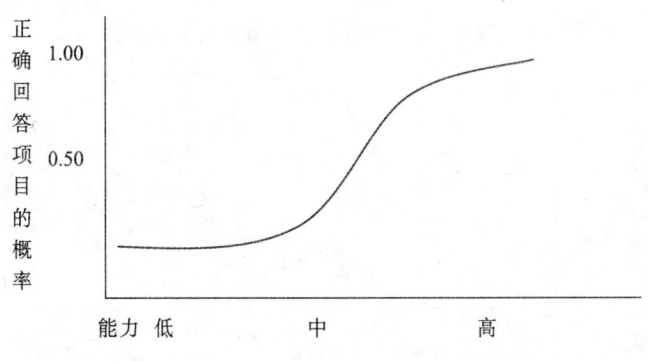

图 1 鉴别力好的项目特征曲线

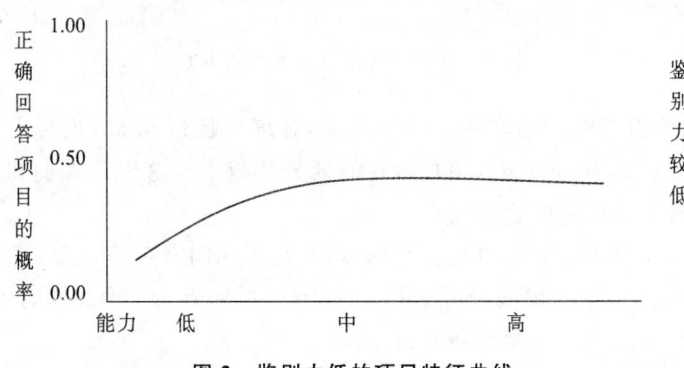

图 2 鉴别力低的项目特征曲线

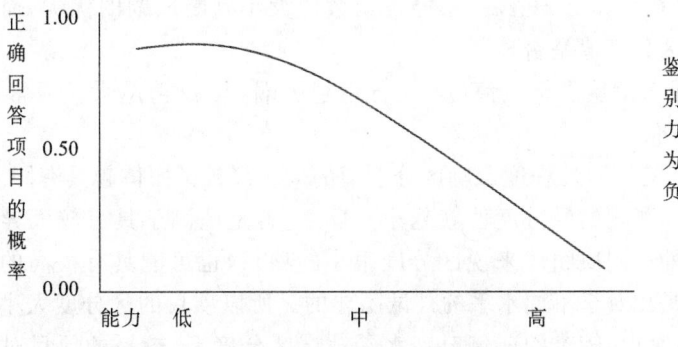

图 3 鉴别力为负的项目特征曲线

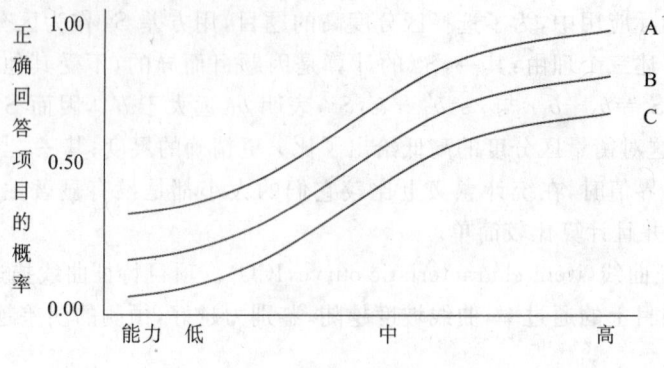

图 4 难度不同的 3 个项目的 ICC

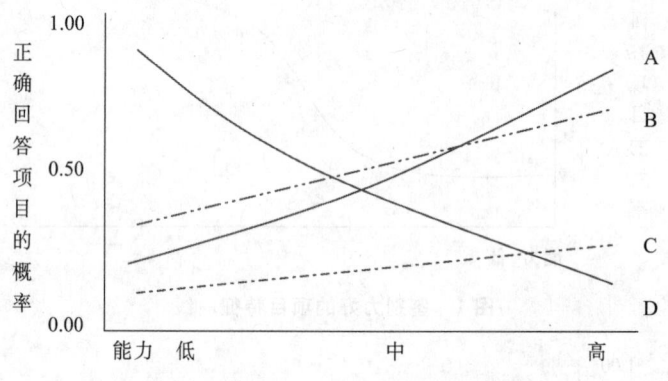

图 5 多项选择中每个选项的 ICC

区分度与难度有着密切的联系。一般来说,难度越接近 0.50,项目潜在的区分度就越大,而难度越接近 1.00 或 0 时,项目潜在的区分度越小。这也是人们在常模参照测验中,要求项目保持中等难度的道理之一。

与难度一样,项目的区分度也是相对的,通常与下面因素有关:

1. 不同的计算方法,所得区分值不同。鉴于此,在分析同一个测验时,各个项目的区分度值要采用同一种指标,否则不便分析比较。

2. 样本容量大小影响相关法区分度值的大小。一般来说,样本容量越小,其统计值越不可靠。所以在计算出 r 值后,不能仅从数值大小判断试题的优劣,而应用统计显著性检验法,检验区分度值是否显著。

3. 分组标准影响鉴别指数值(D)。分组越极端,其 D 值越大。通常取 27% 作为极端分组划分的标准。

4. 被试样本的同质性程度影响区分度值的大小。被试团体越具有同质性,即个体之间水平越接近,其测题的区分度值就越小。反之,若是施测于具有较大异质性的被试团体,即使是对另外一同质团体来说区分度很小的项目,也可能具有很高的区分度。另一方面,区分度也是相对于不同水平的被试团体的。所以项目的区分度大小是针对特定团体而言的。一般来说,较难的项目对高水平被试区分度高,较易的项目对低水平被试的区分度高。难度与区分度之间的数值对应关系可以用表 2 来表示。

表 2　难度与区分度之间的数值对应关系

难度(P)	1.00	0.90	0.80	0.70	0.60	0.50	0.40	0.30	0.20	0.10	0
区分度(D)	0	0.20	0.40	0.60	0.80	1	0.80	0.60	0.40	0.20	0

根据以上四点,我们在评价项目的有效性时,应考虑到测验的目的、功能以及被试团体的总体水平,不能将区分度值作为筛选试题的绝对标准。

参考文献

[1]　安妮·安娜斯塔西,苏珊娜·厄比纳. 心理测验. 缪小春,竺培梁,译. 杭州:浙江教育出版社,2001.

[2]　郑日昌. 心理统计与测量. 北京:人民教育出版社,2008.

（侯永梅）

信　度

信度(reliability)指的是测量结果的稳定程度,即测验结果是否反映了被测者的稳定的、一贯性的真实特征。换言之,若能用同一测量工具反复测量某人的同一种心理特质,则其多次测量的结果间的一致性程度就叫信度,有时也叫测量的可靠性。一般来说,一个好的测量必须具有较高的信度,也即,一个好的测量工具,只要遵循操作规则,其结果就不应随工具的使用者或使用时间等方面的变化而发生变化。但是,在心理学领域中,心理测量要比物理测量复杂些,我们不太可能用同一份量表去反复测量一个人的同一种心理特质。因此,产生了 3 种等价的信度定义。

定义 1　信度是一个被测团体的真分数的变异数与实得分数的变异数之比。即

$$r_{XX} = s_T^2 / s_X^2$$

式中 r_{XX} 代表测量的信度,$s_T{}^2$ 代表真分数变异,$s_X{}^2$ 代表总变异数,即实得分数的变异。

定义 2　信度是一个被试团体的真分数与实得分数的相关系数的平方。即

$$r_{XX} = p_{Tx}^2$$

定义 3　信度是一个测验 X(A 卷)与它的任意一个"平行测验"X'(B 卷)的相关系数。即

$$r_{XX} = p_{xx'}$$

在上述 3 个定义中,信度是就一批人的数据而言的,而不是用同一种工具反复测量同一个人(定义 3 除外)。这样一来,定义的操作性程度就提高了。不过定义 1、2 中涉及到的真分数是我们不知道的值,是测量的测查对象,因此这两个定义只具有理论意义,只有定义 3 才具有实际意义。

信度是衡量一个量表质量高低的重要指标之一,信度不符合要求的量表是不能使用的,人们在编制和使用量表时都特别重视测量的信度。信度的作用主要表现在以下三个方面。

1. 信度是测量过程中所存在的随机误差大小的反映。如果信度很低,测量的随机误差就很大,测量的结果就会与真分数发生较大的偏差,使人无法相信测量的结果。另一方面,测量中的系统误差与信度无关。

2. 信度可以用来解释个人测验分数的意义。从理论上讲,一个人的真分数本来就是用同一测验对他反复施测所得的平均值,其误差则是这些实测值的标准差。然而,这种做法是行不通的。因此,可以用一个团体(人数足够多)两次施测的结果来代替对同一个人反复施测,以估计测量误差的变异数。此时,每个人两次测量的分数之差可以构成一个新的分布,这个分布的标准差就是测量的标准误,它是这两次测量中误差大小的指标,有了这一指标,我们就可以对团体中的任何一个人的测验成绩作出恰当的解释。

3. 信度可以帮助进行不同测验分数的比较。通常,来自不同的测验的原始分数是不能直接进行比较的,必须转化成标准分数再进行比较。具体办法是采用"差异的标准误"来进行差异的显著性检验。

信度是反映测量中随机误差大小的指标。系统误差对信度没什么影响,因为系统误差总是以相同的方式影响测量值的,因此不会造成不一致性。反之,随机误差可能导致不一致性,从而降低信度。所以信度可以定义为随机误差 R 影响测量值的程度。如果 $R=0$,就认为测量是完全可信的,信度最高。由于造成测量的随机误差的方式或来源多种多样,所以信度的估计方法也多种多样,如重测信度、复本信度、分半信度、同质性信度及评分者信度(见其分述,此处略)。

信度是反映测量中随机误差大小的指标,在测量过程中任何能引起测量的随机误差的因素——被试、主试、测试内容、施测情境等都会影响测量的信度,提高测量信度就显得尤为重要。提高测量信度的常用方法有以下五个方面。

1. 适当增加测验的长度。由于项目数量太少会降低测量的信度,所以,提高测量的信度的一个常用方法是增加一些与原测验项目中具有较好的同质性的项目,增加测验长度。

2. 使测验中所有试题的难度接近正态分布,并控制在中等水平。当测验中所有的试题的难度接近正态分布并控制在中等水平时,被试团体的得分分布也会接近正态分布,且标准差会较大,以相关为基础的信度值必然也会增大。

3. 努力提高测验的试题的区分度。

4. 选取恰当的被试团体,提高测验在各同质性较强的亚团体上的信度。在编制和使用测验时,一定要弄清楚常模团体的年龄、性别、文化程度、职业、爱好等因素。只有各亚团体上信度值都合乎要求的测验才具有广泛的应用性。

5. 主试者严格执行实测规程,评分者严格按标准给分,实测场地按测验手册的要求进行布置,减少无关因素的干扰。

大部分情况下,信度是以信度系数为指标来衡量,它是一种相关系数。常常是同一被试样本所得到的两组资料的相关,理论上说就是真分数方差与实得分数方差的比值,公式为:

$$r_{XX} = r_{XT}^2 = s_T^2 / s_X^2$$

公式中 r_{XT} 是真分数标准差与实得分数标准差的比值,称作信度指数,公式为:

$$r_{XT} = s_T / s_X$$

可见信度指数的平方就是信度系数。信度系数越高即表示该测验的结果越一致、越稳定与可靠。

参考文献

[1] 郭秀花,罗艳霞,周诗国,等. 调查问卷的可靠性分析方法及实例应用. 中国卫生统计,2003,20(4):233−234.

[2] 方积乾. 医学统计学与电脑试验. 2版. 上海:上海科学技术出版社,2001.

[3] Fornell C,Larcker DF. Evaluating structural equation models with unobservable variables and measurement error. Journal of Marketing Research,1981,18(1):39−50.

(侯永梅)

重测信度

重测信度(test—retest reliability)是指在尽可能相同的情况下,用同样的量表,对同一组被测者在不同的时间进行两次测量(两次测量相距一般在两到四周之间)的信度。用两次测量结果间的相关分析或差异的显著性检验方法,来评价量表信度的高低。结果越是相关,则差异越不显著,信度越高。在统计学上,重测信度的大小等于同一组被试在两次测验上所得分数的皮尔逊积差相关系数。

$$\rho_{XY} = \frac{\sum (X - \bar{X})(Y - \bar{Y})}{\sqrt{\sum (X - \bar{X})^2 (Y - \bar{Y})^2}}$$

式中,X 及 $\bar{X}$ 是第一次测量的实得分及实得分的平均值,Y 及 $\bar{Y}$ 是第二次测量的实得分及实得分的平均值,ρ_{XY} 是重测信度。

　　重测信度高,说明前、后两次测量的结果比较一致,测量工具比较稳定,被试的心理特质受被试状态和环境变化的影响较小。用这种测量结果来预测人在短期内的情况是比较好的,因为重测信度高表示该结果具有较好的跨时间上的稳定性。

　　重测信度的假设前提为:①每一被试对前一次测验的遗忘程度相同。②每一被试在重测的间隔期内没有学习与测验有关的其他材料。

　　重测信度的特点是用同一工具对同一批人测了两次,因此,它只能在允许重测的情况下进行计算。具体地说,它必须要满足 3 个条件:①所测量的心理特性必须是稳定的。例如,一个成人的性格特点一般是稳定的,所以许多人格测验常使用重测信度。但是,刚入学儿童识字量是极不稳定的,只要两次施测的时间间隔稍长,儿童的识字量就会有很大的变化。因此,重测信度不能用于这种情况,因为测量结果的不一致很可能是被试水平的变化所致,而不能说明测验工具是否稳定。换言之,解决问题型的测验不适合采用重测的方式来考察其信度;而感觉—运动型测验或人格测验较适合采用重测的方式来考察其信度。②遗忘和练习的效果基本上相互抵消。在做第一次测验时,被试可能会获得某种技巧,但只要间隔的时间适度,这种练习效果会基本上被遗忘掉。至于两次测验的间隔,可以是几分钟、几小时,也可以是几个月甚至几年,这要根据问题的性质和测量目的而定。通常智力测验的时间间隔为 6 个月。③在两次施测的间隔期内,被试在所要测查的心理特质方面没有获得更多的训练和学习。这一点其实是要保证被试具有稳定的心理特质。

　　值得注意的是,同样一份量表,随着两次测量间隔的时间不同,可以有不同的重测信度。一般来说,重测信度随着间隔时间的增长而逐渐减小,所以任何一个测验的重测信度系数都不是一个而是无数个。因此,在报告重测信度时,应说明两次施测的间隔,以及在此期间被试的有关经历,例如教育经历或工作经历、咨询、心理治疗等。例如,在中国修订的《韦氏儿童智力量表手册(C-WISC)》中,就曾对重测信度的计算报告了被试情况(6~16 岁城市儿童 151 名,农村儿童 74 名且各年龄儿童分配较均匀),并报告了两次测验的间隔时间(2~7 周)以及两次的相关系数(城市:0.59~0.86,农村 0.59~0.81)等。

　　除了需要报告间隔时间之外,选择间隔时间还应该考虑什么? 一些测验在几天或几周中具有较高信度,但是,当间隔时间长达 10 年或 15 年时,测验分数就几乎完全失去一致性。例如,许多学前儿童智力测验,在学前期得出比较稳定的量数,但是要预测青少年期或成人智商,事实上就无能为力了。然而,在实际工作中,通常能够作出简单的区分。测验分数的误差方差中,一般包括几小时到几个月间隔期产生的短期的、随机的波动。因此,检查这类测验信度时,要尽量使时间间隔短些。通常测验幼儿的时间间隔应该比成人短,因为对幼儿来说,一个月甚至更短的时间中,生长发展的变化可能是很大的;对于任何个体,重测的间隔时间一般不应该超过 6 个月。

　　较长时间间隔中发生的个体相对测验成绩的另外变化,可能是累积的、逐渐的,而不是完全随机的。此外,它们可能表示比测验成绩本身所包括的范围更大的行为的属性。例如,由于不同寻常的中间经历,人们的学术能力倾向、机械理解、艺术判断等一般水平在 10 年时间中可能发生明显的变化;同时由于环境特别是个体自己的家庭、学校、社区环境,或者由于疾病、情绪状态等因素的影响,个体在同龄人中的地位可以明显上升或下降。

上述因素可以影响个体心理发展的程度，但这不同于测验的信度。例如，当测量斯坦福—比奈量表的重测信度时，所采用的时间间隔一般是几个星期，当然，对这类测验也进行长期再测。但是，这种结果不是测验的信度，而是测验的预测度，也就是从儿童期成绩预测其成年的智力。信度这一概念一般限于短期的、随机的变化，它表示测验本身的属性，而不是所测验的整个行为领域的属性。

另一方面，重测信度的时间间隔还应根据所测量的行为或心理特征而变化。因为不同的行为或心理特征受随机因素影响的程度，是各不相同的。例如，手指运动的稳定性，比言语理解更容易受到个体自身条件的影响。假如希望全面评价个体的通常的手指稳定性，我们很可能需要在几天时间内每天重复测验，而对于言语理解，一次测验就足够了。

重测信度的优点是能够提供有关测验结果是否随时间而变异的资料，可以作为预测受测者将来行为表现的依据。但用重测法评价信度存在一些问题。首先，信度的高低与重测时间间隔关系密切。在其他方面都相同的情况下，时间间隔越长，信度越低。其次，最初的测量可能会改变被测的特征。例如，测量人们对低脂肪食品的态度可能会使他们更为关心健康问题，从而对低脂食品持更为肯定的态度。第三，实施重复测量有时是不可能的，例如测量消费者对某种新产品的反应。第四，第一次测量的答案可能会对以后测量有影响。受访者可能会回忆并套用第一次受测时给出的答案，或者从第一次测试中获得了解题方法，在后来能够再次作出正确回答而不需要经过中间的步骤。所以只有那些不大受重复影响的测验，例如感觉辨别和运动测验才适用于再测方法。第五，在两次测量之间一个有利的信息可能会使受访者的态度更为有利。最后，重测信度的相关系数可能会由于被测项目自身之间的相关而偏高。两次测量中，同一项目自身之间的相关性要比不同项目间的相关性高。因此，即使不同项目之间的相关性很差，也可能得到很高的重测相关系数。

参考文献

[1] 郑日昌. 心理统计与测量. 北京：人民教育出版社，2008.

[2] Aiken LR. 心理问卷与调查表：民意调查与人格评估. 张厚粲，译. 北京：中国轻工业出版社，2002.

[3] Bagozzi RP，Philips LW. Representing and testing organizational theories：A holistic construal. Administrative Science Quarterly，1982，27(3)：459－489.

[4] Anderson JC，Gerbing DW. Structural equation modeling in practice：A review and recommended two－step approach. Psychological Bulletin，1988，103(3)：411－423.

[5] Johnson NL，Kotz S，Balakrishnan N. Continuous univariate distributions. 2nd ed. New York：Wiley，2005.

[6] Guyatt G，Walter S，Norman G. Measuring change over time：assessing the usefulness of evaluative instruments. J Chronic Dis，1987，40(2)：171－178.

（侯永梅）

复本信度

　　因为任何测验都只是所有可能题目中的一份取样,所以可以编制许多平行的等值测验,叫做复本。所有的复本必须在题目内容、数量、形式、难度、区分度、指导语、时限以及所用的例题、公式和测验的其他所有方面相同或相似。如果一种测验有两个以上的复本,根据同一群受试者接受两个复本测验的所得结果的一致性程度,就是复本信度(alternate-form reliability),其大小等于同一批被试在两个复本测验上所得分数的皮尔逊相关系数,它主要反映测验的跨形式的一致性。

　　根据两个复本测验实施的时间不同,复本信度所表达的含义略有不同。首先,如果两个复本测验是同时施测的,则称这种复本信度为等值性系数。等值性系数的大小主要反映来自那个复本测验的题目差别所带来的变异情况。其次,如果两个复本测验是相距一段时间分两次施测的,则称这种复本信度为稳定性与等值性系数。此时,两个题目间的差别、两次施测时的情境、被试特质水平等方面的差别都会成为测验结果不一致的重要原因。与其他信度系数相比,此种复本信度最小,也就是说,稳定性与等值性系数是对信度最严格的检验,其值最低。(在实际工作中,为抵消施测的顺序效应,一般可以随机地选出一半被试先做 A 卷后做 B 卷,则另外一半被试先做 B 卷后做 A 卷。)

　　计算复本信度的前提条件:

　　1. 要编制出两份或两份以上真正平行的测验(即 A、B 卷)。真正平行的测验即复本测验之间必须在题目内容、数量、形式、难度、区分度、指导语、时限以及所用的例题、公式和测验等其他方面都相同或相似。换句话说,平行测验就是那种用不同的题目测量同样的内容而且测验结果的平均值和标准差都相同的两个测验。显然,严格的平行测验是很难构造出来的。

　　2. 被试要有条件接受两个测验。这种条件主要取决于时间、经费等几个方面。

　　另外,在使用复本信度时,一些类似于解题的策略等技能技巧也会产生迁移效应。对于稳定性与等值性系数,在报告结果时,也应报告两次施测的间隔,以及在此间隔内被试的有关经历。

　　复本信度的高低反映了这两个测验复本在题目取样或内容取样的等值性程度。复本信度也考虑两个复本实施的时间间隔。

　　复本信度的主要优点在于:①能够避免重测信度的一些问题,如记忆效果、练习效应等;②适用于进行长期追踪研究或调查某些干扰变量对测验成绩影响;③减少了辅导或作弊的可能性;④能避免被试因为做相同题目而引起的厌倦情绪。

复本信度的局限性在于:①如果测量的行为易受练习的影响,则复本信度只能减少而不能消除这种影响;②有些测验的性质会由于重复而发生改变;③有些测验很难找到合适的复本。

参考文献

[1] 王孝玲. 教育统计学. 修订版. 上海:华东师范大学出版社,1993:273-277.

[2] 黄广扬. 教育测量与评价. 上海:华东师范大学出版社,2002:56-58.

[3] Jöreskog KG. Statistical analysis of congeneric tests. Psychometrika,1971,36(3):109-133.

(侯永梅)

内部一致性信度

内部一致性信度(internal consistency reliability)主要反映测验内部题目之间的关系,即考察测验的各个题目是否测量了相同的内容或特质。它受到两种误差的影响:内容取样和所取样的行为变量的同质性(homogeneity)。针对这两种误差,内部一致性信度可分为分半信度和同质性信度。

重测信度和复本信度都是建立在信度的基本概念的基础上,具有逻辑清晰、易于理解的特点。但由于操作成本高,干扰因素多,因此在使用的范围上受到限制。内部一致性信度就能较好地解决以上问题。它既体现了相关系数的概念,又考虑到实际的操作。它的逻辑推理是这样的,如果试卷出得很好,稳定性很高,那么,它内部的题目的得分前后应该高度一致,它应该是一个稳定的整体,被测者做的每套题目得分应该高度相关。试卷信度低,各套题目表现出来的稳定性就差,各套题目的出入性就大。所以,只要算出一份试卷的试题间的相关系数,就可以估计出试卷的信度。

(侯永梅)

分半信度

分半信度(split-half reliability)是对内部一致性信度的粗略估计。做法是将测验施测于某被试群体,然后将测验题目分成对等的两半,再求被试在每一半题目上的分数的相关程度。具体方法是将奇数题组成一个部分,偶数题构成奇数题的复本。计算两半考试得分的皮尔逊相关系数(Pearson's product moment correlation),再采用 Spearman-Brown 公式矫正。

斯皮尔曼—布朗(Spearman-Brown)公式能够估计增长或缩短一个测验对其信度系数的影响。

$$r_{xx} = \frac{nr_{hh}}{1+(n-1)r_{hh}}$$

在这里,r_{xx} 表示估计的系数,r_{hh} 表示实得的系数,n 表示测验增长或缩短的倍数。因此,如果测验项目数从 25 增加到 100,n 等于 4;如果测验项目数从 60 减少到 30,n 等于 1/2。用分半方法确定度时,常使用斯皮尔曼—布朗公式,许多测验手册用这种公式报告信度。当公式应用于分半信度时,它总是把测验长度增加一倍。在这种条件下,能够把公式简化如下:

$$r_{xx} = 2r_{hh}/(1+r_{hh})$$

式中 r_{hh} 为分半分数间的相关系数,r_{xx} 为整个测验的信度值。

不过,斯皮尔曼—布朗公式只有在两半测验分数的变异数(S_a^2 和 S_b^2)相等时才能使用。否则就将选则以下两个等价的公式之一:

1. 弗朗那根(Flanagan)公式

$$r_{xx} = 2[1-(S_a^2+S_b^2)/S_X^2]$$

式中,S_a^2 和 S_b^2 分别表示所有被试在两半试验上得分的总变异数,S_x^2 表示全体被试在整个测验上的总得分的变异数。

2. 卢仑(Rulon,1939)公式

$$r_{xx} = 1-S_d^2/S_x^2$$

式中,S_d^2 表示同一组被试在两半测验上得分之差的变异数,其他符号的含义与上面相同。

这个公式向我们展示了分半信度与误差方差定义的关系。被试在两个半测验上分数之差就是无关方差即误差方差。这些差的方差除以总分的方差,就得出分数中误差方差的比例,从 1.00 中减去这个误差方差,就得出"真实方差"的比例,它等于分半信度系数。

分半信度的前提条件及范围:分半信度通常是在只能施测一次或没有复本的情况下使用。而且,在使用斯皮尔曼—布朗公式时要求全体被试在两半测验上得分的变异数要相等;当一个测验无法分成对等的两半时,分半信度不宜使用;成对值的数目一般要大于30;两列数据都应呈正态分布(因此,该方法通常仅用于由选择题组成的测验);由于分半信度实际上只是半个测验的信度,测验越长、项目越多,两半分数的相关就越高。因此,对长度不同的测验,要用矫正公式。

要计算分半信度,首先遇到的问题是如何将测验分成两半。大多数测验的前面一半和后面一半不是等值的,由于项目的性质和难度水平有所不同,而且,准备状态、练习、疲劳、厌倦等因素的累积影响,从测验的开始到结束也有所变化。在大多数情况下,可以得出测验的奇数项目和偶数项目的分数。如果项目最初大致按照难度顺序排列的话,这种分法就得到两个几乎等值的半测验分数。在采用这种奇偶分半模式时,应该注意到,一组项目是涉及同一个问题的,例如阅读测验中的某段文章或某个机械图。在这种情况下,应该把整组项目原封不动地分到这一半或另一半。假如把这组项目分到不同的半测验,两个半测验分数的相似性就会假性提高,因为对这个问题理解上的任何一个错误都会影响对两个半测验中项目的回答。

此外,由于将一个测验分成两半的方法很多(如按题号的奇偶性分半、按题目的难度分半、按题目的内容分半等),所以,同一个测验通常会有多个分半信度值。由于分半信度系数只能表示两半试题的等值程度,所以它不能提供时间稳定性的信息。

分半信度的主要优点在于:①在测验没有复本且只能施测一次的情况下,通常采用分半法估计信度;②由于分半法基本上相当于最短时距施测的两个平行模型,所以它能够避免重测信度的练习效应、遗忘效应,以及施测环境变化的影响。分半信度的主要局限在于有些测验难以分成等值的两半。其主要的缺点在于:①重测信度实际上只是半个测验的信度。例如,整个测验由 120 个项目组成,那么计算两组分数之间的相关,而每组分数只是根据 60 个项目,而不像重测信度和复本信度中,每个系数都是根据测验的全部项目。因此,重测信度依赖于全套测验的长度,在其他条件相等的情况下,测验越长,测验就越可靠。②迄今没有一种理论推导严格证明分半信度的有效性。③对于同一组问题,可能会存在多种组合方式,从而导致分半信度的计算带有一定的随机性。

参考文献

[1] 安妮·安娜斯塔西,苏珊娜·厄比纳. 心理测验. 缪小春,竺培梁,译. 杭州:浙江教育出版社,2001.
[2] 郑日昌. 心理统计与测量. 北京:人民教育出版社,2008.

(侯永梅)

同质性信度

同质性信度(homogeneity reliability)指测验内部所有题目间分数的相关程度(即一致性程度)。这里,题目间的一致性含有两层意思,一是指所有题目测的都是同一种心理特质;其二是指所有得分之间都具有较高的正相关性。

当测验的各个题目得分有较高的正相关性时,不论题目的内容和形式如何,测验都是同质的,即测验的是同一心理特征。实测结果就是该特质水平的反映。相反,即使所有题目看来好像是测同一特质,但得分相关系数为零或负值时,这份测验还是异质的。即测验结果可能是几种心理特质的综合反映,这时,测验结果就不好解释。一种好的办法是把一个异质的测验分解成多个具有同质性的分测验,再根据被试在分测验上的得分分别作出解释。

由此可见,测量单一特性是获得较高同质性信度的必要条件,而非充分条件。反过来,同质性信度高才是测验测得单一特质的充分条件。讨论同质性信度的目的就在于判断一个测验是否测到单一特质,以及估计所测到特质的一致性程度。

内部一致性系数的一种粗略估计方法是求测验的分半信度。但因分半方法多种多样,所得结果不太稳定,故有人建议:计算出所有可能的分半信度并用其平均值来做为内部一致性的估计值。然而这种办法太麻烦了,故提出了如下公式:

$$r_{XX} = K\bar{r}_{ij}/[1+(K-1)\bar{r}_{ij}]$$

其中,K 为一个测验的题目个数,$\bar{r}_{ij}$ 为所有题目间相关系数的平均值。

因为所有题目间都求相关会比较麻烦,所以这一公式实际上也不方便。由此导出了十分方便的库德和理查德逊信度系数、克龙巴赫 α 系数。

1. KR_{20} 公式:

$$r_{XX} = [K/(K-1)][1-(\sum p_i q_i)/S_X^2]$$

其中,K 为题目数,p_i 为答对 i 题的人数的比例,q_i 为答错 i 题的人数的比例,S_X^2 为测验总分的变异。此公式是由库德(G. F. Kuder)和理查德逊(M. W. Richardson)于 1937 年提出的,仅适用于(0、1)计分的测验。

2. KR_{21} 公式:

$$r_{XX} = [K/(K-1)][1-(\sum \bar{p}\,\bar{q})/S_X^2]$$

其中,各个指标含义与 KR_{20} 同,只是 $\bar{p}$ 和 $\bar{q}$ 分别表示题目的平均通过率和平均失败率。此公式只有当题目的难度接近时才适用。

3. 克龙巴赫 α 系数:

$$\alpha = [K/(K-1)][1-(\sum S_i^2)/S_X^2]$$

其中,S_i^2 表示所有被试在第 i 题的分数变异,其余指标的含义与上述公式相同。此公式是由克龙巴赫(Cronbach)提出的,可以处理任何测验的内部一致性系数的计算问题。实际上 KR_{20} 和 KR_{21} 只是 α 系数的特例,因为在(0、1)计分时有 $\sum S_i^2 = \sum p_i q_i$。

α 值的计算一般按下述步骤进行:①按一定要求抽取 n 个被试的试卷,首先计算出这几个人测验总分的方差 S_X^2。②这几个人在每一题上都会有一个得分,分别求出这几个人在每道题上得分的方差 S_i^2($i=1,2,3,\cdots,k$),并求 $\sum S_i^2$ 的值。③按克龙巴赫 α 系数公式计算出 α 的值。

一般认为克朗巴赫 α 系数大于 0.7 即可表明量表内容的一致性较好。此外,α 值还是所有可能分半信度的平均值,它只是测量信度的下限的一个估计值。即 α 值越大,必有测量信度高;但 α 值小时,却不能断定测量信度不高。

当测验是单维度时, α 系数等于测验方差中由共同因素所解释的部分。如果一个测验内容上具有多个维度,但维度间相关很高,整个测验的方差由共同因素所解释的部分,就比测验单维时解释得更多, α 系数低估了共同因素的方差,但低估的程度不大。α 系数为所有共同因素解释的测验变异的下限,为第一个共同因素解释的测验变异的上限。因此当总变异大部分可由第一个因素解释时, α 是第一个共同因素解释方差比例的近似估计。因此,测验是单维度时, α 既可用来表示测验的信度,也可测量测验的内部一致性程度。而当测验包含几个不同维度时,用 α 系数可表示测验的信度,但用来说明测验是否同质就不可靠了。所以,在应用 α 系数来解释测验的信度时,应满足 α 系数使用的前提条件,即应先假设测验满足同质性后,才能用 α 系数描述同质性程度的高低, α 系数越大表示测验同质性越高;当不知道测验是否同质时,就根据 α 系数的高低来确定测验同质性的高低是不可行的。因为从 1951 年 Cronbach 提出 α 系数时看, α 系数本身并不能用于描述测验结构是否具有单一结构这一特点。

很多研究指出 α 系数的应用局限性。侯杰泰就 α 系数与测验题目的同质性的关系进行了研究,得出"度向数目与 α 值并无一一对应关系"的结论。这一结论说明了 α 系数受到多种因素的影响,同时也说明用 α 系数描述测验的同质性在解释上很容易犯错误。吴瑞屯就测验的项目数、各题共变关系与各题变异数差异情况对 α 系数的影响进行了研究,进一步说明影响 α 系数的多因素性及 α 系数与测验维度间的关系。Trevino 证明只有在测验的项目数为偶数时, α 系数是该问卷所有可能分半信度的平均值的结论成立,当测验的项目数为奇数时, α 系数可能大于分半信度的上限。

Guttman 认为 λ 系数作为信度的下限至少和 α 系数一样好。当测验题目有负相关时,这一系数特别有用,因为此时 α 系数可能为负。近来,有人提出用结构方程原理或者 λ 系数对同质性测验信度进行估计。其中, λ 系数的应用优势更为突出。

4. 荷伊特信度

1941 年荷伊特(C. Hoyt)提出用方差分量比来描述测验内部一致性的方法。它适用于难度测验,而不适用于速度测验,所有内部一致性程度都会高估速度测验的信度。适用于同质性测验,而不适用于异质性测验。

同质性信度主要受两方面变异的影响:①测验内容的同质性。②所研究的行为的同质性。

并不是所有的心理测验都要求较高的同质性信度。在什么情况下需要考察题目的同质性,取决于测验目的。一般来说,用于预测的测验或学绩测验可以不考虑同质性。而在提出或验证某种心理学理论的构想和假设时,就要求对所研究的心理特征或构想作出"纯粹"的测量,否则就不能对测验分数作出一个意义明确的推论。也就是说,同质性信度是发展心理学理论所必需的。

参考文献

[1]　安妮·安娜斯塔西,苏珊娜·厄比纳．心理测验．缪小春,竺培梁,译．杭州:浙江教育出版

社，2001.

[2] 马文军,潘波. 问卷的信度和效度以及如何用 SAS 软件分析. 中国卫生统计,2000,17(6):364—365.

[3] Cronbach LE. Coefficient Alpha and the Internal Structure of Tests. Psychometrika, 1951,16:297—334.

[5] 侯杰泰. 信度与度向性:高 alpha 量表不一定是单度向. 香港教育学报,1995,23(1):135—146.

[6] 吴瑞屯. 影响 α 内部一致性系数的因素. 中华心理学刊,1996,38(1):51—59.

[7] Trevino LK,Butterfield K D, McCabe DL. The ethical context in organizations:influences on employee attitudes and behaviors. Business Ethics Quarterly,1998,8 (3):447—476.

[8] Wimbush JC, Shepard JM, Markham SE. An empirical examination of the multi—dimensionality of ethical climate in organizations. Journal of Business Ethics, 1997,16(1):67—77.

[9] 刘红云. α 系数与测验的同质性. 心理科学,2008,31(1):185—188.

（侯永梅）

评分者信度

　　评分者信度(scorer reliability)指多个评分者给同一批被试的试卷进行评定时的一致性程度。在心理与教育测量工作中,客观题的评分很少出现误差(如机器阅卷),但主观题的评分常常会造成误差。这种主观评分导致的误差有两种情况:一种误差存在于单个评分员内部。以作文考试为例,某评分员在连续评阅了多份写得较差的作文后,在评阅一份中等水平的作文时也常常会给该作文一个可能不应该有的高分;在连续多天的阅卷过程中,评分员在开始和结尾阶段所执行的评分标准也可能不一致。考察评分员内部评分的一致性,称为评分员内信度(intra-rater reliability)。另一种误差存在于评分员之间,考察评分员之间评分的一致性,称为评分员间信度(inter-rater reliability)。在许多测量和评价实践中,需要不同的评分员对同一测验任务进行评分,评分员在掌握评分标准方面的误差往往影响评分的一致性,这方面误差可能是评分员之间掌握评分的宽松和严厉程度不一致,也可能是对分数构成的方面重视程度不一样。

　　评分者信度的估计方法通常是随机抽取相当份数的答卷,由至少两位受过训练的独立评分者按记分规则分别打分,再求每份答卷评判分数的一致性程度。几个评分员的评分一致性越高则评分者信度越高。具体的计算方法可以分为两类,一类是基于经典测量理论的方法,另一类是基于概化理论和项目反应理论的方法。第二类方法将在后面的条目中介绍,本词条只介绍经典测试理论内的相关方法。如果是两个评分员对同一试题或任务进行评分,这种相关系数的计算可以用斯皮尔曼相关系数法(Spearman correction coefficient)、Kappa 系数法（Kappa coefficient）、列联系数法，也可以采用 Pearson 积差相关方法。见表 1。

表 1 两位评分者信度的计算方法比较

方法	计算公式	适用范围
斯皮尔曼相关系数法	$r_R = 1 - \dfrac{6\sum D^2}{n(n^2-1)}$	应用范围较广。两个总体不一定是正态分布，样本容量也不一定大于 30。适用于两个变量（或其中一个）的原始资料是等级资料的情况，或难以判断资料的总体属于哪种分布
Kappa 系数法	$K = \dfrac{P_o - P_c}{1 - P_c}$	适用于定性资料
列联系数法	$C = \sqrt{\dfrac{\chi^2}{N + \chi^2}}$	适用于两个评分者的评分结果不只分为两个类别时的名义变量（nominal variance）。一些研究人员建议列此法适用于 5×5 或以上的表格，否则计算结果低估了相关程度
Pearson 积差相关法	$R = \dfrac{\sum (x - \bar{x})(y - \bar{y})}{\sum (x - \bar{x})^2 \sum (y - \bar{y})^2}$	适用于等距变量

当评分者人数多于 2 个时，评分者信度可用肯德尔和谐系数进行估计。其基本公式为：

$$W = 12\left[\left(\sum R_i^2\right) - \left(\sum R_i\right)^2 / N\right] / \left[K^2(N^3 - N)\right]$$

其中，K 是评分者人数，N 是被评的对象数（通常是考生数，每个考生一份试卷），Ri 是第 i 个被评对象（考卷）被评的水平等级之和。

当评分者（K）为 3～20 人，被评对象（考卷 N）为 3～7 个时，信度是否合乎要求可直接查 W 表检验。当实际计算的 W 值大于表中的相应值时，说明评分所得的信度高。

若被试对象多于 7 个，则可计算 χ^2 值，作 χ^2 检验，$\chi^2 = K(N-1)W$，$df = N-1$。

若评分中有相同等级出现，则要使用以下公式求 W 值：

$$W = 12\left[\sum R_i^2 - \left(\sum R_i\right)^2 / N\right] / \left[K^2(N^3 - N) - K\sum\sum(N^3 - N)/12\right]$$

其中，N 为相同等级的个数，其他指标与上含义相同。

评分员越多，评分的整体信度越高，这是心理测验评分者信度检验的通用原则。一般要求在成对的、受过训练的评分者之间的平均一致性达到 0.90 以上，才认为评分是客观的。

此外，当评分员是三人或更多人数时，我们本来可以使用克龙巴赫 α 系数来方便地估计评分员间的信度 但是 α 系数受到诸多因素的影响：一是考生的人数多少（反映为题目的多少）可能影响 α 系数的大小；二是 α 估计所要求的一些条件没有满足时，可能过高或过低估计信度：当题目之间不等值（主要指均值和标准差）时，过低估计信度；当题目之间互相不独立时，可能过高估计信度。另外，可以通过相关矩阵的方式，反映评分员之间的稳定性。但是，假设某两个评分员对考生的评分，在大小顺序上很一致（例如，一组评分为 4、5、6、7，而另一组评分为 2、3、4、5），而两组分数的平均数相差较大（前一组为 5.5，后一组为 3.5）时，会导致很高的相关系数（等级相关系数为 1.00），但却没有准确反映评分员间的一致性程度。再者，尽管相关矩阵可以分别提供每两个评分员之间评分的相关联程度，但不能提供所有评分员之间评分的整体一致性程度。

多系列相关分析法可以弥补上述两个方法的不足。该方法既使用了评分员之间的相关系数，又对这些相关系数进行了处理。处理包括计算所有相关系数的平均数和对相关系数进行费希尔转换（Fisher）Z 转换。转换的原因是相关系数本身不是等距数据（interval）。另外，还要使用斯皮尔曼—布郎矫正公式来调整相关系数的平均值。这样处理的目的是使最后的信度估计能够反映参与评分人员的数量与全部评分员整体信度的关系。

这种方法要求评分员的评分为连续型数字形式（而不是字符或其他格式），数据格式在统计软件或数据库软件中体现为行和列的对应，比如，行为考生个案（case），列为评分员。数据的分析可以分为四步进行。首先，计算所有评分员评分分数的相关矩阵。其次，在统计学书上查 r 值的 Zr 转换表，把相关矩阵中相关系数一一换成它们对应的 Z 值，并求出 Z 值的平均数。具体办法是把所有 Z 值相加，然后除以 Z 值的个数。第三步是把 Z 值的平均数代入斯皮尔曼—布郎矫正公式，对平均的 Z 系数进行调整。最后，把经过调整的平均 Z 值，再通过查 r 值的 Zr 转换表还原为 r 相关系数。这样计算出来的 r 相关系数就是多个评分员的整体评分信度。

我们可以用表 2 来比较肯德尔和谐系数、克龙巴赫 α 和多系列相关分析这三条公式的特点。

表 2　肯德尔和谐系数、克龙巴赫 α 和多系列相关的比较

方法	计算公式或步骤	适用范围
肯德尔和谐系数	$$W = \frac{\sum_{i=1}^{n} R_i^2 - (\sum_{i=1}^{n} R_i)^2 / N}{K^2(N^3 - N)/12}$$	等级资料
克龙巴赫 α	$$\alpha = \frac{K}{K-1}\left(1 - \frac{\sum S_i^2}{S_x^2}\right)$$	连续性数据
多系列相关分析	①计算所有评分者评定的分数的相关矩阵； ②将相关矩阵中相关系数转换成对应的 Z 值，并求出 Z 值的平均数； ③用 Spearman-Brown 校正公式计算； ④将校正后的平均 Z 值还原为相关系数。	连续性数据

在运用以上方法计算评分者信度时,可以采用两组或以上评分者的评分结果,这些结果被视为平行测量的结果;或者是同一评分者相隔一段时间的重复评分结果。在数据收集时的要求有:①不同评分者进行评分时要相互独立;②如果是同一评分者,第二次评分的顺序最好与第一次不同,而且第二次评分结果应该与第一次评分结果相互独立。

经典测量理论估计评分者信度有一定缺陷,首先同一份资料有时可以求出多个不同的信度系数值,不同的信度系数估计值之间也没有清楚的理论关系,不能确定哪个是"真"信度值。其次,经典测量理论定义的信度估计方法判断的是评分者之间的相对一致性,而不能反映测量中可能存在的系统误差。估计信度系数值时主要依据表面观察值,没有深入考虑误差的来源及各自产生误差的大小,只是求出一个单一的信度系数,结果很笼统,各种估计信度的方式只是测量误差中的一种或几种,只是整个测量误差中的一部分,不能将不同方面引起的信度变化反映出来。经典测量理论估计评分者信度的方法都是从平行测验的观念出发,实质上都是求取相关系数。以相关系数估计信度,但是不能简单说相关越高,信度越大。最后,经典测量理论的假设,比如误差完全独立、平行测验等等,都过于理想化,在实际操作时很难满足。

经典测量理论信度估计的这些缺陷,是由其理论基础决定的,很难自我改进,概化理论(Generalizability Theory,GT)和多侧面 Rasch 测量(multi－facet Rasch measurement)对这些不足均有所改进。

参考文献

[1] Bagozzi RP, Philips LW. Representing and testing organizational theories: A holistic construal. Administrative Science Quarterly,1982,27(3):459－489.

[2] Anderson JC, Gerbing DW. Structural equation modeling in practice: A review and recommended two－step approach. Psychological Bulletin,1988,103(3):411－423.

[3] Bachman LF. Fundamental Considerations in Language Testing. Oxford:Oxford University Press, 1990:177－181.

[4] Aiken LR. 心理问卷与调查表:民意调查与人格评估. 张厚粲,译. 北京:中国轻工业出版社, 2002:160－161.

[5] 安妮·安娜斯塔西,苏珊娜·厄比纳. 心理测验. 缪小春,竺培梁,译. 杭州:浙江教育出版社,2001.

[6] 王孝玲. 教育统计学. 修订版. 上海:华东师范大学出版社,1993:273－277.

[7] 黄广扬. 教育测量与评价. 上海:华东师范大学出版社,2002:56－58.

[8] Ebel RL. Essentials of Educational measurement. 3th ed. Englewood Cliffs, Oxford:Pretice-Hall, 1979:29－30.

[9] Lynch BK. Language Assessment and Programme Evaluation. Edinburgh:Edinburgh University Press,2003:87－89.

(侯永梅)

效　度

效度(validity)即有效性,它是指测量工具或手段能够准确测出所需测量的事物的程度。在心理测量中,它所要回答的基本问题是:一个测验测量什么特性? 它对所要测量的特性测得有多准? 效度是科学测量工具最重要的必备条件。测量结果与要考察的内容越吻合,则效度越高;反之,则效度越低。

关于效度,我们要侧重理解以下三点:

1. 效度是一个相对概念。这种相对性表现在两个方面:①效度是相对于一定的测量目的而言的。因为效度是指实测结果与所要测查的特质之间的吻合一致性程度,因此,一个测验或量表是否有效主要看它是否达到了测量的目的。测量某一特质有效的量表,若用它来测量另一种特质,则可能是无效或效度极低。②心理特质是较隐蔽的特性,只能通过个体的行为表现来进行推测,因此,心理测量不可能达到百分之百的准确,而只能达到某种程度上的准确。不过由于任何一个量表的编制都有其目的,所以在正常情况下,一个量表的效度也不会为零。

2. 效度是测量的随机误差和系统误差的综合反映。当一个测量的随机误差较大时,实测结果当然会偏离真值,造成结果不准确。如果测量中还存在系统误差,则系统误差也会加大测量误差。无论出现哪种情况,也无论是否两种误差都存在,只要出现测量误差,测量的效度必受影响。

3. 判断一个测量是否有效要从多方面搜集证据。心理特性是我们要测的东西,是未知的,通常也是比较抽象和隐蔽的。因此,不能把它直接拿来与结果比较,而必须先从多种角度把这种特性描述清楚。由于描述心理特性的角度可以是理论上的,也可以是时间上的,途径很多,因此,获取测量效度的途径也是多样的。

在测量理论中,效度被定义为:在一组测量中,与测量目的有关的真实变异数(由所要测量的变因引起的有效变异)与总变异数(实得变异数)的比率,即:效度 $= S_V^2/S_X^2 = R_{XY}^2$。这里 R_{XY}^2 代表测量的效度系数,S_V^2 代表有效变异数,S_X^2 代表总变异数。上述公式表明,在一组测验分数中,有多大比例的变异是由测验所要测量的变因引起的。和信度一样,效度也是指一个测量的特性,也是一个构想概念。

由于测量效度是就测量结果达到测量目的的程度而言的,所以测量效度的估计在很大程度上取决于人们对测量目的的解释,因此也就有了内容效度、结构效度和实证效度之说。

严格地说,凡是与测量目的有关的、稳定的和不稳定的变异来源都会影响测量的效度。因此,测验的取材、测验长度、试题的区分度、难度、编排方式、施测程序,以及被试的反应情况(被试的兴趣、动机、情绪、态度和身心健康状况)、阅卷评分、分数的转换与解释等一切与测量有关的环节都可能影响测量的效度。其中,掩饰或作假是最影响测量效度也是最令量表编制者伤脑筋的问题。为了解决这个难题,通常有以下几种办法:一是尽可能采用价值取向不明显的中性题目(如 16PF),二是采用强迫选择法编制题目(如EPPS),三是采用测谎题以发现回答不真实的受测者(如 MMPI)。此外,还可在指导语中强调保密原则;若只是做研究,也可匿名作答,以消除受测者的顾虑。

要想提高测量效度,就必须设法控制随机误差、减小系统误差,同时,还要选择好特别恰当的效标,把效度系数准确地计算出来。具体来说,下述方法能提高测量效度:

1. 精心编制测验量表,避免出现较大的系统误差。这就要求题目样本要能较好地代表欲测验的内容或结构,要避免出现题目偏倚。同时,题目的难易程度、区分度也要恰当,题目的数量也要适中。

2. 妥善组织测验,控制随机误差。在测验实施过程中,系统误差一般不太明显,但随机误差却有可能失控。这就要求测验实施者一定要严格按手册指导语进行操作,要尽量减少无关因素的干扰。

3. 创设标准的应试情境,让每个被试都能发挥正常的水平。让被试调整好应试心态,让他们从心理上、生理上、学识上等做好应有的准备。否则,焦虑因素和其他无关因素影响过大,必然会降低测量效度,测不到欲测的内容或结构。

4. 选好正确的效标,定好恰当的效标测量,正确地使用有关公式。在评价一个测验是否有效时,效标的选择是一个重要方面。假若所选效标不当,或所选效标无法量化,就很难正确地估计出测量的实证效度,如果效标及效标测量都合乎要求,则公式的选择是影响效度估计的另一重要方面。

参考文献

[1] Spreitzer G M. Psychological empowerment in the workplace: Dimensions, measurement, and validation. Academy of Management Journal, 1995,38(5):1442-1465.

[2] 安妮·安娜斯塔西,苏珊娜·厄比纳. 心理测验. 缪小春,竺培梁,译. 杭州:浙江教育出版社,2001.

[3] 宋专茂. 心理健康测量.2 版. 广州:暨南大学出版社,2005.

[4] 金愈. 心理测量:历史、概述与应用.4 版. 北京:北京大学出版社,2005.

(侯永梅)

内容效度

内容效度(content validity)是指项目对欲测的内容或行为范围取样的适当程度。其目的是要评估测验题目是否能够充分代表所要测量的内容范围,即测验题目对有关内容或行为范围取样的适当性,它所关注的是测验的内容方面。

内容效度较为适于评价教育成就测验和职业选拔测验。在这种测验中,测验内容应是知识、技能和实际工作的代表性样本。内容效度不仅是评价教育成就测验和职业选拔测验的较好方法,而且也是编制任何测验都应加以考虑的基本方面。内容效度对标准参照测验更为重要,因为在标准参照测验中我们主要关心的是被试对一定范围内的知识、技能掌握得如何。

另一方面,对于能力倾向测验和人格测验,内容效度分析通常是不合适的,甚至可能被误解。虽然在开始编制任何测验时,都应该考虑内容的恰当性和代表性。但是能力倾向测验或人格测验的最终效度分析,需要用效标效度加以证实。因为与成就测验不同,能力倾向测验和人格测验不是根据指定的教学课程或统一的经验来抽取测验内容。在能力倾向测验和人格测验中,对相同的测验项目作出反应时,被试所使用的作业方法或心理过程可能大不相同,同一个测验可能测量不同个体的不同机能。这样,我们不可能从检查测验内容来确定测验所测量的心理机能。例如,大学生可能以言语或数学能力来解答某个问题,而机械工则以空间想象能力得出相同的解答。又如,某个测验用于中学一年级学生时是测量其算术推理能力,用于大学生时仅仅测量其计算速度的个体差异。由此可见,比起成就测验来,能力倾向测验和人格测验所取样的行为领域的内在相似性更低一些。所以,能力倾向测验和人格测验的内容只能显示某些假设,而这种假设可以指导测验编制者去选择某种内容来测量规定的特质。

内容效度的局限性主要是缺乏可靠的数量指标,因而妨碍了各测验间的相互比较。

一个测验要具备较好的内容效度必须满足两个条件:

1. 要确定好内容范围,并使测验的全部项目均在此范围内。所谓内容范围可以是具体知识或技能,也可以是复杂行为。成就测验的主要目的在于测量学生的学习效果,因此特别重视内容效度。

2. 测验项目应是已界定的内容范围的代表性样本。换句话说,就是选出的项目能包含所测的内容范围的主要方面,并且使各部分项目所占比例适当。具体做法是对内容范围进行系统分析,将该范围划分为具体纲目,并对每个纲目作适当加权,然后根据权重,从每个纲目中随机取样。

内容效度的评估方法:

1. 专家判断法:为了确定一个测验是否有良好的内容效度,最常用的方法是请有关专家对测验题目与原定内容的符合性作出判断,看测验的题目是否代表规定的内容,这是一种定性分析的方法,也称为"逻辑效度"。对于成就测验来说,学科专家要先对教学大纲或教材有全面了解,然后与测验题目进行系统比较,看题目是否能代表所规定的内容。具体方法步骤如下:①定义好内容总体,并描绘出有关知识与技能的轮廓;②划分细纲目,并根据重要性规划好各个纲目的加权比例,作出尽可能详细的描述;③确定每道题所测的知识与技能,将自己的分类与测验编制者的纲目作比较;④制订评定量表,从各方面对测验作出评定。

2. 复本法:克伦巴赫认为,内容效度可由一组被试在取自同样内容范围的两个测验复本上得分的相关来作数量上的估计。如果相关低则说明两个测验中至少有一个缺乏内容效度,但无法确定究竟哪一个缺乏内容效度。当相关性高时,一般推论两个测验都具有内容效度,但也可能出现两个测验有相同偏差的情况。

3. 再测法:先将测验施测于某一组被试,由于被试对测验内容了解甚少,因而得分较低,然后对他们进行教学训练,结束时再测一次,如果成绩提高很大,则说明测验对于教学具有较高的内容效度。

4. 经验推测法:即通过实践来检验效度。不同的被试团体在测验上的得分和对每题的反应存在较大差异,一般说,高年级比低年级的水平要高,如果总分和题目的通过率随着年级而增高,则说明测验对于教学具有内容效度。

参考文献

[1] 柳青. 量表研制与量表资料的统计分析方法//孙振球. 医学统计学. 2版,北京:人民卫生出版社,2005:529—547.

[2] 巫秀美,倪宗瓒. 因子分析在问卷中信度效度评价的应用. 中国慢性病预防与控制,1998,6(1):28—31.

[3] Polit DF, Beck CT. The content validity index: Are you sure you know what's being reported? Critique and recommendations. Research in Nursing & Health, 2006, 29(5):489—497.

[4] Lynn MR. Determination and quantification of content validity. Nursing Research,1986,35(6):382—385.

[5] Waltz CF,Strickland OL,Lenz ER. Measurement in nursing and health research. New York:Springer Publishing Company,2005:137—194.

[6] Grant JS,Davis LL. Focus on quantitative methods selection and use of content experts for instrument development. Research in Nursing & Health,1997,20(3):269—274.

(侯永梅)

表面效度

表面效度(face validity)是指试卷表面形式的可信度和公众对考试的接受程度(Ingram,1977)。表面效度不能算是一种真正的效度,它指的是外行人员(参加测验者、决定采用测验的管理人员,以及其他未经专门训练的旁观者)从表面上看来一个测验或量表是否是测量某种心理特质的有效工具,或者说受测者是否能看出量表所测的是什么。

表面效度影响友好关系和公众关系,进而影响公众对考试的接受程度(Ingram,1977)、测试动机和努力程度(Heaton,2000),如果受试者没有表现出对试卷的兴趣或者缺乏自信,他们就不会认真地对待考试,他们在考试中的表现也就不能真实地反映他们的能力。相反,如果受试人对考试有很强的信心,他们就会更加努力地发挥自己的能力,这有助于激发学生的学习动机。从这个角度上看,表面效度本身也是一种合乎需要的测验特征。例如,一些测验最初为儿童设计,一旦首次扩大为成人使用,它们常常由于缺乏表面效度而遭到反对和批评。毫无疑问,如果测验内容看起来不相干、不合适,或者愚蠢、幼稚等,其结果必然是被试不合作,而不管测验的实际效度如何。特别在成人测验中,表面效度和客观效度都是必需的。

表面效度的评估可以通过下述方法进行:选择若干位经验丰富的被测领域的从业人员(或者目标研究人群),让他们按照量表主题和各因子的定义,对各个构成因子与其描述内容之间的一致程度,按照等级评分法进行分析。如“0”代表该条目与主题一点都不相关;“1”代表该条目必须经过修改否则不能与主题相关;“2”代表该条目与主题相关但是仍然需要改动;“3”代表该条目与主题非常相关,从而对问卷的表面效度作出评估。“非常相关”及“相关但仍需改动”的条目数占总条目数的比例越高,说明表面效度越好。

提高表面效度的方法是修改测验项目措辞,使之在应用测验的特定情境中看起来相关或合理。例如,如果编制一个用于音乐人才的简单逻辑推理测验,应该以音乐专业用语来表述项目,而不要用“正方形的对角线有什么特点”或其他传统教科书中的问题。需要注意的是,为了改进测验的表面效度而修改测验时,不一定会改变测验的客观效度。我们应直接检查测验的最后形式以确定其客观效度。

表面效度与内容效度在概念的表述上有相似之处,但两者并不是同一概念,它们之间的关系如下:表面效度是由外行对测验作表面上的检查确定的,它不反映测验实际测量的东西,只是指测验表面上看来好像是所要测的东西;内容效度是由够资格的判断者(专家)详尽地、系统地对测验作评价建立的。虽然二者都是根据测验内容作出的主观判断,但判断的标准不同。前者只考虑题目与测量目的之间的明显的、直接的关系,后者则考虑到题目与测量目的和内容总体之间逻辑的微妙关系。不同的测验所要求的表面效度不同:能力测验或学绩测验等最高作为测验通常要求有较高的表面效度,以使被试有较强的动机,尽最大努力去完成;典型行为测验要求有较低的表面效度,如果被试很容易从测验题目看出测验的目的,就可能产生反应偏差;智力测验表面效度高,人格测验的表面效度低。

参考文献

[1] 安妮·安娜斯塔西,苏珊娜·厄比纳. 心理测验. 缪小春,竺培梁,译. 杭州:浙江教育出版社,2001.
[2] 李秋洁,孙宁,胡浩,等. 中文版工作有效条件问卷－Ⅱ的建立. 护理学杂志,2007,22(19):1-4.
[3] Anastsi A,Urbina S. Psychological Testing. 7th ed. New Jersey:Prentics-hall, 1997.

(侯永梅)

效标关联效度

　　效标效度(criterion-related validity)又称为准则效度,是以测验分数和效标之间的相关系数来表示测验效度的高低。所谓效标,即衡量测验有效性的参照标准,指的是可以直接而且独立测量的我们感兴趣的行为。效标可以分为两个层次,其一是理论水平的观念效标,其二是操作定义水平的效标测量。由于这种效度是看测验对效标预测如何,所以叫效标效度。这种效度需在实践中检验,所以又称为实证效标;根据效标资料是否与测验分数同时获得,可分为同时效度和预测效度。前者指效标资料在与测验分数大致相同的时间获得,后者指效标资料在与测验相隔一定的时间之后获得。同时效度和预测效度意义上的差异,不仅来源于时间,更重要是来自测验的目的。前者与用来诊断现状的测验有关,如教师的评定或学生成绩同测验分数的相关;后者与预测将来结果的测验有关,如就业后的工作成绩同测验分数的相关。

　　"预测效度"一般用于人员的选拔和分类的测验,例如,招聘人员、专业学校的招生选拔、分配军事人员参加职业培训等,在分类决策中都需要了解测验的预测效度,此外,使用测验来筛选在恶劣环境中可能产生情绪障碍的报考者,或者辨认最可能得益于某特定治疗的精神疾病患者,也需要应用效标效度。

　　有时,只能用同时效度分析作为预测效度分析的替代品。因为经过一段时间后再建立预测效度,或者事先选择一个适合于测验目的的样本,往往都是行不通的。作为折衷的解决办法,可以对已有效标资料的团体实施测验。例如,可以把大学生的测验分数与他们测验时的学科平均成绩相比较,或者把员工的测验分数与他们当前的工作成功相比较。

　　另外,当我们需要对现在的状态作出诊断时,就只能使用同时效度分析。

　　计算效标效度常用的统计方法是计算目标测量与效标两者在测量结果之间的相关系数,如果相关系数在 $0.14 \sim 0.18$,则认为效标效度比较理想。然而,这种相关分析的前提是变量应该是连续且成正态分布的两个变量。但在心理测量量表效标效度的评价中,往往是每个量表均由多个维度组成,这样就有多个变量,两个量表的这种相关性,不是两个变量的相关性,而应该是两组变量的相关性,因此简单相关分析在理论上似乎并不能完成这种任务。为了解决上述简单相关分析在理论上存在的问题,1936 年 Hotelling 提出了典型相关分析(canonical correlation analysis)的概念及其算法。典型相关分析是根据变量间的相关关系,寻找几个简单的综合变量 实际观察变量的线性组合,替代关系复杂的观察变量,将两组变量的关系集中到少数几个综合变量的关系上。该方法的逻辑是通过建立典型变式或组合，即观测变量加权而将自变量组与因变量组关联起来，使典型变式能最大限度地代表两变量组的共变关系。这样，典型相关分析能揭示两组变量之间的内在关系，可以更加深刻地反映两组变量之间的相关情况，所得到的典型相关对可以反映两组变量间相互关系的绝大部分信息。

效标关联效度预测的指标与实际中的一些指标有联系，有助于实际问题的解决和决策。例如，升学和职业辅导，人力资源管理等领域都有大量的应用；另一方面，我们在研制新的量表时，也可以用这个新量表与已经被证明是效度较高的量表结合起来研究，探索新的变量与其他变量的关系。

在使用效标关联效度时，要防止效标污染（criterion contamination），也就是预防测验分数本身影响个体的效标成绩。例如，如果大学教师或工厂管理人员知道某人在一项能力倾向测验上得分很低，这类消息可能会影响他对该学生或该员工整体学业成绩或整体业绩的评定。因此，为了防止这类误差的作用，绝对不能让参加效标评定的人员知道被试的测验分数。出于这种原因，"对测验进行检验"时使用的测验分数必须严格保密。

一个测验有多少种具体用途，就可以根据多少种效标进行效度分析。评定任何情境中行为的任何方法，都为某种特定的目的提供一种效标度量。不过，测验手册中所报告的进行效度分析时应用的效标，可以分为几种常用类型。对智力测验进行效度分析时最常用的一种效标是学业成就（academic achievement），具体指标包括在校成绩、成就测验分数、升级或毕业记录、某种荣誉或奖励，以及教师对学生的"智力"评定等；在编制特殊能力倾向测验时，常用的效标是特殊训练课程的成绩；实际工作表现（job performance）的追踪记录。这种效标在某种程度上可用于对一般智力测验和人格测验进行效度分析，或者对特殊能力测验进行效度分析和对用于具体工作的专门化测验进行效度分析；精神病诊断（根据长期的观察和详尽的个案史，而不是仓促的会谈或检查）是人格测试令人满意的效标；而在各种目的的测试中，新测验同先前已有的权威测验的相关性，也是可靠的效标。

效标预测效度常用于局部效度的研究，即评价一个测验适用于一个具体计划的有效性。例如，某公司希望评价某个选拔应聘人员的测验。因此，效标预测效度最好被描述为一个测验适用于指定目的时的实际效度。这样，就出现了具体测验的效度是否可以概化到不同情境这一问题。例如，最初人们发现标准化能力倾向测验和大体类似的工作成绩之间的相关不显著，也就是两者的效度系数大不相同（Ghiselli，1959，1966）。当采用学校中不同课程的成绩作为效标时，同样可以观察到这种效度系数的差异（C. K. Bennett，Seashore & Wesman，1984）。究其原因，是由于样本太小，效标不可靠和受聘人员样本分布范围有限造成的。当采用足够大的样本量结合元分析这一统计方法来评估预测工具的效标特征时，发现具体测验的效度可以在一定程度上概化到不同情境。

参考文献

[1] 曲成毅. 心理测验的编制与心理测量学分析. 中华流行病学杂志，2006，27(5)：441—455.
[2] 方积乾. 医学统计学与电脑实验. 3 版. 上海：上海科学技术出版社，2006：440.
[3] Hotelling H. Relations between Two Sets of Variates. Biometrika，1936，28(3/4)：321—377.

［4］　郭庆科,单志艳．典型相关分析与测验效度的验证．教育科学,2004,20(6)：47—49.

［5］　安妮·安娜斯塔西,苏珊娜·厄比纳．心理测验．缪小春,竺培梁,译．杭州:浙江教育出版社,2001.

［6］　Pulakos ED,Schmitt N. An evaluation of two strategies for reducing adverse impact on their effects on criterion-related validity. Human Performance,1996,9(3):241—258.

（侯永梅）

结构效度

　　结构(构想)效度(construct validity)即测验能够测量到理论上的构想或特质的程度,或者说测验的结果是否能证实或解释某一理论的假设、术语或构想。解释的程度如何,是指实验与理论之间的一致性,即实验是否真正测量到假设(构造)的理论。

　　结构效度的概念最初是由美国心理学会(American Psychological Association,APA)、美国教育研究协会(American Education Research Association,AERA)和美国国家教育测量协会(National Council of Measurement in Education,NCME)(1954)联合委员会提出,发表于《心理测验和诊断技术的技术建议》,本意是当测验者所测属性没有确定的标准测量,而必须使用间接的测量来证实理论有效性的时候使用。结构效度的出现,是自比奈发明智力测验以来,心理测验领域中最为显著的变革,它标志着测验将和历史传统与实用传统彻底决裂,而且至今仍以显著的方式改变着心理测验领域。

　　根据定义,可以得知结构效度具有如下一些特点:

　　1. 结构效度的大小首先取决于事先假定的心理特质理论。要使得关于某一特质测验的结构效度的研究结果可以进行比较,则对于该特质的假设和定义就应该相同。否则,不能进行比较。

　　2. 由于有可能出现理论假设不成立,或该试验设计不能对该假设作出适当的检验等情况,因此当实际测量的资料无法证实我们的理论假设时,并不一定就表明该测验结构效度不高。

　　3. 结构效度是通过测量什么和不测量什么的证据累加起来给以确定的,因而不可能有单一的数量指标来描述结构效度。

　　结构效度主要用于智力测验、人格特质测验等一些心理测验方面。例如用于学业能力倾向、机械问题理解、语言流畅性、焦虑或抑郁等特质的测试中。

　　结构效度的最大贡献是可以用来提出和验证假设,是发展心理学理论的重要研究工具。当然结构效度也有其明显的局限性,特别是当测验结果不能验证原来的构想时,我们不能确定是构想有错误,是测验本身缺乏内容效度,还是实验设计有问题。这说明结构效度发展还未完全成熟。

结构效度可以从测验编制者角度和使用者角度来确定。

1. 从测验编制者角度确定结构效度的方法:

(1)考察测验的内容效度。因为有些测验对所测内容或行为范围的定义或解释类似于理论构想的解释,所以内容效度高实质上也说明结构效度高。具体程序如下:① 确定维度相关性:计算各条目得分与其所在维度得分之间的相关系数,如果相关性较高(相关系数 r 均在 0.6 以上,P 值均小于 0.05),而与其他维度得分的相关性较小(P 值均大于 0.05),各维度得分与总分的相关性较大($r > 0.7$,P 值均小于 0.05)。②因子分析:按特征值大于或接近 1 提取初始因子,如果各初始因子的累积方差贡献率较高,说明整套量表的结构效度较高。

(2)通过计算测验的同质性信度的方法来检测结构效度。若有证据表明测验不同质,则可以断定该测验结构效度不高。

(3)利用相容效度法,考察新编制的测验与某个已知的能有效测量相同特质的测验之间的相关。若两者相关较高,则说明新测验有较高的效度。

(4)利用区分效度法,考察新编测验与某个已知的能有效测量不同的特质的旧测验间的相关。若两者相关较高,表明测到了其他心理特质,则新测验效度不高。

(5)对一组测验进行因素分析,找出影响测验的共同因素,每个测验在共同因素上的负荷量(即测验与各因素的相关)就是测验的因素效度,测验分数总变异中来自有关因素的比例就是该测验结构效度的指标。

(6)综合应用相容效度法和区分效度法,比如多特质—多方法矩阵,若用多种极不相同的方法测量同一种特质相关很高,或用极为相似的方法测量不同特质相关很低,则说明测量效度很高。若有多种特质都接受了多种方法的测量,就可以分别计算出任意两种方法测量同一种特质的相关和测量不同特质的相关,以及任意两种特质接受同一方法和不同方法的相关。

2. 从使用者角度确定结构效度的方法:

(1)分析被试答题的过程。若有证据表明某一题的作答除了反映所要测的特质外,还反映其他因素的影响,则说明该题没有较好地体现理论构想,该题的存在会降低结构效度。

(2)根据所要预测的效标的性质和种类来推断结构效度。有两种做法:其一,根据效标把人分为两类,考察其得分的差异。若两组人得分差异显著,则说明该测验有效,具有较高的结构效度。其二,根据测验得分把人分成高分组和低分组,考察这两组人在所测特质方面是否有差异。若两组人在所测特质方面差异显著,则说明该测验有效,具有较高的结构效度。

(3)实验法和观察法证实。观察实验前和实验后分数的差异是验证构思效度的方法。

最后我们可以通过这样的图示来更清晰地理解三种效度类型:

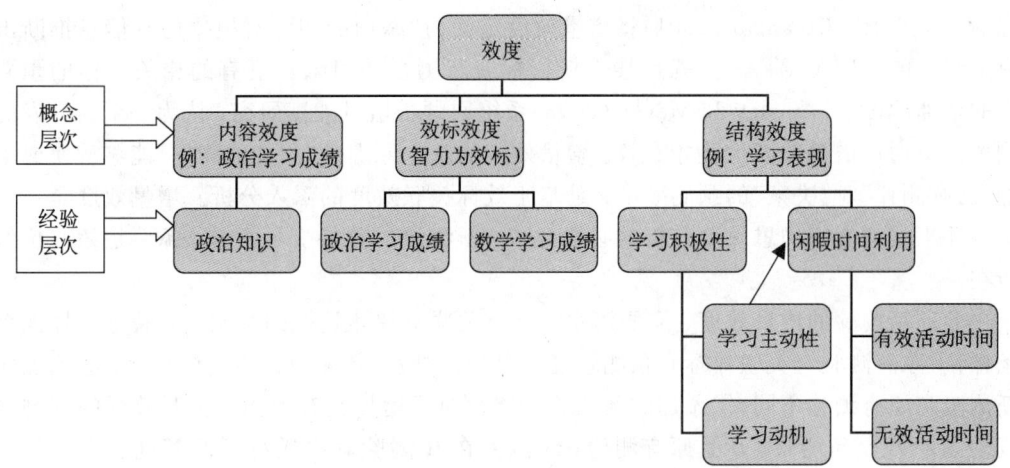

图 1 三种效度的内涵图示

参考文献

[1] Conway JM，Peneno GM. Comparing structured interview question types：construct validity and applicant reactions. Journal of Business and Psychology，1999,13(4)：485－506.

[2] Huffcutt AI，Conway JM，Roth PL，et al. Identification and meta-analytic assessment of psychological constructs measured in employment interviews. Journal of Applied Psychology，2001，86 (5)：897－913.

[3] 安妮·安娜斯塔西,苏珊娜·厄比纳. 心理测验. 缪小春，竺培梁，译. 杭州：浙江教育出版社，2001.

[4] Cronbach LJ，Meehl PE. Construct validity in psychological tests. Psychological Bulletin，1955，52(4)：281－302.

[5] Bachman LF. Fundamental considerations in Language Testing. Oxford：Oxford University Press，1990.

[6] 邹申. 语言测试. 上海：上海外语教育出版社，2005.

[7] Henning G. A Guide to Language Testing：Development，Evaluation and Research. 北京：外语教学与研究出版社，2001.

[8] 韩宝成. 结构方程模型及其在语言测试中的应用. 现代外语，2006，29(1)：78－86.

（侯永梅）

增量效度

增量效度(incremental validity)是测评效度理论的重要进展，也是人力资源评价研究的一个亮点。Colaman (2001)将增量效度定义为"添加的测验对根据已有信息推断出决策改善的程度"。简言之,就是某一新指标或新测量的引入对已有的相关指标的预测力的增加程度。Hunsley 和 Meyer (2003)系统回顾了增量效度研究,认为一个新开发的测评需要通过增量效度检验才有效。增量效度的基本原理是"添加的测评"能够替换或增加"已有测评"对"决策"的预测效度,是基于效标关联效度的深入分析。增量效度是一个新测评工具或者新构思效度分析的必要环节,新测评的独特变异贡献(ΔR^2)是核心价值所在。

验证新测验的增量效度,需要建立在已有关联测评和效标的基础上,满足这样四个条件:①原有测验对关联效标有预测效度;②原有测验与新测验并不完全独立;③添加的新测验与原有测验不同;④添加的新测验能够替换或增加原有测验对关联效标的预测效度。如果 A 是新测验,B 是原有测验,A 测验在 B 测验对 C 效标预测基础上有增量效度,那么二者对关联效标 C 之间的解释变异(R^2)之间有如下关系:

$$(R_A^2 + R_B^2) > R_{A+B}^2 > R_A^2 > 0$$

研究表明,一些主要的人事测评工具,如认知能力测验、个性测验等在独立使用时对面试决策结果都有效标关联效度,组合使用多种测评可以增加解释变异(R^2),更好地解释效标。因此,在人力资源评测中,常常通过新测验工具对认知测验或人格测验的增量检验,一方面为人力资源评价工具的组合问题提供实证支持,另一方面也可以通过分析增量效度的来源,为进一步明确人力资源评价测验的构思特征提供旁证。所以,认知能力测验在人力资源评测中占有相当重要的位置,其效度已经得到广泛的支持,常常在初步的筛选与评价阶段作为基本素质测验。例如,陈民科通过运用层次回归分析,发现公文筐测验对认知能力测验有增量效度:在解释任务组织与总体绩效上,单独的认知能力测验只能解释任务组织中 3.7% 的变异量、解释总体绩效的 2.5% 变异量,而导入公文筐测验后,对任务组织解释的变异量则增加了 8.7%,对总体绩效解释的变异量增加了 9.9%。公文筐测验与认知能力测验的组合可以解释任务组织的变异量与总体绩效的变异量都为 12.4%。也就是说,对于任务组织、总体绩效而言,公文筐测验对认知能力测验增量分别为 0.087 和 0.099,在 0.001 水平上达到了显著。Mershon & Gorsuch 也发现了使用 16PF 的主要因素在统计上和实践上对 16PF 的 6 个大因素(R)都有显著的增量效度。

增量效度的实践意义在于检验有无必要增加一个新测评的重要指标,也是分析单个测评在人事选拔手段组合使用时有效性的重要指标。例如:刘海鹰选择个体特质因素和环境变量因子来预测大学生的个体创业意向。分析结果显示环境因素对预测个体创业意向有增量效度,即能够在个体特质水平之外解释更多的个体创业意向的变异。一些元分析研究和实证研究表明情景判断测验的引入对认知能力、人格和工作经验这些已证明能预测工作绩效的变量有增量效度(能提高它们的预测水平)。

对于增量效度的分析一般运用层次回归分析方法来进行验证,它能够分析变量之间在解释效标变量上的增量效应。层次回归分析一般分两个步骤,首先进行其中一个或一组变量与效标之间的回归分析。其次,在控制前一个或前一组变量的基础上,导入第二个变量或第二组变量,考察方程决定系数的变化是否显著,从而判断第二个变量对第一个变量在解释效标变量上是否有增量效应。在回归方程中,每个测验的所有变量都强迫进入,而不管其回归系数是否达到显著水平。这主要基于两点考虑:首先,选择达到显著性水平的变量进入回归方程可能导致对 R^2 值的显著性检验的偏差;其次,研究目的是考察两种测评工具完整的测评指标组合能否产生增量效应。

参考文献

[1] 陈民科. 人力资源公文筐测验与效度验证:基于内隐评价策略的思路. 中国人力资源管理. 2008,5(1):23-30.

[2] Borsboom D,Mellenbergh GJ,Heerden J. The concept of validity. Psychological Review,2004,111(4):1061-1071.

[3] Jose MC,Nancy BG,Stephanie CP, et al. The incremental validity of interview scores over and above cognitive ability and conscientiousness scores. Personnel Psychology, 2000, 53(2):325-330.

[4] Mershon B,Gorsuch RL. Number of factors in the personality sphere:Dose increase in factors increase predictability of real-life criteria? . Journal of Personality and Social Psychology, 1988,55(4):675-680.

（侯永梅）

交叉效度

　　在建立测验效度进行复核时,采用与原来用以建立测验效度的样本不同的样本再行测试,然后比较两次测验结果以检查效度的准确性,这就是确定交叉效度(cross-validation)的过程。在经验法编制的问卷中,效标关联效度和交叉效度是评价问卷质量的两个重要指标。

　　王淑娟和张建新以"焦虑控制问卷(Anxiety Control Questionnaire)"为测量工具对"心理测验中正反向表述项目对量表效度的影响"这一问题进行了交叉效度验证。第一次测试是以北京某中学高一和高二学生 212 人为对象建立问卷效度,第二次测试将该问卷包括在一个地级以上城市全国取样的心理健康调查之中,抽取其中的 1111 份进行分析,样本的年龄分布在 18~65 周岁。两次测试的结果及效度对比表明:焦虑控制问卷在测量特质上是单维的结构;问卷的效度受到项目表述方式的影响;正向表述和反向表述都对结果具有一定的解释力。

　　交叉效度要求计算测验效度所依据的被试样本,必须不同于选择项目所依据的被试样本。可以抽取保留样本作为第二次施测得到的预测效度。在这种只有一个预测源时，计算交叉效度的步骤如下：①从总体中抽取第一个样本，搜集被试的测验分数与效标资料，计算两者的相关系数，导出回归方程式。②从总体中抽取第二个样本，把从第一个样本导出的回归方程式应用于第二个样本中，计算出第二个样本被试的预测效标分数。③搜集第二个样本的真正效标成绩，计算预测效标成绩与搜集到的真正效标成绩的相关。

有学者总结了以往的研究发现，一般研究报告的交叉效度多介于 $0.30 \sim 0.40$，问卷预测所有职业和效标的总体平均效度为 0.35。

在交叉效度测定过程中，会出现效度虚构和效度缩减两种现象。造成效度虚构的原因有两点：①测验的内容与效标有很高的相关；②随机性误差，当项目是随机选取时容易产生。在交叉效度过程中影响效度缩减的原因有两个：①样本大小，由于最初的样本所获得的虚假的高效度可能是取样误差的累计结果，因此样本越小（取样的误差也越大）越容易产生；②在选择项目时是否根据权威理论，如果没有的话，则效度缩减的值增大。

交叉效度主要用于衡量量表在应用于常模样本以外的其他人群时是否具有原先的效度，特别是结构效度。它关系到量表能否在新样本中继续测量原先所测量的那些心理结构，也就是说，它关系到量表在新的人群中的可用性。

参考文献

[1] 王淑娟，张建新．心理测验中正反向表述项目对量表效度的影响．中国临床心理学杂志，2009，17(5)：554—556.

[2] 龚耀先，戴晓阳，钟丽萍．韦氏成人智力量表中国版用于集中病人的交叉效度．//中南大学湘雅二医院医学心理学研究中心．龚耀先临床心理学文集．长沙：湖南科学技术出版社．2003：61—63.

[3] Anderson JC, Gerbing DW. Structural equation modeling in practice：A review and recommended two-step approach. Psychological Bulletin，1988,103(3)：411—423.

（侯永梅）

聚合效度和区分效度

坎贝尔(Campbell，1960)指出，为了证实结构效度，必须表明，一个测验不仅与理论上应该相关的那些变量具有高相关，而且与理论上应该区别的那些变量具有低相关。坎贝尔和菲斯克(Fiske，1959)把前者称为聚合效度(convergent validation)，把后者称为区分效度(discriminant validation，又称区别效度)。例如，一个数学推理测验与后来数学课成绩的相关，就是聚合效度；而同一个测验与阅读理解测验分数的较低的、不显著的相关，则是区分效度，因为在设计测量数学推理的测验时，阅读能力是一种无关变量。

　　Fornell 和 Larcker(1981)提出了一种可以同时检验量表的聚合效度和区分效度的方法，即通过 AVE(Average Variance Extracted)以及 AVE 与 Φ^2 的比较来同时检验聚合效度和区分效度。AVE 代表因子与测量项目间的共同变异，AVE>0.50 表示在测量项目的变异中，可以由因子解释的部分大于由测量误差引起的部分，即具有聚合效度。Φ^2 是两个因子间标准化相关系数的平方，代表因子间的共同变异。AVE>Φ^2 表示因子与测量项目间的共同变异，大于因子之间的共同变异，即具有区分效度。此外，我们还可以利用多特质—多方法矩阵 (multitrait-multimethod matrix)这一统计方法（具体解释见下一词条）来同时检验聚合效度和区分效度。

　　区分效度的检验可以通过模型比较、置信区间、Fisher Z 等方法来实现。

　　我们可以将 CFA 模型作为基准模型，在备择模型中，固定两个因子的路径系数为 1，比较备择模型相对于基准模型的卡方增加量(Joreskog,1971)。如果卡方显著增加，则说明这两个因子的路径系数显著区别于 1，也就是具有区分效度(Babozzi & Philips,1982)。Anderson 和 Gerbing(1988)推荐了另一种检验区分效度的方法，即考察两个因子间相关系数的置信区间是否包含 1，如果不包含 1，则说明具有区分效度。此外，我们可以对因子的路径系数进行 Fisher Z 转换(Johnson, Kotz & Balakrishnan, 1995)，然后比较转换后的 Z 系数是否与 1 存在显著差异。如果路径系数显著区别于 1，则说明具有区分效度。

　　综上所述，可见，在讨论量表的区分效度时应注意两点：首先是各特质各因素之间的相关与所采用的理论构想是否一致；然后是各相关值是否异常大。只有前一问题的答案是肯定而后一问题的答案是否定时，量表才具有良好的区分效度。

　　量表的聚合效度可以通过二阶验证性因子分析(second-order CFA)来检验。Spreitzer(1995)曾经用这一方法来检验心理授权量表的聚合效度。具体做法是首先构建一个二阶因子模型，将量表所研究的核心因子（如组织凝聚力量表的"组织凝聚力"，心理授权量表中的"心理授权"因子作为二阶因子），将其下属维度（如组织凝聚力下属的"员工向心力"、"领导凝聚力"、"任务协作"、"人际和谐"、"利益共享"和"价值认同"等六个维度）作为一阶因子，如果模型的拟合程度良好，同时一阶因子在二阶因子上的负荷也较高，则说明这六个维度的背后有一个共同的潜变量，即整套量表的聚合效度良好。

参考文献

[1] Arthur WJ, Woehr DJ, Maldegen R. Convergent and discriminant validity of assessment center dimensions: a conceptual and empirical re-examination of the assessment center construct-related validity paradox. Journal of Management,2000,26(4): 813－835.

[2] 安妮·安娜斯塔西,苏珊娜·厄比纳. 心理测验. 缪小春,竺培梁,译. 杭州:浙江教育出版社, 2001.

[3] Campbell DT, Fiske DW. Convergent and discriminant validation by the multitrait-multimethod matrix. Psychological Bulletin, 1959,56(2):81－105.

[4] Marsh HW, Hocever D. Confirmatory factor analysis of multitrait multimethod matrices. Journal of Educational Measurement, 1983,20(3):231－248.

（侯永梅）

多特质—多方法矩阵

多特质—多方法矩阵(multitrait-multimethod matrix)是由坎贝尔与菲斯克提出的一种用于对聚合效度和区分效度进行检验的方法。"多特质"是指被评定特质有两种或两种以上,"多方法"是指不同的评定方法。这一矩阵就是指同时通过两种或两种以上的方法(指内容和形式不同的测验)去评价被测试者的两种或两种以上的心理特质,并计算不同测验结果之间的相关,生成相关系数矩阵。测量同一特质的不同方法(不同形式的测验)之间的相关系数,被视为聚合效度的指标,而测量不同特质的同一种方法(同一种测验形式)之间的相关系数,被视为区分效度。结构效度好的测验,应该同时具备较好的聚合效度和区分效度。虽然这种方法能够对测验的结构效度做出有效的检验,但由于测验次数多,时间长,费用高,实施比较困难,所以不是常用的方法。现以坎贝尔和菲斯克所假设的例子来加以说明。表1表明用三种方法测量三种特质时所得分数之间所有可能的相关。这三种特质是三种人格特性,即(A)支配性、(B)社交性、(C)成就动机;三种方法则是(1)自陈问卷、(2)投射技术、(3)同伴评定。因此,A_1表示自陈问卷上的支配性分数,A_2表示投射测验上的支配性分数,C_3表示同伴评定的成就动机分数。

表1 假设的多特质—多方法矩阵

特质		方法1			方法2			方法3		
		A_1	B_1	C_1	A_2	B_2	C_2	A_3	B_3	C_3
方法1	A_1	(.89)								
	B_1	.51	(.89)							
	C_1	.38	.37	(.76)						
方法2	A_2	**(.57)**	.22	.09	(.93)					
	B_2	.22	**(.57)**	.10	.68	(.94)				
	C_2	.11	.11	**(.46)**	.59	.58	(.84)			
方法3	A_3	**(.56)**	.22	.11	**(.67)**	.42	.33	(.94)		
	B_3	.23	**(.58)**	.12	.43	**(.66)**	.34	.67	(.92)	
	C_3	.11	.11	**(.45)**	.34	.32	**(.58)**	.58	.60	(.85)

注:字母 A、B、C 表示特质,下标1、2、3表示方法。对角线上三组黑体数字表示效度系数(相同特质——不同方法);主对角线上圆括号里的数字表示信度系数(相同特质——相同方法)。实线三角形内的数字表示不同特质——相同方法的相关;虚线三角形内的数字表示不同特质——不同方法的相关。

　　表1中列出的假设相关包括信度系数(主对角线上圆括号里的数字)和效度系数(三条较短的对角线上的黑体数字)。这些效度系数是用不同方法测量相同特质所得分数的相关;对同一种特质的每种度量因此都用其他的独立度量来检查,如同在熟悉的效度分析方法中所做的那样。这张表也包括用相同方法测量不同特质所得的相关系数(实线三角形内的数字)和用不同方法测量不同特质所得的相关系数(虚线三角形内的数字)。对于令人满意的结构效度来说,效度系数应该显著高于用不同方法测量不同特质的相关系数;它们也应该高于用相同方法测量不同特质的相关系数。例如,自陈问卷上支配性分数与投射测验上支配性分数的相关,应该高于自陈问卷上支配性分数与社交性的相关。后者表示共同方法的方差,如果很高的话,很可能表明被试在这个问卷上的分数、过分地受到某种共同的无关因素的影响,例如理解问题的能力、希望自己在所有特质上都获得社会赞同。

参考文献

[1] 安妮·安娜斯塔西,苏珊娜·厄比纳. 心理测验. 缪小春,竺培梁,译. 杭州:浙江教育出版社,2001.
[2] Campbell D T, Fiske D W. Convergent and discriminant validation by the multitrait-multimethod matrix. Psychological Bulletin, 1959, 56(2):81—105.
[3] Marsh H W, Hocever D. Confirmatory factor analysis of multitrait-multimethod matrices. Journal of Educational Measurement, 1983, 20(3):231—248.

(侯永梅)

效度和信度的关系

　　信度和效度的差别在于所涉及的误差不同。信度考虑的是随机误差的影响,效度的误差则还包括测量了与测验目的无关的变量所引起的系统误差。信度是效度的前提条件。

　　通过信度系数和效度系数的计算公式可以从数理角度来理解两者的关系:

$$效度 = \sigma_{T_x}^2/\sigma_x^2 = 1-(\sigma_{T_0}^2+\sigma_E^2)/\sigma_x^2$$

其中,$\sigma_{T_x}^2$ 代表真分数的方差,σ_x^2 代表测试实得分数的方差,$\sigma_{T_0}^2$ 可以理解为系统偏差的方差,σ_E^2 代表随机误差的方差。$\sigma_{T_x}^2$ 相对很大的话,即效度高,那么,σ_T^2/σ_X^2 也较大,即效度高,信度一定高,也就是说信度是效度的必要条件,但不是充分条件。也就是说,信度高不一定效度高,但一个测验的效度高,其信度必然高。换句话说,一个测验对某一个目的具有一定的信度,但并不一定是有效的;而一个测量工具如果对某一个目的是有效的,那么它一定是可信的。

最后,两者之间的关系总结为以下四点:①信度低,效度不可能高。因为如果测量的数据不准确,肯定不能有效地说明所研究的对象;②信度高,效度未必高。例如,即使稳定地测量出某人的经济收入,也未必能够说明他的消费水平;③效度低,信度很可能高。例如,即使一项研究未能说明社会流动的原因,但它仍然有可能很精确、很可靠地调查各个时期各种类型的人的流动数量;④效度高,信度也必然高。

参考文献

[1] 李灿,辛玲. 调查问卷的信度与效度的评价方法研究. 中国卫生统计,2008,25(5):541-544.

[2] 关信平. 社会研究方法. 北京:高等教育出版社,2000:201-262.

[3] Bailey KD. Methods of Social Research. 4th ed. New York:The Free Press,1994:111-170.

(侯永梅)

效度概化

效度概化(validity generalization)理论综合应用了心理测量学和心理统计学的原理,把以往特定领域的心理测评研究结果汇总起来,然后采用元分析的方法对已有的效度资料进行综合分析,从而对特定测评工具的效度进行评估。效度概化的实质就是使用元分析的方法思路,对包括测量误差在内的统计性偏差(statistical artifacts)进行统计矫正,最后估计出真实效度值。它是心理测量理论和元分析的结合体,因而也被称作心理测量型元分析(psychometric meta-analysis)。心理测量学考虑了测评工具的测量误差,元分析考虑了测评研究的取样误差,而效度概化的优势就在于它既考虑了测评工具的测量误差,又考虑了其取样误差。

效度概化日益受到心理学界的关注,现已成为元分析的三大主要应用领域之一,在心理测量学、工业与组织心理学以及人事测评等领域,效度概化均已产生了很大影响。在人事测评的效度上,过去的研究认为:测验受情境特殊性影响很大,测验的效度必须在施测的每一个特定领域和情境内建立方才有效,因此人事测评就一直面临着两个方面的难题:一是测评工具的效度与被试的工作种类的关系问题;二是在类似情景下,采用类似测评工具对从事类似工作的人员进行测验时效度波动的解释问题。研究者用效度概化理论来检验情景特异论的可靠性,发现通过研究设计来控制那些可能会影响效度的因素之后,在不同情景下所得到的效度就会表现出明显的一致性。该结论对工业与组织心理学来讲是具有里程碑意义的,意味着人事测评不再是一种技术,而是一门科学。很多欧美国家的政府部门劳动中介机构以及大企业均已把效度概化的结论作为人事测评有效性的重要依据。

在近几十年里，效度概化研究在人事测评的研究领域已经取得了非常显著的成绩，促进了人力资源管理，澄清了一些人事决策的疑问，提供了关于个体认知能力、人格维度、工作知识、专业技能、管理风格、面试和评价中心技术的预测效度的清晰数据。

Arthur 等对 34 篇文章进行元分析，确认了评价中心技术（AC）的三个重要维度和它们的预测效度，即，问题解决能力（0.39）、影响他人（0.38）和组织计划（0.37），进而认为评价中心技术对工作绩效的预测力来自于认知能力和人际关系处理能力。Clevenger 等运用元分析方法研究了 I8F—8 效度资料（I8F—8），发现情境判断测验对工作绩效的预测效度为 0.34。

在应用人事测评效度概化研究结果时，要明确该结果的可概化范围。从时效性上讲，效度概化的结论也不是一劳永逸的，也存在时效性。在心理学中，生活环境、生活内容在不断变化，生活对个体能力和性格的要求也在随之变化。效度概化研究的结论需要不断进行更新，以便能反映出当时的真实效度水平。另外，针对特定复杂度的活动任务而得到的效度概化结论，也不能想当然地推广到具有更高或更低复杂度的活动任务当中去。研究者在使用效度概化结论时，一定要保证当时的情景和效度概化研究与原始研究的总体情况相一致。

参考文献

［1］　王拥军，俞国良．效度概化、预测效度元分析 30 年的成果述评．心理科学进展，2008,16(6)：964—997．

［2］　Schmidt FL，Hunter JE. Development of a general solution to the problem of validity generalization. Journal of Applied Psychology，1977,62(5):529—540.

［3］　Oh I. In search of ideal methods of research synthesis over 30 years(1977—2006):Comparison of Hunter Schmidt meta-analysis methods with other methods and recent improvements. International journal of testing,2007,7(1):89—90.

［4］　杨翠平．人事测评效度概化研究述评．中小企业管理与科技：下旬刊，2010，3(1):27—28.

（侯永梅）

反应度

反应度（responsiveness）是临床测定工具（量表）的重要特性，其概念、定义以及相应的测定方法还有很多争议。一般认为，反应度是指测定工具能够反应出所测定的特质在时间上纵向的变化的能力,是指量表能测出所测定特质发生微小改变的能力。反应度反映的是在变化状况下该测量手段的应变性。信度和效度反映的是在不变状况下测量手段的可靠性和准确性。一份量表经评价后有一定的信度和效度,但如果没有检测出细微的、有实际意义的、随时间改变的能力,也就是如果被测对象变化了,而测量结果却不能随之变化,那么这项测量手段是没有任何应用价值的。人们通常从以下两方面来考察量表的反应度:①量表是否具有区分不同人群的能力。用量表评价不同人群,将其量表得分进行统计学检验,差异具有显著性就表明量表具有区分不同人群的能力。②量表是否能够区分同一人群随时间发生的微小改变。用量表对同一人群按照时间先后评价两次,将两次得分进行比较,如果差异有统计学意义就说明量表能够区分人群随时间发生的改变。例如,在病人生命估量测评的研究中,病人治疗前后的生命质量量表得分差异程度反映了该量表的反应度。

在统计学上,根据是否采用一个具体的外部评价标准,可以将反应度分为内部反应度和外部反应度。详见相应词条。

（侯永梅）

内部反应度与外部反应度

内部反应度(internal responsiveness)没有采用外部标准,而是根据内隐的专业知识经验等判断在采取一定措施和过一段时间后,如治疗后,已经有了一定的效果。主要体现在以下几种变化:① 传统上采用配对 t 检验(或秩和检验),能敏感反映治疗前后受试者的变化,但报告的指标比较少,只有 P 值或同时报道 P 值和差值大小;而且其结果很大程度上取决于样本量,当样本量很大的时候,结果会由原本不显著变为显著,但这并不能说量表本身反应灵敏。②变化率(change ratio, CR):即得分变化的百分比,为治疗前后差值(治疗前－治疗后)均数占治疗前均数的比例,主要反映治疗后 QOL 升高(表现为负的百分比)或降低(表现为正的百分比)的程度。CR 的适宜数值一般为 5%、10%、15% 和 20%,具体取值应随研究目的和研究对象的性质而定。③效应大小(effect size, ES):变化值的均数与治疗前标准差的比值。④ 标准化反应均数(standardized response mean, SRM):变化值的均数与变化值的标准差的比值。ES 和 SRM 值的大小都能代表反应性效应值大小,数值越大代表反应性越好。一般认为小于 0.2 的反应性小,0.2~0.5 为中度反应性,0.8 及以上为高度反应性。从公式看,ES 和 SRM 仅有分母不同,当所选观察对象性质的变异较大时,ES 值会较小,而当所选观察对象的变化值的变异较大时,SRM 值会较小。在统计学上有关 ES 和 SRM 值哪个能更好地表示测量工具的反应性,目前尚无一致定论。⑤ 相对效率(relative efficiency，RE)：相关的两个 t 值的平方或 F 值的比值，用于不同测定工具或同一测定工具不同领域的反应度相对比较。

外部反应度(external responsiveness)采用一种具体的(外部的)评估方法(如肿瘤大小的变化、生理指标的改变)作为比较的标准，最常用的是相关系数，即求新量表与某一权威量表的相关系数，或者采用回归分析。此外，也可以采用 ROC 曲线和内部反应度作为评价方法。

(侯永梅)

ROC 曲线

ROC 曲线即接受者操作特性曲线，或受试者工作特征曲线(receiver operating characteristic curve，ROC 曲线)，又称为感受性曲线(sensitivity curve)。美国生物统计百科全书关于 ROC 的定义是：对于可能会存在混淆的两种条件或自然状态，需要实验者、专业诊断学工作者以及预测工作者作出精细判别，或者准确决策的一种定量方法。它源自信号侦探理论，最早用来描述信号和噪音之间的关系，并用来比较不同的雷达之间的性能差异。ROC 曲线得名的原因在于曲线上各点反映着相同的感受性，它们都是对同一信号刺激的反应，只不过是在几种不同的判定标准下所得的结果而已。ROC 曲线就是以虚惊概率为横轴，击中概率为纵轴所组成的坐标图，即以被试在特定刺激条件下由于采用不同的判断标准得出的不同结果而画出的曲线。

对角线代表 $P(y/SN)=P(y/N)$，即击中率等于虚报率，此时被试者的辨别力 d' 为 0，ROC 曲线离这条线越远，表示被试者辨别力越强，d' 的值当然就越大。由上可知，d' 的变化使 ROC 曲线形成一个曲线簇，而 β(判断标准)的变化体现在这一曲线簇中的某一条曲线上不同点的变化(如图 1)。此外，如果将 ROC 曲线的坐标轴变为 Z 分数坐标，我们将看到 ROC 曲线从曲线形态变为直线形态。这种坐标变换可以用来验证信号检测论一个重要假设，即方差齐性假设。

后来 ROC 曲线被广泛用于气象学、材料检验、心理物理学等领域。1960 年 ROC 分析应用于医学诊断，随后它日益受到广泛的重视。目前，ROC 分析广泛应用于临床诊疗和对不同人群的筛查研究中。对于两分问题(在"是"与"否"、"存在"与"不存在"、"良性"与"恶性"中两择其一)，ROC 曲线的描记采用二分法，即由一位诊断医师分别以不同的诊断界值对所观察到的每一位对象做出两择其一的诊断，然后与金标准对照，分别计算各自的敏感性和特异性，这样，每次都会得到一对代表敏感性与特异性的数值，以每个临界点对应的灵敏度(真阳性率)为纵坐标，假阳性率(1—特异度)为横坐标，每对数值都可以

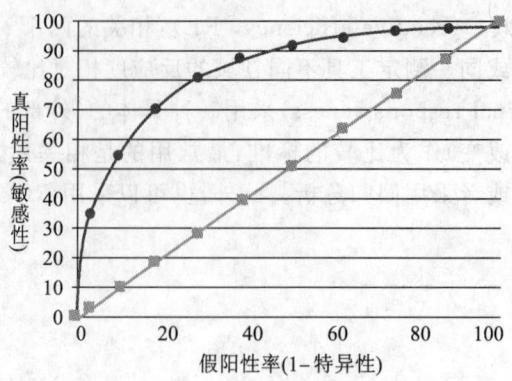

图 1　用二分法描记的 ROC 曲线

在图上描出 1 个点,把所有的点和 2 个角连接起来就可以构成一条 ROC 曲线,用以表示敏感度和特异度之间的相互关系。

同样,参照上述方法,我们可以以女性腰围(WC)预测中华医学会糖尿病学分会建议的代谢综合症(CDS-MS)标准为例,讲解 ROC 曲线的绘制。41 例代谢综合症患者和 43 例对照组,根据四格表,可以算出与某些设定的诊断点(如腰围 75、80 和 85)相应的灵敏度(100％、95％和 75％)及特异度(53％、79％和 85％)。在以灵敏度为纵坐标、1－特异度为横坐标的坐标轴中连接(0,0),(15,75),(21,95),(47,100),(100,100)可以得到平滑曲线就为 ROC 曲线。如图 2 所示。

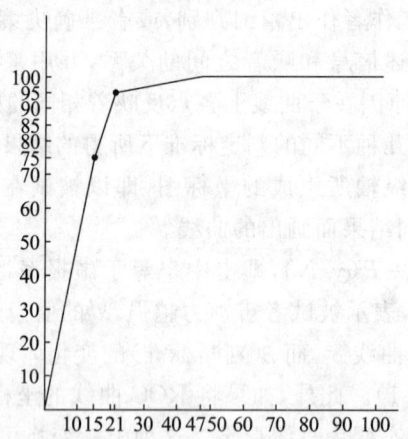

图 2　腰围(WC)预测代谢综合症的 ROC 曲线

传统 ROC 曲线主要有 3 种:①二等级法或二分类法;②多等级法;③百分法。改进的 ROC 有 LROC 法、FROC 法、SROC 法等。ROC 曲线是一种全面而准确地评价诊断试验的有效工具。ROC 曲线包含在所有可能的阈值上所有敏感度和特异度的组合。从本质上讲,ROC 曲线分析反映的是随着诊断临界值改变而动态变化的敏感性和特异性曲线。它将敏感性和特异性结合起来,根据曲线的形状和面积对诊断试验的准确性进行全面评价,改进了传统的诊断试验手段中灵敏度和特异性两者不能兼顾的缺点;ROC 曲线的另一个作用是可以确定检测的最佳阈值。

　　首先,ROC 曲线下的面积值(area under the curve,AUC)在 1.0 和 0.5 之间。ROC 曲线的 AUC 的大于表示诊断试验准确度的大小。在 AUC>0.5 的情况下,AUC 越接近于 1,说明诊断效果越好。AUC 在 0.5~0.7 时有较低准确性,AUC 在 0.7~0.9 时有一定准确性,AUC 在 0.9 以上时有较高准确性。AUC=0.5 时,说明诊断方法完全不起作用,无诊断价值。AUC<0.5 不符合真实情况,在实际中极少出现。Bamber(1975))认为 ROC 曲线的 AUC 值等于病例组中指标测量值高于正常人群测量值的百分数。现在,对 AUC 的解释有两种:①AUC 反映了识别算法正确区分真假目标能力的大小。②AUC 等于任意选取的目标样本特征值大小任意选取的非目标样本特征值的概率。AUC 的估计有参数法和非参数法,均适用于结果为连续性资料或等级资料的诊断试验的评价,AUC 作为诊断试验真实性评价的固有准确度指标已经被普遍认可。

　　我们还可以用 ROC 曲线确定检测的最佳诊断工作点(optimum operation point,OOP)。对于一个理想的诊断结果的概率分布表明疾病的存在或不存在并不重叠,所选择的阈值是在两个分布之间,这种情况的灵敏度和特异度都是 100%。图像表现为 ROC 曲线从原点垂直上升至左上角,然后水平到达右上角的一个直角折线。如图 3 所示。如果灵敏度和特异度<100%,ROC 曲线不经过(0,1)(如图 4),曲线最接近(0,1)的点是最佳工作点。在这种情况下,病人和非病人指标重叠较多,并保证一定灵敏度和特异度的情况下,确定的用于疾病诊断的切点,即临界点,单凭一个切点诊断病人可以说是草率的,这样做往往存在一定的漏诊率和误诊率,尤其对于病人和非病人重叠区域内,特异度和敏感度同时最大的临界点(cut-off point)即为 OOP。确定 OOP 的方法主要有以下几种:①预先设定敏感度或特异度的取值。可以设定敏感度的最低限值,然后寻找不低于该限值的最大特异度的切点作为 OOP。这样做可以帮助我们最大限度地发现阳性人群,主要用于假阴性会造成严重后果的情况。②同时使敏感度和特异度都达到最大。当一个诊断系统中假阳性和假阴性的错误并没有多大差异,就要求敏感度和特异度都比较大的切点是最好的 OOP。也就是 ROC 曲线上最左上方的点,并结合专业知识,确定临界点为最佳。③The closest-to-(0,1)criterion 最接近(0,1)标准。④使试验的灵敏度和特异

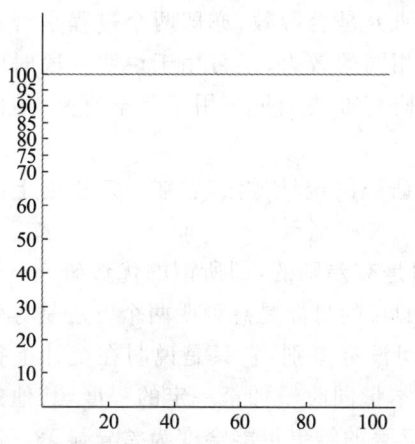

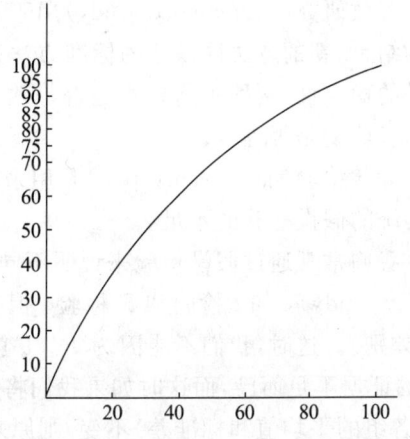

图 3　灵敏度和特异度都是 100%的 ROC 曲线　　**图 4　灵敏度和特异度都不是 100%的 ROC 曲线**

度都较高。比较常用的做法是使 Youden 指数最大的一点（Youden 指数＝敏感度＋特异度－1），或者阳性似然比最大。⑤ 交叉图法：将同一坐标系下做切点和敏感度、切点和特异度的线图，两线交汇的地方作为 OOP。⑥结合患病率和花费、收益等因素来计算 OOP 斜率。⑦为了避免错判和漏判，应该先确定病人和非病人的重叠区域，然后在此区域内设定 2 个诊断点，这样把阳性者和阴性者 2 个分布划为 3 个范围，即阳性、可疑和阴性范围。

参考文献：

[1] Armitage P, Colton T. Encyclopedia of Biostatistics. New York：John，1998：3738－3744.

[2] 邹莉玲，余小金，闵捷，等. ROC 曲线在医学诊断中的应用与进展. 东南大学学报：医学版，2003，22(1)：67－70.

[3] Bamber D. The Area above the Ordinal Dominance Graph and the Area below the Receiver Operating Characteristic Graph. J of Mathematical Psychology，1975，12(4)：387－415.

[4] England WL. An Exponential Model Used for Optimal Threshold Selection on ROC Curves. Medical Decision Making，1988，8(2)：120－131.

[5] 陈卫中，潘晓平，宋兴勃，等. ROC 曲线中最佳工作点的选择. 中国卫生统计，2006，23(2)：157－158.

（侯永梅）

等效检验

　　等效研究(equivalence study)用于证实两个研究是否等效，亦即两个过程是否有同样的结果、新的方法同以往的标准方法是否具有相同的效果，还可用于说明一段时间后产品的稳定性、两种服药方式是否等效等。这种研究方法最早应用于药学研究，用以证明两者药物是否等效。

　　等效检验(equivalence test)是用来验证等效研究的统计方法，它在一定程度上改进了传统的假设检验的不足。

　　我们常常通过假设检验来说明不同处理组间是有差别的，即所谓的优势研究(superiority study)，如 t 检验和 F 检验。但有时我们的目的可能是想说明两个方法是等效的（无差别）。这时，我们不能因为 $P > \alpha$ 就认为组间没有差别，它只是说明在统计上拒绝 H_0 的证据不足而已，而这时如果我们将每组的样本量同时增加至一定的程度，其他条件（如各组的平均值和标准差）不变，则原来差异不显著的结果可能会变为差异显著。这是假设检验的不足之一。

假设检验的第二个不足之处在于,我们常常发现,两组结果即使存在着统计学上说的显著差异,这种差异也不一定具有临床应用价值。比如我们通过假设检验后发现 A 降压药能比 B 压降药多降压 0.5mmHg,在两组样本较大(如 100 例),两种降压药的疗效存在统计学上的显著差异,但是对于降压药来说,只有 A 药比 B 药多降压 5mmHg 以上时,才能在专业上被认为临床疗效不同,或者说 A 药比 B 药的疗效好;反过来,临床工作者如果想验证 A 药同 B 药的疗效相同,其实也不是想证明两者的疗效完全相同($H_0: \mu_1 = \mu_2$ 或 $\mu_1 - \mu_2 = 0$)。假如 A 药比 B 药平均能多降压 5mmHg 以下,在临床上可以认为两者的疗效无实际意义的差异,或说两者等效。

在某些时候我们使用对照组来研究新药物新方法的有效性是不符合道德要求的。试想,如果为了评价一种新方法是否有效,就用这种新方法治疗一组病人(研究组),而用安慰剂治疗另一组病人(对照组),这样就使对照组没有接受到任何的治疗,可能因此而耽误了病情。

这时,我们可以考虑使用等效检验。它能使我们以较大的把握($1-\beta$)估计两组(新药组和旧药组)效果的不同有没有超过一个事先确定的界限(threshold),亦即将假设检验中的 $H_0: \mu_1 - \mu_2 = 0$ 变为 $H_0: \mu_1 - \mu_2 < d$),通过相关统计量的计算后,可以判断该研究的预期两者可能有实际意义差异的假说是否有误,这时即使增加样本样 n 也无法改变两者的差异是否有"实际意义"的结论。

当前用于等效检验的方法主要有方差分析法、Bayesian 法、Westlake 法以及双单侧检验法(Two One-Sided Test)和($1-2a$)置信区间法。

参考文献

[1] World Health Organization. The Control of Schistosomiasis:Report of a WH0 Expert Committee [R]. Technical Report Series 728. Geneva:World Health Organization,1985:2—4.

(侯永梅)

现代测量理论——概化理论

概化理论

概化理论 GT(generalizability theory)是一种把干扰测验分数的无关变量或因素引

入测量模型之中,然后用统计技术分别估计出这些因素或因素之间的交互作用对测验分数的影响程度,从而较好地控制测验误差的现代测量理论。

概化理论是在继承经典测验理论 CTT(classical test theory,CTT)的标准化技术和项目分析技术等方法的基础上,通过吸收实验设计的原理和方法,对真分数理论和参数估计方法等进行系列地改良而产生的,是 CTT 的进一步发展。经典测验理论 CTT 存在以下局限性:①考生的能力参数严重依赖于试题样本,题目难,考生的得分就低,反之则高。②题目的难度和区分度等参数严重依赖于考生样本,水平高则题目易,水平低则题目难。③题目难度参数与考生能力参数定义在不同的量表上,不利于改进测验。只有当考生的能力水平与题目的难度接近时,测量的误差才最小,区分度最大。但在 CTT 条件下,我们无法判断哪一道试题的难度值恰好接近考生的能力水平。④考生能力参数估计的精度指标不恰当。不同能力水平的考生不可能具有相同的测量误差。⑤测定结果极易被人错误地推广到不恰当的范围上,根据 CTT 的原理,测验结果的解释范围仅限于与考题样本等非常一致的场合,否则,测量的精度将会大幅度下降。⑥估计测量的信度所依赖的经典平行测验理论在现实中无法满足。所谓的经典平行测验,是指两个题目不同的测验测的是同一特质,并且题目形式、数量、难度、区分度以及测查等值团体后所得的分数的分布等都是一致的,但现实中很难构造出两个真正平行的测验。由于现代测量理论存在以上种种缺点,所以从它诞生之日起,研究者就在寻找克服这些缺点的办法,其中一个研究方向是从测量的外部入手,着重讨论实测的测量条件与结论推广应用范围之间的关系,沿着这条思路人们创立和发展了测量的概化理论。

1963 年克龙巴赫等人在《英国统计心理学杂志》上发表了《概化理论:信度理论的丰富和发展》标志着概化理论诞生,1983 年布瑞南(Brennan)著专著《概化理论纲要》及相应的计算机软件 GENOVA,谢伟森和韦伯(Shavelson & Webb)著专著《概化理论入门》,布瑞南(Brennan)专著《概化理论》再版,同时推出了专用软件包(The GENOVA Suite of Computer Programs)标志着该理论开始走向成熟。

概化理论的优越性有以下几点:①在理论假设上,与经典测量理论(CTT)的"严格平行测验假设"(assumption of classical parallel tests)不同,GT 代之以"随机平行测验假设"(assumption of randomly parallel tests),使分析问题的条件较容易得到满足;②GT 利用方差分析技术,将测评变异分成几个部分,从而能辩明误差的来源;③GT 明确主张要研究测量问题必须先确定测量情境,并在一定范围内变动测量的情境关系,以寻求最优化的测量设计,改进并指导实际的测量工作。

概化理论的基本观点包含了:①每次测量工作所涉及的条件(测量侧面)不尽相同,研究者对测验结果解释的概括的程度也不尽相同。②测量工作的精确程度取决于研究者获取行为样本时所涉及的条件个数、结构、性质等,也取决于测验结果解释的概括程度。③讨论被试的某种潜在特质水平时,要同时指出这种水平是在何种测量条件下取得。④根据行为样本的得分估计行为总体水平时,必须同时指出测量条件是否也推论到了各自对应的条件总体(条件全域)。

概化理论的主要用途有:①根据不同的需要,对各种标准化测量提供多个更为恰当的测量信度估计,给测量一个正确和公正的评价;②对非标准化测量,准确地分析测量误差的来源并估计各种误差来源对分数总变异的影响程度,为改进测量提供具体的有益信息;③同时估计出成套测量或其分测量的测量信度,使得测量结果的解释更加准确和合理。概化理论不仅被用于常模参照性测验(重在考虑个体与个体间谁好谁差的测验,如美国大学考试和中国的高考,TOEFL 考试)的评价,也被广泛地用于标准参照性测验(重在考虑个体对所学知识掌握程度的测验,如普通话考试,高中会考)的评价。

参考文献

[1] 杨志明,张雷. 测评的概化理论及其应用. 北京:教育科学出版社,2005.

(孟 琼)

测量目标与测量侧面

在一个测量中,通常会涉及到被试、试题和评分者三方面。在 CTT 中,测量目标(object of measurement)通常是指被试的某种潜在心理特质,但在 GT 中,测量目标不仅可以是被试的某种潜在特性,也可以是试题或评分者的某种潜在心理特质,也称潜在特质。

那什么是潜在心理特质?潜在心理特质是指表现在一个人身上所特有的相对稳定的行为方式,由于这种心理特质是隐含于个人的行为中的,因此也称为潜在特质,具有可测性。

潜在心理特质有以下特点:①潜在心理特质是一个人身上较稳定的特点,并不是人的每一种心理活动都会表现成一种特质,只有那些经常出现的比较稳定的心理特征才称得上特质;②潜在心理特质是对一组具有内部相关的行为的概括,有一定抽象性;③特质可以综合不同的刺激,使人对各种不同刺激都能作出相同反应;④特质可以决定一个人对待特定刺激的反应倾向,可以对人的行为进行某种预测。

除了测量目标以外,凡是会影响测验得分的条件因素都称之为测量侧面(facets of measurement)。在说明测量情境时,最重要的是要明确有哪些因素会影响被试的得分。例如在一次标准化的客观性测验中,因评分标准不会因人而异,所以评分者因素不会影响测验分数,但题目样本的代表性以及题目与被试间的交互作用等却会给测验分数带来重大影响。于是,试题这一影响因素就定义为测量的侧面。在实际工作中,测量侧面可能有若干个,如在面试工作中,通常就有两个测量侧面即试题面和评分者面。

在概化理论中,测量目标与测量侧面不是绝对的,而是根据研究目的来确定的,测量目标并不一定是被试,也可以是试题或评分者。例如,普通话考试,如果目的是考察被试的普通话水平,被试是测量目标,多名被试被要求作答相同的试题,然后再有相同的三位评分者来进行评分,此时的试题和评分者是测量侧面;如果目的是考察普通话测试评分员的水平,可以录制 10 个有代表性考生的普通话测试录音资料,再让评分员对 10 个录音资料依次进行评分,此时评分者是测量目标,而被试则成了测量侧面。

参考文献

[1] 杨志明,张雷. 测评的概化理论及其应用. 北京:教育科学出版社,2005.

(孟 琼)

真分数与全域分数

用数值来刻画测量对象(通常是被试)的某种潜在心理特质(测量目标)是心理与教育测量的主要任务,经典测验理论通常用真分数(true score)来刻画测量对象的某种潜在特质水平。而概化理论认为,测量对象的某种潜在特质水平应该用全域分数(universe score)来刻画。

经典测验理论认为真分数是指没有任何测量误差情况下被试某种潜在心理特征的真正水平。在实际工作中,被试在一个试题样本上的得分,通常称之为观测分数(observed score)。观测分数与真分数之间永远存在测量误差。经典测验理论假定观察分数与真分数之间是一种线性关系,并且只相差一个随机误差。在一次测量中,一组被试观察分数的变异数(S_X^2)等于其真分数变异数(S_T^2)与误差分数的变异数(S_E^2)之和。用公式表示为:

$$S_X^2 = S_T^2 + S_E^2$$

由于真分数变异又可以分为两个部分:与测量目的有关的变异(S_V^2)和与测量目的无关的变异(S_I^2)。则一次测验中,一个团体的实测分数之间的变异性是由与测量目的有关的变异数(S_V^2)和稳定的但与测量目的无关的变异数(S_I^2)和测量误差的变异数(S_E^2)所决定的。即:

$$S_X^2 = S_V^2 + S_I^2 + S_E^2$$

概化理论认为全域分数是指把被试的某种潜在特质水平定义在具体的测量条件上的分数。具体而言,就是在讨论被试的某种潜在特质水平时,必须要同时指出这种水平是在何种测量条件下取得的,在根据行为样本的表现(通常是得分)来估计行为总体(被试某一潜在心理特质的真正水平)时,必须同时指出测量条件样本是否也推论到了各自所对应的条件总体上。

为了说明真分数和全域分数的区别,我们来看一次测量:王小二写了一篇记叙文,由李老师评分,得到了 85 分。

经典测验理论直接用 85 分(观测分数)估计了王小二的写作水平。

概化理论认为这种模糊推断不恰当,因为写一篇记叙文(试题条件样本)与写任何一篇任何类型的文章(试题条件全域)之间有很大差异。由一位特定老师评分(评分者条件样本)与由任何一位老师评分(评分者条件全域)间有很大差异。GT 会这样推论:王小二的 85 分仅推论为"在李老师看来王小二写记叙文的水平为 85 分"。此时条件全域变小了,我们仅仅是对测量的部分条件样本(试题)推论到了一个恰当的条件全域范围(写记叙文水平)。

参考文献

[1] 杨志明,张雷.测评的概化理论及其应用.北京:教育科学出版社,2005.

(孟　琼)

观测全域与 G 研究

由于概化理论坚持在根据行为样本的表现(通常是得分)来估计行为总体(被试某一潜在心理特质的真正水平)时,必须同时指出测量条件样本是否也推论到了各自所对应的条件总体上。在讲述观测全域前,必须先知道一个概念,就是条件全域,概化理论把测量侧面的条件样本所对应的条件总体称为条件全域(universe)。

而所谓观测全域(universe of admissible observations)是指实际测量活动中所有测量侧面条件全域的集合。例如,在一次普通话考试中,试题面条件全域与评分者面条件全域的集合通常就构成了考试的观测全域。

G 研究:G 研究也称概化研究(generalized research),是指研究者在观测全域之上,必须对所有测量侧面和测量目标以及它们间的交互作用作变异分量估计,这一过程就叫 G 研究。

G 研究的基本步骤如下:

第一步,明确测量对象和测量目标。通常测量对象是被试,而测量目标是被试的某种潜在特质水平。

第二步,明确测量侧面和观测全域。通常试题和评分者都是考虑的测量侧面,并且应该同时考虑要有多大试题样本容量才能有效代表试题全域(题库),有多大评分者样本容量才能有效代表评分者全域。所有测量侧面所对应的全域的集合是这次测验所定的观测全域(即问题讨论的范围)。

第三步,明确测量设计和测量模式。测量设计方面,原则上测量目标及各测量侧面各自所对应的总体与各全域间是一种交叉设计的关系,即被试与试题和评分者全部要逐一见面。但样本意义上,嵌套设计和混杂设计也是可以的。在测量模式方面,随机测量模式中获得的结论可以推论到更广的范围上使用。

第四步,依照测量设计来收集样本资料。

第五步,变异数分析。根据测量设计实测的样本数据用方差分析的思想方法来分解总变异,通过采用统计软件包将各种因素的效应及因素间的交互效应一一估计出来。

注意:此时变异分量的估计值均是建立在测量目标及所有测量侧面各水平的平均意义之上的,如"平均每人每题"。

参考文献

[1] 杨志明,张雷. 测评的概化理论及其应用. 北京:教育科学出版社,2005.

(孟 琼)

概括全域与 D 研究

通常人们在推论测验分数时并不一定会在观测全域的各个侧面上进行,可能其中某个侧面的条件样本并不需要推论到条件全域上去。因此,根据不同的决策需要,对被试行为总体的推断会涉及到不同的测量面全域,这样一来就产生了概括全域这个概念。

概括全域(概化全域)(universe of generalization)是指概括推论测验的结果时,根据决策需要涉及到的测量侧面条件全域的集合。概括全域仅是观测全域的一个子集。

D 研究也称决策研究(decision research):指在概括全域之上,研究者对各测量侧面或测量目标或它们间的交互作用来作变异分量的估计所做的研究。

D 研究的基本步骤如下:

第一步,根据测量目的确定概括全域。通常概括全域由测量侧面的个数及每个侧面的样本容量及测量模式等决定。

第二步,根据概括全域中各侧面的样本容量的个数,在侧面样本均值的意义上重新估计 G 研究中各因素的效应或因素间的交互效应,进而求取各因素的均方值。

第三步,在具体的一个概括全域上分别估计相对误差变异(主要用来估计常模参照性测验的精度)和绝对误差变异(主要用来估计标准参照性测验的精度)。

第四步,在特定的概括全域上估计整个测验的概化系数或可靠性指数,并以此作为整个测量工作的精度指标。

第五步,重新确定概括全域,重复以上 4 个步骤。比较各概括全域上测验结果的估计精度,并从中获得科学的或满意的推论与概括结论。

在 G 研究基础上通常采用以下几种方法来构建新的概括全域:①调整全域中各个侧面的样本含量;②调整测量模式如把随机模式改为固定模式;③调整测量结构如把交叉设计改为嵌套设计或混合设计;④根据经费和设备等条件的限制等因素来构建概括全域。

参考文献

[1] 杨志明,张雷. 测评的概化理论及其应用. 北京:教育科学出版社,2005.

(孟　琼)

相对误差与绝对误差

测量误差指的是在测量过程中由那些与测量目的无关的变化因素所产生的一种不准确或不一致的测量效应。

观测分数与全域分数之间的差别就是测量的误差。对不同决策,构成测量误差的变异分量是不全相同的。就相对决策而言,除了测量目标本身的主效应以外,所有会影响被试者排位顺序的变异分量都必须归入测量误差的变异之内。就绝对决策而言,除了测量目标的主效应外,所有其他效应分量都是测量误差的变异分量。在概化理论中,分别用相对误差和绝对误差来刻画以上两种情况的测量误差。

相对误差(relative error)是指所有随机误差引起的测量误差,是被试在样本上的离均差与它的全域分数的离均差之差值,记为 δ_{pI},以 $p \times I$ 随机测量交叉设计为例,可以定义为:

$$\delta_{pI} = (X_{pI} - \sum_i X_{pI}) - (\mu_p - \mu)$$

在单面 $p \times I$ 随机测量交叉设计中,只有被试与题目间的交互效应构成测量的相对误差变异,而被试主效应和题目主效应并不会带来测量的相对误差。其变异分量估计公式如下:

$$\sigma^2(\delta_{pI})=\sigma^2(pI)=\sigma^2(pi)/n'_i$$

其中，n'_i 为概括全域上题目样本的容量。

在概化全域上的 D 研究中，相对误差的变异等于所有与对象 p 有关的交互效应的变异数的总和。

绝对误差（absolute error）是指被试观测值与概化全域上的全域分数之差值，记为 Δ_{pI}，以 $p\times I$ 随机测量交叉设计为例，可以定义为：

$$\Delta_{pI}=X_{pI}-\mu_p$$

在单面 $p\times I$ 随机测量交叉设计中，在作绝对决策时，题目主效应和题目与被试间的交互效应都是测量误差的组成部分。其变异分量估计公式如下：

$$\sigma^2(\Delta)=\sigma^2(I)+\sigma^2(pI)=\sigma^2(i)/n'+\sigma^2(pi)/n'_i$$

单面 $p\times I$ 随机测量交叉设计 D 研究的相对误差和绝对误差可以用唯恩图表示如下：

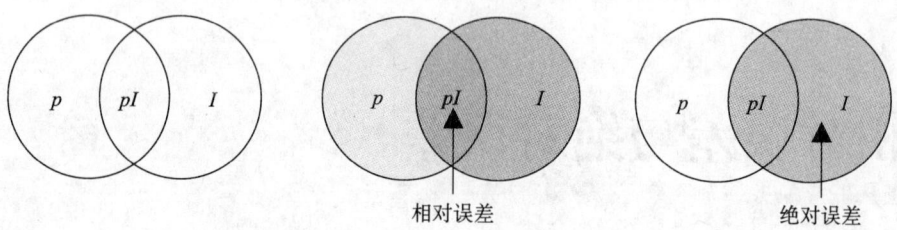

相对误差　　　　　　　绝对误差

参考文献

[1]　杨志明，张雷．测评的概化理论及其应用．北京：教育科学出版社，2005.

（孟　琼）

概化系数与可靠性指数

概化系数和可靠性指数是概化理论中用来表示测量"信度"的两个指标，其中概化系数用于相对决策时，而可靠性指数用于绝对决策时。

概化系数（generalizability coefficient）是克朗巴赫构造的，克朗巴赫使用符号 $E\rho^2$ 表示概化系数，用于刻画常模参照性测验的误差，用测量目标的有效变异占有效变异与相对误差变异之和的比值表示。其计算公式如下：

$$E\rho^2 = \sigma^2(p)/[\sigma^2(p) + \sigma^2(\delta)]$$

概化系数近似等于观测分数期望值与全域分数的相关系数的平方,也近似地等于题目样本含量相等的任意两个随机平行测验间的相关系数的期望值。对于 $p \times I$ 设计来说,概化系数的估计值正好等于克朗巴赫系数。

可靠性指数(index of dependability)是 Brennan 和 Kane 针对绝对决策提出的相应的测量"信度"的指标,用于刻画标准参照性测验,用测量目标的有效变异占有效变异与绝对误差之和的比值表示,即,测量目标自身的分数变异在全体分数变异中所占的比率。其计算公式如下:

$$\varphi = \sigma^2(p)/[\sigma^2(p) + \sigma^2(\Delta)]$$

无论是概化系数还是可靠性指数均在 0 到 1 之间,其判定标准与相关系数相似,越接近 0 表示测量的信度越低,而越接近 1 表示测量的信度越高。

参考文献

[1]　杨志明,张雷. 测评的概化理论及其应用. 北京:教育科学出版社,2005.

(孟　琼)

D 研究与 G 研究的区别

1. 所涉及的条件全域可以有所不同

G 研究:测量的条件全域是观测全域。观测全域中的侧面一般做"随机性"假定,其全域容量也做"无限"假定,观测全域内部的侧面与侧面间,侧面与测量目标间做"交叉关系"假定。

D 研究:测量的条件全域是概括全域。概括全域中测量侧面是否做"随机性"假定,哪些侧面做"随机性"假定,各个侧面的全域容量是否做"无限"假定,观测全域内部的侧面与侧面间,侧面与测量目标间是否做"交叉关系"假定,均要根据研究者的决策需要来进行调整。

2. 研究任务不同

G 研究:尽可能多地"挖掘"出各种潜在的测量误差来源,并且估计测量过程中这些误差来源的变异分量的大小。

D 研究:根据某种特殊的决策需要,以 G 研究所得到的变异分量估计值为基础,重新构建多种概括全域,在样本均值的层面估计各种变异分量的大小,进而估计各种测量误差和测量精度指标（相对误差与概化系数或绝对误差与可靠性指数）。

参考文献

[1] 杨志明,张雷. 测评的概化理论及其应用. 北京:教育科学出版社,2005.

（孟 琼）

随机单面交叉设计

1. 随机单面交叉设计的定义

随机单面交叉设计（random single crossover design）指的是仅有一个测量侧面,并且测量侧面与测量目标之间具有交叉关系、侧面与目标都是随机抽样的,总体和全域又都是无限的一种测量设计。例如,在一次数学测验工作中,若从初一的学生中随机抽取 50 人,再从数学能力题库中随机抽取 100 题（答案唯一）组成一套数学能力测验试卷,并要求每个学生都要作答每一道试题,这就是一个典型的随机单面交叉设计的测量。此时整个测验工作的 G 研究可以用 $p \times i$ 表示,而 D 研究则用 $p \times I$ 表示。

2. $p \times i$ 随机测量模式的 G 研究的数学模型

假如某研究者总观测全域中随机抽取 n_i 道试题来测量 n_p 个学生的某方面的能力,且答案唯一。记 X_{pi} 表示总体中任一被试在试题全域中任一试题上得分,则其 G 研究的数学模型为:

$$X_{pi} = \mu + \nu_p + \nu_i + \nu_{pi}$$
$$\nu_p = \mu_p - \mu$$
$$\nu_i = \mu_i - \mu$$
$$\nu_{pi} = X_{pi} - \mu_p - \mu_i + \mu$$

其中,ν_p 表示被试随机效应,ν_i 表示试题随机效应,ν_{pi} 表示残余效应（试题与被试交互效应和其他效应）,μ 表示基于每个被试和每个试题样本上的总均分,μ_p 表示被试 p 在试题全域上数学期望值（全域分数）,可理解为被试 p 在试题全域中所有样本容量相同的平行试题样本上得分的均值,μ_i 表示试题 i 在被试总体上数学期望值（全域分数）,可以理解为所有被试在第 i 题上得分的均值。

3. $p \times i$ 随机测量模式的 G 研究的变异分量估计

根据 G 研究 $p \times i$ 设计的数学模型及其相关的假设,可知被试、试题以及二者交互效应的变异分量如下:

被试效应变异分量 $\sigma^2(p) = E_p(\mu_p - \mu)^2$

试题效应变异分量 $\sigma^2(i) = E_i(\mu_i - \mu)^2$

被试与试题的交互效应变异分量 $\sigma^2(pi) = E_p E_i(X_{pi} - \mu_p - \mu_i + \mu)^2$

总变异为 $\sigma^2(X_{pi}) = E_p E_i(X_{pi} - \mu)^2 = \sigma^2(p) + \sigma^2(i) + \sigma^2(pi)$

类似于方差分析的变异分解思想,样本的总变异数可以作如下分解:

$$SS(t) = SS(p) + SS(i) + SS(pi)$$

我们可以直接应用多因素完全随机实验设计的方差分析技术,来估计出随机单面交叉设计中的 $SS(p)$,$SS(i)$,$SS(pi)$ 等各种方差分量值,各种变异分量估计公式具体见表 1。

表 1 随机单面交叉设计各种变异分量估计公式

变异来源	SS	df	MS	变异分量的估计值
被试者 p	$SS(p)$	$n_p - 1$	$SS(p)/df(p)$	$\hat{\sigma}^2(p) = [MS(p) - MS(pi)]/n_i$
题目 i	$SS(i)$	$n_i - 1$	$SS(i)/df(i)$	$\hat{\sigma}^2(i) = [MS(i) - MS(pi)]/n_p$
$p \times i$	$SS(pi)$	$(n_p - 1)(n_i - 1)$	$SS(pi)/df(pi)$	$\hat{\sigma}^2(pi) = MS(pi)$

其中 $SS(p) = n_i \sum_p (\overline{X}_p - \overline{X})^2 = n_i \sum_p \overline{X}_p^2 - n_p n_i \overline{X}^2$

$SS(i) = n_p \sum_i (\overline{X}_i - \overline{X})^2 = n_p \sum_i \overline{X}_i^2 - n_p n_i \overline{X}^2$

$SS(pi) = \sum_p \sum_i (X_{pi} - \overline{X})^2 = \sum_p \sum_i X_{pi}^2 - n_i \sum_p \overline{X}_p^2 - n_p \sum_i \overline{X}_i^2 + n_i n_p \overline{X}^2$

以上的计算较为复杂,我们可以借用 SPSS 软件中两因素完全随机设计的方差分析来处理,具体应用的是 SPSS 中 GLM 模型中的 General Factorial 方法,也可以用如下的程序(需要将被试者得分变量定义为 score,被试者变量定义为 person,题目变量定义为 item):

```
UNIANOVA
    score BY person item
    /METHOD = SSTYPE(3)
    /INTERCEPT = INCLUDE
    /EMMEANS = TABLES(person)
    /EMMEANS = TABLES(item)
    /EMMEANS = TABLES(OVERALL)
    /CRITERIA = ALPHA(.05)
    /DESIGN = person item item * person.
```

4. $p \times I$ 随机测量模式的 D 研究的数学模型

与随机单面交叉设计的 G 研究对应,随机单面 $p \times I$ 设计的 D 研究模型为:

$$X_{pi} = \mu + \nu_p + \nu_I + \nu_{pI}$$

$$\nu_p = \mu_p - \mu$$

$$\nu_I = \mu_I - \mu$$

$$\nu_{pI} = X_{pI} - \mu_p - \mu_I + \mu$$

其中,各符号的含义与 G 研究时的含义相同,只不过用大写英文字母表示这些值是在样本组上求取的均值。同样的,X_{pI} 表示总体中任一被试在试题全域中任一试题上的得分,ν_p 表示被试随机效应,ν_I 表示试题随机效应,ν_{pI} 表示试题与被试交互效应,μ 表示基于每个被试和每个试题样本上的总均分,即总体中所有被试者全域分的均值,μ_p 表示被试 p 在试题全域上数学期望值(全域分数),可理解为被试 p 在试题全域中所有样本容量相同的平行试题样本上得分的均值,μ_I 表示试题 i 在被试总体上数学期望值(全域分数),可理解为所有被试在第 i 题上得分的均值。

5. $p \times I$ 随机测量模式的 D 研究的变异分量

被试效应变异分量 $\sigma^2(p) = E_p (\mu_p - \mu)^2$

试题效应变异分量 $\sigma^2(I) = E_I (\mu_I - \mu)^2$

二者交互效应变异分量 $\sigma^2(pI) = E_p E_I (X_{pI} - \mu_p - \mu_I + \mu)^2$

通过公式转换后与 G 研究中相应变异分量的关系如下:

$$\sigma^2(p) = \sigma^2(p)/n'_p$$

$$\sigma^2(I) = \sigma^2(i)/n'_i$$

$$\sigma^2(pI) = \sigma^2(pi)/n'_i$$

n'_p 是概括全域上被试的样本含量,n'_i 是概括全域上题目的样本含量

在实际应用中,我们可以根据研究需要,通过改变侧面的样本含量或调整测量设计或把随机侧面改为固定侧面来进行决策研究,重新计算各种变异分量、相对误差变异、绝对误差变异、概化系数和可靠性指数。

参考文献

[1] 杨志明,张雷. 测评的概化理论及其应用. 北京:教育科学出版社,2005.

(孟　琼)

随机双面交叉设计

1. 随机双面交叉设计的定义

当观测全域由两个测量侧面的全域组成,且每个侧面的水平及测量目标的水平之间

都要一一"见面"，测量目标样本是从其无限总体中随机抽取，各测量侧面样本也分别从各自所对应的无限全域中随机抽取时，测验便被称为随机双面交叉设计（random double-sided crossover design）。

2. 随机双面交叉设计的数学模型

对于测量目标为被试水平（person，记为 p）、测量侧面为试题侧面（item，即为 i）和评分者侧面（rater，记为 r）的交叉设计，若记 X_{pir} 表示被试 p 作答第 i 题由第 r 个评分者评定的分数，则其 G 研究的数学模型为：

$$X_{pir} = \mu + \nu_p + \nu_i + \nu_r + \nu_{pi} + \nu_{pr} + \nu_{ir} + \nu_{pir,e}$$
$$\nu_p = \mu_p - \mu（被试效应）$$
$$\nu_i = \mu_i - \mu（试题效应）$$
$$\nu_r = \mu_r - \mu（评分者效应）$$
$$\nu_{pi} = \mu_{pi} - \mu_p - \mu_i + \mu（被试与试题交互效应）$$
$$\nu_{pr} = \mu_{pr} - \mu_p - \mu_r + \mu（被试与评分者交互效应）$$
$$\nu_{ir} = \mu_{ir} - \mu_i - \mu_r + \mu（试题与评分者交互效应）$$
$$\nu_{pir,e} = X_{pir} - \mu_{pi} - \mu_{pr} - \mu_{ir} + \mu_p + \mu_i + \mu_r - \mu（残余效应）$$

其中，μ 是总均值，μ_p 为被试 p 在观测全域上的平均得分，可理解为被试 p 在试题全域中任意一道题上的作答结果由评分者全域中任意一位评分者评定的得分的平均值。μ_i、μ_r 的含义均与单面交叉设计时的含义类似，解释方法则均如 μ_p 那样。μ_{pi} 的含义是指被试总体中任一被试作答好试题全域中任一试题后，由评分者全域中所有评分者评定的分数的平均值。其余 μ_{pr} 和 μ_{ir} 可以依此类推。

根据随机双面交叉 $p \times i \times r$ 设计的 G 研究数学模型及其相关的假设，其变异分量可以进行如下分解：

被试的变异分量 $\sigma^2(p) = E_p (\mu_p - \mu)^2$

试题的变异分量 $\sigma^2(i) = E_i (\mu_i - \mu)^2$

评分者的变异分量 $\sigma^2(r) = E_r (\mu_r - \mu)^2$

被试与试题的交互效应变异分量 $\sigma^2(pi) = E_r (\mu_{pi} - \mu_p - \mu_i + \mu)^2$

被试与评分者的交互效应变异分量 $\sigma^2(pr) = E_i (\mu_{pr} - \mu_p - \mu_r + \mu)^2$

试题与评分者的交互效应变异分量 $\sigma^2(ir) = E_p (\mu_{ir} - \mu_p - \mu_i + \mu)^2$

总变异为 $\sigma^2(X_{pir}) = \sigma^2(p) + \sigma^2(i) + \sigma^2(r) + \sigma^2(pi) + \sigma^2(pr) + \sigma^2(ir) + \sigma^2(pir)$

类似于方差分析的变异分解思想，样本的总变异数可以作如下分解：

$$SS(t) = SS(p) + SS(i) + SS(r) + SS(pi) + SS(pr) + SS(ir) + SS(pir)$$

我们可以直接应用多因素完全随机实验设计的方差分析技术，来估计出随机双面交叉设计中的各种方差分量值，各种变异分量估计公式具体见表 1。

表 1 随机双面交叉设计各种变异分量估计公式

变异来源	SS	df	MS	变异分量的估计值
被试者 p	$SS(p)$	n_p-1	$SS(p)/df(p)$	$MS(p)-MS(pi)-MS(pr)+MS(pir)/n_in_r$
题目 i	$SS(i)$	n_i-1	$SS(i)/df(i)$	$MS(p)-MS(pi)-MS(ir)+MS(pir)/n_pn_r$
评分者 r	$SS(r)$	n_r-1	$SS(r)/df(r)$	$MS(p)-MS(pi)-MS(ir)+MS(pir)/n_pn_i$
pi	$SS(pi)$	$(n_p-1)(n_i-1)$	$SS(pi)/df(pi)$	$MS(pi)-MS(pir)/n_r$
pr	$SS(pr)$	$(n_p-1)(n_r-1)$	$SS(pr)/df(pr)$	$MS(pr)-MS(pir)/n_i$
ir	$SS(ir)$	$(n_i-1)(n_r-1)$	$SS(ir)/df(ir)$	$MS(ir)-MS(pir)/n_p$
pir	$SS(pir)$	$(n_p-1)(n_i-1)(n_r-1)$	$SS(pir)/df(pir)$	$MS(pir)$
总计	$SS(t)$	$n_pn_in_r-1$	$SS(t)/df(t)$	

其中

$$SS(p) = n_in_r\sum X_p^2 - n_pn_in_r\sum\sum\sum X^2$$

$$SS(i) = n_pn_r\sum X_i^2 - n_pn_in_r\sum\sum\sum X^2$$

$$SS(r) = n_pn_i\sum X_r^2 - n_pn_in_r\sum\sum\sum X^2$$

$$SS(pi) = n_r\sum\sum X_{pi}^2 - n_in_r\sum X_p^2 - n_pn_r\sum X_i^2 + n_pn_in_r\sum\sum\sum X^2$$

$$SS(pr) = n_i\sum\sum X_{pr}^2 - n_in_r\sum X_p^2 - n_pn_i\sum X_r^2 + n_pn_in_r\sum\sum\sum X^2$$

$$SS(ir) = n_p\sum\sum X_{ir}^2 - n_pn_r\sum X_i^2 - n_pn_i\sum X_r^2 + n_pn_in_r\sum\sum\sum X^2$$

$$SS(pir) = \sum\sum\sum X_{pir}^2 - n_r\sum\sum X_{pi}^2 - n_i\sum\sum X_{pr}^2 - n_p\sum\sum X_{ir}^2$$
$$+ n_in_r\sum X_p^2 + n_pn_r\sum X_i^2 + n_pn_i\sum X_r^2 - n_pn_in_r\sum\sum\sum X^2$$

根据上述公式，$p\times i\times r$ 设计样本估计值的计算步骤为：样本数据的获取；计算基本统计量；计算各平方和；计算自由度；计算均方；计算各变异分量。

上述步骤可用 SPSS 中 GLM 模型中的 General Factorial 方法，也可以用如下的程序（需要将被试者得分变量定义为 score，被试者变量定义为 person，题目变量定义为 item，评分者变量定义为 rater）：

```
UNIANOVA
    score BY person item rater
    /METHOD = SSTYPE(3)
    /INTERCEPT = INCLUDE
    /EMMEANS = TABLES(person)
    /EMMEANS = TABLES(item)
    /EMMEANS = TABLES(rater)
    /EMMEANS = TABLES(OVERALL)
    /CRITERIA = ALPHA(.05)
```

/DESIGN = person item rater item * person rater * person item * rater person * item * rater.

3. $p \times I \times R$ 随机测量模式的 D 研究的数学模型

与随机双面交叉设计的 G 研究对应，随机双面 $p \times I \times R$ 设计的 D 研究模型为：

$$X_{pIR} = \mu + \nu_p + \nu_I + \nu_R + \nu_{pI} + \nu_{pR} + \nu_{IR} + \nu_{pIR,e}$$

$$\nu_p = \mu_p - \mu (被试效应)$$

$$\nu_I = \mu_I - \mu (试题效应)$$

$$\nu_R = \mu_R - \mu (评分者效应)$$

$$\nu_{pI} = \mu_{pI} - \mu_p - \mu_I + \mu (被试与试题交互效应)$$

$$\nu_{pR} = \mu_{pR} - \mu_p - \mu_R + \mu (被试与评分者交互效应)$$

$$\nu_{IR} = \mu_{IR} - \mu_I - \mu_R + \mu (试题与评分者交互效应)$$

$$\nu_{pIR,e} = X_{pIR} - \mu_{pI} - \mu_{pR} - \mu_{IR} + \mu_p + \mu_I + \mu_R - \mu (残余效应)$$

其中，各符号的含义与 G 研究时的含义相同，只不过用大写英文字母表示这些值是在样本组上求取的均值。μ 是总均值，μ_p 是被试 p 在侧面 I 和 R 上构成的特定概化全域上的平均值，及被试者 p 在概化全域上的全域分数，其含义是被试者 p 对试题全域中任意一组题上的作答结果由评分者全域中任意一组评分者评定的得分的样本总分的平均值。μ_I、μ_R 的含义均与双面交叉设计时 D 研究的含义一致，对于 μ_{PI}，其含义是指被试总体中任一被试作答好试题全域中任一试题样本组后，由评分者全域中所有评分者样本组评定的分数的平均值。其余 μ_{pR} 和 μ_{IR} 可以依此类推。

4. $p \times I \times R$ 随机测量模式的 D 研究的变异分量

通过公式转换后与 G 研究中相应变异分量的关系如下：

$$\sigma^2(P) = \sigma^2(p)$$

$$\sigma^2(I) = \sigma^2(i)/n_i'$$

$$\sigma^2(R) = \sigma^2(r)/n_r'$$

$$\sigma^2(pI) = \sigma^2(pi)/n_i'$$

$$\sigma^2(pR) = \sigma^2(pr)/n_r'$$

$$\sigma^2(IR) = \sigma^2(pr)/n_i'n_r'$$

$$\sigma^2(pIR) = \sigma^2(pir)/n_i'n_r'$$

n_i' 是概括全域中试题的样本容量，n_r' 是概括全域中评分者的样本容量，由于 $\sigma^2(p)$ 是定义在概化全域上的，不受样本容量的影响，所以它与 G 研究时的结果保持一致。

5. $p \times I \times R$ 随机双面交叉设计中各种误差变异分量的估计

（1）相对误差及其变异分量。在 $p \times I \times R$ 随机双面交叉设计中，所有与测量目标（一般为被试）有关联的交互效应构成测量的相对误差变异，而所有主效应（被试者主效应、题目主效应和评分者主效应）以及侧面之间的交互效应（题目与评分者之间的交互效应）均不会影响测量的相对误差，用公式表示如下：

$$\sigma^2(\delta_{pIR}) = \sigma^2(pI) + \sigma^2(pR) + \sigma^2(pRI) = \sigma^2(pi)/n_i' + \sigma^2(pr)/n_r' + \sigma^2(pir)/n_i'n_r'$$

n_i' 是概括全域中试题的样本容量，n_r' 是概括全域中评分者的样本容量。

（2）绝对误差及其变异分量。在 $p \times I \times R$ 随机双面交叉设计中，在绝对决策中，除了全域分数（被试者）的主效应以外，所有变异分量都是测量误差变异的组成部分。用公式表示如下：

$$\sigma^2(\Delta) = \sigma^2(I) + \sigma^2(R) + \sigma^2(pI) + \sigma^2(pR) + \sigma^2(IR) + \sigma^2(pIR)$$

即

$$\sigma^2(\Delta) = \sigma^2(i)/n_i' + \sigma^2(r)/n_r' + \sigma^2(pi)/n_i' + \sigma^2(pr)/n_r' + \sigma^2(ir)/n_i'n_r' + \sigma^2(pir)/n_i'n_r'$$

参考文献

[1] 赵必华. 概化理论及其在标准参照测验信度中的应用. 内蒙古师范大学学报：教育科学版，2002，15(5)：21－23.

[2] 杨志明，张雷. 测评的概化理论及其应用. 北京：教育科学出版社，2005.

（孟　琼）

现代测量理论——项目反应理论

项目反应理论

项目反应理论 IRT(item response theory)也称潜在特质理论(latent trait theory)或潜在特质模型，是针对经典测量理论 CTT(classical test theory)的局限性提出来的一种现代心理测量理论，其主要内容就是研究被试在测验项目上的反应行为与被试潜在特质之间的关系。

项目反应理论起源于 1905 年，比奈(Binet)和西蒙(Simon)编制儿童智力量表时得到的儿童认知作业上的成绩与年龄增长之间的相关关系，从而可以绘制年龄—通过率散点图。这种散点图也就是今天的项目特征曲线 ICC(item characteristic curve)的雏形。1952 年，美国学者洛德(Lord)提出了双参数正态肩形曲线模型（第一个正式的项目反应模型），标志着项目反应理论的正式确立。1960 年，拉希(Rasch)提出针对二值评分项目的单维度模型。1968 年伯恩鲍姆(Birnbaum)提出了 Logistic 曲线取代了正态肩形曲线。1969 年，赖特(B. D. Wright)与潘杰帕克森(Panchapakesan)为拉希模型的参数估计编写了第一个项目反应理论专用程序,取名 BICAL,推动了拉希模型的实际应用。1969年,日本学者塞姆吉玛(Samejima)在 Logistic 模型的框架下,建立起了用于多等级评分资料的等级反应模型(graded response model),突破了过去项目反应模型只能用于二值评分项目的限制。1972 年,伯克(Bock)为无序的多值评分资料项目设计了名义选项模型(nominal categories model),与塞姆吉玛的等级反应模型一起使多值评分资料项目反应模型的框架结构更加完整了。1982 年,马斯特斯(Masters)提出了分部评分模型(partial credit model),本质上属于拉希模型,也用于有序多值评分项目,但其类型难度参数不是单调的,这与等级反应模型不同,其类型难度参数是单调不降的。1984 年,淬森(Thissen)和斯腾贝格(Sternberg)提出了多重选择项目反应模型(response model for multiple-choice items),较好地拟合了单维多重选择测验的反应数据。1992 年,莫雷卡(Muraki)给出了拓广的分部评分模型,在原分部评分模型基础上通过放宽项目区分度相等的假设而推演获得,因而拓广的模型将提供更多的关于项目特征的信息。

项目反应理论假设被试有一种"潜在特质"(教育测试中常指"能力"),被试在测验项目的反应与他们的潜在特质有特殊的关系,通过寻找和拟合适当的模型(项目特征函数)来刻画这种数量关系,还可以用图形的方式(项目特征曲线)来直观表达,用信息函数(item information function)及其曲线来进一步刻画这种关系。可以说,IRT 的本质特点就是通过项目特征函数 ICF 和项目特征曲线 ICC 来精确地刻画项目与特质的关系以及通过信息函数来反映测量误差(信度)。

与经典测量理论 CTT 相比,IRT 具有以下主要优点:①采用非线性模型,建立了被试对项目的反应(观察变量)与其潜在特质(潜变量)之间的非线性关系,这一点适应范围更广且更符合事实;②项目参数不变性,难度和区分度的估计值与被试能力无关;③IRT 将被试能力和测题难度放在同一量尺上进行估计,对被试能力的估计不依赖于特定的测验题目;④信息函数代替了信度概念,用测验对能力估计所提供的信息量的多少来表示测量的精度,这避免了平行测验的假定,并能给出不同能力被试的测量精度。

随着计算机技术的发展,IRT 得以迅速推广应用。目前一些大型的考试 TOEEL、GRE 等,都相继采用了以 IRT 为基础的计算机化适应性测验 CAT(computerized adaptive test),一些传统的智力测验如比奈测验、韦氏智力测验、瑞文测验等也使用 IRT 作为分析的理论依据。概括起来,ITR 的应用主要有:指导量表(试卷)的编制与修改、分数等值处理(test equating)、量裁性测试 (tailored testing)如计算机自适应测试 CAT、项目功能差异 DIF(differential item functioning)分析。

参考文献

[1]　漆书青,戴海崎,丁树良. 现代教育与心理测量学原理. 北京:高等教育出版社,2002.
[2]　顾海根. 心理与教育测量. 北京:北京大学出版社,2008.

(万崇华)

项目特征曲线

项目特征曲线 ICC(item characteristic curve)起源于比纳(Binet)和西蒙(Simon)编制儿童智力量表得到的儿童认知作业上的成绩(通过率)与年龄增长之间相关关系的散点图。1946 年塔克(Tucker)正式提出。

ICC 是一种根据测试所获得的考生能力参数和项目特征参数来表示考生可能的答对率(成功率) 的 IRT 模式的数学表示方法,是表征被试的能力或特质水平与其对一个测验项目的(正确)反应概率之间关系的二维曲线图。同一条 ICC 所对应的项目参数是唯一的。项目反应模型的类型和项目参数决定了项目特征曲线的形状。图 1 是几种典型的项目特征曲线,其中最常见的是(c)图所示的 S 型曲线。横轴 θ,纵轴 $P(\theta)$,表示具有某种能力 θ 的被试答对某项目的概率 $P(\theta)$。因此,只要已知被试的能力值,就可预测出他们可能答对某个项目的概率。

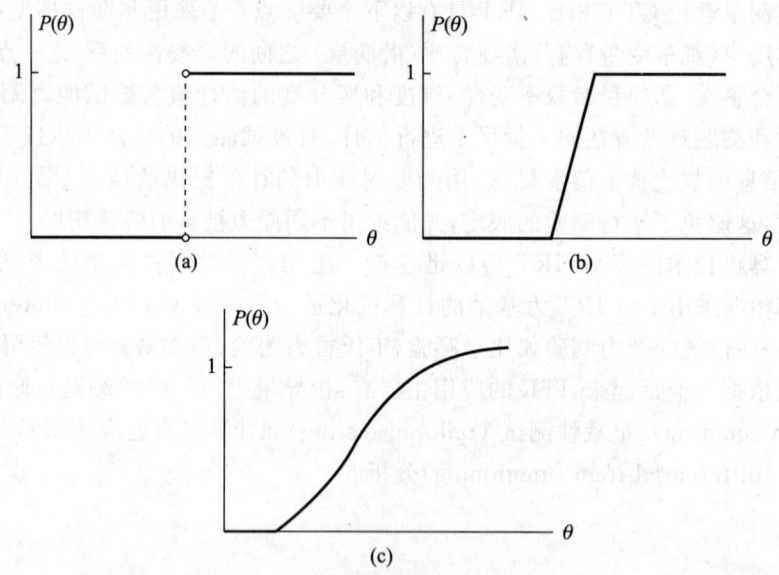

图 1　常见的几种典型的项目特征曲线

IRT 研究的一项重要工作,就是确定题目特征曲线的形态。项目反应模型除了要拟合所选定的题目特征曲线形态,还应该包括其他一些重要的特征。根据参数的不同,特征函数可分为单参数模型(难度)、双参数模型(难度、区分度)和三参数模型(难度、区分度、猜测参数)等,从而可以得到不同的特征曲线。

参考文献：

[1] 俞晓琳．项目反应理论与经典测验理论之比较．南京师大学报：社会科学版，1998，(4)：74－77

[2] 郭庆科，房洁．经典测验理论与项目反应理论的对比研究．山东师大学报：自然科学版，2000，15(3)：264－266.

[3] 漆书青，戴海崎，丁树良．现代教育与心理测量学原理．北京：高等教育出版社，2002.

（万崇华）

正态卵形模型

双参数正态卵形曲线模型（two-parameter normal ogive model）是洛德在 1952 年出于理论研究的需要而提出的，同时也是第一个项目反应理论模型。洛德给出的正态卵形曲线模型表达式为：

$$P_i(\theta) = \int_{-\infty}^{a_i(\theta-b_i)} \frac{1}{\sqrt{2\pi}} e^{-\frac{z^2}{2}} dz \tag{1}$$

在公式(1)中潜在特质 θ 叫做能力，其取值范围为正负无穷大。其中 $P_i(\theta)$ 的含义是能力或水平为 θ 的被试者在项目 i 上正确作答的概率大小。当 $\theta=-\infty$ 时，$P_i(\theta)$ 为 0，而 $\theta=+\infty$ 时，$P_i(\theta)$ 的值是 1。

从公式(1)我们可以看出项目反应模型的解析式是一个函数式，而不是一个分布函数。之所以要取累积分布函数的形式，主要是因为它能较好地拟合 S 形曲线。不要因为这样而误解在正态卵形曲线模型下被试者的能力或水平分布一定是属于正态分布的。在早期的一些项目反应理论研究中曾有研究者把正态卵形曲线模型的分布误以为是正态分布，其实这样是没有必要的。因为即使是被试者的能力或水平不服从正态分布，但是被试者在项目上正确作答的概率仍然会由于 θ 的增加而跟随着正态卵形模型曲线函数而增加。

在正态卵形模型曲线模型的表达式中可以看出，在公式中除了自变量被试的潜在特质或是能力变量 θ 以外，还有 a_i 和 b_i 两参数。就这两个参数的意义我们结合图 1 来进行分析。a_i 和 b_i 都为项目参数，用于描述测验中项目的性质。当 θ 与 b_i 取值相同的时候，$P_i(\theta)$ 的值为 0.5，可认为在这个点上被试的正确作答的概率为 0.5。从图上可以看出曲线的拐点即正态卵形曲线模型的对称中心是与 b 点相互对应的。因此当被试的潜在特质或能力大于 b_i 的时候，我们所得到的正确作答率就会大于 0.5，而当能力水平小于 b_i 时，所得到的正确作答率就会小于 0.5。同时 b_i 还有另外一个作用，它作为项目的定位参数,当 b_i 增大的时候,曲线会向右移,且项目难度也会随之增加;而当 b_i 减小的时候,曲线就会向左移,同上项目难度就随之而减小了。因此又把 b_i 叫做项目的难度参数。

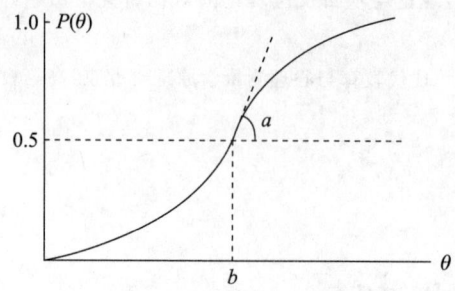

图 1 双参数正态卵形曲线

参数 a_i 称作项目的区分度参数。a_i 等于曲线在点 b_i 处的斜率。a_i 越大,则曲线在点 b_i 处就越陡峭,因此 a_i 又被称为陡峭参数。由此可以得出,当被试的能力或潜在特质 θ 在 b_i 附近的时候,只要被试的能力与 b_i 稍有点差异的时候,被试的正确作答率就会有很大的变化,要么是迅速增大要么是减小。而当 a_i 较小的时候,被试的正确作答率在 b_i 处附近的变化就会随之而减小,被试能力水平的较小波动很难导致正确作答率的较大变化。所以把 a_i 称作项目的区分度参数。

由此不难发现,双参数正态卵形模型是学习项目反应理论模型的基础,它有助于帮助了解项目反应理论模型的特质及其模型参数的意义。但是它存在一些不足之处,由于它的表达式是一个积分函数形式,因此在进行统计分析的时候不是很容易计算。所以这个模型具有很好的理论意义但是在实际的测验实施时却有不足之处。

如果不考虑区分度,就成为单参数的正态卵形曲线模型,如果还要考虑猜测度,就成为三参数的正态卵形曲线模型。

参考文献

[1] 漆书青,戴海崎,丁树良. 现代教育与心理测量学原理. 北京:高等教育出版社,2002.
[2] 顾海根. 心理与教育测量. 北京:北京大学出版社,2008.

(万崇华)

拉希模型

丹麦学者拉希是最早独立研究项目反应模型进而获得巨大成就的学者之一。拉希模型(Rasch model)在早期主要包括了三个 20 世纪 50 年代所创作的项目反应模型,第一是用于阅读测验的泊松模型;第二是用于智力和成就测验的模型,同时也叫做"测验项目的结构模型";第三是目前所特指的拉希模型。早在 19 世纪 60 年代,拉希就对这三个模型做出了详细的解释和论述,在此只介绍第三个模型,这个模型也是最有名的模型。

在拉希的论述中认为,假如一个项目的难度为 δ_i',被试能力为 θ_j'(注:δ_i' 和 θ_j' 均大于 0),被试 j 在项目 i 上正确作答的概率可由以下公式推出:

$$P(u_{ij}=1|\theta)=[\theta_j'/\delta_i']/[1+\theta_j'/\delta_i']$$
$$=\theta_j'/[\theta_j'+\delta_i'] \tag{1}$$

公式(1)的值在(0,1)区间上随着 θ_j' 而递增。拉希为了弥补经验量表得分的不足,就把参数取在对数量表上,即令:

$$\theta_j=\ln\theta_j'$$
$$\delta_i=\ln\delta_i'$$

代入(1)式,进行一定的整理得到:

$$P(u_{ij}=1|\theta)=\{1+\exp[-(\theta_j-\delta_i)]\}^{-1} \tag{2}$$

但是习惯上我们会把(2)写成:

$$P_i(\theta)=\exp(\theta-b_i)/[1+\exp(\theta-b_i)] \tag{3}$$

这就是我们常用的拉希模型。

拉希模型的正确作答概率公式是完全根据被试能力水平与项目难度关系而导出的,并没有其他数学函数式的参与,这是拉希模型的一个重要特点。从导出的公式中可以发现,拉希模型中只涉及到了一个项目难度参数而没有提到区分度参数。其原因在于,拉希认为,当用一定数量的项目去测被试者,就是要用一个线性系统来确定和区分被试的特质水平如何,除了要考虑每个项目的难度以外,还要让所有的项目都有相同的性质。因此,根据这一点,拉希模型的项目特质曲线除了在横轴上有不同的位置之外,其他的特质都是相同的,有着相同的形状(见图 1)。

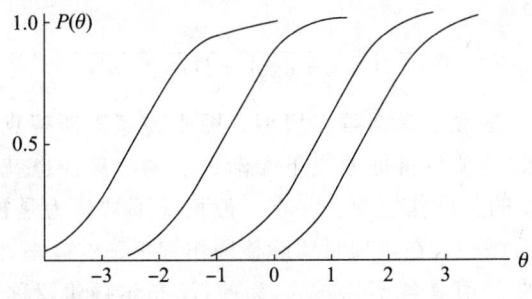

图 1　拉希模型的四条项目特征曲线

参考文献

[1]　漆书青,戴海崎,丁树良. 现代教育与心理测量学原理. 北京:高等教育出版社,2002.

[2] 李传益. 项目反应理论模型及参数估计方法. 咸宁学院学报,2009,29(2):65—67.

（戚艳波　万崇华）

伯恩鲍姆逻辑斯蒂克模型

在 1957 年到 1958 年间,洛德的双参数正态肩行曲线模型被伯恩鲍姆改换成了双参数逻辑斯蒂克模型(Birmbaum logistic model),公式的表示如下：

$$P_i(\theta) = \exp[a_i(\theta - b_i)]/\{1 + \exp[a_i(\theta - b_i)]\} \tag{1}$$

对于逻辑斯蒂克函数 L 来说,当取量表因子 D 为 1.7 时,那么它和正态肩形曲线函数 N 之间有如下的关系式：

$$|N(x) - L(1.7x)| < 0.01 \quad x \in (-\infty, +\infty) \tag{2}$$

通过以上的转换,我们实际用的双参数逻辑斯蒂克模型就转换成了以下的另一种形式：

$$P_i(\theta) = \exp[Da_i(\theta - b_i)]/\{1 + \exp[Da_i(\theta - b_i)]\} \tag{3}$$

在上面的公式中,$D = 1.7$,其中 a_i 和 b_i 与正态肩形曲线模型中的 a_i 与 b_i 有着相同的意义。

在测试中,低能力被试在多重选择试题上对于正确作答进行一定的猜测会出现非 0 的现象,为了适应此种现象,伯恩鲍姆建议在原来的基础上增加了一个猜测概率参数 c_i,因此模型就变成了：

$$P_i(\theta) = c_i + \frac{1 - c_i}{1 + \exp[-Da_i(\theta - b_i)]} \tag{4}$$

(4)式就是我们常说的三参数逻辑斯蒂克模型。图 1 为逻辑斯蒂克模型的曲线形态图。c_i 是猜测参数,它表示的是项目特征曲线下端渐近线的高度。也就是说,即使能力极低的被试在项目上也有 c_i 的正确作答率。c_i 在一般情况下被认为是被试中能力水平低于项目难度 $2/a_i$ 个单位的那些人在该项目实际猜测作答正确的概率,因此由项目反应理论估计出来的每个项目的 c_i 值是各不相同的,为此,汉布尔顿建议称 c_i 为"伪机遇水平"。c_i 作为猜对的概率,其取值范围从理论上来说在 0 到 1 之间,但在实际情况中,猜对概率在 0.5 以上的项目显然不能作为好的项目。因此 c_i 实际上的取值范围在 0 到 0.5 之间。

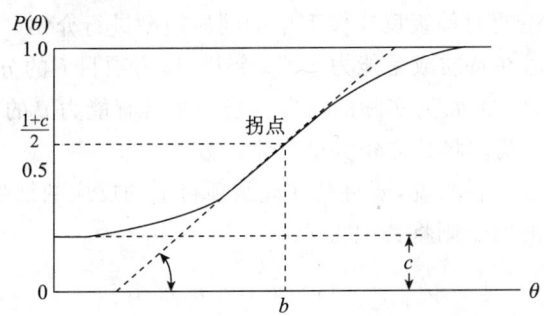

图 1 三参数逻辑斯蒂克项目特征曲线

在双参数逻辑斯蒂克模型中,只要我们令 a_i 的值都为 1,该模型就成了单参数的逻辑斯蒂克模型,得到的这个模型和拉希模型是完全一致的。

在实际的过程中,正态肩形的曲线模型也可以推出单参数和三参数的形式,在此给出了两者的导出结果。其中单参数模型为:

$$P_i(\theta) = \int_{-\infty}^{\theta-b_i} \frac{1}{\sqrt{2\pi}} e^{-\frac{z^2}{2}} dz \tag{5}$$

三参数正态肩形曲线模型为:

$$P_i(\theta) = c_i + (1-c_i) \int_{-\infty}^{a_i(\theta-b)_i} \frac{1}{\sqrt{2\pi}} e^{-\frac{z^2}{2}} dz \tag{6}$$

以上介绍了逻辑斯蒂克模型的几种基本模型,但是它们都被限制在单维空间中,它们的项目为二值评分,其测验属于非速度的测验。

参考文献

[1] 漆书青,戴海崎,丁树良. 现代教育与心理测量学原理. 北京:高等教育出版社,2002.
[2] 李传益. 项目反应理论模型及参数估计方法. 咸宁学院学报,2009,29(2):65-67.
[3] 王孝玲. 教育测量. 上海:华东师范大学出版社,2004.

(戚艳波　万崇华)

Samejima 模型

最初的等级反应模型(graded response model)首先是由塞姆吉玛在 1969 年给出的有序多值评分项目的 IRT 模型。随后由于项目反应理论的发展,等级反应模型就发展成了一族模型。在这里主要对等级反应模型中的同质模型进行介绍。

令 θ 作为被试的潜在特质或是能力水平,令 U_i 作为项目 i 的分级项目反应的标志,它属于一个随机变量,而令 u_i 为实际的反应。当一个具有能力 θ 的被试者在项目 i 上得到 u_i 的概率为 $P_{u_i}(\theta)$,我们将其称作类型反应函数。

对于一组要研究的项目来说,要将其在此组项目上的反应的结果 V 称为其反应的形式。如果是一个实际的例子则将其记为 v:

$$v=(u_1,u_2,\cdots,u_n) \tag{1}$$

其中,u_i 表示的是在第 i 个项目上被试的反应记录。假如所研究的测验是单维的,那么对于其反应形式 v,被试的潜在特质或能力水平为 θ 的条件概率 $P_v(\theta)$ 有以下的表达式:

$$P_v(\theta) = \prod_{u_i \in} P_{u_i}(\theta) \tag{2}$$

计算所得出的值是 $P_v(\theta)$,也可以说是取 v 的似然函数,因此又可将其记为 $L(v|\theta)$。

在塞姆吉玛的等级反应模型(Samejima graded response model)中,一个项目在各个等级上的难度都是呈现为单调递增的,因此就有:

$$-\infty=b_0<b_1<b_2<\cdots<b_{m_i}<b_{m_i+1}=+\infty$$

同时各个等级的难度参数也叫做类型反应函数曲线的定位参数。图 1 就是一个 $m_i=4,a_i=1,b_i(i=1,2,3,4)$ 依次为 $-2.0,-1.0,0.7,2.0$ 的正态卵形模型的类型反应函数曲线图。

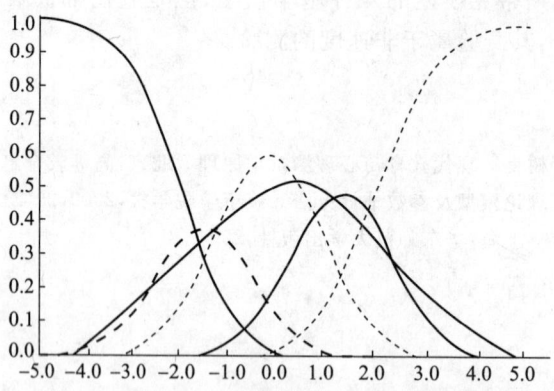

图 1 项目分数为 0,1,2,3,4 的一组正态卵形曲线模型的一组类型反应函数曲线图

假如用逻辑斯蒂克模型来表示,那么当 $D=1.7$ 时,两种模型的差异会很小,仅有的差异就是曲线会比类型反应函数曲线图陡峭一点。一般所说的等级反应模型中,假如被试的潜在特质或能力水平 θ 介于难度参数 b_t 与 b_{t+1} 之间时,那么此时的被试得分为 $t+1$ 的概率要较得分为 t 的概率大些。

在等级反应模型中,当要对能力为 θ 具有反应形式 V 的被试在 N 个项目上进行估计时,那么可以利用公式(2)为基础进行计算。然后将其带入模型,然后转换为对数形式对

θ 求偏导后,最后用牛顿—拉夫逊迭代方法进行估计。通常情况下,对于等级反应模型的参数估计来说,推荐的估计方法是求边际似然函数方程的 EM 解。下面给出的就是边际似然方程函数:

$$L(a_i, b_{u_i}) = \prod_{j=1}^{N} \int_{-\infty}^{\infty} g(\theta_j) P_{u_j}(\theta_j) d\theta_j \tag{3}$$

其中,N 为被试的总人数,$g(\theta_j)$ 为能力的密度函数,而 V_j 为被试 j 的反应形式。可以用 MULTILOG 软件对反应模型的参数进行估计。莫雷卡和伯克在 1993 年编写的软件 PARSCALE,也可以用于等级反应模型的逻辑斯蒂克模型参数的估计,其中它所用的方法也是 EM 法。

参考文献

[1]　漆书青,戴海崎,丁树良. 现代教育与心理测量学原理. 北京:高等教育出版社,2002.
[2]　顾海根. 心理与教育测量. 北京:北京大学出版社,2008.

(咸艳波　万崇华)

Masters 模型

马斯特斯分部评分模型（Masters partial credit model）是马斯特斯于 1982 年所提出的,它属于拉希二值评分项目模型的一种直接应用。在所有的有序多值评分项目模型中,分部评分模型是最简单的,因为它仅仅含有被试能力参数和项目难度参数这两个参数,这两种参数都在同一种潜在特质上定位。下面为分部评分模型的表达式:

$$\sum_{h=0}^{m_i} P_{ijh}(\theta) = 1$$

$$P_{ijx}(\theta) = \frac{\exp\left[\sum_{k=0}^{x}(\theta_j - \delta_{ik})\right]}{\sum_{h=0}^{m_i}\exp\left[\sum_{k=0}^{h}(\theta_j - \delta_{ik})\right]} \tag{1}$$

在(1)式中要求:

$$\sum_{k=0}^{0}(\theta_j - \delta_{ik}) \equiv 0$$

$$\sum_{k=0}^{k}(\theta_j - \delta_{ik}) = \sum_{k=1}^{k}(\theta_j - \delta_{ik}) \tag{2}$$

在分部评分模型中,一大特点就是:对于评分系列 $x=0,1,\cdots,m_i$,在各个类型反应函数 $P_{ijx}(\theta)$ 上取得最大值的 θ 点的顺序与评分值的顺序是完全一致的。图 1 是一个得分别为 $0,1,2,3$ 的项目的四条类型反应函数曲线图。对于分部评分模型而言,对于项目参数 $\delta_{i1},\delta_{i2},\delta_{i3},\cdots,\delta_{i_{m_i}}$ 较为准确解释为:在 $\theta=\delta_{ix}$ 点上,得分为 x 的被试与得分为 $x+1$ 的被试的概率是相同的。换而言之,也可以认为分部评分模型的项目参数是相邻类反应函数曲线交点能力或潜在特质 θ 的读数。从公式中不难发现,在分部评分模型中,项目难度参数 $\delta_{i1},\delta_{i2},\delta_{i3},\cdots,\delta_{i_{m_i}}$ 并不存在单调的趋势。在图 1 中就会得出 $\delta_{i1}<\delta_{i3}<\delta_{i2}$ 的结果,这就是分部评分模型与等级反应模型的一个明显的不同点。

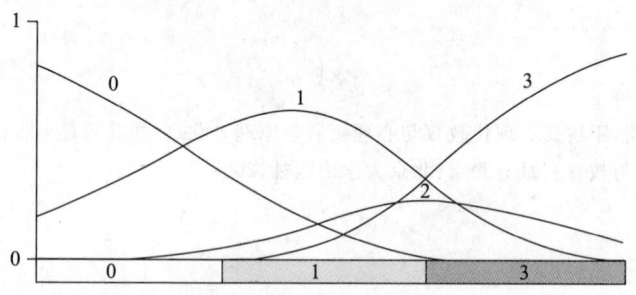

图 1 分部评分模型类型反应函数曲线

可以用联合极大似然和条件极大似然两种方法来估计分部评分模型参数。总的来说,联合极大似然法估计比起条件极大似然估计来是有偏倾的。但是较大偏倾只会出现在少数的项目上,对于大多数的项目来说还是可以进行校正的。同时,分部评分模型还可以利用边际极大似然来进行参数的估计。如果只从理论上来讲,边际极大似然估计方法比极大似然估计方法更为充分。威尔逊和爱德马在 1993 年提出了边际极大似然估计的方法,同时加上了伯克和艾特金的 EM 计算方法,目前主要有 QUEST 和 BIGSTEPS 等的软件对分部评分模型数据进行分析。

参考文献

[1] 漆书青,戴海崎,丁树良. 现代教育与心理测量学原理. 北京:高等教育出版社,2002.
[2] 顾海根. 心理与教育测量. 北京:北京大学出版社,2008.

(戚艳波 万崇华)

Muraki 模型

莫雷卡在 1992 年通过取消项目区分度一致性的假设,在分部评分模型的基础上得到了一个更具有普遍性的模型,这就是我们在这里要说的拓广的分部评分模型(general-ized partial credit model)。在上面我们已经说过马斯特斯的分部评分模型的假设是所有项目的区分度参数都相等,所以在模型中只有一个项目难度参数,因此就被认为是拉希模型。由于拓广的分部评分模型没有了项目区分度参数需要相等的限制而引进了区分度参数,这样便使得模型拓广的分部评分模型不仅达到了拉希模型所想要达到的目的,而且同时还能较拉希模型提供更多的项目特征信息。

拓广的分部评分模型的公式如下:

$$\sum_{h=1}^{m_i} P_{ih}(\theta) = 1$$

$$P_{ih}(\theta) = \frac{\exp\left[\sum_{v=1}^{k} Z_{iv}(\theta)\right]}{1 + \sum_{c=1}^{m_i} \exp\left[\sum_{v=1}^{c} Z_{iv}(\theta)\right]} = \frac{\exp\left[\sum_{v=1}^{k} Z_{iv}(\theta)\right]}{\sum_{c=0}^{m_i} \exp\left[\sum_{v=1}^{c} Z_{iv}(\theta)\right]} \tag{1}$$

$$Z_{ih}(\theta) = D \cdot a_i(\theta - b_{ih})$$

其中,量表因子 D 的值为 1.7,a_i 表示在项目中,当 θ 能力水平改变的情况下类型反应变化的程度,它是一个斜率参数,b_{ih} 表示的是项目类型界域参数。$P_{ih}(\theta)$ 在一般情况下被称为项目的类型反应函数。而在拓广的分部评分模型中,假如项目 i 有 m 个类型,那么就会有 m 个项目类型参数。通常要令 $b_{i1}=0$,对于其他剩余的项目类型参数就可以确定了。对于被试来说,潜在特质或能力水平 θ 小于 b_{ih} 时,得到 h 分的概率要小于 $h-1$ 分的概率。而当能力水平 θ 大于 b_{ih} 时,得到 h 分的概率要大于 $h-1$ 分的概率。从上面的分析来看,项目类型参数还是可以被称为类型难度的。

在拓广的分部评分模型中,项目区分度参数 a_i 的大小反应了类型反应曲线的形状。当 a_i 小时,则得到的类型反应函数曲线趋于较低且平缓,反之,当 a_i 较大时,类型反应曲线趋于高而陡峭,能力或潜在特质 θ 在类型界域参数周围的较小的变化就会引起得分概率的较为明显的变化。

参考文献

[1] 漆书青,戴海崎,丁树良. 现代教育与心理测量学原理. 北京:高等教育出版社,2002.
[2] 顾海根. 心理与教育测量. 北京:北京大学出版社,2008.

（戚艳波　万崇华）

信息函数

在应用经典测量理论(CTT)作项目分析、测验分析及被试能力分析时存在一定的缺陷。它不仅不能反应测验对不同能力水平被试的测量误差的不同,而且,CTT 中答对一道难题得 1 分与答对一道容易题得 1 分所表达的能力水平是一致的。而实际上,答对难题所反应出的能力水平明显高于答对易题所反应的能力水平,但 CTT 并不能如实反应这种情况。这些问题一直都是 CTT 中存在的主要缺陷。

为了克服上述缺陷,项目反应理论提出了信息函数概念,它包括测验信息函数和项目信息函数。根据定义,测验信息函数 $I(\theta) = 1/SE(\theta)^2$,它是测量标准误($SE(\theta)$)平方的倒数。这表明,一个测验的信息函数值越大,那么测验对被试相应的能力水平所做估计的误差越小。可以证明:$I(\theta) = \sum I_i(\theta) = \sum P'_i(\theta)^2/P_i(\theta)[1-P_i(\theta)]$,其中 $I(\theta)$ 是测验信息函数,而 $I_i(\theta)$ 是测验项目 i 的信息函数,即 $I_i(\theta)$ 就是项目信息函数。

$P_i(\theta)$ 是一个包含项目参数和被试参数的反应函数。$P'_i(\theta)$ 是 $P_i(\theta)$ 的一阶导数,它是一个项目参数和被试能力综合作用的函数,它的求取不仅考虑了项目参数间的关系,而且考虑了项目参数与被试能力间的关系,是一个关于项目质量的、包含难度和区分度等各方面作用的、统一的综合指标,这是 CTT 理论所不具有的优越性。

对于测验信息函数和项目信息函数而言,它们都有一些共同的性质:

1. 项目信息函数值随被试能力水平 θ 值变化,不同的 θ 取值,将会导致提供不同的信息量。可以从图 1 的四个项目参数取值不同的项目的信息函数曲线看出其变化。

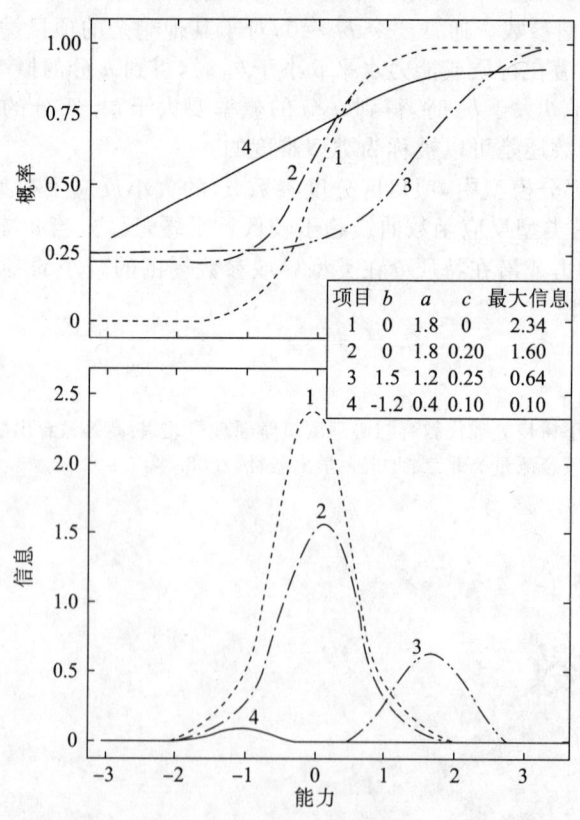

项目	b	a	c	最大信息
1	0	1.8	0	2.34
2	0	1.8	0.20	1.60
3	1.5	1.2	0.25	0.64
4	-1.2	0.4	0.10	0.10

图 1 项目信息函数曲线(下)与反应函数曲线(上)

从曲线图可以看出,当 θ 值等于或略大于项目难度 b_i 时项目信息函数值最大。当被试能力水平 θ 值从左右两边离开 b_i 值时,项目信息函数值就会逐渐减小,从而 θ 值离 b_i 越远,项目信息函数值越小。总的来说,在项目测试不同能力的 θ 值的被试时,都会有其相对应的信息函数值和信息函数曲线。

2. 项目信息函数值具有可加性,因此测验信息函数值就等于所含各项目信息函数值相加的值。每一个测验都是由不同的项目组成,当一个测验对于某种能力水平 θ 的被试实施时,测验在该 θ 值上所提供的信息量就等于各个项目在该点上所提供信息量之和。从测验信息函数的公式可以看出项目信息函数是具有可加性的。尽管在真分数理论中项目性能指数与测验信度间并没有如此明确的逻辑相关关系。它们都是与其他项目的关系以及其他项目相互间的关系交错在一起来发挥作用的。这是项目反应理论的又一比较突出的优点之一。

3. 在某一特质水平上,该点上的特质水平估计值的估计标准误指的是测验信息函数在某一特质水平上的值的平方根的倒数。

$$\sigma_{\hat{\theta}} = 1 \bigg/ \sqrt{\sum_{i=1}^{m} I_i(\theta)} \tag{1}$$

其中,我们把 θ 的估计标准误用 $\sigma_{\hat{\theta}}$ 来表示,从以上的公式我们可以看出 θ 的估计标准误与测验信息函数值成反比。因此,测验信息量越大,估计出来的标准误就会越小,同时 θ 的置信区间就会越窄,从而估计出来的精确度也就会很高。在此又要把它与真分数理论相联系在一起了,即真分数理论信度与测量标准误存在着雷同的地方,即当真分数理论的信度值越大时,测量出来的标准误就会也小。但是他们之间也存在根本的区别,项目信息函数的累加和就是测验信息函数,但项目信息函数是随着 θ 的取值不同而不同的。因此在相同的测验中,就不同的 θ 而言,能提供的信息量是不相同的,这要根据被试的水平与测验的项目难度的对比关系来确定。但是对于真分数理论的信度和测量标准误来说却是一个测验只有一个相对应的值,不会随着 θ 水平的不同而发生变化,这又凸显了项目反应理论的又一个优点。

4. 项目信息函数值的大小还受项目自身特性的影响。若反应函数曲线越陡,那么区分度 a 越大,伪机遇水平参数 c 和项目方差越小,从而所能提供的信息量也就越多。从图 2 中可以看出,项目 1 中,整个曲线较陡,有较大的 a 和项目信息函数曲线峰值,此时的猜测参数 c 值为 0;而在项目 4 中,其各个参数的值和项目 1 中是相反的,有较小的 a 值,此时的 c 值是为非 0 的。但是,即使区分度大的项目,也不一定会在整个 θ 轴上都有足够大的信息量。所以,每个项目都是在或大或小的特定区间内才能提供足够大的信息量。

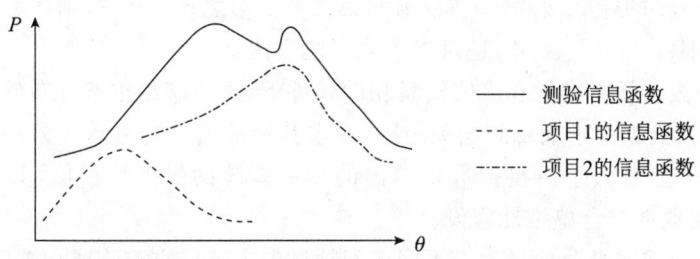

图 2　项目信息函数曲线和测验信息函数曲线

参考文献

[1] 涂冬波,蔡艳. 信息函数在标准参照测验中的应用研究. 江西师范大学学报,2005,29(2): 167－171.

[2] 李传益. 项目反应理论模型及参数估计方法. 咸宁学院学报,2009,29(2):65－67.

[3] 王孝玲. 教育测量. 上海:华东师范大学出版社,2004.

（戚艳波　万崇华）

单维性

　　单维性(one-dimensional)假设是项目反应理论建立的假设之一,指的是组成某个测验的所有项目都是测量同一潜在特质;而潜在特质空间是由潜在特质组成的具有一定抽象性的空间。尽管我们都知道影响被试反应作答正确的因素是很多的,例如在日常生活中所熟知的性格、爱好、知识面、动机、焦虑等等。当然,在实际的测验中这个单维假设是不能完全满足的,因为在测验中总会有诸多认知的、人格的、测验中的因素如测验动机、测验焦虑、表现速度、测验的复杂程度（或测验误导）,以及其他认知技能等影响测验表现,或至少会在某种程度上影响。但只要有一个主导成分或主导因素是我们想要测量的心理潜在特质是在影响被试反应或作答正确的主要因素范围内,我们就可以认为此次的测验条件和数据是符合单维性假设的,这个主导成分或因素就被认为是测验所测的能力。

　　因此,潜在特质空间既可以是单维的,也可以是多维的。虽然测量学专家们也看出,从严格意义上来说并不能保证所测特质的单维性,但他们又都希望所考察的特质是单维的,因为只有这样,能力和各种参数才能定义在同一个量表上,才能利用所开发的模型进行参数估计,从而也才能对分数或能力进行有效的解释和预测。

　　项目反应理论应用的一个前提条件就是单维性检查,最常用的是采用因子分析来进行,按 Hambleton 的标准,若第一特征值与第二特征值之比大于 3,则认为符合单维性假设,可以进行 IRT 分析。此外,还可以采取下述方法:

　　1. 在变量数与样本容量和真实资料相同条件下,模拟满足正态分布的随机数据。对模拟数据与真实数据都求项目间相关矩阵,并求其特征值。若由真实数据得到的相关矩阵的最大特征值显著大于由模拟数据导出的相关矩阵的最大特征值,其他特征值都类似,则认为真实数据符合单维性假设。

　　2. 检查能力或测量分数量表上不同区间被试的方差协方差阵或相关阵,若非对角元素小且趋于零,则可认为局部独立性假设成立,从而可认为资料是单维的。

3. 用非线性单因子分析模型拟合项目相关矩阵,并考察其残差。

4. 直接根据 IRT 使用因子分析方法:假定用三参数正态肩形曲线的多维形式解释项目反应向量,如果有单维解则认为单维假设成立。

5. 对那些看起来很像是违背了模型单维性假设的项目进行考察,看它们所起作用实际上是否不同。将这些项目作为一个子测验,余下的项目作为一个子测验。考察基于这两个子测验估计出的 b 值,如果 b 值形成一条直线,则认为单维性假设成立。

实际分析中如果整个量表不满足单维性,可以按其下面的子量表(领域)来分析,甚至可以按领域下面的侧面来进行分析,这样就容易满足单维性。

参考文献

[1] 漆书青,戴海崎,丁树良. 现代教育与心理测量学原理. 北京:高等教育出版社,2002.

(万崇华)

局部独立性

局部独立性(local independence)是项目反应理论的另一个重要的假设,指的是对于某个被试能力而言,项目间无相关存在。换言之,就是说某一被试对于测验中的某个项目作答正确的概率不受该测验中其他项目的反应影响。即测验中的各个项目相互之间不会提供相应的线索。在统计上就是说,就具有相同能力水平的被试而言,各个项目间不存在相关性。我们在这里所说的局部就是指具有相同 θ 的被试,并不把具有不同 θ 的被试算在内。

Hambleton 认为这一假设向我们说明的是,假如考虑到被试的能力水平 θ,那么一个被试对一测验各个项目的各个反应就在统计上是独立的。如果要让这个假设成立,那么一个被试在一个项目上的表现就不能影响到他对另一项目的反应,不论其影响是好还是坏。例如,一个项目不能为回答另一项目提供线索。因此,这个假设要表明的是,只有被试能力和测验项目的特性是影响表现的因素。当局部独立性假设得到满足时,任一被试得到任一组分数(如 100110)的总概率就等于每一项目概率的乘积。每个项目的概率依赖于对项目和被试能力的统计。换句话说,当一被试的反应模式的概率等于他在各项目上反应概率的乘积时,局部独立性假设得到满足。张凯则认为"局部独立性"可以在两个意义上为真:一是题目之间不要有连带关系(即无干扰),二是被试不要作弊。当这两条都满足时,被试的反应就都是相互独立的了。因此,从局部独立性方面来说,任何一个项目,被试的答对概率只取决于被试的特质水平和该项目的技术质量,与其他被试和项目无关。另外,单维性和局部独立性并不是等价的概念,一个单维或多维的测验都能保证或不保证其项目之间具有独立性,因此,毫无理由断言,如果一个测验测的是单一的特质,其项目之间就一定局部独立;或者说,一个多维的测验项目之间就一定不具备局部独立性。

参考文献

[1] 俞晓琳. 项目反应理论与经典测验理论之比较. 南京师大学报:社会科学版,1998,(4):74-77.
[2] 王孝玲. 教育测量. 上海:华东师范大学出版社,2004.

(戚艳波　万崇华)

项目反应理论的条目筛选

项目反应理论(IRT)是近年来讨论比较多且应用越来越广泛的心理测量理论。它的出现弥补了很多经典测验理论在研究中的不足,因此受到了很多研究者的重视和应用。唐宁玉等人的研究表明在假设满足的情况下,应用 IRT 编制量表,可使得量表有较高的精度,用较少的条目提供较大的信息量,而且还会有较高的效度。

在对某一量表的条目进行筛选的时候,目标是应用最少的条目数,使得测试信息函数达到预期的目标。在进行一般的条目筛选时,认为当测验的信息量达到 25 时,即测量误差 $SE(\theta) = \sqrt{1/I(\theta)} = \sqrt{1/25} = 0.2$,测验质量良好;信息量为 16～25 时,测验有待改进;低于 16 时,测验很差。但是当对条目的信息量进行筛选的时候,并不是信息量越大越好,因为当信息量很大的时候就会存在条目数过多的情况。

Kosinski 等应用 IRT 从含有 54 个条目的条目池和临床医生建议的 35 个条目中选出 6 个条目,建立了一个只有 6 个条目的测量头痛影响的量表(headache impact test,HIT-6)。Coyne 等通过 IRT 的分析把 overactive bladder questionnaire(OAB-q)的条目数从 33 减少到 19,从而建立了 OAB-q SF。

因此,利用项目反应理论可以对量表的条目进行筛选,得到量表条目少但含有较大信息量的条目,这样得到的量表将会有较好的效度。

简言之,项目反应理论的条目筛选是基于量表和条目的信息量来进行的。比如一个量表需要保留 34 个条目,则每个条目的平均信息量大于 0.74(25/34)的条目可评价为"优",小于 0.47(16/34)的条目评价为"差",在 0.47～0.74 之间为"好"。

参考文献

[1] 唐宁玉,戴忠恒. 项目反应理论在编制现代性量表中的应用. 心理科学,1995,18(3):144－148.

[2] 漆书青,戴海崎,丁树良. 现代教育与心理测量学原理. 北京:高等教育出版社,2002.

[3] Hamilton M. Development of a rating scale for primary depressive illness. Br J Soc Clin Psychol,1967,6(4):278－296.

[4] Kosinski M,Bayliss MS,Bjorner JB,et al. A six-item short-form survey for measuring headache impact:the HIT-6. Quality of Life Research,2003,12 (8):963－974.

[5] Coyne K, Lai JS, Matza L,et al. Development of the overactive bladder questionnaire short fom (OAB2q SF):A brief measure of smptom bother and health related quality of life. Quality of Life research,2004,13 (9):1549.

（戚艳波　万崇华）

项目反应理论的分数等值处理

　　测验分数等值(test equating)是对测验相同心理特质的多个测验形式系统地做出测验分数转换,这样可以使不同测验形式的测验分数之间具有可比性。由于项目反应理论将项目难度与心理特质能力水平定义在同一量表上,故也可以认为项目反应理论中的等值是将评价相同心理特质的多个测验形式系统地做出项目参数转换,从而使不同测验形式中的项目参数之间具有可比性。但在测验等值进行转换时,必须要满足一定条件,例如公平性、同规格性、对称性、观察分数等值性等等。这样使分数等值研究更具合理性、更简单。

　　目前存在许多求取等值的方法,如等百分位等值法、线性等值法、锚测验等值法等。项目反应理论的测验分数等值必须建立在项目参数和被试参数等值基础上。经参数等值后,从不同测验形式得到的被试能力参数具有可比性,测验分数的等值就建立在这种可比性上。

　　在实施等值时如何挑选一个合适的方法? 首先要选取一个精确性较高的方法,然后分别用不同的等值方法去估计等值系数。但是等值方法的好坏与几个因素是相关的,一是测验数据所适合的模型影响对等值准则的评价;二是测验等值的基础数据,特别是锚题质量对等值方法的影响;三是等值系数(A,B)所在的范围,特别是 A 所在的范围,对两个等值准则的比较起关键的作用;四是项目参数估计误差的大小,对等值误差值也有影响。

　　如 McHorney 等应用 IRT 对不同的测定日常生活活动能力(instrumental actives of daily living, IADLs)的量表进行等值处理,并建立了测定日常生活活动能力的条目池,使其可以应用于 CAT。

参考文献

[1] 丁树良,熊建华,戴海琦. 影响项目反应理论等值效果的因素探查. 中国考试,2005,(1):25-26.
[2] 漆书青,戴海崎,丁树良. 现代教育与心理测量学原理. 北京:高等教育出版社,2002.
[3] McHorney CA,Cohen AS. Equating health status measures with item response theory:Illustrations with functional status items. Med Care,2000,38 (suppl II):1143-1159.

（戚艳波　万崇华）

计算机自适应测试 CAT

计算机化自适应测验（computerized adaptive test，CAT）是在项目反应理论指导下,进行题库建设、参数估计,并由计算机根据被试能力水平自动选择信息量大的试题,最终对被试能力进行评分的一种测验,它是一种"因人而异"的测验。CAT 具有以下优点:提高了测试效率,节省时间,降低测试成本;降低了项目的曝光速度,使测验泄露的可能性降低;对不同水平被试测量的精度较高。把潜在特质理论这类现代测量理论,跟计算机技术相结合,开辟了心理与教育测量的新天地。

在目前把计算机技术应用于测验实施中,主要有以下两种形式:一是编制"基于计算机的测验（computer based test/computerized test，CBT）。在这里,计算机只是单单作为一个媒体工具;二是编制"计算机化自适应测验（CAT）"。在这里,计算机实际上充当的是"决策者"的角色,要针对被试的实有水平,主动从大型题库中调用难度跟被试水平相适应、测量性能优良的试题来施测。结果,测查高水平被试时,施用的是一批难度高而性能优良的试题;测查低水平被试时,施用的是一批难度低、性能也属优良的试题;测验不再固定,而是主动适应被试水平,灵活地"因人施测"。计算机要能充当起"决策者"的责任,就必须采用现代的计量学模型,实时进行复杂的数学运算,并执行科学的调题准则,同时还要贮存一个数量大、试题参数标刻在相同量尺上的试题库,用来支持测试。

一般情况下,CAT 所用的是三参数的逻辑斯蒂克模型:

$$P_i(\theta)=c_i+\frac{1-c_i}{1+\exp[-Da_i(\theta-b_i)]}$$

CAT 的编制,需要建立容量相当大的题库,因此不能根据同一被试组来完成。特别是当这些被试组中的个体不能假定是来自同一个总体的随机样本时,就必须进行测验等值工作。因此,测验等值研究就成了我们工作中的又一个重点。IRT 等值一般采用共同项目(即锚题)等值策略,从而进行分值等值转换。

CAT 是 IRT 的一个成功应用,它以 IRT 为理论基础建立题库,引进了强有力的现代技术手段——计算机,根据被试能力水平自动选择测题,最终对被试能力作出精确的估计,是一种新的测验形式。在这里计算机不是单纯的媒体工具而具有了决策者的职能。基于 IRT 的计算机自适应测验,能够向学生呈现最适合于他们能力水平的题目,只要用较少的题目就能对不同的学生进行相等精确度的测量,同时可以不受施测时间和地域的限制。1983 年韦斯的著作《测验的新领域》是这一应用的系统理论指导,为心理和教育测量开辟了新天地,前景十分广阔。目前,美国教育测验服务社(ETS)在其举办的研究生资格考试(GRE)、建筑师以及护士的资格证书考试中实行了计算机自适应测验。

McHorney 论述了 CAT 在健康状况评价中的应用前景。CAT 用最少的条目给出最接近被试实际水平的健康状况得分,因此可以减少花费在健康问卷中的人力。用难度与被试的健康状况相当的条目测量被试的健康状况,避免了大量题目使被试感觉厌烦,也避免了过难的题目使被试感到沮丧。

总之,CAT 在整个的实施中都是与 IRT 相关的。

参考文献

[1] 李然,段海军,曾灵秀. IRT 在计算机自适应测验与认知诊断中的应用. 襄樊职业技术学院学报,2007,6(4):10−12.

[2] 黄河笑,郭俊文. 计算机自适应考试的若干研究. 微型电脑应用.1995,15(11):48−49.

[3] 漆书青,戴海崎,丁树良. 现代教育与心理测量学原理. 北京:高等教育出版社,2002.

[4] Mchorney CA , Haley SM , Ware JE. Evaluation of the MOS SF−36 Physical Functioning Scale (PH−10):II. Comparison of relative precision using Lidert and Rasch scoring methods. J Clin Epidemiol,1997,50(4):451−461.

(戚艳波　万崇华)

项目功能差异性(DIF)

在项目功能差异 DIF(differential item functioning)的侦查方面,有基于 CTT 和 IRT 的多种方法,如 MH 法、标准化方法 STDP、LOGISTIC 回归法、面积测度法等。

它们各有自己的优势,然而这些方法虽能侦查出项目是否存在功能上的差异,但在理解 DIF 发生的原因方面,却显得苍白无力。

多维的项目反应理论 MIRT(multidimensional item response theory)为描述产生

DIF 的原因提供了本质上的解释,认为造成项目出现 DIF 的原因就是它测量的维度超出了我们的测量目标。Shealy 和 Stout(1993)提出了 DIF 分析的多维模型方法(multidimensional model for DIF,MMD)。MMD 对 DIF 发生的原因进行了理论上的解释,它把 DIF 定义为:首先,项目不但对主维度(即目标维度)敏感,而且对次维度(非目标维度)敏感;其次,当给定相同的主维度分布时,两个研究被试组在次维度上的条件分布存在差异。这与以前 DIF 研究中的定义有着不同之处,即它强调了次维度是在条件分布的情形下存在差异,而以前的定义虽然认为造成存在 DIF 的原因是项目测量的维度过多,但却在具体分析 DIF 的存在与否时,把次维度与主维度分开来单独进行考查,认为只要项目有利于其中的一组(不管是参照组还是目标组),那么此项目就存在 DIF,以前的研究模式没有足够重视主维度分布情形对 DIF 考查的影响。按照 MMD 对 DIF 的解释,Roussos 和 Stout(1996)提出了一个两阶段的 DIF 分析框架。第一个阶段是实质性分析,此时通过测验蓝图、内容审查、经验分析或者心理分析的指导形成 DIF 来源的假设;第二阶段是统计分析阶段,此时验证 DIF 假设。

参考文献

[1] 曾秀芹,孟庆茂. 项目功能差异及其检测方法. 心理学动态,1999,7(2):41-57.

[2] 骆方,张厚粲. 检验项目功能差异的两类方法:CFA 和 IRT 的比较. 心理学探新,2006,26(1):74-78.

[3] 顾海根. 心理与教育测量. 北京:北京大学出版社,2008.

(戚艳波　万崇华)

多维度的项目反应理论

在 20 世纪的 60 年代,测验理论经历了从经典测验理论到项目反应理论的重大变革。IRT 弥补了 CTT 中的众多缺点,使得被试能力水平与其所在项目上的正确作答或反应的概率之间的关系模型化。在目前的 IRT 分析中,由于子测验或维度间存在某种程度的相关,如果每次只分析一个子测验或一个维度,就会忽略各个子测验中测验之间的相互关系。因此我们需要把传统的 ITR 拓展为多维的项目反应理论(multidimensional item response theory,MIRT)。多维项目反应理论是近 20 年来测验理论发展的新理论之一。

MIRT 可认为是测验中所涉及的每个维度引入能力和项目区分度参数,进而模拟测验题目和被试之间的交互作用,它是一个非线性的用来表征题目参数、被试的多维潜在能力以及其正确作答概率之间关系的数学函数。通过这个模型可以使我们对被试的多个特质进行分别推断。也就是说,利用多维项目反应模型能同时估计被试在多个维度上的能力参数,并且考虑各能力维度之间的关系,因此如果测验数据是多维的,则多维模型能更有效地估计被试及项目参数。

多维项目反应模型的提出是为了更好地对被试在完成一项测验任务时需要的多种能力、项目特征与答对概率之间的关系进行模型化,说到底是为了更深入地了解被试,结合多方面的信息,为对被试的评估或诊断提供有用的帮助。而被试在完成一项任务时,多种能力之间可能是存在某种关联的,这种关联是建立模型必须考虑的因素。因此,根据被试在完成任务时是如何应用这些能力的,可以把多维项目反应模型分成补偿性模型(compensatory multidimensional IRT model,MIRT-C)和非补偿性模型(noncompensatory multidimensional IRT model,MIRT-NC)两类。非补偿性模型(MIRT-NC)假设完成某项任务需要多种技能,被试只有掌握了这个项目所涉及到的所有技能才能答对该题,这些技能之间是相互独立的,被试成功应用所有技能的联合概率就是在这些独立技能上成功的条件概率乘积。补偿性模型(MIRT-C)是被试完成某项任务所需的能力之间可以相互补偿,也就是说在某一能力上的不足,可以被其他优势技能所补偿,从而增大他答对该题目的概率。当前广泛使用的补偿性模型主要有两种:McDonald 的多维正态肩形(MNO)模型和 Reckase 的多维 Logistic 模型。

由于 MIRT 关注测验项目与被试特质的交互作用,它同时兼具 FA 和 IRT 的双重特征,MIRT 不仅可以提供效度证据,而且可以为测验发展过程反馈信息。MIRT 已经被成功地应用于检测测验项目所需属性/技能的详细结构。另外,MIRT 能够提供项目在每个能力维度上的区分度参数,它可以为测验选择那些对于多维能力差异具有敏感性的项目。

尽管补偿性和非补偿性模型在数学形式和应用到测验项目的技能或知识相互作用的方式相当不同,其项目反应曲面在 θ 空间的某些区域也非常不同,然而对于那些假设二元正态分布密度最大的区域,反应曲面是一样的,当假设被试是服从标准二元正态分布时,两类模型会导致相同的正确反应比例。因此,既然两类模型既有区别又有联系,那么如何走向融合成为学者们关心的研究问题,如 Spray 等人发展了包括补偿和非补偿模型的扩展模型,该扩展模型综合了两者的特征,但是目前除了要对以上两种模式进行融合以外,还要对参数估计程序的开发和多维测验等值方面的进行进一步的研究。

参考文献

[1] 康春花,辛涛. 测验理论的新发展:多维项目反应理论. 心理科学进展,2010,18(3):530—536.
[2] 漆书青,戴海崎,丁树良. 现代教育与心理测量学原理. 北京:高等教育出版社,2002.

(戚艳波　万崇华)

非参数项目反应理论

非参数项目反应理论(the non-parameters of the item response theory)目前已经在一个适度的假设检验的基础上成长为一种比较普遍的使用方法了。Junker 和 Sijtsma(2001)已经对非参数项目反应理论(NIRT)的使用列出了相应的理由,主要有以下几种:一是为参数项目反应理论模型提供一种更深的理解;二是为参数项目反应理论模型适应的局限性提出更适应的框架;三是可以给短的测验和小的样本提供比大样本量表测验更容易的使用方法。

心理测量科学是 1995 年在 Leiden 和 1999 年在 Luendberg 的特殊非参数项目反应理论(NIRT)会议上阐明的一个正在发展的观点,与 2 个非参数项目反应理论(NIRT)学派有许多共同基础。这个会议的结论证明大家共同的兴趣在于确定:当假设只有单调性项目反应函数,没有形成 Logistic 曲线和正态卵型线时,潜在特质理论是多么有用。这是对一个大数据矩阵的挑战,是对太精细而使之导致不稳定的小数据矩阵的挑战。

NIRT 方法论为个性适应调查和信度估计而存在。等值测验需要遇测一个未采用的测验分数的个人,由于题目与个人匹配可能不会被观察到,因此用 NIRT 来扩展研究另一个领域,即用模型检验 NIRT 的三个基本假设(一维性、局部独立、单调性)。

参考文献

[1] 刘欣,徐海波. 国外非参数项目反应理论的回顾与展望. 统计教育 2002,(1):43—44.
[2] 雷新勇. 非参数项目反应理论模型及其在教育考试中的应用. 考试研究,2006,2(3):53—71.

(戚艳波　万崇华)

认知诊断理论

认知诊断理论是从认知心理学的角度分析学生在题目作答过程中所采用的知识与

技能，并将其融入心理计量学模型之中，获得关于学生优势与不足的详细诊断信息。自20 世纪 80 年代开始，研究者从不同角度界定了各种诊断模型，并应用于实际测验之中。

广义的认知诊断是"建立起观察分数和被试的内部认知特征之间的关系"，狭义的认知诊断是"在教育教学领域中，按被试有没有掌握测验所测的技能或特质来对被试加以分类"。认知诊断是在教育教学领域中，根据学生对测试题目的反应模式，将传统的单一的考试分数转化为学生对试题中所涉及的认知过程与技能的掌握概率。认知诊断理论需要两个方面的基础理论支持，一是问题解决的认知加工模型，二是基于现代测验理论之上的测量模型(IRT 模型)，并且这些测量模型能够把认知变量直接融合进去，对其给予量的刻画，使认知诊断的结果能获得测量数据的实际验证。

项目反应理论认知测量模型将测量导向与认知心理学相结合，应用测量模型直接探索人的认知结构。对被试作认知诊断通常采用两种方法：其一，分析测验项目的刺激特征(认知变量的复杂程度)对项目难度的影响。单维线形逻辑斯蒂克拉希模型允许将难度参数解释为认知成分，使得引进更系统的测验结构有了可能性，线形逻辑斯蒂克模型实现了认知与测量的结合；其二，分析解决测验项目所需要的被试内部微观心理机制(认知加工成分、策略、所需知识结构)，在此基础上，引入合适的测量模型。1984 年由哥伦比亚大学 C. Tatsuoka 和 K. Tatsuoka 夫妇首次提出的规则空间模型实现了对认知的诊断，并创造性地提出了属性的概念和矩阵理论。Tatsuoka 的 RSM (rule space model) 同样也是在项目反应理论的基础上建立起来的，是一种将被试在测验项目上的作答反应划归为某种与认知技能相联系的属性掌握模式的统计方法。RSM 的 Q 矩阵(题目/技能结构)可用于构建潜技能空间，之后的诊断性模型无一例外地采用了这种做法。

认知心理学与心理测量学方法是实现认知诊断的两大基础。一方面，认知诊断的实施要以认知心理学模型为基础和核心，另一方面，认知诊断的实现要以心理测量学方法为工具。

参考文献

[1] 李然,段海军,曾灵秀 . IRT 在计算机自适应测验与认知诊断中的应用 . 襄樊职业技术学院学报, 2007,6(4):10—12.

[2] 刘声涛,戴海崎,周骏 . 新一代测验理论:认知诊断理论的源起与特征 . 心理学探新,2006,26 (4):74—77.

[3] 余娜,辛涛 . 认知诊断理论的新进展 . 考试研究,2009,5(3):22—34.

(戚艳波　万崇华)

第二部分
健康测量的工具

生理功能和伤残测量

巴氏量表(BI)

1 量表名称

巴氏量表(Barthel Index)(Dorothea Barthel,1950)。

2 组成

此量表共有十项,其中七项测量自我照顾能力(进食、沐浴、个人卫生/修饰、如厕、穿衣、大便控制、小便控制),三项测量行动能力(转位、行走、以及爬楼梯)。

3 算分方法

每一项依完全独立、需要协助和完全依赖,分为 2～4 级,各项于同一级有不同的加权计分,例如转位及行走,完全独立者各给 15 分,洗澡及个人卫生/修饰,完全独立者各给 5 分,其余项目完全独立者各给 10 分。总分由 0 分至 100 分。

4 结果解释

评估结果 0～20 分为完全依赖、21～60 分为严重依赖、61～90 分为中度依赖、91～99 分为轻度依赖、100 分为完全独立。

5 特性评价

目前广泛用于测量老年人的基本日常生活功能(basic activities of daily living, BADL),其优点在于:每一项目都有操作性的定义,评分方法标准化,评估项目简单,能涵括基本的日常活动。

6 应用情况

Sainsbury 等人从 12 篇使用巴氏量表作为测量工具的研究中得出,此量表对于认知功能正常的老年人具有良好的信度,对测量表中每一条目的测试者内部一致性信度显示,其 Cohen's Kapa 值范围为 0.41～0.60。

参考文献:

[1] Mahoney FI,Barthel D. Functional evaluation:the Barthel Index. Maryland State Medical Jour-

nal,1965,14:56—61.

[2] Collin C,Wade DT,Davies S,et al. The Barthel ADL Index:a reliability study. Disability and Rehabilitation,1988,10(2):61—63.

[3] Sainsbury A,Seebass G,Bansal A,et al. Reliability of the Barthel Index when used with older people. Age and Aging,2005,34(3):228—232.

附表　巴氏量表(BI)

1. 进食	□10 分:自己在合理时间内(约 10 秒钟吃一口),可用筷子取食眼前食物。若须使用进食辅具时,会自行取用穿脱,不须协助。 □5 分:须别人协助取用或切好食物或穿脱进食辅具。 □0 分:无法自行取食。
2. 洗澡	□5 分:可自行完成盆浴或淋浴。 □0 分:须别人协助才能完成盆浴或淋浴。
3. 个人卫生(包含刷牙、洗脸、洗手及梳头发和刮胡子)	□5 分:可自行刷牙、洗脸、洗手及梳头发和刮胡子。 □0 分:须别人协助才能完成上述盥洗项目。
4. 穿脱衣裤鞋袜	□10 分:可自行穿脱衣裤鞋袜,必要时使用辅具。 □5 分:在别人帮忙下,可自行完成一半以上动作。 □0 分:需要别人完全帮忙。
5. 大便控制	□10 分:不会失禁,必要时会自行使用塞剂。 □5 分:偶尔会失禁(每周不超过一次),使用塞剂时需要别人帮忙。 □0 分:需要别人处理大便事宜。
6. 小便控制	□10 分:日夜皆不会尿失禁,必要时会自行使用并清理尿布尿套。 □5 分:偶尔会失禁(每周不超过一次),使用尿布尿套时需要别人帮忙。 □0 分:需要别人处理小便事宜。
7. 如厕(包含穿脱衣物、擦拭、冲水)	□10 分:可自行上下马桶,便后清洁,不会弄脏衣裤,且没有安全上的顾虑。倘使用便盆,可自行取放并清洗干净。 □5 分:在上述如厕过程中须协助保持平衡,整理衣物或使用卫生纸。 □0 分:须别人协助才能完成如厕过程。
8. 移位(包含由床上平躺到坐起,并可由床移位至轮椅)	□15 分:可自行坐起,且由床移位至椅子或轮椅,不须协助,包括轮椅刹车及移开脚踏板,且没有安全上的顾虑。 □10 分:在上述移位过程中,须些微协助(例如:予以轻扶以保持平衡)或提醒,或有安全上的顾虑。 □5 分:可自行坐起但须别人协助才能移位至椅子。 □0 分:须别人协助才能坐起,或须别人帮忙方可移位。

续表

9. 行走	□15 分:使用或不使用辅具(包括穿支架义肢或无轮子之助行器)皆可独立立行走 50 米以上。 □10 分:需要稍微扶持或口头教导方向可行走 50 米以上。 □5 分:虽无法行走,但可独立操作轮椅或电动轮椅(包含转弯、进门及接近桌子、床沿)并可推 50 米以上。 □0 分:需要别人帮忙。
10. 上下楼梯	□10 分:可自行上下楼梯(可抓扶手或用拐杖)。 □5 分:需要稍微扶持或口头指导。 □0 分:无法上下楼梯。

（黄　勇）

工具性日常生活功能量表(IADL)

1　量表名称

Instrumental Activities of Daily Living Scale(Lawton & Brody,1969) 工具性日常生活功能量表。

2　组成

此量表共有八项,其内容包括居家杂务(做饭、扫地、洗衣等)、必需之行动能力(购物、户外交通)、以及认知活动(使用电话、服药、理财)等八个评估项目,此量表不仅能测量身体活动功能,也能反映社交功能(Hedda et al. ,2001)。

3　算分方法

每一项分为 3～5 个级别,分数按每一项每一级别给定,分为 0 分和 1 分。从历史上看,男性和女性的日常生活活动有区别,在给男性做评估时常省略做饭、洗衣、理家三项,因此,女性用八个项目评估,满分为 8 分,男性用五个项目评估,满分为 5 分。

4　结果解释

女性总分从 0 分(低功能的,依赖的)到 8 分(高功能的,独立的),男性总分从 0 分到 5 分。

5　特性评价

主要评估较复杂、需要执行比基本日常生活更高能力(Basic Activities of Daily Living, BADL)的生活料理事项,即工具性日常生活能力(Instrumental Activities of Daily Living,IADL)。

6　应用情况

Lawton 及 Brody (1969)的研究中并未呈现此量表之信度,临床上亦较少针对 IADL

量表之信、效度分析之研究,多为采用量表中之单一项目进行分析,或用以取代传统的日常生活功能量表。Lawton 及 Brody(1969)研究指出此量表之各项目间之相关性为0.85,其效度方面,则与其他身体功能量表间之相关亦有显著性,具有中等度相关。

参考文献:

[1] Lawton MP, Brody EM. Assessment of older people: Self—maintaining and instrumental activities of daily living. The Gerontologist,1969,9(3): 179—186.

[2] Hedda AT, Hillerås PK, Winblad B. Disability in activities of daily living among the elderly. Current Opinion in Psychiatry,2001,14(4): 355—359.

附表　工具性日常生活活动量表(IADL Scale)

等级	计分	叙　　述
使用电话的能力		
1	1	自动自发地使用电话——查电话号码,拨号等
2	1	只会拨几个熟知的电话
3	1	会接电话,但不会拨号
4	0	完全不会使用电话
上街购物		
1	1	独立处理所有的购物需求
2	0	可以独立执行小额购买
3	0	每一次上街购物都需要有人陪伴
4	0	完全不会上街购物
做饭		
1	1	独立计划、烹煮和摆设一顿适当的饭菜
2	0	如果备好一切佐料,会做一顿适当的饭菜
3	0	会将已做好的饭菜加热和摆设、或会做饭,但做得不够充分
4	0	需要别人把饭菜煮好、摆好
做家事		
1	1	能单独处理家事或偶而需要协助(如:帮忙比较重的家事)
2	1	能做较轻的家事,如:洗碗、铺床、叠被
3	1	能做较轻的家事,但不能达到可被接受的清洁程度
4	1	所有的家事都需要别人协助
5	0	完全不会做家事
洗衣		
1	1	会洗所有的个人衣物
2	1	会洗小件衣物,清洗袜子、裤袜
3	0	所有衣物都要由别人代洗
交通方式		
1	1	能自己搭程公共交通工具或自己开车
2	1	能自己搭程出租车,但不会搭公共交通工具
3	1	有人协助或陪伴时,可以搭公共交通工具
4	0	只能在别人协助下搭公共交通工具
5	0	完全不能出门

续表

等级	计分	叙　　　述
自己负责服药		
1	1	能自己负责在正确的时间服用正确的药物
2	0	如果能事先将药物的份量备妥,可以自行服用
3	0	不能自己负责服药
处理财务的能力		
1	1	独立处理财务(自己做预算、写支票、付租金、付账单、上银行),自己汇集收入并清楚支用状况
2	1	可以处理日常的购买,但需要别人协助与银行的往来,或大宗的购买等
3	0	不能处理钱财
合计:		

源自 Lawton & Brody,1969.

（黄　勇）

肯尼自我照顾评估

1　量表名称

肯尼自我照顾评估量表(Kenny Self-Care Evaluation)(Schoening & Kenny,1965)。

2　组成

此量表共有六项,包括床上活动、体位转移、行走活动、穿衣、个人卫生和进食。

3　算分方法

每一项分为5级(附表列出),计分标准为0~4分,满分为24分。

4　结果解释

评估结果从0~24分,0分表明患者无任何独立生活能力,完全依赖他人;24分表明独立活动功能良好,无需他人帮助。

5　特性评价

可用于测量基本日常生活功能(Basic Activities of Daily Living,BADL),所规定的项目较为详细,但是比较繁琐,临床上较少应用。

6　应用情况

该量表的信度为0.67~0.74,效度并未指出。

参考文献:

[1]　Schoening HA. Numerical scoring of selfcare status of patients. ArchPhys Med Rehabil,1965,46(10):689.

（黄　勇）

其他生理功能和伤残测量

除前面介绍的巴氏量表、工具性日常生活功能量表和肯尼自我照顾评估量表外，还有不少生理功能与伤残测量的量表（见表1）。

表1 其他生理功能和伤残测量量表

1	量表名称（开发者，发表年代）	Physical Self-maintenance Scale（PSMS） 躯体自我保养量表（Lawton MP & Brody EM，1969）
	量表简介（组成与特性评价）	由6个维度30个条目组成。从如厕情况、饮食情况、穿衣情况、梳洗情况、行走情况和洗澡情况等6个方面进行评价。每个方面由强到弱分为5个等级进行阐述，如完全能够自理、偶尔需要帮助、需要少量帮助、需要大量帮助、完全需要帮助等。每个方面的得分是1~5分，最高分是30分。 是一种常用的评价老年人日常行为能力的量表。尤其适用于评价阿尔茨海默病病人的行为能力和评估药物治疗阿尔茨海默病的效果。
	文献来源	1. Lawton MP, Brody EM. Assessment of older people: self-maintaining and instrumental activities of daily living. Gerontologist, 1969, 9: 179—186. 2. Rountree SD, Chan WY, Pavlik VN. Persistent treatment with cholinesterase inhibitors and/or memantine slows clinical progression of Alzheimer disease. Alzheimers Res Ther, 2009, 1:7.
2	量表名称（开发者，发表年代）	Lambeth Disability Screening Questionnaire（LDSQ） 兰贝斯伤残筛查问卷（Patrick D et al.，1981）
	量表简介（组成与特性评价）	该量表有25个条目，一部分是导致残疾的疾病状况，另一部分是家庭状况。残疾条目分为4大类：①行走和移动性，包括步行、上楼梯、外出、过马路、上下巴士或地铁；②身体护理和活动，包括上下床或椅子、穿衣、屈膝和弯腰、洗澡、握持、对肠和膀胱的控制力、如厕；③感觉和运动神经功能，包括眩晕、频繁的跌倒、虚弱或四肢瘫痪、中风、视觉障碍、听力障碍、肢体缺失；④社会活动，包括工作中的疾病导致活动受限、只能选择性地工作、做家务、访问亲朋好友及其他的社会活动受限等。 因在英国伦敦市兰贝斯区开发应用而得名。该地聚集了较多的伤残人士，因此在那里进行了广泛的伤残人士生存质量研究，其残疾人保障和护理工作也做得较好。该量表在WHO定义残疾的基础上，将功能缺失和活动受限也列入了残疾的范围，因此调查得到的残疾率比先前调查得到的要高、要全。

续表

2	文献来源	1. Patrick D，Darby S，Green S，et al. Screening for disability in the inner city. Epidemiol Conmmunity Health，1981，35：65－70. 2. Charlton JRH，Patrick DL，Peach H. Use of multivariate measures of disability in health surveys. J Epidemiol Commun Health，1983，37：296－304.
3	量表名称 (开发者，发表年代)	OECD (Organization for Economic Co-operation and Development) Long Term Disability Questionnaire　经济合作和发展组织的长期伤残问卷 (McWhinnie，1982)
	量表简介 (组成与特性评价)	由 3 个维度组成：①自理能力；②活动能力；③交流能力。共 8 个条目。最高 32 分，分数越高，残疾程度越高。 是尝试规范各国的残疾评价的措施之一，当以对日常生活的限制程度作为基础进行评价时，更能体现残疾的严重程度，尤其适用于对 65 岁以上老人的评价。
	文献来源	1. McWhinnie JR. Disability assessment in population surveys：Results of the O. E. C. D. common development effort. Rev Epidemiol Santé Publique，1981，29：413－419. 2. McWhinnie JR. Disability indicators for measuring well-being；the OECD Social Indicators Development Program，Special Studies no 5. Paris：Organization of Economic Cooperation and Development，1979.
4	量表名称 (开发者，发表年代)	Functional Status Rating System (FSRS)　功能状态评定系统 (Forer SK，1981)
	量表简介 (组成与特性评价)	由 5 个维度组成：①自理功能(8 个条目)；②运动功能(5 个条目)；③交流功能(7 个条目)；④心理社会功能的调节(4 个条目)；⑤认知功能(4 个条目)。 日常生活活动能力的重要评定系统，具有言语、心理社会、认知等内容，比较全面。研究者间信度为 0.81～0.92，灵敏度也较高。
	文献来源	1. Forer SK. The functional status rating system. //McDowell I，Newell C. Measuring Health：a Guide to Rating Scales and Questionnaires. New York：Oxford University Press，1996，76－78.
5	量表名称 (开发者，发表年代)	Rapid Disability Rating Scale (RDRS)　快速伤残评定量表 (Linn，1967)
	量表简介 (组成与特性评价)	由 3 个维度组成：①日常生活需要帮助的程度；②残疾程度；③特殊问题严重程度。共 18 个条目，最高分 54 分，分数越高代表残疾程度越重。 Linn MW 等 1967 年提出，1982 年进行修改。可用于住院、社区生活的患者，尤其对老年人较为合适，评定者间信度为 0.83，效度可靠。
	文献来源	1. Linn MW. The rapid disability rating scale. J Am Geriat Soc，1967，15(2)：211－214. 2. Linn MW，Linn BS. The rapid disability rating scale-2. J Am Geriat Soc. 1982，30(6)：378－382.

续表

	量表名称 （开发者，发表年代）	Functional Status Index（FSI）　功能状态指数 （Jette,1980）
6	量表简介 （组成与特性评价）	3 个维度和 18 个条目。3 个维度为：①依赖度；②困难度；③进行特定日常活动时的疼痛度。18 个条目分为 5 类：总的活动性，手部活动，个人生活自理，家庭琐事，社会活动。 　　适用于功能状态改变的调查研究
	文献来源	1. Jette AM. The functional status index：reliability and validity of a self-report functional disability measure. J Rheumatol，1987，14（suppl 15）：15－21. 2. Jette AM. Functional Status Index：reliability of a chronic disease evaluation instrument. Arch Phys Med Rehabil，1980，61（9）：395－401.
	量表名称 （开发者，发表年代）	1. Functional Activities Questionnaire(FAQ)　功能活力问卷 （Pfeffer RI et al ．，1982）
7	量表简介 （组成与特性评价）	由 10 个条目组成，每个条目中的日常活动分为 4 个等级：正常（0 分）；能独立完成但是有困难（1 分）；需要帮助（2 分）；不能独立完成（3 分）。 　　根据 10 个条目的表现水平评价日常活动的依赖性。总分 30 分代表很大程度的依赖，总分 0 分代表完全独立。一般认为，总分 0～3 分：功能正常；4～12 分：稍微受影响；13～15 分：轻度受影响；16～23 分：中度受影响；24～29 分：中度受影响。
	文献来源	1. Kao AW, Racine CA, Quitania LC, et al. Cognitive and neuropsychiatric profile of the synucleinopathies：Parkinson disease, dementia with Lewy bodies, and multiple system atrophy. Alzheimer Dis Assoc Disord, 2009, 23(4)：365－370. 2. Steenland NK, Auman CM, Patel PM, et al. Development of a rapid screening instrument for mild cognitive impairment and undiagnosed dementia. J Alzheimers Dis, 2008, 15(3)：419－427.
	量表名称 （开发者，发表年代）	Medical Outcomes Study Physic Functioning Scale（PF-10）　医学结局研究躯体功能测量
8	量表简介 （组成与特性评价）	共 10 个条目，包含沐浴、穿衣、行走、弯腰、爬楼梯、跑步方面的能力，是 MOS—149 功能测定量表、健康状态问卷、及 SF—36 量表中的一个组成部分，尺度由三点构成：1＝严重受限，2＝一点受限，3＝完全不受限。 　　是为了估测健康相关范围的多种躯体活动的受限情况。条目内部一致性为 0.49～0.80，条目区分效度为 0.10～0.54，量表信度克朗巴赫系数为 0.93。
	文献来源	1. McHorney CA, Haley SM, Ware JE. Evaluation of the MOS SF-36 Physical Functioning Scale（PF-10）：II. Comparison of relative precision using Likert and Rasch scoring methods. J Clin Epidemiol, 1997, 50(4)：451－461. 2. McHorney CA, Ware JE, Lu JF, et al. The MOS 36-item Short-Form Health Survey（SF-36）：III. Tests of data quality, scaling assumptions, and reliability across diverse patient groups. Med Care, 1994, 32(1)：40－66.

续表

9	量表名称 （开发者，发表年代）	The Functional Autonomy Measurement System (SMAF) (Réjean Hébert et al, 1984)
	量表简介 （组成与特性评价）	共 29 个条目，由日常生活 ADL(7 项)，移动(6 项)，沟通交流(3 项)，心理功能(5 项)以及工具性日常活动 IADL(8 项)组成。旧版为 5 点李克特量表，新版为 4 点尺度，分别为：0 独立完成、−1 需要监督、−2 需要帮助、−3 依靠他人。 　　该量表根据 WHO 残疾分类所制定的用于测量个体失能状况，组内相关系数(ICC)除沟通交流维度(0.7～0.8)外均在 0.87 以上；效度：SMAF 得分的与需要的护理时间比较 $r = 0.88$。
	文献来源	1. Hébert R，Guibault J，Desrosiers J，et al. The Functional Autonomy Measurement System (SMAF)：A Clinical-based Instrument for Measuring Disabilities and Handicaps in older people. Geriatics Today：Journal of The Canadian Geriatrics Society，2001，4：141−147. 2. Desrosiers J，Bravo G，Hébert R，et al. Reliability of the revised functional autonomy measurement system (SMAF) for epidemiological research. Age Ageing，1995，24(5)：402−406.

（邓　特　苏伟扬　蔡南乔）

社会功能（健康）测量

社会功能障碍评定量表（SDRS）

社会功能障碍评定量表(The Social Dysfunction Rating Scale，SDRS)用以评估个体社会适应的消极方面。该量表可以在临床中使用，也可以用于研究工具，主要使用对象为老年人。该量表由 Linn 等于 1969 年编制。

1　理论假设

Linn 等认为有效的社会功能等同于个体与其环境的互动。功能障碍意味着不满意和不快乐，以及消极的自我态度。严重的功能障碍则包括有问题的焦虑，以及其他的病理性人际功能。功能障碍会减少个体处理应激性环境的弹性能力，也让个体无法扮演其社会角色。Linn 认为功能障碍可以被视为难以处理个体、人际或者外在环境，SDRS 即是通过观察个体和其环境的互动来对个体的功能障碍进行客观评定。

作为一个功能评定量表,SDRS 主要评价个体的症状,以及社会参与度的减少。Linn 并未关注适应的积极方面,也未强调特定的角色,这使得工具主要适用于老年人,评估他们的生活意义、生活目标、满意度。SDRS 没有提供对不同种类活动的描述性评估,主要是考虑活动的创造性以及是否产生了一种价值感。评定者将个体满意度和自我实现视为功能表现的重要因素,其重要程度超过了个体的社会角色表现。

2 量表结构

SDRS 是他评量表,评定者是社会工作者或其他熟悉患者的治疗师。量表包括 21 个症状,包括社会适应问题和情绪问题。量表采用 6 点李克特评分,评分主要按照严重程度:1 分为没有,6 分为非常严重。量表得分为各条目之和,高分意味着更为严重的社会功能障碍。各条目得分没有被加权,但 Linn 自己使用过判别分析作为条目权重。

量表被归为 3 个模块,其中 4 个条目反映了应答者的自我意象,6 个条目反映了人际关系,11 个条目反映了社会情境中的成就感和满意感。问卷为半结构式访谈,包括访谈者的评价和应答者的自我评价。如访谈者会问应答者他是否需要更多的朋友,然后询问应答者现在的朋友和社交情况。因此如果一个应答者朋友很少,对此也不满意,其得分要低于那些朋友很少但没有主观不满意的个体。量表评定约需要 30 分钟。Linn 后来也使用过单纯自评的形式,但她认为如果对于被试和时间没有严格限制,他评会更好。

Linn 等提供了条目的定义和评估方式,如对条目 4,自我健康关注,其内容是评定个体对躯体疾病抱怨的频度和严重度。评估基于个体认可其躯体症状的程度,并认为这是其总体幸福感的重要方面。条目不考虑是否有确定的组织学病变,仅是关注其抱怨的频率和严重程度。

条目举例:

量表分为 3 个模块,也称为 3 个系统,即自我系统(Self system),人际系统(Interpersonal system),表现系统(Performance system)。举例如下:

自我系统:题目 1. 低的自我概念(感到匮乏,不能达到自我理想);

题目 2. 目标缺乏(缺乏内在动机,对未来没有感觉)。

人际系统:题目 5. 情绪退缩(和他人进行联结存在问题);

题目 6. 敌意(对他人的攻击性程度)。

表现系统:题目 11. 和重要他人缺乏满意的关系(配偶、孩子、亲属,或者家庭角色中其他的重要人物);

题目 12. 缺少朋友和社会接触。

3 评价和应用

SDRS 有着较好的概念基础,能够应用在老年人的社会适应上。其涵盖范围较广,信度较好,效度资料较少。1969 年被编制出后,应用在一些研究中,效度还需要进一步确定,特别是经验的因素分析和三个分量表不相符合。

SDRS 尚无简体中文版,但在台湾得到应用,其译名为"社会功能不良评量表",也是应用在对老年人的评估中,其繁体中文版本信效度不详。

参考文献

[1] Linn MW, Sculthorpe WB, Evje M, et al. A social dysfunction rating scale. Journal of Psychiatric Research,1969,6(4):299－306.

[2] McDowell I. Measuring Health: A Guide to Rating Scales and Questionnaires. 3rd ed. New York: Oxford university press, 2006:196－199.

[3] Hambleton1 P, Keeling S, McKenzie M. The jungle of quality of life: Mapping measures and meanings for elders. Australasian Journal on Ageing, 2009,28(1):3－6.

[4] 张家铭,蔡智能. 老年人之周全性评估. 台湾医学,2003,7(3):364－374.

(缪绍疆)

社会功能量表(SFRS)

　　1989 年中华神经精神科学会公布了精神疾病分类方案与诊断标准 CCMD—2,1994 年中华精神科学会精神疾病分类方案与诊断修订小组公布了修订版 CCMD—2—R,2001 年中华精神科学会公布了中国精神障碍分类与诊断标准第三版 CCMD—3。

　　社会功能量表(Social Function Rating Scale,SFRS)是与 CCMD 系统配套诊断的"精神障碍诊断量表(DSMD)"七轴诊断系统的一部分。DSM 系统自 1980 年起应用五轴诊断,ICD 系统也采用了三轴诊断。在 CCMD—3 编制过程中,DSMD 更改为健康问题与疾病定量测试法逻辑判别系统(RTHD—LVS)。七轴诊断系统具体包括:轴 1 精神障碍;轴 2 人格特征、人格障碍或人格改变;轴 3 躯体障碍;轴 4 生物心理社会因素与环境因素(应激源);轴 5 最重社会功能损害,目前功能损害与病前 2 年最佳功能水平;轴 6 现状总评,包括疗效、症状变化、自知力及社会功能;轴 7 为诊断轴间的关系。SFRS 属于轴 5。

1   量表结构

　　社会功能量表(SFRS)是将日常生活能力量表(ADL)与社会功能缺陷筛选量表(SDSS)经修订后,与新编的患者住院期间社会功能评定及总评等四部分共同构成。该量表为 0～7 分 8 级评分,即同正常普通人群相比:0＝无资料,1＝极好,2＝好,3＝稍好,4＝一般,5＝稍差,6＝差,7＝极差。

2   测量学标准

　　该量表是 DSMD 或 RTHD—LVS 的一部分,可以用于对患者的功能状况评估。该量表测量学具体指标不清晰,但在编订者论文中提到由 3 位评定者对诊断为精神分裂症的 382 人进行再评定时,认为该诊断系统适于对精神分裂症的诊断。该系统也用于对躁狂症、抑郁症、酒精所致精神障碍等的诊断,被认为具有较好的科研和临床效度。

3 部分量表内容

F(21)穿衣	指自己穿衣的动作敏捷性与时间紧凑性。
F(22)洗脸刷牙,梳头	以困难最重的一项评分。
F(31)职业工作	指工作(学习)和职业活动能力,应注意质量和效率,遵守劳动纪律和规章制度,完成生产任务,在工作中与他人合作等。
F(32)个人生活自理	指包括个人身体、衣着,住处整洁,大小便习惯,饮食起居等。
F(41)责任心和计划性	指关心个人、家庭和单位发展进步,努力完成任务,发展新的兴趣和计划。
F(42)住院时个人生活自理	指住院饮食起居日常生活和个人卫生自理程度,如起床、穿衣、整理床铺、洗脸、刷牙、梳头、注意寒暖和饮食、洗手、洗脚、洗澡等日常生活个人卫生。
F(43)住院时参加集体活动	指住院时参加集体活动的主动性和活跃性,如打扫卫生,参加工疗、娱乐活动等。

参考文献

[1] DSMD 现场测试组.精神障碍诊断量表及其现场测试.中华神经精神科学会,1994;101−142.
[2] 中华精神科学会.中国精神障碍分类与诊断标准:CCMD-3.3 版.济南:山东科学技术出版社,2001:75−78.
[3] 肖春玲,陈彦方,韦君美,等.精神分裂症 382 例七轴诊断分析.中国临床心理学杂志,2000,8(2):79−82.
[4] 肖春玲,陈忠,邱惠敏,等.精神障碍诊断量表对反复发作躁狂症的现场测试.中国心理卫生杂志,2001,15(2):85−87.
[5] 陈忠,肖春玲,陈彦方,等.酒精所致精神障碍 80 例七轴诊断分析.临床精神医学杂志,1998,8(4):215−217.
[6] 肖春玲,陈彦方,王昕,等.七轴诊断在围绝经期抑郁障碍评估中的应用.上海精神医学,2008,20(4):219−222.
[7] 陈彦方.CCMD-3 相关精神障碍的治疗与护理.济南:山东科技出版社,2001:368 − 432.

(缪绍疆)

社会交往问诊量表(ISSI)

社会交往问诊量表(The Interview Schedule for Social Interaction,ISSI)用以评估社交关系的有效性与支持性程度,主要是测量与神经精神疾病患者发展相关的社会因素,也可用于精神疾病患者的结局评估研究。该量表由 Scott Henderson 于 1980 年编制。

1 理论假设

Henderson 试图研究神经精神疾病患者社会关系的支持性,他确定了持续社会关系的六种益处:依恋和安全感、社会整合感、被他人照料的机会、对个人价值的确定、可信的联盟、在需要时得到帮助和指导的可能性。其中来源于 Bowlby 的依恋概念在以上六点中是最重要的。

ISSI 是一项 45 分钟的访谈,用以评估个体在过去 12 个月里社会支持网络的数量和质量。问题包含了各种亲密关系,如家庭、父母、密友、邻居、同事等。评估中包括四项原则:亲密情感关系的可获得性、足够性,提供社会整合性关系的可获得性和足够性。

2 量表结构

社会支持的程度和足够性可被四个分数评估:依恋的可获得性(8 个条目)、依恋的足够性(12 个条目)、社会整合性的可获得性(16 个条目)、社会整合性的足够性(17 个条目)。

3 测量学特征

四个分数的内部一致性系数是 0.67～0.79,重测相关系数是 0.71～0.76。判别效度显示出 ISSI 能够区分城市的新移民和原居民,也能区分出离婚分居者和已婚者。艾森克人格问卷和其相关为 0.18～0.31。研究显示,经历了多项生活事件的被试,其 GHQ 分数的 30% 变异能够为 ISSI 所解释。近来研究也显示 ISSI 能够对不同种类精神障碍患者进行区分。

ISSI 也有一个较为简短的自评版本,共 12 个条目,其信度系数略低,但和社会活动的相关性并不低。

该量表尚无中文版。

4 举例

ISSI 测量的指标是社会支持而非社会角色,其非常强调主观依恋感,而非实际能够得到的支持。其计分非常复杂,举例如下:

33. 当前你有没有什么人能够分享你最私密的感受

没有(跳至 33 题 D)	0
有	1

A. 主要包括谁? _____

B. 你是否希望你能和他分享更多,或者是已经不错了?

已经不错了	1
看情况吧	2
希望更多	3
没有这回事	9

C. 你希望还有别的人也像这样吗,你宁愿不那么信赖他,或者已经不错了?

宁愿不信赖	1
还不错	2
看情况	3
像别人一样好	4

没有这回事　　　　　　　9

跳至 34 题

D.（如果没有这个人），你希望有这么个人吗，或者你只想让你自己知道自己的感受？

自己知道就可以了　　　1

希望有这样一个人　　　2

没有这回事　　　　　　　9

参考文献

［1］ McDowell I. Measuring Health：A Guide to Rating Scales and Questionnaires. 3rd ed. New York：Oxford university press, 2006：180－183.

［2］ Eklund M, Bengtsson-Tops A, Lindstedt H. Construct and discriminant validity and dimensionality of the Interview Schedule for Social Interaction (ISSI) in three psychiatric samples. Nordic journal of psychiatry, 2007, 61(3)：182－188.

（缪绍疆）

社会交往焦虑量表(SIAS)和社交恐惧量表(SPS)

自评量表是评估焦虑障碍状态及其治疗结局的主要工具。Mattick 和 Clarke 于 1998 年发表了社会交往焦虑量表（Social Interaction Anxiety Scale，SIAS）和社交恐惧量表（Social Phobia Scale，SPS），以评估社交恐惧障碍，其理论依据为：DSM 系统区分了社交恐惧障碍的两个有区别的方面，即一种为对社交环境的恐惧，如害怕在社交中进食、谈话、开会等，也即评估可能被他人观察时，特别是在进行某项活动时的恐惧；另一种为对社交本身的恐惧，如害怕说错话，害怕不能回答出问题等，也即评估和他人交谈时的恐惧。两种量表可以结合使用，也可以分别使用。

1　量表结构

SIAS 有 19 道题，SPS 有 20 道题，采用 5 点（0～4 分）李克特评分。询问被试是否符合每个问题描述的特征：0＝一点也不，1＝有一点，2＝中等符合，3＝非常符合，4＝十分符合。

2　测量学标准

该量表被认为有较好的测量学特征，包括内部一致性（α 为 0.88～0.94），重测信度（0.91～0.93），结构效度也显示该量表和其他焦虑量表有着高相关。Mattick 认为该量表能够对社交恐怖、广场恐怖、单纯恐怖各种亚型进行区分，也能够区分社交恐怖和正常人群。该量表被认为对非治疗样本有稳定性，且能够反映出治疗样本的变化。

3 举例

社会交往焦虑量表

1. 如果我必须要和权威说话（老师、老板等），我会感到紧张
4. 我和同事难以舒服地相处
10. 我很容易表达我的想法（反向计分）

社交恐惧量表

1. 如果必须在别人面前写点什么时，我会感到紧张
4. 当我走在大街上，如果别人盯着我，我会感到紧张
10. 我很难在一群人面前喝东西

4 应用

该量表在 2003 年已被介绍到中国，2007 年叶冬梅等修订出简体中文版，对大学生样本进行了施测，并建立北京市大学生常模（中文版将李克特五点量表由英文版的 0～4 评分改为了 1～5 评分）。其内部一致性信度为 0.87～0.90，重测信度为 0.85～0.86，也有较好的效标效度，符合心理测量学的要求，但未见在临床样本上的使用。

参考文献

[1] Mattick RP, Clarke JC. Development and validation of measures of social phobia scrutiny fear and social interaction anxiety. Behaviour research and therapy, 1998, 36:455－470.
[2] 刘兴华，钱铭怡. 社交恐惧症的评估方法. 中国心理卫生杂志，2003，17(3):179－181.
[3] 叶冬梅，钱铭怡，刘兴华，等. 社会交往焦虑量表和社交恐惧量表的修订. 中国临床心理学杂志，2007，15(2):115－117.

（缪绍疆）

社会技能量表(SSI)

20 世纪 20 年代初期，Thorndike（桑代克）等即已注意到人们除一般的心智能力外，还应具备其他能力，如抽象智力、机械智力以及社会智力。社会智力即是指个人了解与管理他人的能力，包括两个部分：①个人对别人内在状态、动机、行为所做的认知评估；②个人根据认知评估所得的信息，以最好的方式对他人采取行动。后来研究者认识到对他人情感感受和状态的阅读和理解能力是社会智力的主要部分。1986 年，Riggio 编制了

社交技能问卷 SSI(Social Skill Inventory,SSI),用以测量基本的社会技能。

1 量表结构

该问卷的最初版本为自评问卷,包括 105 项题目,测量社会技能的 7 个维度,在对大学生进行使用时显示出较好的聚合效度和判别效度。7 个维度为情绪表达性(emotional expressivity)、情绪敏感度(emotional sensitivity)、情绪控制(emotional control)、社交表达性(social expressivity)、社交敏感度(social sensitivity)、社交控制(social control)、社交操控(social manipulation)。每个维度 15 题。应答者是 5 点计分(1=一点不像我,2=有点像我,3=像我,4=非常像我,5=完全像我)。

SSI 的后续版本将社交操控维度删去,变为 6 个维度,90 项题目。6 个维度也可被视为两个方面,即情绪方面和社交方面,前者指非言语交往技能,后者指言语交往技能。各有 3 个部分,即表达性、感受性和控制性。SSI 尚有一简版,共 30 题,同样是测量以上 6 个维度,但每个维度的涉及题目数为 5 题。

2 测量学标准

SSI 的两周重测信度为 $0.81 \sim 0.96$。对 549 名成人的 Cronbach α 系数为 $0.65 \sim 0.88$。验证性因素分析支持了 SSI 的结构设想。其简版的信度也得到证实(0.70),α 系数为 0.81。

在性别差异上,女性在情绪表达性、社交表达性、情绪敏感性、社交敏感性上的得分更高,男性在情绪控制性上的得分更高,两性在社交控制性上的得分差异没有统计学显著性。

3 部分量表内容

非言语/情绪维度(情绪技能)	言语/社交维度(社交技能)
情绪表达性(非言语的编码技能,能准确表达感受到的情绪状态的能力) 　我能将一个沉闷的聚会变得有趣 　别人说我的眼睛会说话	社交表达性(言语编码技能,有能力在社交中和他人在一起,言语流畅) 　讲故事时,我经常会使用手势以帮助表达 　我经常会主动将自己介绍给陌生人
情绪敏感性(非言语的解读能力,能够注意到潜在的情绪线索,是共情的) 　我有时会因悲伤的电影而哭泣 　我经常被人称为一个敏感的、理解他人的人	社交敏感性(言语的解读能力,敏感并理解合适社交行为的规则,有能力解读社交情境) 　我通常会注意我给他人留下的印象 　我有时会觉得别人对我说了太多私密的事情
情绪控制性(控制情绪表达的能力,能够在将感受到的情绪藏在一个情绪面具下面) 　我能轻易让我自己这一分钟显得高兴,下一分钟显得悲伤 　我即使悲伤,也能不露声色,我擅长于此	社会控制性(社会角色扮演和社交自我表现的技能,灵活应变) 　我经常能很好地领导集体讨论 　我能轻易适应任何社交场景

4 应用情况

SSI 得到了广泛的应用,包括评估领导能力、职业表现、社交问题等。但现在并无中文版。

参考文献

[1] Riggio RE. Assessment of basic social skills. Journal of Personality and Social Psychology, 1986, 51(3):649-660.

[2] Riggio RE. The Social Skills Inventory (SSI): Measuring nonverbal and social skills. In Manusov (Ed). The sourcebook of nonverbal measures: Going beyond words. Mahwah, NJ: Lawrence Erlbaum Associates, 2005:25-33.

[3] Chris S, Melissa T. Positive interpersonal relationships mediate the association between social skills and psychological well-being. Personality and Individual Differences, 2007, 43(4):637-646.

[4] Irwin BH, Sujin KH, Mary LB, et al. Assessment of communication skills of surgical residents using the Social Skills Inventory. The American Journal of Surgery, 2007, 194(3):401-405.

（缪绍疆）

个体和社会功能量表(PSP)

　　Mueser 对社会功能损害进行了定义，"个体不能达到社会所定义的角色，如家庭主妇、工人、学生、夫妻、家庭成员或朋友。此外也常包括这些个体对他们达到这些角色的能力、照顾自己的能力和闲暇娱乐活动的能力的满意度低于社会功能的普遍水平"。该定义包括了社会对角色和个体对自己的两方面评价。Morosini P. L. 等于 2000 年依据 DSM-IV 对精神分裂症的标准，修改社会和职业功能评定量表 SOFAS(Social and Occupational Functioning Assessment)，发展出个体和社会功能量表 PSP(The Personal and Social Performance Scale)，并完成其信效度研究。

　　该量表英文版量表版权由 Morosini P. L. 授权 Janssen Cilag 所有，简繁体中文版的信效度均已进行测试研究。该量表简繁体中文版可供临床、学术与研究等非商业用途免费使用。

1　量表结构

　　PSP 有 4 个维度，1 个总分。4 个维度分别评估病人 4 个方面的功能：a. 社会中有用的活动，包括工作与学习；b. 个人和社会关系；c. 自我照料；d. 干扰和攻击行为。每一项均有无、轻度、中度、偏重、重度、极重 6 个等级。在完成 4 个维度评定后，综合评定结果，评估 PSP 总分。其总分评价较为复杂，需要对照专门的 PSP 评定表。最终结果是一个 1～100 分的单项评定量表，分为相等的 10 个等级，从功能良好(91～100 分)到完全丧失社会功能并有危险性(1～10 分)。总分越高，表明被评定者人际社会功能越好，根据功能水平，总评分大致分为 3 个层次：70～100 分表示仅有轻度困难，31～70 分表示有不同程度的残疾;1～30 分表示功能极差,需要被密切支持或监护。PSP 评定的时间范围一般为最近 1 个月。

该量表为他评量表,Bethanne 等制订了结构式检查提纲,中国大陆根据社会文化背景进行了一定的调整和补充。

2 测量学标准

德国的 PSP 研究报告显示,研究者之间和重测一致性均较好,α 为系数 0.64～0.84,且与 GAF 等表现出较好的相关性,病情越严重,PSP 评分越高。

司天梅等对 165 例符合 DSM－IV－TR 精神分裂症诊断标准的门诊或住院精神分裂症患者进行了 PSP 简体中文版(PSP－CHN)检查,发现 PSP－CHN 量表的内部一致性 Cronbach α 系数为 0.84,总分的研究者一致性 Kappa＝0.56,重测一致性 ICC＝0.95。PSP－CHN 总分与 GAF、PANSS 均有较好的相关性。

司天梅等也对 PSP－CHN 在抑郁障碍患者中的信效度进行了研究,收集了 74 例符合 DSM－IV－TR 抑郁障碍诊断标准的门诊或住院患者,结果发现,PSP－CHN 量表的内部一致性 Cronbach α 系数为 0.71,总分的研究者一致性 Kappa＝0.82,重测一致性 ICC＝0.90,总分与 GAF、HAMD 均有较好的相关性。

其研究结果认为,PSP 既可用于评价精神分裂症患者的急性期和稳定期的功能,也可用于评价抑郁障碍患者的功能,但在抑郁障碍患者功能评定上的总体信度低于在精神分裂症患者上的评估。

3 部分量表内容

操作时采用两套标准对严重度进行评分,一套是对 a～c 方面,一套是对 d 方面:

	a～c 方面的严重程度	d 方面的严重程度
无		
轻度	只有非常熟悉受试者的人才能觉察某方面的困难。	轻度无礼,不太符合社会规范的行为,或因琐事而抱怨
中度	所有人都能觉察到受试者有某方面的困难,但是按照其社会文化背景、年龄、性别和受教育水平,该困难并未造成受试者在某方面的功能实质性下降。	不符合社会规范的行为,如说话声音太大,或与他人说话时显得过于近乎,或进食方式不合礼仪。
偏重	其困难严重干扰某方面的功能,但在没有精神卫生专业人员或社会帮助的情况下,受试者仍然能够做一些事情,尽管做得不充分或只是偶尔能做,或如果得到他人帮助,受试者可达到以前的功能水平。	当众侮辱他人,损害物品,经常出现不符合社会规范但非危险性的行为(如当众脱光衣服或小便),非偶然的。
重度	若没有专业人员或社会的帮助,其困难使受试者无法进行某方面的任何功能,或者导致受试者具有破坏性,但没有生命危险。	经常有言语威胁或经常有身体攻击,但非蓄意也没有造成严重伤害的可能性,非偶然的。
极重	严重地损害和困难危及受试者生命。	经常出现攻击行为,欲造成或者很可能导致严重伤害,非偶然的。

参考得分举例

80～71分　a～c 维度中的一个或多个存在轻度困难

50～41分　a～c 维度中两个或者三个存在偏重的困难,或者一个维度存在重度困
　　　　　难,d 维度存在或不存在中度困难

30～21分　a～c 维度有两个存在重度的困难,或者 d 维度存在重度困难,伴或不伴
　　　　　a～c 维度的损害

4　应用情况

该量表使用受到杨森公司的推广,在国内外均是如此,该量表多用于评价杨森公司
出厂的药物,如芮达(帕利哌酮)等。

该量表已有多国版本如西班牙文版、韩文版、泰文版,均已经过信效度检验。

参考文献

[1] Musser K, Tarrier N. Handbook of Social Functioning in Schizophrenia. Boston: Allyn&Bacon, 1998.

[2] Morosini PL, Magliano L, Brambilla L, et al. Development, reliability and acceptability of a new version of the DSM－IV Social and Occupational Functioning Assessment Scale(SOFAS) to assess routine social functioning. Acta Psychiatrica Scandinavica, 2000, 101(4):323－329.

[3] Juckel G, Schaub D, Fuchs N, et al. Validation of the Personal and Social Performance(PSP) Scale in a German sample of acutely ill patients with schizophrenia. Schizophrenia Research, 2008, 104(1):287－293.

[4] 司天梅,舒良,田成华,等. 个体和社会功能量表中文版在精神分裂症中的信效度. 中国心理卫生杂志,2009, 23(11):790－794.

[5] 司天梅,舒良,田成华,等. 个体和社会功能量表中文版在抑郁障碍患者中的信效度. 中国心理卫生杂志,2010, 24(7):481－485.

[6] 贾福军,侯彩兰. 帕利哌酮缓释片改善精神分裂症患者社会功能的探讨. 中华精神科杂志,2010, 43(3):180－182.

[7] Philip GJ, Elizabeth AW. Paliperidone ER: a review of the clinical trial data. Neuropsychiatric Disease and Treatment, 2007, 3(6):869－897.

(缪绍疆)

其他社会相关量表

除了前面介绍的社会功能障碍评定量表、社会功能量表、社会技能量表等外,还有很
多社会相关量表(见表 1)。有的反映社会交往,有的反映社会支持、社会关系等。

表 1　其他社会相关量表

1	量表名称 （开发者，发表年代）	Interaction Anxiousness Scale（IAS）　交往焦虑量表
	量表简介 （组成与特性评价）	该量表用于评定独立于行为之外的主观社交焦虑体验的倾向，量表含有 15 条自陈条目，这些条目按 5 级分制予以回答（1＝本条与我一点儿也不符；2＝本条与我有一点儿相符；3＝本条与我中等程度相符；4＝本条与我非常相符；5＝本条与我极其相符），总分范围为 15～75 分，焦虑程度与总分呈正比，大学生平均分为 38.9，标准差为 9.7。国内学者对该量表进行了信效度研究，Cronbach α 系数为 0.81，重测系数为 0.81，稳定性、聚合效度和区分效度良好，符合测量学的要求，能够较好地测量社交焦虑的主观感受，可以作为研究社交焦虑主观感受的工具。 　　在西班牙，学者们将 IAS 量表与其他关于社交焦虑障碍的评估工具，如社交焦虑和苦恼量表（Social Anxiety and Distress Scale，SADS）、席汉氏残疾问卷（Sheehan Disability Inventory，SDI）、总体活动评估量表（Global Activity Evaluation Scale，GAES）、汉密尔顿焦虑量表（Hamilton Anxiety Scale，HAMS）等做相关分析以验证平行效度，同时又做分量表之间的相关性来分析其内部结构的效度，结果表明，其平行效度和结构效度均较高。中国的彭纯子将其应用于中国大学生和部分神经症病人的研究结果也表明，它能够较好地测量社交焦虑的主观感受，稳定性、聚合效度和区分效度良好，符合测量学的要求，可以作为我们研究社交焦虑主观感受的工具。该量表的常模为 20 世纪 80 年代对美国三所不同大学 1140 名大学生社交焦虑的调查。
	文献来源	1.汪向东，王希林，马弘，等. 中国心理卫生评定量表手册.增订版．北京：中国心理卫生杂志社，1999：244～245. 2.彭纯子，龚耀先，朱熊兆. 交往焦虑量表的信效度及其在中国大学生中的适用性. 中国心理卫生杂志，2004，18（1）：39－41. 3.于茜，焦永纪. 大学生社交焦虑现状调查.市场周刊理论研究，2010，（2）：65－66. 4.黄雪梅，黄乔. 团体心理辅导改善大学生社交能力的近中期疗效研究. 中国健康心理学杂志，2009，17（6）：700－702.
2	量表名称 （开发者，发表年代）	Personal Report of Communication Appreciation（PRCA—24）　交流恐惧自陈量表 （McCroskey，1982）
	量表简介 （组成与特性评价）	含四个分量表，用于测量四种场合（小组讨论、二人交谈、会议、当众讲演）中真实的或想像的个人焦虑和恐惧。每个分量表 6 个条目，采用 5 点评分（1＝非常同意，5＝非常不同意）。分量表范围 6～30 分，总量表 24～120。已有大样本常模，52 分为低度恐惧，79 分为高度恐惧。量表条目举例：1. 通常我在参加会议时感到紧张。2. 我对演说一点都不害怕。 　　分量表内部相关系数 0.40～0.69。总分超过 0.90，分量表超过 0.75。具有良好的结构效度和效标效度。该量表可能是评估一般交流恐惧的最佳工具。但量表总分的有用性得到证实，分量表分未得到充分检验，建议采用总分。

续表

2	文献来源	1. 汪向东,王希林,马弘,等. 心理卫生评定量表手册.增订版. 北京:中国心理卫生杂志社,1999. 2. Rubin RB, Palmgreen P, Sypher HE. Communication research measures: a sourcebook. Volume 2. New York:Routledge, 2004.
3	量表名称 (开发者,发表年代)	Social Avoidance and Distress Scale (SAD)　社交回避及苦恼量表 (Watson & Friend, 1969)
	量表简介 (组成与特性评价)	包括28个条目,14条评价社交回避,14条评定社交苦恼。最初的评分方式为"是—否"方式,但许多研究人员采用5级评分制。社交回避及苦恼量表含有28项,其中14项用于评价社交回避,14项用于评定社交焦虑,采用"是—否"评分方式。 　　具有良好的信度及效度。采用"是—否"评分制时,总的相关系数为0.77。采用五级评分制时,Cronbach α系数为0.90。量表中的条目同时测量社交困难的主观及行为方面,因此同时测量苦恼及回避时用SAD比较合适。
	文献来源	1. Watson D, Friend R. Measurement of social-evaluative anxiety. Journal of consulting and clinical psychology, 1969,33(4):448—457. 2. Patterson ML, Strauss ME. An examination of the discriminant validity of the social avoidance and distress scale. Journal of consulting and clinical psychology,1972,39(1):1969.
4	量表名称 (开发者,发表年代)	Social Dominance Orientation Scale (SDO)　社会支配取向量表 (Sidanius & Pratto,1994)
	量表简介 (组成与特性评价)	用于测量个体认同优势群体,支配劣势群体的程度。高社会支配取向的人更相信群体(个人)之间应该存在一定的等级结构,并热衷于提高自己在所在群体中的地位。共16个条目,量表为7点评分,从非常不赞同到非常赞同。量表条目举例:1. 低等阶层就应该呆在低层。2. 我们应当为每个阶层创造平等的条件。 　　大量研究肯定它具有良好的内部一致性和重测信度、预测效度、区分效度。中国的跨文化研究获得良好的信效度。
	文献来源	1. Sidanius J, Pratto F. Social Dominance:An Intergroup Theory of Social Hierarchy and Oppression. New York:Cambridge University Press, 2001. 2.张智勇,袁慧娟. 社会支配取向量表在中国的信度和效度研究. 西南师范大学学报:人文社会科学版,2006,32(2):17—21.
5	量表名称 (开发者,发表年代)	RAND Social Health Battery　RAND社会健康问卷 (RAND Corporation, 1978)

续表

5	量表简介 （组成与特性评价）	共 11 个条目，为自评问卷，用于测量被试的社会交往频率以及实际所得到的，来自家人、朋友和社会的支持，主要用于非临床人口调查。包含"社会交往"和"团队参与"两个分量表。可将各条目得分进行简单相加以计算分量表或总量表总分（计算总量表得分时应去除第 7 及第 8 个条目），也可计算标准分。分值越高，代表所拥有的社会资源越多。 　　"社会交往"、"团队参与"和总量表 Cronbach α 系数分别为 0.72、0.84 和 0.68，一年重测信度分别为 0.55、0.68、0.68。因子分析表明较好的结构效度。以心理健康量表和情感连接量表为效标时，总量表的同时效度为 0.32 和 0.20，并能解释 RAND 心理健康清单（RAND mental health inventory）所测得心理健康状况中 12％的变异度。
	文献来源	1. Rand Corporation. The RAND social health battery. //MCDOWELL I. Measuring health：A guide to rating scales and questionnaires. 3rd ed. New York：Oxford University Press. 2006：161－164. 2. Abdulrehman RY, DeLuca RV. The implications of childhood sexual abuse on adult social behavior. Journal of Family Violence，2001，16 (2)：193－203.
6	量表名称 （开发者，发表年代）	Social Relationship Scale(SRS)　　社会关系量表 (O'Brien, Wortman & Kessler 1993)
	量表简介 （组成与特性评价）	社会关系量表评价当面临应激源时，起保护作用的社会支持情况，即所处的社会网络的情况，因为社会支持可以作为缓解应激的保护因素。该量表关注社会关系网络的定性及定量评定。SRS 由经过培训的调查员对被试进行访谈。包括 6 个应激因素：工作、金钱和财政状况、家庭、个体和社会因素、个体健康、与社会相关的因素。需要被试列举以下关系：朋友、同事和亲密的家人。采用 7 级评分制。 　　具有良好的内容效度、效标效度和重测信度。重测信度的相关系数为 0.91。暂无中文版。
	文献来源	1.刘更新.社会健康的测量.国外医学社会学分册,1994,4(11):149－152. 2.O'Brien K,Wortman CB, Kessler RC. Social Relationship Scale. Social Science & Medicine, 1993,36(9):1161－1167. 3. McFarlane AH, Neale KA,Norman GR,et al. Methodological Issues in Developing a Scale to Measure Social Support. Schizophreniabulletin, 1981, 7(1):90－100.
7	量表名称 （开发者，发表年代）	Social Support Questionnaire (SSQ)　　社会支持问卷 (Sarason IG et al. , 1983)

续表

7	量表简介 (组成与特性评价)	分两个版本。完整版共 27 个条目,精简版共 6 个条目。每个条目分别在"社会支持数量"和"社会支持满意度"2 个维度上进行评分。"社会支持数量"计分为在每个条目所描述困难情境下能够给予被试支持的人员数量。"社会支持满意度"指被试对所得到的社会支持的满意度,采用 1~6 级评分,1 代表"非常满意",6 代表"非常不满意"。分数越高,代表得到的社会支持越多,并且对所得的社会支持越满意。 完整版"社会支持数量"分量表 Cronbach α 系数为 0.97,重测信度 0.90;"社会支持满意度"分量表 Cronbach α 系数为 0.94,重测信度 0.83。因子分析显示良好的结构效度。精简版"社会支持数量"和"社会支持满意度"分量表 Cronbach α 系数均>0.90。以完整版 SSQ 为效标时两个分量表的同时效度(concurrent validity)分别为 0.96 和 0.95。因子分析显示良好的结构效度。
	文献来源	1. Sarason IG, Levine HM, Basham RB, et al. Assessing social support: The Social Support Questionnaire. Journal of Personality and Social Psychology, 1983, 44(1): 127-139. 2. Sarason BR, Shearin EN, Pierce GR, et al. Interrelations of social support measures: Theoretical and practical implications. Journal of Personality and Social Psychology, 1987, 52(4): 813-832. 3. Sarason IG, Sarason BR, Shearin EN, et al. A Brief Measure of Social Support: Practical and Theoretical Implications. Journal of Social and Personal Relationships, 1987, 4(4): 497-510.
8	量表名称 (开发者,发表年代)	Social Support Rating Scale(SSRS) 社会支持评定量表 (肖水源,1986)
	量表简介 (组成与特性评价)	社会支持评定量表(SSRS)是由肖水源 1986 年设计的,用以评价被试者的客观支持、主观支持和对支持的利用度。社会支持评定量表包括主观支持、客观支持和支持的利用度 3 个维度,共 10 个条目,包括:①主观支持度;②客观支持度;③支持的利用度。 分量表之间的相关系数为 0.462~0.664,低于与总量表之间的相关,表明量表结构效度较高。3 个分量表与总量表的相关系数为 0.724~0.835,表明量表内容效度较高。总量表及 3 个分量表的 α 系数分别为 0.896、0.849、0.825、0.833,表明量表信度较高。10 个项目及总评分的 Cronhach α 系数为 0.825~0.896,表明社会支持评定量表具有良好的信度。SSRS 已在国内广泛应用,普遍认为该量表设计基本合理,条目易于理解无歧义,具有较好的信度和效度。
	文献来源	1. 刘继文,李富业,连玉龙. 社会支持评定量表的信度效度研究. 新疆医科大学学报,2008,31 (1):1-3. 2. 杨国愉,冯正直,夏本立,等. 社会支持评定量表在军人群体中的信效度和常模. 中国心理卫生杂志,2006,20(5):309-312. 3. 唐勤. 社会支持评定量表评定住院学龄儿童身心健康的研究. 四川医学,2007, 28(10):1175-1176.

续表

9	量表名称 （开发者，发表年代）	The MOS Social Support Survey 医学结局研究的社会支持调查问卷 (Sherbourne CD & Stewart AL, 1991)
	量表简介 （组成与特性评价）	包含 19 个条目，专门用于测量医学结局研究中被试所得到的社会支持情况。包含"情绪/社会支持(emotional/informational support)"、"有形支持(tangible support)"、"正性社会互动(positive social interaction)"和"情感支持(affectionate support)"4 个分量表，取各分量表中所有条目的平均分为各分量表的得分。分数越高，代表所得到的社会支持越多。 探索性和验证性因子分析显示良好的结构效度。4 个分量表和总量表 Cronbach α 系数介于 0.91 到 0.97 之间，一年重测信度介于 0.72 到 0.78 之间。以多种躯体健康和心理健康状况测量指标为外在效标或参照时，4 个分量表及总量表均显示良好的区分效度和效标效度。
	文献来源	1. Sherbourne CD, Stewart AL. The MOS social support survey. Social Science & Medicine, 1991, 32(6): 705−714.
10	量表名称 （开发者，发表年代）	Duke-UNC (University of North Carolina) Functional Social Support (DUFSS) 北卡罗来纳大学 Duke 功能性社会支持问卷 (Broadhead WE, 1988)
	量表简介 （组成与特性评价）	共 14 个条目，用于测量被试主观体验到的社会支持数量和种类，可他评，也可自评。条目采用 1~5 级评分，算分方法为计算条目平均分。分数越高，代表被试所感受到的社会支持越多。包含"支持数量(quantity of Support)"、"知己支持(confidant support)"、"情感支持(affective support)"和"办法支持(instrumental support)"4 个分量表。 各条目两周重测信度介于 0.50 至 0.85。条目—残余因子相关系数(item-remainder correlation)从 0.52 到 0.72。因子分析显示"知己支持(confidant support)"和"情感支持(affective support)"两个分量表有较好结构效度。14 个条目中有 11 个条目与 Duke-UNC 健康测量(Duke-UNC Health Profile)下属 4 因子得分呈现正相关，显示出较好的区分效度。以RAND 健康保障实验社会行为问卷(RAND Health Insurance Experiment Social Activity Questionnaire)以及 Duke-UNC 健康测量的"社会功能(Social Function)"分量表为效标时，"知己支持"和"情感支持"分量表的同时效度介于 0.17 至 0.29。
	文献来源	1. Broadhead WE, Gehlbach SH, de Gruy FV, et al. The Duke-UNC Functional Social Support Questionnaire: Measurement of social support in family medicine patients. Medical Care, 1988, 26(7): 709−723.
11	量表名称 （开发者，发表年代）	Duke Social Support and Stress Scale (DUSOCS) Duke 社会支持与压力量表 (Parkerson G et al., 1988)

续表

11	量表简介 （组成与特性评价）	共 24 个条目，用于测量家人和外界给予被试的支持和压力。分为"家庭支持"、"家庭压力"、"非家庭支持"和"非家庭压力"4 个分量表。其中 20 个条目采用 0～2 三级评分，两个条目采取是—否评分，剩余两个条目为开放式问题。"家庭支持"和"非家庭支持"分数越高，提示得到的支持越多，"家庭压力"和"非家庭压力"分数越高，显示被试所承受压力越大。 4 个分量表 Cronbach α 系数介于 0.53 到 0.7 之间，两周重测信度分别为 0.76、0.40、0.67、0.68。以 Olson's 家庭资源问卷（Olson's Family Strengths Questionnaire）作为效标时，"家庭支持"分量表同时效度为 0.43。以家庭事件和变化调查表（Family Inventory of Life Events and Changes）作为效标时，"家庭压力"分量表效标效度为 0.45。"家庭支持"量表得分和 Duke-UNC 健康测量（Duke-UNC Health Profile，NUHP）呈正相关，"家庭压力"则与 DUHP 呈负相关，提示其较好的区分效度。
	文献来源	1. Parkerson G R Jr, Michener J L, Wu L R, et al. Associations among family support, family stress, and personal functional health status. Journal of Clinical Epidemiology, 1988, 42(3):217—229. 2. Parkerson G R Jr, Broadhead W E, Tse C K. Validation of the Duke Social Support and Stress Scale. Family Medicine, 1991, 23(5):357—360.
12	量表名称 （开发者，发表年代）	大学生人际关系综合诊断量表
	量表简介 （组成与特性评价）	共 28 道题，分为与人交谈、交际交往、待人接物及与异性交往 4 个维度，每个维度 7 道题，0 为不符合，1 为符合，总分为 28 条目之和。分越高，则说明人际困扰越深；总分≤8 分者为"无人际关系困扰"，9～14 分者为"轻度人际关系困扰"，15～28 分者为"较严重人际关系困扰"，其中得分≥20 分者为"明显人际关系障碍"。 被国内相当多研究采用，但缺乏系统信效度分析。
	文献来源	1.郑日昌.大学生心理诊断.济南:山东教育出版社,1996:339—341.
13	量表名称 （开发者，发表年代）	Edward Social Desirability Scale (SD)　爱德华社会期望量表（Edward，1957）
	量表简介 （组成与特性评价）	该表由 MMPI 的 K、F、L 量表中的 39 个条目构成。用来测量个体在自我描述时依照社会期望作回答的倾向。得分范围 0～39，高分表示倾向社会期望的回答。 信度 0.83～0.87，重测信度 0.66～0.68。效度方面，因条目涉及心理痛苦较多，存在一定争议。
	文献来源	1.汪向东，王希林，马弘.心理卫生评定量表手册:增订版.北京:中国心理卫生杂志社,1999.

续表

	量表名称 （开发者，发表年代）	Structural Analysis of Social Behavior（SASB） 社会行为的结构分析量表 （Lorna Smith Benjiamin，1974）
14	量表简介 （组成与特性评价）	有完整、中长和简明三个版本。量表将社会行为分为三个层次：对别人做了什么：action toward other；对别人行为的反应，即我自己怎么做的：reaction to other；自己对自己的行为，即内心对自我的态度：action toward self。维度：就粘结与分化、爱与恨的横纵轴设立圆环排列。完全版本量表分 36 类维度 372 题，后发展出有 16 维度的中长版和 8 维度的简明版，共测量 36 种人际行为。该量表从这三个层次测量个体在重要人际中的关系特征和质量。 　　结构效度的检验中，因素分析发现粘结—分化及爱—恨的两个连续变化的两大因子累计解释的变异量达 70.4%，三个层次与这两分类轴的相关度分别为 0.863～0.977 和 0.813～0.901。与 SCL—90 和 MMPI 等诊断量表的关联效度检验发现，在 SCL—90 和 MMPI 的测量来的不同疾病组在 SASB 的测量中也有显著差异（P<0.001）。不同层次的评分者一致性信度均达到显著性水平（P<0.001）。其简明版本可广泛应用于临床诊断。
	文献来源	1. Benjamin LS. Structural Analysis of Social Behavior. Psychological Review，1974，81(5)：392—425. 2. Benjamin LS. A clinician-friendly version of the interpersonal circumplex：Structural analysis of social Behavior. Journal of Personality Assessment，1996，66(2)：248—266. 3. Benjamin LS. SASB：A Bridge Between Personality Theory and Clinical Psychology. Psychological Inquiry，1994，5(4)：273—316.
15	量表名称 （开发者，发表年代）	Inventory of Interpersonal Problems（IIP） 人际问题量表 （Leonard M. Horowitz，1979，1988）
	量表简介 （组成与特性评价）	IIP 有 127 道题（有简易版，64 题），用 0～4 分进行 5 点评分。有 8 个维度：控制的（domineering），敌意的（vindictive），冷漠（cold），社交回避（socially avoidant），不确信（nonassertive），可剥削性（exploitable），过分关爱（over-nurturant），侵占性（intrusive）。得分越高此维度的特征越突出，人际问题越严重。 　　由总结临床治疗中病人最常见的人际问题发展而来，有助于系统区分由人际问题和非人际问题引发的压力。因素分析发现 8 个维度的因素总负荷量为 65.05%，各维度的 Cronbach α 系数介于 0.72 到 0.85 之间。对圆形数据的分析也发现其 8 维度分类的合理结构效度。
	文献来源	1. Horowitz LM, Rosenberg SE, Baer BA, et al. Inventory ofint-erpersonal problems；Psychometric properties and clinical applications. Journal of Consulting and Clinical Psychology，1988，56，885—892. 2. Alden LE, Wiggins JS, Pincus AL. Construction of circumplex scales for the inventory of the interpersonal problems. Journal of Personality Assessment，1990，55(3/4)：521—536.

续表

16	量表名称 （开发者，发表年代）	The Inventory of Parent and Peer Attachment（IPPA）　父母和同伴依恋问卷 （Armsden GC，Greenberg MT，1987）
	量表简介 （组成与特性评价）	3套结构类同的独立问卷，分别测与父亲、母亲和亲密同伴的依恋质量，每套25道题，5点评分，分为信任、沟通和疏离三个维度。 　　不同关系分别做问卷维度的一致性系数检验，Cronbach α 系数介于0.68～0.88之间，经因素分析检验，其结构效度合理。
	文献来源	1. Armsden GC，Greenberg MT. The inventory of parent and peer attachment：Individual differences and their relationship to psychological well-being in adolescence. Journal of Youth and Adolescence，1987，16(5)：427－454.
17	量表名称 （开发者，发表年代）	Impact Message Inventory-Circumplex（IMI-C）　影响信息问卷——圆环版 （Donald J. Kiesler，1993）
	量表简介 （组成与特性评价）	在原先的 IMI（Imapct of Message Inventory）90 题版本基础上发展而来，此版本强调了问卷的圆环形数据性质，8 个维度依次为：控制，敌对的控制，敌对的顺从，顺从，友好的顺从，友好，友好的控制。4 点评分，主要评断在人际互动中个体所接受到的感受、认知和行为倾向性。 　　内部一致性检验发现 8 个维度的 Cronbach α 系数介于 0.76～0.85 之间，探索性因素分析和验证性因素分析都发现其结构效度良好。
	文献来源	1. Kiesler DJ. From communications to interpersonal theory：A personal odyssey. Journal of Personality Assessment，1996，66(2)：267－282. 2. Hafkenscheid A，Rouckhout D. Circumplex Structure of the Impact Message Inventory（IMI-C）：An empirical test with the Dutch Version. Journal of Persoanlity Assessment，2009，91(2)：187－194.
18	量表名称 （开发者，发表年代）	The Health Resources Inventory（HRI）　健康资源问卷 （Gesten，1976）
	量表简介 （组成与特性评价）	他评问卷，用于教师和父母评估小学年级的儿童可利用的能力资源。分为 4 个维度：挫折忍受力，确信力，任务导向和同伴社交性。得分越高说明资源越丰富。 　　教师的内部一致性检验中 Cronbach α 系数介于 0.91～0.97 之间，父母的 Cronbach α 系数介于 0.87～0.92 之间。结构分析检验发现教师和父母的评估数据中都验证其结构的合理性，但两者之间的相关只是中等水平，可能与孩子在不同背景中表现的能力有所不同有关。
	文献来源	1. Gesten EL. A health resources inventory：the development of a measure of the personal and social competence of primary-grade children. J Consult Clin Psychol，1976，44：775－786.

（王继堃　刘　亮　石振宇　姚玉红）

系统家庭动力学自评量表

20 世纪 80 年代末,系统家庭治疗从德国引入并开始在中国移植发展时,家庭治疗师逐渐意识到需要有测量工具来评定咨客的家庭功能,给家庭治疗指导方向并发展相应的有中国特点的理论;同时,在家庭治疗的研究中也需要有相应的工具作为评估指标。然而,与家庭治疗在临床的成功移植不一致的是,国内尚没有相应的测量工具,而系统家庭治疗的来源地德国海德堡流派也仅有由治疗师使用的他评工具。因此,系统家庭治疗在中国快速发展的同时,需要编制一个具有中国文化特色的家庭动力学自评量表。

系统家庭治疗受当时主导哲学思想的影响,在形成为一种心理治疗流派时融入了系统论、控制论、信息论的内涵,其核心及基础逐渐演化为以系统思想为指导的家庭动力学理论。该理论把家庭看作一个系统,家庭成员间相互构成了一个个子系统;子系统通过情绪、认知模式、交往互动行为等要素在相互间的流动从而影响并形成了家庭系统的整体功能。而子系统之间的动力学紊乱可通过系统整体来体现,家庭整体系统的异常也可导致子系统出现问题,从而形成相互影响、互为反馈的流动式循环体系。其中,家庭治疗关注的是重新扰动、协助恢复或建立新的循环流动系统,从而达到治疗家庭问题的目的。基于此,赵旭东等以家庭动力学为理论基础和框架,由康传媛、杨建中等人共同编制了系统家庭动力学自评量表(Self-rating Scale of Systemic Family Dynamics)。量表的编制通过两个阶段心理测量学的修订,形成了 29 个条目组成的量表,具有较好的信度和效度,已在临床中得以使用,目前是我国自主编制的唯一的家庭动力学自评量表。

1 开发情况

1998 年起,康传媛等通过第一阶段在 150 例精神障碍患者、150 例健康对照的研究中,通过建立条目池、条目删减、量表形成结构、专家审核等多个步骤,初步编制出含有 30 个条目的第一个版本。在有了第一个版本后,杨建中等在精神分裂症、抑郁障碍、神经症、正常对照等样本中进行了第二阶段的修订。经过这次修订,系统家庭动力学自评量表基本定型,形成了由 29 个条目构成、包含 4 个维度的自评量表,并开始在临床、研究中得以广泛使用。

2 结构与特性

SSFD 由 4 个维度、29 个条目组成:家庭气氛 11 条、系统逻辑 6 条、个性化 8 条、疾病观念 4 条。康传媛、杨建中等通过两阶段对不同诊断的精神障碍患者和正常对照进行测试后,该量表得到了内部一致性信度、重测信度;同时,因子分析证实了该量表具有较好的结构效度;判别分析在不同疾病患者和正常对照中均能显示出统计学差异,证实该量表具有一定的临床效度。因此,在两个阶段的研究后,最终定型量表为 4 个维度,29 个条目;量表的结构效度较好;整个量表同质信度 Cronbach's α 系数为 0.8107,4 个维度 α 系数为 0.6710～0.8865；维度的重测信度 0.7414～0.9272，总分重测相关为 0.8850。

3　计分与解释

3.1　条目得分的计算

各条目评分采用五级评分：1＝完全符合、2＝很符合、3＝部分符合、4＝很不符合、5＝完全不符合。正向条目记原始分，反向条目记分为：6－原始分数。

3.2　领域及总量表得分的计算

每个维度的总分为：将正向条目和负向条目（6－原始分）的分数相加，即为各维度的总分。4 个维度分别如下：

维度	条目数	得分范围	计分方法（相应条目得分相加）
家庭气氛	11	11～55	3＋6＋7 * ＋14 * ＋15＋17＋19＋21＋24＋27 * ＋28 *
个性化	8	8～40	1＋2＋4＋9＋12＋23＋26 * ＋29 *
系统逻辑	6	6～30	5 * ＋10 * ＋11 * ＋13 * ＋18 * ＋20 *
疾病观念	4	4～20	8＋16＋22＋25

注：* 为反向记分项目。

3.3　得分解释

家庭气氛：该维度得分越低，则表明家庭的气氛越轻松愉快；

个性化：该维度得分越低，则家庭成员的感情分化程度越高，父母对孩子的控制越少，允许孩子有自己独立的发展空间；

系统逻辑：该维度得分越高，则家庭成员更倾向于用"既……又……"的逻辑判断和多元化思维模式来看待家庭规则和家庭制度。

疾病观念：该维度得分越低，则家庭成员越倾向于认为每个人的心身状态和自身的努力和心理因素有关，可以靠自己的心理调节起到一定的作用。

4　使用与应用

系统家庭动力学自评量表的信、效度已符合心理测量学要求，可用于家庭动力学特征的评估。在量表的研发中，已对精神分裂症、抑郁障碍、焦虑障碍、正常人等均进行了测试，因此可用于这些人群的使用。

李静等在对行为问题儿童进行系统家庭治疗时，使用系统家庭动力学自评量表作为观察指标，结果发现该量表中家庭气氛、个性化、疾病观念在治疗前后出现了明显的变化，提示家庭动力学特征的变化与行为问题的改善有关。通过在小学生中使用系统家庭动力学自评量表，杨丽等也发现小学生中的行为问题与家庭动力学特征有关，尤其是其中的个性化因子影响较大。李静等通过对大学生进行调查，发现大学生的心理问题与家庭动力学关系密切，其中家庭气氛、疾病观念的作用更大。马莹华等也尝试用系统家庭动力学自评量表等在大学生中进行了焦虑与中介变量的关系探讨，结果提示家庭系统是重点干预的对象之一。此外，罗庆华、唐正芬也分别应用该量表对中学生网络成瘾者、少年违法者等都进行了系统家庭动力学的研究，均发现家庭动力学特征与这些问题有关。

上述的研究显示了系统家庭动力学自评量表可用于成年人、儿童青少年、大学生等不同年龄的人群，同时应用范围较广，包括精神分裂症、抑郁症、焦虑障碍、行为问题、网络成瘾及健康人群的家庭动力学特征评估。

参考文献

[1] 康传媛,赵旭东,许秀峰,等. 系统家庭动力学自评问卷的初步编制及信效度分析. 中国心理卫生杂志,2001,15(2):92-95.

[2] 杨建中,赵旭东,许秀峰,等. 系统家庭动力学自评量表的编制及信效度分析. 中国临床心理学杂志,2002,10(4):263-266.

[3] 郑日昌. 心理测量. 长沙:湖南教育出版社,1987:39-155.

[4] 李静,许秀峰,赵旭东. 行为问题儿童的系统家庭治疗. 中国循证医学杂志,2004,4(8):532-536.

[5] 杨丽,黄朝红,姚坚,等. 儿童行为问题与家庭动力学特征关系研究. 临床心身疾病杂志,2008,14(1):38-39.

[6] Li Jin, Gan Luchun, Liu Jinyin. Correlation between mental status and family dynamics among medical college students. Journal of Clinical Rehabilitative Tissue Engineering Research, 2007, 11 (30):6113-6115.

[7] 马莹华,金珏,唐一源. 工科大学生焦虑及中介系统的结构方程建模. 中国心理卫生杂志,2007,21(11):739-742.

[8] 罗庆华. 中学生网络成瘾的研究. 重庆:重庆医科大学,2005.

[9] 唐正芬,冯曦云,赵旭东. 家庭动力学特征与青少年应付方式及违法犯罪的相关研究. 中国儿童保健杂志,2002,10(2):101-103.

(杨建中)

家庭功能测评(FAD)

FAD 是由 Epstein 等人基于 McMaster 家庭功能模型(The McMaster Model of Family Functioning)编制的测评工具。通过 6 个维度及 7 个分量表对家庭功能进行全面的评估。自汪向东将其纳入《心理卫生评定量表手册》以来,该量表在国内被广泛地应用。

1 开发情况

根据家庭治疗的经验及 McMaster 家庭功能模型,Epstein 等人开始开发 FAD 量表,经过确定维度、编制条目和量表评价三个过程,于 1983 年推出了含 53 个条目的最初的 FAD 量表。1990 年,FAD 量表被修订为目前广泛应用的 60 条目版本,包括问题解决、交流、角色、情感反映、情感融入、行为控制等 6 个维度的分量表,另有一个总体家庭功能分量表,对家庭功能进行全面概括的评估,总共 7 个分量表。

2 结构与特性

FAD 由 6 个维度、7 个分量表、60 个条目构成:问题解决、交流、角色、情感反映、情感融入、行为控制及总体家庭功能。

Epstein 等通过对非临床家庭、精神科疾患家庭及躯体疾患家庭的评定,得到较好的内部一致性信度（α系数）见下表；FAD适宜于12岁以上青少年和父母的测量，12岁以下儿童的α系数为0.48～0.79。

分量表	296个非临床家庭 ($n=627$)α系数	439个精神科的家庭 ($n=1138$)α系数	152个躯体疾患家庭 ($n=298$)α系数
问题解决	0.74(0.72)	0.80(0.77)	0.80(0.78)
交流	0.70(0.56)	0.70(0.58)	0.76(0.67)
角色	0.57(0.46)	0.69(0.60)	0.69(0.64)
情感反映	0.73	0.73	0.75
情感融入	0.76	0.78	0.70
行为控制	0.70	0.73	0.71
总体家庭功能	0.83	0.84	0.86

注：括号里面的α系数是53条目FAD版本的系数。

3 计分与解释

3.1 分量表得分的计算

各条目均采用1～4分法：完全同意（1）、同意（2）、不同意（3）、完全不同意（4）。对个别条目计分而言，1分、2分代表健康，3分、4分代表不健康。

包含7个分量表：

（1）问题解决：指在维持有效的家庭功能水平时，这个家庭解决问题（指威胁到家庭完整和功能容量的问题）的能力。

（2）交流：家庭成员的信息交流。重点在言语信息的内容是否清楚，信息传递是否直接。

（3）角色：这里指家庭是否建立了完成一系列家庭功能的行为模式，如提供生活来源，营养和支持，支持个人发展，管理家庭，提供成人性的满足。此外，还包括任务分工是否明确和公平及家庭成员是否认真地完成了任务。

（4）情感反映：评定家庭成员对刺激的情感反应的程度。

（5）情感融入：评定家庭成员相互之间对对方的活动和一些事情关心和重视的程度。

（6）行为控制：评定一个家庭的行为方式。在不同的情形下有不同的行为控制模式。

（7）总体家庭功能：从总体上评定家庭的功能。

3.2 得分解释

每个分量表的各条目得分平均数即为该分量表的分值，分数越高，表示该分量表测评结果越差，说明其相应的家庭功能就越差。

4 使用与应用

所有家庭，包括临床和非临床的家庭均可使用FAD评价家庭功能，由受试者自填。FAD主要适应于12岁以上受试者，曾尝试应用于12岁以下，但仍存在一定的问题。

由于Epstein的努力，已经开发出包括中文版在内的多种语言版本的FAD，并得到了广泛的应用。在PsyINFO数据库中，仅从1983年1月至2010年10月，以"Family Assessment Device"搜索就可搜到343篇文章。而国内CNKI数据库中，从1990年1月到 2010 年 10 月，以"家庭功能测评"搜索，得到 47 篇中文文献。但 FAD 在我国尚无常模，目前在评价家庭功能优劣方面没有一个统一的标准，还需要进一步的研究。

参考文献

[1] Epstein N，Baldwin L，Bishop D. The McMaster family assessment device. Journal of Marital and Family Therapy，1983，9：171－180.

[2] Kabacoff R，Miller I，Bishop D，et al. A psychomet ric study of the McMaster family assessment device in psychiatric，medical and non－clinical samples. Journal of Family Psychology，1990，3：431－439.

[3] 李惠，赵旭东. 几种测量家庭动力特征的量表评述. 中国心理卫生杂志. 2007，21(2)：111－113.

[4] 汪向东. 心理卫生评定量表手册：家庭功能评定. 中国心理卫生杂志，1993，(增刊)：109－113.

[5] Joan TM，Leslie A. Can the Family Assessment Device be used with school aged children?. Family Process，2002，41：723－731.

[6] 苏银花，段功香. 家庭功能评定量表及临床应用进展. 护理研究，2008，22(7)：1794－1796.

（徐　佳）

其他家庭相关量表

　　除了前面介绍的家庭动力学量表、家庭功能量表外，还有一些家庭相关量表（见表1），涉及家庭关怀、家庭支持、家庭冲突等。

表 1　其他家庭相关量表

1	量表名称 （开发者，发表年代）	Family Environment Scale (FES-CV)　家庭环境量表中文版 Moss 等，于 1981 年编制，费立鹏等 1991 年引进。
	量表简介 （组成与特性评价）	共 90 个条目。有 10 个分量表：亲密度、情感表达、矛盾性、独立性、成功性、知识性、娱乐性、道德宗教观、组织性、控制性。采取"是"与"否"两级评分。 　　在 1991 年基础上进行了第二次修订，修订后的 10 个分量表 Cronbach α 系数为 0.24 至 0.75. 重测信度为 0.55 至 0.91。FES-CV 的亲密度与 FACES Ⅱ-CV 所评定的亲密度呈正相关关系。并且具有较好的区分效度，能明确区分精神分裂症人家庭与非精神病人家庭。
	文献来源	1. 费立鹏，沈其杰，郑延平，等."家庭亲密度和适应性量表"和"家庭环境量表"的初步评价. 中国心理卫生杂志，1991,5(5)：198－202. 2. 费立鹏，郑延平，邹定辉. 家庭环境量表中文版(FES——CV). 中国心理卫生杂志，1993,7(增刊)：93－101.

续表

	量表名称 （开发者，发表年代）	Family APGAR　家庭关怀度指数 （G. Smilkstein，1978）
2	量表简介 （组成与特性评价）	由5个分量表组成，评价适应度（Adaptation）、合作度（Partnership）、成长度（Growth）、情感度（Affection）、亲密度（Resolve）5个方面，3级评分，经常评"2"分，有时评"1"分，几乎很少评"0"分，条目得分相加即为总分，得分越高表示对家庭功能越满意，7～10分表示家庭功能良好，4～6分表示家庭功能中度障碍，0～3分表示家庭功能严重障碍。 　　Cronbach α系数0.90；2周重测信度0.83；同时效度：与Feetham家庭功能量表、FACES和Hudson家庭关系量表的相关为0.48～0.70；此量表可以有效区分适应良好和适应不良的学生，具有良好的区分效度。本量表主要评估患者对自己与配偶及孩子所构成的家庭的功能的满意度情况；对于未婚、离婚、丧偶患者，主要评估患者对自己与目前共同生活的家庭成员所构成的家庭的功能的满意度情况。
	文献来源	1. Smilkstein G. The Family APGAR：A proposal for family function test and its use by physicians. J Fam Pract, 1978,6(6)：1231－1239. 2. Smilkstein G, Ashworth C, Montano D. Validity and reliability of the family APGAR as a test of family function. J Fam Pract, 1982,15(2)：303－311. 3. 张作记．行为医学量表手册．中国行为医学科学，2001,10（特刊）：111－113. 4. Kathleen J, Marcia H. Measures of family functioning for research and practice. New York：Springer publishing company, 1994：66－72.
3	量表名称 （开发者，发表年代）	The Family Adaptability and Cohesion Evaluation Scale III (FACES III) 家庭适应能力和内聚力量表 美国明尼苏达大学Olson等编制，1985年修改为FACES III。
	量表简介 （组成与特性评价）	Olson等人根据环绕模型（Circumplex模型），依内聚力和适应能力的强弱，各分成4级，形成16种家庭形态，并根据此模式编制了FACES，用于评价两方面的家庭功能：内聚力（cohesion），即家庭成员间情感联系；适应能力（adaptability），即家庭体系随家庭处境和家庭不同发展阶段出现的问题而相应改变的能力。采用1～5级评分，FACESⅢ减少至20个条目，亲密度和适应性各10个条目，删去了亲密度中"空间运用"、"家庭团结"和适应能力中"个人意见"、"协商"4个方面条目。 　　FACES III的α系数，内聚力分量表为0.77，适应能力为0.62，总量表为0.68；内聚力和亲密度的相关性r<0.03；4～5周的重测信度，内聚力分量表为0.83，适应能力为0.80；因子分析显示内聚力载荷为0.34～0.61，适应能力为0.10～0.55；并且有良好的区分效度。 大约需10分钟完成，要求参试者年龄9岁以上，多用于临床实践。2005年Olson等在FACES III的基础修订为FACES IV，共42个条目，新提出灵活性的概念以替代FACES III量表的内聚力。

续表

3	文献来源	1. Olson DH，Russell C，Sprenkle D. Circumplex Model of marital and family systems VI：Theoretical update. Family Process，1983,22（1）：69－83. 2. Olson DH. Circumplex model of marital and family systems. Family Therapy，2000，22(2)：144－167. 3. 费立鹏，沈其杰，郑延平，等."家庭亲密度和适应性量表"和"家庭环境量表"的初步评价. 中国心理卫生杂志,1991,5(5)：198－202. 4. Kathleen J，Marcia H. Measures of family functioning for research and practice. New York：Springer publishing company，1994：66－72.
4	量表名称 （开发者，发表年代）	Self-report Family Inventory（SFI）　家庭清单自评量表 Beavers 等提供此量表的新版本(2000 年版)，中国香港的 Shek 对此量表进行了译制。
	量表简介 （组成与特性评价）	Beavers 模型的两个主要维度为家庭功能和家庭风格。家庭功能维度分为良好、充分、中等、临界和严重功能不良 5 种程度；在家庭功能维度方面制定了家庭清单自评量表，此量表包含 36 个条目。SFI 在家庭健康、冲突、依恋、领导权力和情感 5 个维度进行测量。健康维度是量表中最主要的部分，代表了家庭功能的综合水平。 　　SFI 具有高的内部一致性效度(0.84～0.93)和重测信度(0.85)，与他评量表（相互作用量表）作相关分析的相关系数 0.62,SFI 与其他自评量表在相同概念范围的测量有较高相关性。Hampson 和 Beavers 所做的临床效度分析证明,SFI 能区别诊断不同的精神病人。10 岁以上的家庭成员都可以评测。
	文献来源	1. Robert BG，Robert B. The beavers system model of family functioning. The association of Family Therapy and Systemic Practice，2000，22：128－148. 2. Daniel TL. The Chinese version of the self-report family inventory：reliability and validity. American J Family Therapy，2001,29：207－220.
5	量表名称 （开发者，发表年代）	Family Dynamics Measure Ⅱ（FDMⅡ）　家庭动力测量 (Lasky 等,1985,2009 年孙菲等引进,译为"家庭动力学量表")
	量表简介 （组成与特性评价）	Lasky 根据 Barnhill 健康家庭周期的系统理论模型，对此模型进行了修正，将知觉和代际界限删除，制定了 FDM，并在此基础上进行修订，增加了 4 个条目，发展为 FDMⅡ。FDMⅡ包含 6 个分量表：个性化/粘结、互惠性/孤立、灵活性/僵化性、稳定性/ 分裂瓦解、交流清晰/交流不清晰、角色互补/角色冲突。共有 66 个条目，采用 1～6 级评分，1 代表"非常符合"，6 代表"非常不符"。量表共有 32 个反向计分条目，得分越低，代表该维度的家庭功能越好。 　　内部一致性效度：个性化 0.48、灵活性 0.64、角色 0.76、交流 0.88、稳定性 0.85、互惠性 0.88；Tomlinson 测得的 Cronbach α 系数中位数为 0.79,Denmark 为 0.84. 对高危和正常家庭的因子分析显示出 6 个因子，具有良好的结构效度。FDMⅡ能很好地区别物质滥用患者和正常对照组，有良好的区分效度。

续表

5	文献来源	1. Lasky P，Buckwalter R，Speed J，et al. Developing an instrument for the assessment of family dynamics. West J Nurs Res，1985，7(1)：40－57. 2. Kathleen J，Marcia H. Measures of family functioning for research and practice. New York：Springer publishing company，1994：66－72. 3. Brett M，Mary B，Lynne R，et al. Parent and child report of family functioning in a clinical child and adolescent eating disorders sample. Aust N ZJ Psychiatry，2002，36：509－514. 4. 孙菲，吕伟波，徐燕. 家庭动力学量表的引进及初步评价. 中华现代临床医学杂志. 2009，7(6)：499－501.
6	量表名称 (开发者，发表年代)	Work to Family Conflict Scale (W→FC scale)　工作对家庭冲突量表 (Stephens & Sommer，1996)
	量表简介 (组成与特性评价)	3 个维度 14 条目（4 条源于时间冲突，4 条源于过度劳累冲突，6 条源于行为冲突）。 通过探索性因子分析，解释 56.7%；通过验证性因子分析表明 GFI 为 0.95、AGFI 为 0.93、NFI-2 为 0.986。
	文献来源	1. Stephens GK，Sommer SM. The measurement of work to family conflict. Educational and Psychological Measurement，1996，56：475－486.
7	量表名称 (开发者，发表年代)	Job Family Role Strain Scale　工作—家庭角色扭曲量表 (Bohen & Viveros-Long，1981)
	量表简介 (组成与特性评价)	1 个维度 19 条目。 重测信度 0.91。
	文献来源	1. Bohen HH，Viveros-Long A. Balancing jobs and family fife：Do flexible work schedules help?. Philadelphia：Temple University Press，1981.
8	量表名称 (开发者，发表年代)	Work-family Conflict and Family-work Conflict Scales (WFC and FWC Scales)　工作—家庭冲突与家庭—工作冲突量表 (Netemeyer，1996)
	量表简介 (组成与特性评价)	2 个维度 10 条目（5 条工作—家庭冲突，5 条家庭—工作冲突）。 内部一致性为 0.82～0.9。
	文献来源	1. Netemeyer RG，Boles JS，McMrrian R. Development and validation of workfamily conflicts and work-family conflict scales. Journal of Applied Psychology，1996，81：400－410.
9	量表名称 (开发者，发表年代)	Work Tension Scale　工作紧张量表 (House & Rizzo，1972)
	量表简介 (组成与特性评价)	包含 7 个条目，采用 Likert7 点评分，从"完全不同意"到"完全同意"。用于测量与工作压力相关的心身症状。 不同研究显示量表 Cronbach α 系数为 0.75～0.92。总体而言，相关研究较少，量表的使用有一定的局限。

续表

9	文献来源	1. House R, Rizzo J. Role conflict and ambiguity as critical variables in a model of organizational behavior. Organizational Behavior and Human Performance, 1972, 7:467—505.
10	量表名称 (开发者,发表年代)	Burnout measure(BM)　倦怠量表 (Pines & Aronson, 1988)
	量表简介 (组成与特性评价)	共 21 个条目,从 3 个维度测量非特定群体的心身状态:躯体耗竭(physical exhaustion),反映躯体的疲劳、虚弱,活力缺乏状态;情绪耗竭(emotional exhaustion),个体体会到的无望无助感;心理耗竭(mental exhaustion):面对生活、自我及工作等的负性态度。条目采用 7 级评分,从"完全没有"到"总是这样"。 总量表 Cronbach α 系数从 0.91 到 0.93,一到四个月的重测信度分别为 0.66 到 0.89。因子分析表明较好的结构效度。以 Maslach 倦怠问卷(Maslach burnout inventory)为效标,BM 与量表的情感耗竭及去人性化维度显示高度相关:$0.5 < r < 0.7$。与放弃工作的意愿相关 $r = 0.58$。不过 BM 三维度结构并没有得到太多的实证支持,德国和荷兰版本的量表的研究获得的其心理测量学指标偏弱。
	文献来源	1. Schaufeli WB, Enzmann D, Girault N. Measurement of burnout: A review//Schaufeli W B. Professional burnout: Recent developments in theory and research. Philadelphia: Taylor & Francis, 1993:199—215. 2. Pines AM, Aronson E. Career burnout: Causes and cures. New York: Free Press, 1988.
11	量表名称 (开发者,发表年代)	Occupational Stress Scale　职业应激量表 (House et al. 1979)
	量表简介 (组成与特性评价)	共 47 个条目,用于测量工厂工人感知到的应激。量表可分为 12 个部分,其中 5 个部分与工作压力有关;4 个部分与工资报酬相关;2 个部分与对工作的综合满意度有关;剩余的 1 个测量 A 型人格。 量表的信度从一般到好,Cronbach's α 为 $0.54 \sim 0.87$。表面效度,聚合效度和区分效度也均经过检验。2005 年经过调整后删除了"外来回报"后的量表 Cronbach's α 系数 $0.623 \sim 0.92$。
	文献来源	1. House J, Wells J, Landerman L, et al. Occupational stress and health among factory workers. Journal of Health and Social Behavior, 1979, 20, 139—160.
12	量表名称 (开发者,发表年代)	Cross-cultural Role Conflict, Ambiguity and Overload　跨文化的角色冲突、角色混淆和角色过载 (Peterson et al., 1995)
	量表简介 (组成与特性评价)	3 个维度 13 条目(5 条角色冲突,3 条角色混淆和 5 条角色过载)。 角色冲突、角色混淆和角色过载,21 个国家的聚合性内部一致性分别是 0.87、0.93、0.93。
	文献来源	1. Peterson MF, SMITH PB, Akande A, et al. Role conflict, ambiguity and overload: a 21-nation study. Academy of management journal, 1995,38,(2): 429—452.

续表

13	量表名称 (开发者,发表年代)	Personal Authority in the Family System Questionnaire (PAFS-Q) 家庭个人自主性量表
	量表简介 (组成与特性评价)	由 Williamson, Bray, Malone 在 1984 年发表的基于代际家庭系统理论的自评问卷,用来评定个体在家庭中的个体化/融合,家庭亲密度,三角关系,个人自主性,家庭威胁。有成人和青少年版本。8 个量表 132 个条目构成,5 点评分,分数越高各维度强度越大。 重侧信度 0.67,内部一致性:0.76~0.92。具有良好的信度。在相当多研究中已经采用,尤其是在以系统角度观察家庭的研究中可以应用。
	文献来源	1. Bray JH. The Personal Authority in the Family System Questionnaire: Assessment of intergenerational family relationships. In D. S. Williamson, The Intimacy Paradox: Personal authority in the family system. New York: Guilford Press, 1991. 2. Bray JH, Williamson DS, Malone PE. Personal authority in the family system: Development of a questionnaire to measure personal authority in intergenerational family processes. Journal of Marital and Family Therapy, 1984, 10, 167−178.
14	量表名称 (开发者,发表年代)	Differentiation of Self Inventory(DSI) 自我分化问卷 (Elizabeth A. Skowron and Myrna L. Friedlander ,1998,2003)
	量表简介 (组成与特性评价)	分两个版本,1998 年版包含 43 个条目,从 4 个方面测评个体同原生家庭及当前家庭成员之间的重要关系模式:①情绪反应性(emotional reactivity):评估个体在面对原生或当前家庭重要关系时,所自动表现出的情绪上的反应强度,情绪的不稳定性及过度敏感程度;②自我立场("I"position):测量个体在面对来自外界特别是家庭成员的压力时,拥有清晰自我意识并能坚持自己观点的程度,体现了个体自我独立性水平高低;③情绪阻断(emotional cutoff):测量个体在亲密关系中所表现出的不适,情感过度脆弱及防御和逃避程度;④人际融合(fusion with others):主要测量个体在同重要的他人特别是同父母的交往中,情感上表现出过度卷入或认同的程度。条目采用 Likert 6 点记分制,备选答案为 1~6,表示为完全不符合到完全符合,具体记分时有正向与反向记分区别。以 4 个分量表的得分之和作为个体自我分化水平高低的数量指标,得分越高自我分化水平也就越高。Skowron 在 2003 对量表进行了修订,修订后的量表在人际融合(fusion with others)上增加了 3 个项目,总项目数达到了 46 个。 1998 年版 DSI 的信度系数(Cronbach α 系数)为 0.88,各分量表信度系数为 0.74~0.84。修订后量表的总体信度达到了 0.92,各分量表的信度也有所提高,分别为 0.84~0.86。1998 年分析的 DSI 的内容效度、结构效度和效标关联效度。内容效度:各分量表与总量表的相关系数为 0.43~0.80,各分量表之间相关数值范围在 0.08~0.53 之间;效标关联效度:以社会赞许性量表为效标,发现 DSI 各分量表与社会赞许性量表(SDS)之间的相关系数为 0.42、0.49、0.34、0.02,这说明 DSI 具有较好的效标关联效度;结构效度:Skowron 采用验证性因素分析方法对 DSI 的四结构模型进行了结构效度分析。分析结果表明:x2/df=1.86,RMSEA=0.07,GFI=0.91。从拟合指标可以看出 DSI 的四因子结构模型是合理的。

续表

14	文献来源	1. Skowron EA，Friedlander ML. The differentiation of self inventory：development and initial validation. Journalof Counseling Psychology，1998，45(3)：235－246. 2. Skowron EA，Schmitt TA. Assessing interpersonal fusion：interpersonal fusion：reliability and validity of a new diffusion with others sub-scale. Journal of Marital and Family Therapy，2003，29(2)：209－222. 3. Skowron EA，Holmes SE，Ronald M. Sabatelli：deconstructing differentiation：self regulation，interdependent relating and well-being adult-hood. Contemporary Family Therapy，2003，25(1)：92－93.

（李　惠　徐　佳　马希权　石振宇）

心理健康综合评定

症状自评量表 SCL－90

　　心理健康指个体能够适应发展着的环境，具有完善的个性特征，且其认知、情绪反应、意志行为处于积极状态，并能保持正常的调控能力。生活实践中，心理健康的基本特征表现为能够正确认识自我，自觉控制自己，正确对待外界影响，使心理保持平衡协调。心理健康有两层含义：其一是无心理疾病，二是有一种积极的心理状态。

　　心理健康综合评定常用测量工具有症状自评量表 SCL－90（Symptom Checklist 90）、康奈尔医学指数（Cornell Medical Index）和中国心身健康量表（Chinese Psychosomatic Health Scale，CPSHS）等。这里介绍 SCL－90。

1　开发情况

　　《症状自评量表 SCL－90》是世界上最著名的心理健康测试量表之一，是当前使用最为广泛的精神障碍和心理疾病门诊检查量表，适用于 16 岁以上的人，它从感觉、情感、思维、意识、行为直到生活习惯、人际关系、饮食睡眠等多种角度，评定一个人是否有某种心理症状及其严重程度如何。它对有心理症状（即有可能处于心理障碍或心理障碍边缘）的人有良好的区分能力。适用于测查某人群中哪些人可能有心理障碍、哪些人可能有何种心理障碍及其严重程度如何,可用于临床上检查是否存在身心疾病,综合性医院可以使用本测验诊断患者的心理和精神问题。但不适合于躁狂症和精神分裂症的诊断。本测验不仅可以自我测查,也可以对他人(如其行为异常,患有精神或心理疾病的可能)进行核查,假如发现得分较高,则表明急需治疗。

SCL－90 最原始的版本是由 Derogaitis L. R. 在他编制的 Hopkin's 症状清单 (HSCL,1973)的基础上,于 1975 年编制而成的,曾有 58 项题目的版本和 35 项题目的简本,现在普遍应用的是由 90 个自我评定项目组成的版本,所以也将此测验简称 SCL－90。格瑞思在中国普遍应用的版本的基础之上,分别制定了最新的不同年龄群的常模,并且将最原始的版本《症状自评量表 SCL－90》晦涩难懂的解释修改为通俗易懂的、适合中国人的解释系统。

2　结构与特性

本测验共 90 个项目,归纳为 9 个因子,分别为:躯体化、强迫症状、人际关系敏感、抑郁、焦虑、敌对、恐怖、偏执及精神病性。

SCL－90 自问世以来,在世界各地广泛应用,证明具有良好的测量学性能。陈树林重新检验了 SCL－90 的国内应用的信度和效度,发现 SCL－90 总量表的同质性信度为 0.97,各分量表的同质性信度在 0.69 以上,重测信度大于 0.7;各分量表与总量表的相关为 0.79～0.92,各分量表之间的相关为 0.59～0.83,说明 SCL－90 在正常人群中结构效度也较好。

3　计分与解释

3.1　条目得分的计算

SCL－90 每一项目均采用李克特 5 级(0～4)计分:没有(0),很轻(1),中度(2),偏重(3),严重(4)。

3.2　总分

(1)总分是 90 个项目所得分之和。

(2)总症状指数,也称总均分,是将总分除以 90(＝总分÷90)。

(3)阳性项目数是指评为 1～4 分的项目数,阳性症状痛苦水平是指总分除以阳性项目数(＝总分÷阳性项目数)。

(4)阳性症状均分是指总分减去阴性项目(评为 0 的项目)总分,再除以阳性项目数。

3.3　因子分

3.3.1　因子分的作用

SCL－90 包括 9 个因子,每一个因子反映出病人的某方面症状痛苦情况,通过因子分可了解症状的分布特点。

3.3.2　因子分的计算

因子分＝组成某一因子的各项目总分/组成某一因子的项目数

在 1～5 评分制中,粗略简单的判断方法是看因子分是否超过 3 分,若超过 3 分,即表明该因子的症状已达到中等以上严重程度。下面是正常成人 SCL－90 的因子分常模,如果因子分超过常模即为异常。

表 1　中国成年人 SCL－90 量表各因子分常模($\bar{X}\pm SD$)

项目	躯体化	强迫	人际关系敏感	抑郁	焦虑	敌对	恐怖	偏执	精神病性
$\bar{X}\pm SD$	1.37±0.48	1.62±0.58	1.65±0.61	1.50±0.59	1.39±0.43	1.46±0.55	1.23±0.41	1.43±0.57	1.29±0.42

3.3.3　9 个因子含义及所包含项目为：

(1)躯体化：包括 1,4,12,27,40,42,48,49,52,53,56,58 共 12 项。该因子主要反映身体不适感，包括心血管、胃肠道、呼吸和其他系统的主诉不适，和头痛、背痛、肌肉酸痛，以及焦虑的其他躯体表现。

(2)强迫症状：包括了 3,9,10,28,38,45,46,51,55,65 共 10 项。主要指那些明知没有必要，但又无法摆脱的无意义的思想、冲动和行为，还有一些比较一般的认知障碍的行为征象也在这一因子中反映。

(3)人际关系敏感：包括 6,21,34,36,37,41,61,69,73 共 9 项。主要指某些个人不自在感与自卑感，特别是与其他人相比较时更加突出。在人际交往中的自卑感，心神不安，明显不自在，以及人际交流中的自我意识，消极的期待亦是这方面症状的典型原因。

(4)抑郁：包括 5,14,15,20,22,26,29,30,31,32,54,71,79 共 13 项。苦闷的情感与心境为代表性症状，以生活兴趣的减退，动力缺乏，活力丧失等为特征。还反映失望，悲观以及与抑郁相联系的认知和躯体方面的感受，另外还包括有关死亡的思想和自杀观念。

(5)焦虑：包括 2,17,23,33,39,57,72,78,80,86 共 10 项。一般指那些烦躁，坐立不安，神经过敏，紧张以及由此产生的躯体征象，如震颤等。测定游离不定的焦虑及惊恐发作是本因子的主要内容，还包括一项躯体感受的项目。

(6)敌对：包括 11,24,63,67,74,81 共 6 项。主要从三方面来反映敌对的表现：思想、感情及行为。其项目包括厌烦的感觉，摔物，争论直到不可控制的脾气暴发等各方面。

(7)恐怖：包括 13,25,47,50,70,75,82 共 7 项。恐惧的对象包括出门旅行，空旷场地，人群或公共场所和交通工具。此外，还有反映社交恐怖的一些项目。

(8)偏执：包括 8,18,43,68,76,83 共 6 项。本因子是围绕偏执性思维的基本特征而制订：主要指投射性思维，敌对，猜疑，关系观念，妄想，被动体验和夸大等。

(9)精神病性：包括 7,16,35,62,77,84,85,87,88,90 共 10 项。反映各式各样的急性症状和行为，限定不严的精神病性过程的指征。此外，也可以反映精神病性行为的继发征兆和分裂性生活方式的指征。

(10)附加：19,44,59,60,64,66,89 共 7 个项目未归入任何因子，反映睡眠及饮食情况，分析时将这 7 项作为附加项目或其他，作为第 10 个因子来处理，以便使各因子分之和等于总分。

参考文献：

[1] Derogatis LR, Lipman RS, Rickels K, et al. TheHopkins Symptom Checklist (HSCL)：a measure of primary symptom dimensions. Modern Problem in Pharmacopsychiatry, 1974,7(0):79－110.

[2] 王征宇. 症状自评量表(SCL－90). 上海精神医学，1984，新 2 (2):68.

[3] 汪向东. 心理卫生评定量表手册. 中国心理卫生杂志，1993，7(增刊)：31.

[4] 陈树林,李凌江.SCL－90 信度效度检验和常模的再比较.中国神经精神疾病杂志,2003,29(5):323－327.

（侯永梅）

其他心理健康综合评定量表

除了全面介绍的症状自评量表外,还有一些反映心理及身心健康的相关量表(见表1)。

表1 其他心理健康相关量表

	量表名称 (开发者,发表年代)	Cornell Medical Index (CMI) 康奈尔医学指数 (Wolff HG. Brodman R. ,1949)
1	量表简介 (组成与特性评价)	全问卷分成 18 个部分,每部分按英文字母排序,共有 195 个问题。问卷涉及 4 个方面内容:躯体症状;家族史和既往史;一般健康和习惯;精神症状。男女问卷除生殖系统的有关问题不同外,其他内容完全相同。M-R部分有 51 个项目,是关于与精神活动有关的情绪、情感和行为方面的问题。 具有不同的性别筛查标准参考值,男性总分大于等于 35,M-R 分大于等于 15。女性总分大于等于 40,M-R 分大于等于 20。该界值有较好的效度,总分值敏感度,男女分别为 89.8% 和 81.3%;M-R 分值敏感度,男女分别为 81.8% 和 75.0%。
	文献来源	1. Charlotte AW. The Cornell Medical Index as a Predictor of Health In a Prospenotive Cardiovascular Study In Taiwan. American Journal of Epidemiology. 1980,111(1):115. 2. Brodman K. The Cornell Medical Index. JAMA 1949,140(6):530.
2	量表名称 (开发者,发表年代)	Mental Health Inventory of Middle-School Students(MMHI-60) 中学生心理健康自评量表 (王极盛,1997)
	量表简介 (组成与特性评价)	10 个因子 60 个条目。10 个因子分别为①强迫症状;②偏执;③敌对;④人际关系紧张与敏感;⑤抑郁;⑥焦虑;⑦学习压力;⑧适应不良;⑨情绪不平衡;⑩心里不平衡。每个因子均包含 6 个项目。该量表采取 Likert 制 5 点(1~5)评分方式,评分越高说明问题越严重。 该量表是经过大量的调查研究,针对中国中学生的心理健康状况与特点编制的,克服了成年人心理健康量表用于中学生正常群体测量的缺陷。该量表的重测信度在 0.716~0.905 之间。量表总分与各因子的相关系数分别为 0.757、0.863、0.735、0.844、0.905、0.890、0.732、0.835、0.716、0.720、0.873;10 个因子的同质性系数(0.650~0.858)分别为 0.650、0.803、0.830、0.775、0.717、0.858、0.842、0.799、0.799、0.693;10 个因子的分半信度(0.634~0.873)分别是 0.630、0.817、0.840、0.831、0.728、0.826、0.761、0.676、0.727、0.693;10 个因子与总分的相关在 0.765~0.873。

续表

2	文献来源	1. 王极盛，李焰，赫尔实．中国中学生心理健康量表的编制及其标准化．社会心理科学，1997，12(4)：15－20. 2. 王极盛，韦筱青，丁新华．中国成人心理健康量表的编制与其标准化．中国公共卫生，2006，22(2)：137－138.
3	量表名称 （开发者，发表年代）	Self-Rated Health Measurement Scale（SRHMS）　自测健康评定量表（Suchman，1958）
	量表简介 （组成与特性评价）	由 10 个维度，48 个条目组成，涉及到个体健康的生理、心理和社会三个方面，其中 1 至 18 条目组成自测生理健康评定子量表，19 至 34 条目组成自测心理健康评定子量表，35 至 47 条目组成自测社会健康评定子量表。 　　该量表是针对中国成年人的心理健康状况与特点编制的，克服了外国心理健康量表用于中国正常成年群体测量的缺陷。总量表及各分量表的 Cronbach α 为 0.74～0.97，Guttnan 分半信度为 0.169～0.93；总量表及 10 个分量表的重测信度为 0.95～0.99，各分量表与总量表的相关系数为 0.177～0.89。
	文献来源	1. Xu J，Tian J，Wang YP，et al. Evaluation of the Self-rated Health Measurement Scale-the Revised Version 1.0. Chinese Mental Health Journal，2003，17(5)：301－305. 2. 张晓颖．天津市大学生自测健康状况及其影响因素研究．天津：天津医科大学，2009.
4	量表名称 （开发者，发表年代）	Chinese Psychomatic Health Scale（CPSHS）　中国心身健康量表（张理义，1996）
	量表简介 （组成与特性评价）	包括 134 个条目，分为眼和耳、呼吸系、心血管系、消化系、骨骼肌肉、皮肤、生殖及内分泌系、神经系、焦虑、抑郁、精神病性、家族史及效度（L）量表等 13 个分量表。由受试者自填。也可应用 CPSHS 计算机自动检测和分析系统，让受试者在电脑上进行操作。年满 15 周岁或 15 周岁以上，具有小学毕业以上的文化程度，无任何影响本测验结果的生理缺陷者均可参加测试。 　　①重测相关：对 51 名被试者于第一次测验后一周复查，各量表的相关系数在 0.81～0.86，$P<0.01$，说明量表的重测信度较好。②劈半相关：对各量表的奇、偶数条目进行相关分析，r 为 0.28～0.82，$P<0.01$。③内部一致性检验：对量表的各条目与总分相关分析，r 在 0.3 以上的条目予以保留，使各条目与总量表内容保持较好的一致性。④平行效度检验：采用（SCL—90）作金标准，与本量表同时对 150 例精神疾病患者进行测验，相关分析显示，两份量表同类内容的抑郁、焦虑、敌对、偏执、精神病性等的 r 在 0.58～0.79。⑤结构效度检验：13 个分量表都是在对各条目采用因素分析方法，根据其内容负荷归属而形成。⑥各分测验之间除少数外，大部分量表相互间有一定联系。
	文献来源	1. 张理义，高柏良，崔庶，等．中国人群心身健康常模结果的建立．美国中华心身医学杂志，1998，2(3)：136. 2. 赵虎．中国心身健康量表与 SCL—90 作为筛查工具的应用和适用性比较．中国行为医学科学，2001，10(2)：1272－1291.

续表

5	量表名称 （开发者，发表年代）	General Mental Well-Index（PGWBI）　一般心理完好指数
	量表简介 （组成与特性评价）	包含 22 个条目，分为自填和访谈两种调查方式，大约需时 12 分钟，适用于一般人群。

（侯永梅）

总体幸福感量表（GWBS）

GWBS 是由美国心理学家 Dupuy 开发，用来衡量个体对自己"内在心理状态"而不是诸如收入、工作环境等外在因素的感受的量表。GWBS 含有 18 个条目，测试被试过去一个月的内心感受。研究表明，量表具有较高的信效度，被广泛用于普通人群心理幸福感和临床病人幸福感的测查中，也被用来作为健康的预测指标，甚至被用来作为开发新量表的效度指标。

1　开发情况

GWBS(General Well-Being Schedule)最早由 Dupuy 于 1977 年开发用来评价主观幸福感，随后被美国国立卫生统计中心收入《美国国家健康和营养检测调查Ⅰ》里，量表在后期修订和推广中出现了多个版本。1977 年美国心理学家 Fazio 对此量表做了修订并报告了参照常模；量表的英国版为 Adapted General Well-Being Index（AGWBI）；中国国内由段建华(1996)引入并进行了修订，各修订版本的条目数和计分稍有差异。目前，比较常用的为 18 条目版本，1984 年 Dupuy 在 18 个条目的基础上扩展成 22 个条目的量表，命名为《总体心理幸福感指数》(Psychological General Well－Being Index，PGWBI)，但目前未见中文版本。

2　结构与特性

本量表共 18 项，除了评定总全幸福感，本量表还通过将其内容组成 6 个分量表的方法对幸福感的 6 个因子进行评分。这 6 个因子是：对健康的担心、精力、对生活的满足和兴趣、忧郁或愉快的心境、对情感和行为的控制以及松弛与紧张(焦虑)。最初的测试样本包括 79 名男性和 119 名女性，他们均为大学心理系一年级的学生。测试样本平均得分在男性为 75 分，在女性为 71 分(标准差分别是 15 和 18 分)。中国国内段建华(1996)对本量表进行了修订，并用修订后的量表测查了 362 名大学生。在量表测量学特性方面，本量表单个项目得分与总分的相关在 0.48 和 0.78 之间，分量表与总表的相关为 0.56～0.88，内部一致性系数在男性为 0.91、在女性为 0.95。间隔 3 个月后重新测查了其中的 41 名学生,发现重测一致性为 0.85。GWBS 总分与专家面谈后对抑郁评估的一致性为 0.27~0.47;与 3 种焦虑量表(PEI,PSS 和 CHQ)的一致性分别为 0.41,0.40 和 0.10;与 3 种抑郁量表(HQ,Zung 和 MMPI)的一致性分别为 0.35,0.28 和 0.21;它与 PFI 抑郁量表的一致性更高一些(0.50)。

3 计分与解释

GWBS 前 14 个条目多为(1~6)6 点计分,15~18 条目为(0~10)11 点计分,在量表中有正负性条目之分,正性条目得分越高代表幸福感越高,负性条目得分越高代表幸福感越低。计算最后得分时,对正性条目,无需进行转换,原始得分即为条目得分;对负性条目,需对其进行逆向计分。总分由各条目相加而成,6 个因子的分数合成也由所含条目分数相加所得。

量表需逆向计分的条目有:1、3、6、7、9、11、13、15、16。

各因子及总量表得分均是得分越高,表示其主观幸福感越高。

4 使用与应用

由于量表长度适中,简便明晰,GWBS 被广泛用于普通人群心理幸福感和临床病人幸福感的测查中,甚至被用来作为健康的预测指标,也被用来作为开发新量表的效度指标,是当前运用最广泛的主观幸福感量表之一。

参考文献

[1] Dupuy HJ. The General Well-being Schedule. //McDowell I, Newell C. Measuring health: a guide to rating scales and questionnaire. 2nd ed. New York: Oxford University Press. 1977: 206−213.

[2] Dupuy HJ. Self-representations of general psychological well-being of American adults. Losangeles: American Public Health Association Meeting, 1978.

[3] Kozma A, Stones MJ. Social desirability in measures of subjective well-being: a systematic evaluation. J Gerontol, 1987, 42: 56−59.

[4] Fazio AF. A concurrent validational study of the NCHS GeneralWell-Being Schedule. Hyattsville: US DHEW, National Center for Health Statistics, 1977.

[5] 段建华. 总体幸福感量表在我国大学生中的试用结果与分析. 中国临床心理学杂志, 1996, 4(1): 456−457.

[6] 汪向东. 心理卫生评定量表手册. 增订版. 北京: 中国心理卫生杂志社. 1999.

(曾家勇)

生活满意感量表(SWLS)

1 开发情况

SWLS(Stisfaction with Life Scale)由美国伊利诺大学 Diener 教授于 1985 年编制,

用于测量人们的生活满意感,该量表是主观幸福感量表的一种。主观幸福感是个体依据自定标准对其生活状况的整体性评价,包括认知和情感两个成分。认知幸福感(cognitive well-being)即生活满意度,情感幸福感(affective well-being)则是指个体的情感体验,包括积极情感体验和消极情感体验。SWLS属于认知幸福感量表系列。量表经过美国国内测试和跨文化对照研究,被证明有很好的信度和效度,迅速推广运用,中国国内由熊承清等经测 509 个被试的样本,结论是生活满意度量表是测量一般民众生活满意度有效而可靠的工具。

2 结构与特性

生活满意感量表测量由 5 个问题组成(详见表 1),涉及到生活满意度的 5 个领域:生活接近理想(T1),生活条件好(T2),生活满意(T3),得到重要东西(T4),肯定人生道路(T5)。该量表重测信度大于 0.80,内容效度 0.60,效标效度大于 0.50。中国样本测量的 Cronbach α 系数为 0.78,分半信度为 0.70。生活满意度量表得分与积极情感分量表的相关为 $r=0.42, P<0.001$;与消极情感分量表的相关为 $r=0.26, P<0.001$;与总体幸福感单题量表得分的相关为 $r=0.46, P<0.001$。表明生活满意量表有较好的效标关联效度。

表 1 生活满意感量表(SWLS)

【指导语】以下是有关人们对自己生活状况的一些看法的陈述,这些陈述您可能同意也可能不同意,备选答案用"1~7"七个数字表示,分别表示您同意或不同意的程度。请根据它们与您情况相符的程度,分别圈出一个数字。

序号	项目内容	非常不同意	不同意	有点不同意	说不清	有点同意	同意	非常同意
1	我的生活和我所期望的大致相符	1	2	3	4	5	6	7
2	我的生活条件非常好	1	2	3	4	5	6	7
3	我对自己的生活很满意	1	2	3	4	5	6	7
4	到目前为止,我得到了我想从生活中得到的重要的东西	1	2	3	4	5	6	7
5	我不愿自己今后的生活有任何改变	1	2	3	4	5	6	7

3 计分与解释

SWLS量表用 1~7 分分别代表 7 个等级:非常不同意、不同意、有点不同意、说不清、有点同意、同意、非常同意。量表评分时各条目直接计 1~7 分,总量表分为各条目分数相加的总分,得分范围为 5~35 分,分值越高,说明生活满意感越高。

Diener 给出了有关总分分数的一些解释:

5~9 对生活非常不满意

得分在这个范围的个体通常非常不满意他们现在的生活。在某些情况下,这是针对最近的一些应激事件诸如离异或失业等的反应。在另一些情况下,它可能反映了诸如慢性酒精中毒等问题或嗜好,还有些极端情形的不满可能是由于一些重大负性生活事件,比如最近由失去所爱的人造成的。但总的来说,这种高度的不满通常是由于在多个生活领域内的不满而引起的,无论是什么原因使得对生活的满意度水平如此之低,都预示着他们需要别人(一位朋友或家庭成员、心理或其他方面的咨询师)的帮助。

10~14 对生活很不满意

得分在这个范围的人很不满意他们的生活。他们可能在生活的一到多个领域进行得很不好。如果低分是由于最近的事件如丧偶、离婚或在工作中出现重大问题,那么一段时间后可能会恢复到以前较高的满意水平。然而,如果低分数反应的是对生活的满意度一直是蔓延性的话,可能表明他或她需要改变对生活的态度和思维模式。此外,在这个范围的生活满意度往往意味着生活功能发挥不佳,因为他们的不满本身就是一种干扰。与朋友聊天、咨询相关专业人士可能有助于找到正确的发展方向,成为一个积极生活的人。

15~19 对生活略有不满

得分在这个范围的人通常在生活的几个方面有小但是比较明显的问题,或在生活的许多方面都很好,但一个方面存在比较严重的实质性的问题。如果一个人是由于一些最近的事件暂时从对生活的满意度高的水平下降到这个水平,情况通常会随着时间改变和事件的解决回复到原来的高满意水平。另一方面,如果一个人长期处于对生活的多个方面有点不满意的水平,应该有计划地寻求改变。有时仅仅是因为期望太多,有时是面临必要的生活变化。因此,虽然暂时的不满是常见的正常的,但如果是在生活领域的很多方面都有一种弥漫性的不满,那么反思还是必须的。尽管有些人可以从些微的不满中获得动力,但多数情况下不满会让人分心,而且令人不快。

20~24 平均水平的生活满意度

这个范围是人们生活满意度的平均水平。有些人得分在此范围是因为他们在生活大部分方面感到满意,但也看到在每个方面都还需要做一些改进。还有人得分在这个范围是因为他们感到他们的生活领域的很多方面都很满意,但有一个或两个的方面,他们希望看到比较大的改进。一个人在这个范围的得分是正常的,但多数这个范围的人都愿意作出一定的改善措施来达到更高的水平。

25~29 对生活很满意

在这个范围得分的人喜欢他们的生活而且觉得事情发展得很好。当然他们的生活并不完美,但是它们都让人感觉事情大多是好的。而且,对生活满意并不意味着他或她是自满,事实上,成长和迎接挑战可能是他们觉得满意的原因之一。大多数在这个高得分范围的人,生活很有趣,主要的生活领域——工作或学校、家庭、朋友、休闲,以及个人发展进展顺利。他们可能把不满作为动力。

30~35 对生活非常满意

得分在这个范围的人爱惜自己的生命和感觉,事情都发展得很好。他们的生活并不完美,但他们觉得生活就应该是这样。而且,对生活满意并不意味着他或她是自满的,事实上,成长和迎接挑战可能是他们觉得满意的原因之一。大多数在这个高得分范围的人,生活很有趣,主要的生活领域——工作或学校、家庭、朋友、休闲,以及个人发展进展顺利。

4 使用与应用

SWLS 被许多研究证明是非常有价值的量表。首先,多个项目合成一个总分因子显示生活满意感是一个相互联系的整体。其次,尽管一些生活事件会影响到生活满意感,但总体来说,量表能反应出生活满意感是一个比较稳定的体验这一事实。此外,量表测量结果与人们日常自我报告的生活满意感非常一致。

SWLS 的使用非常简便,在大规模多个量表联合调查中更显优势。受量表的设计意图的影响,SWLS 主要是测量主观幸福感中的认知方面,尽管主观幸福感的认知和情感因素有一定的相关,但 SWLS 的结果不能直接用于评价人们的情感幸福感。

参考文献

[1] Diener E, Emmons RA, Larsen RJ, et al. The Satisfaction with Life Scale. Journal of Personality Assessment, 1985,49:71—75.

[2] Diener E. Subjective well-being. Psychological Bulletin, 1984,95:542—575.

[3] Diener E. Assessing subjective well-being:Progress and opportunities. Social Indicators Research, 1994,31:103—157.

[4] Diener E, Sandvik E, Seidlitz L, et al. The relationship between income and subjective well-being: Relative or absolute?. Social Indicators Research,1993,28:195—223.

[5] 熊承清,许远理. 生活满意度量表中文版在民众中使用的信度和效度. 中国健康心理学杂志,2009,17(8):948—949.

[6] 邢占军. 几种常用自陈主观幸福感量表在我国城市居民中的试用报告. 健康心理学杂志,2002,10(5):325—326.

(曾家勇)

其他幸福感量表

除了总体幸福感量表和生活满意感量表外,还有不少测量幸福感的常用量表(详见表 1)。

1. 生活满意度量表(Life Satisfaction Scales)。此量表包括三个独立的分量表,其一是他评量表,即生活满意度评定量表(Life Satisfaction Rating Scale),简称 LSR;另两个分量表是自评量表,分别为生活满意度指数 A (Life Satisfaction Index A)和生活满意度指数 B (Life Satisfaction Index B),简称 LSIA 和 LSIB。在实际运用中,LSIA 量表使用最为广泛,它包括 20 个条目,按 3 点计分,分别对应同意/不同意/不确定,其中,有 12 个正向计分,8 个负向计分。LSIA 是最早的测量诸如满意,幸福,安逸等主题的量表,它涉及到自我概念,展望,热情等主题。LSIA 以总分来衡量满意度的高低,但也有人指出,其分数代表的不是一个单一的领域,而且这种多个领域也跟开发者最初设想的领域框架不一致。总的来说 LISA 和其他两个分量表的发展历史向人们表明了对于实证测量区分诸如"高兴"、"满意"、"信心"等相互关联的这些概念是多么困难,但也为后面幸福感领域的量表编制提供了参考基础。

2. 情感平衡量表(Affect Balance Scale,ABS)。这是一个比较简洁的自陈量表,用于测量一般人群的心理满意程度,其 10 个项目是一系列描述"过去几周"感受的是非题。如对正性情感项目回答"是"则记 1 分,对负性情感项目回答"否"也记 1 分。情感平衡的计算的方法是以正性情感分减负性情感分,再加一个系数 5,因此其得分为 1 至 9分。量表最初设计思想为人们存在正性的情感和负性的情感,正性的情感如因为某件事情被人称赞了会抵消掉负性情感,总的心理满意度就表现为这两种情感的相互抵消后的平衡状态,即如果一个人正性情感多了,那么他的负性情感就会减少,整个满意度就比较高,反之亦然。但后续的研究表明,正性情感和负性情感并不是设想的那样是一个维度的两个端点,而是不同的两个维度,一位男士同他妻子争吵,这可能增加了他们的负性情感,但并没有随之改变他们内在相亲的正性情感。尽管如此,从情感方面考察人的心理满意感也是一种受到认可的途径,ABS 的正性量表和负性量表及总分还是给我们提供了一种关于幸福感的重要指标,其运用也是广泛的,特别是大规模的社会调查。

3. 幸福感指数、总体幸福感指数。幸福感指数量表由 Campbell 等于 1976 年开发,1995 年姚春生等引入国内。量表用于测查受试者目前所体验到的幸福程度。此量表包括两个部分:即总体情感指数量表和生活满意度问卷。该量表是 7 级评分自评问卷,被试作答所选择的选项号即是该题的得分,故总体情感指数量表每道题的得分是 1~7 分,生活满意度问卷得分是 1.1~7.7 分(生活满意度得分权重为1.1),总体幸福感指数是由总体情感指数量表的平均得分与生活满意度问卷得分相加,其范围在 2.1 分(最不幸福)和 14.7 分(最幸福)之间。评分越高表明所体验的幸福程度越高。

4. 纽芬兰纪念大学幸福度量表(MUNSH)。1980 年 Kozwa 及其同事对以前几种幸福度量表加以改进,编制了纽芬兰纪念大学幸福度量表(Memorial Uiversity of New-foundland Scale of Happiness,MUNSH),由于能检查被测试者的正、负性情感,这样可较全面反映其幸福感。MUNSH 在许多国家已广泛应用,总分作为评定老年人心理健康状况的恒定的间接指标,我国于 1985 年首次引进并应用于老年人心理卫生的研究。

5. 费城老年中心信心量表(PGCMS)。该量表共有 23 项是/否条目,包含激越感、对自己年龄的态度、孤独与不满 3 个因子。激越感得分越高,烦躁、焦虑、恐惧感越低;孤独与不满得分越高,其程度越低;对自己年龄的态度得分越高,越能正确对待自己的年龄。总分 0(缺乏信心)~23 分(充满信心),总分越高表示信心(主观幸福感)越大。量表作者建议今后在制订信心量表时应包括其他一些因子,诸如健康、社会评价、对年龄的态度以及正性情感等。因子分析表明这些因子可以归入一个更综合的因子"总体生活满意度(Global Life Satisfaction)",此后该因子被重新命名为"主观幸福感(Subjective Well-Being)"。

表 1 其他幸福感量表

1	量表名称 (开发者,发表年代)	Life Satisfaction Scales 生活满意度量表 (Neugarten,Havighurst,&Tobin,1961)
	量表简介 (组成与特性评价)	此量表包括三个独立的分量表,其一是他评量表,即生活满意度评定量表(Life Satisfaction Rating Scale,LSR);另两个分量表是自评量表,分别为生活满意度指数 A (Life Satisfaction Index A,LSIA)和生活满意度指数 B (Life Satisfaction Index B,LSIB)。LSR 又包含有 5 个 1～5 分制的子量表,故其得分在 5(满意度最低)和 25(满意度最高)之间,LSIA 由与 LSR 相关程度最高的 20 项同意—不同意式条目组成,而 LSIB 则由 12 项与 LSR 高度相关的开放式、清单式条目组成。 　　两位评分者评定 LSR 的一致性为 0.78。LSR 得分与临床心理学家和受试者充分面谈后所得结果之一致性为 0.64。LSIA 和 LSIB 与 LSR 的一致性分别为 0.55 和 0.58;它们与临床心理学家评定的一致性分别为 0.39 和 0.47。LSIA 与 LSIB 的一致性为 0.73。
	文献来源	1. Neugarten BL, havighurst RJ, Tobin S. The measurement of life satisfaction. Journal of Gerontology,1961,16:134－143. 2. Wood V, Wyli ML. Sheafor B. An analysis of a short self-report measure of life satisfaction:Correlation with rater judgment Journal of Gerontology, 1969,24:465－469.
2	量表名称 (开发者,发表年代)	Affect Balance Scale(ABS) 情感平衡量表 (Bradburn,1969)
	量表简介 (组成与特性评价)	ABS 由 10 个条目组成,5 个正性情感条目组成正性情感分量表;5 个负性情感条目组成负性情感分量表;正负性情感得分之差构成情感平衡得分。 　　3 天后的重测信度,正性情感为 0.83、负性情感为 0.81、情感平衡为 0.76。以单条目幸福感量表为效标,正性情感与其相关为 0.34～0.38,负性情感与其相关为(－0.38)～(－0.33)。
	文献来源	1. Bradburn NM, Caplovitz D. Reports on happiness. Chicago:Aldinc, 1965. 2. Bradburn NM. The structure of psychological well-being. Chicago:Aldine, 1969.
3	量表名称 (开发者,发表年代)	Index of Well-Being,Inedx of General Affect 幸福感指数,总体幸福感指数 (Campbell etc,1976)
	量表简介 (组成与特性评价)	此量表包括两个部分:总体情感指数量表和生活满意度问卷。前者由 8 个项目组成,它们从不同的角度描述了情感的内涵;而后者仅有 1 项。计算总分时将总体情感指数量表之平均得分与生活满意度问卷的得分(权重为 1.1)相加。其范围在 2.1(最不幸福)和 14.7(最幸福)之间。 　　285 名受试在时隔 8 个月的两次测试中本量表得分的一致性为 0.43,其中总体幸福感指数的一致性为 0.56。总体情感指数与另一种幸福感测查的相关性为 0.52。根据姚春生(1995)等人的资料,本量表的重测一致性为 0.849(p<0.001)。

续表

3	文献来源	1. Campbell A，Converse PE，Rodgers WL. The quality of American life：perceptions，Evaluations and satisfactions. New York：Russell Sage Foundation，1976. 2. 姚春生.老年大学学员主观幸福感及有关因素分析.中国心理卫生杂志，1995,9(6)：256－257.
4	量表名称 （开发者，发表年代）	Memorial University of Newfoudland Scale of Happiness(MUNSH)　纽芬兰纪念大学幸福度量表 (Kozma & Stones,1980)
	量表简介 （组成与特性评价）	MUNSH 由 24 个条目组成,10 个条目反映正性和负性情感,其中 5 个条目反映正性情感(PA)，5 个条目反映负性情感(NA)；14 个条目反映正性和负性体验,其中 7 个条目反映正性体验(PE),7 个条目反映负性体验(NE)。总的幸福度＝PA－NA＋PE－NE MUNSH 对城市、农村、老人公寓的老人幸福度的效度分别为 0.58，0.735,0.703,经过 6 个月的间隔,在同一样本中的重测信度为 0.70。
	文献来源	1. Kozma A，Stones MJ. The measurement of happiness：development of the Memorial University of Newfoundland Scale of Happiness (MUNSH). Journal of Gerontology, 1980,35：906－912. 2. Kozma A，Stones MJ. Predictors of happiness. Journal of Gerontology, 1983,38；626－628.
5	量表名称 （开发者，发表年代）	Philadelphia Geriatric Center Morale Scale (PGCMS)　费城老年中心信心量表 (Lawton,1975)
	量表简介 （组成与特性评价）	它有 23 项同意—不同意式条目,主观幸福感是一个多维的概念,它至少包含了三种因子:不满足—孤独、激越以及对自己年龄的态度。此量表得分从 0(缺乏信心)至 23(充满信心)。 本量表与其他 9 种满意度量表的平均相关为 0.73。另外,据姚春生(1995)等人的资料,本量表的重测信度为 0.804($P<0.001$)。
	文献来源	1. Lawton MP. The Philadelphia Geriatric Center Morale Scale：A revision. Journal of Gerontology, 1975,30：85－89. 2. Liang J，Bollen K A. The structure of the PGC. Journal of Gerontology, 1983, 38；181－189.
6	量表名称 （开发者，发表年代）	Positive Affect and Negative Affect Scale(PANAS)　积极情感消极情感量表 (Watson,1988)
	量表简介 （组成与特性评价）	30 个条目代表了老年抑郁的核心,包含以下症状:情绪低落、活动减少、易激惹、退缩痛苦的想法,对过去、现在与将来的消极评价。 Cronbach α 系数正性情感为 0.86～0.90;负性情感为 0.84～0.87。8 周后的重测信度,正性情感为 0.47～0.68,负性情感为 0.39～0.71。
	文献来源	文献来源 1. Watson D，Clark LA，Tellegen A. Development and validation of brief measures of positive and negative affect：The PANAS scales. Journal of Psychology, 1988,54(6)：1063－1070.

续表

	量表名称 （开发者，发表年代）	SWBSCC　中国城市居民主观幸福感量表 （邢占军，2003）
7	量表简介 （组成与特性评价）	量表一共 54 个题目，分为 10 个维度，包括：①知足充裕体验；②心理健康体验；③成长进步体验；④社会信心体验；⑤目标价值体验；⑥自我接受体验；⑦人际适应体验；⑧身体健康体验；⑨心态平衡体验；⑩家庭氛围体验。 　　内部一致性信度为 0.94。效度方面，与 SISRSWBS、GSWLS、DSWLS 的相关分别为 0.576，0.724，0.503。
	文献来源	1. 邢占军.中国城市居民主观幸福感量表的编制研究.上海：华东师范大学，2003.
8	量表名称 （开发者，发表年代）	青少年学生生活满意度量表 （张兴贵）
	量表简介 （组成与特性评价）	根据编制者的设想，生活满意度是一个多层次、多维度的结构。量表包括 37 个题目，6 个基本维度，分别为友谊满意度、家庭满意度、学校满意度、学业满意度、自由满意度和环境满意度。6 个基本维度组成两个高阶因子：第一个因子包括友谊、家庭、学业和自由满意度，命名为自我满意度；第二个因子包括学校和环境，命名为生活环境满意度。 　　除大学生在友谊和自由维度上，高中生在环境维度上的同质性信度低于 0.70 外，在其余维度上各年级的信度均高于 0.70，样本总体的同质性信度介于 0.71～0.91 之间，总量表和各分量表的稳定性信度介于 0.54～0.85 之间。与一般生活满意度量表（Diener，1985）的相关为 0.65，与脸型评尺量表的相关为 0.37，与正性情感和负性情感的相关分别为 0.51 和 −0.36，相关均很显著，说明量表具有良好的聚合效度。
	文献来源	1. 张兴贵，何立国，郑雪.青少年学生生活满意度的结构和量表编制.心理科学，2004，27(5)：1257−1260. 2. 张兴贵.青少年生活满意度量表//戴晓阳.常用心理评估量表手册.北京：人民军医出版社，2010.

（曾家勇）

人 格 测 量

明尼苏达多相人格调查表

明尼苏达多相人格调查表(Minnesota Multiphasic Personality Inventory,MMPI)由明尼苏达大学教授哈瑟韦(S. R. Hathaway)和精神科医生麦金利(J. C. Mckinley)于 20 世纪 40 年代制定,该量表最常使用于鉴别精神疾病,也广泛应用于其他医学各科以及人类行为的研究、司法审判、犯罪调查、教育和职业选择等领域,是目前实际上使用范围最广、也最为权威的人格测验之一。

1 开发情况

明尼苏达多相人格调查表(MMPI)是由哈瑟韦和麦金利于 1940 年编制而成。MMPI 于 20 世纪 80 年代被引进中国,中国科学院心理研究所组织了标准化修订工作,此后得到了大量使用和良好评价。

1989 年美国明尼苏达大学正式推出 MMPI-2。J. Butcher 等人对 550 个原 MMPI 项目(删除 16 个重复项目)中的 82 个进行了修改,又新增加了 154 个临时性新项目,对原 MMPI 未曾关注的心理问题和人格领域,如家庭功能、进食失常、滥用药物、治疗与康复的心理准备和对治疗工作的抵触情绪等内容进行了描述。最终确定了 567 个题作为 MMPI-2 的项目。国内张建新、宋维真等于 1992 年开始了中文 MMPI-2 的修订工作。MMPI-2 较之于 MMPI 有了若干方面的变化,效度量表增加到 7 个,重新构建了 15 个内容量表,同时在 MMPI-2 中采用了一致性 T 分和新的常模。

2 结构与特性

原始的 MMPI 由 550 个问题组成,每个问题涉及一种行为或态度或认知内容。测验分为 14 个分量表,其中 10 个临床量表,4 个效度量表。

2.1 效度量表

(1)疑问量表(Q)。此量表反映被测试者回避问题的倾向,如果在前面 400 题中原始分数大于 30,则说明被测试者对问卷的回答不可信。

(2)谎言量表(L)。此量表用于检测被测试者是否在过分夸大自己的优点,企图给人一个好印象。

（3）伪装坏量表（F）。此量表由一些不经常遇到的问题组成。分数提高表示被测试者回答问题不认真或者理解错误，表现出一组相互无关的症状，或在伪装疾病。

（4）修正量表（K）。此量表用于测验受测试者是否愿意议论个人事情，它与智力、教育以及社会地位有关。分数过高，可能是被测试者不愿合作。

2.2　临床量表

（1）疑病量表（Hs）。此量表原为鉴定疑病患者而制定，其特征是对自己的身体健康的一种过度的关心，担心自己有病或不健康。

（2）抑郁量表（D）。此量表最初是为评价抑郁症候而制定的。抑郁的特征是缺乏干劲，对未来没有希望，一般对自己的生活状况极其不满。

（3）癔病量表（Hy）。此量表是为区别对紧张状况产生歇斯底里反应的患者而制定。癔病的特征是心因性的不随意肌体机能丧失和机能障碍。

（4）精神病态量表（Pd）。此量表原是为区别那些被诊断为非社会性类型和非道德类型的精神病态人格的患者而制定。这种病态的特征是说谎、偷盗、性异常、酗酒等，但不包括重大犯罪行为。

（5）性度量表（Mf）。此量表也叫男性—女性量表，它原来是为了鉴别男性同性恋而制定的。反映被测试者的男性化或女性化程度。

（6）妄想量表（Pa）。此量表是为了区分那些被判断为具有关系妄想、被害妄想、夸大自我概念、猜疑心、过度地敏感、意见和态度生硬等偏执性人格而制定的。

（7）精神衰弱量表（Pt）。此量表是为了测定精神衰弱的一般性症候类型而制定的。精神衰弱的特征为：焦虑、强迫动作、强迫观念、无原因的恐怖等。

（8）精神分裂症量表（Sc）。此量表原为区别精神分裂症的患者而制定。其特征包括：思维、感情和行为混乱。

（9）轻躁狂量表（Ma）。此量表原为区别有躁狂性症候的精神科患者而制定的。其特征包括：气质昂扬，爱说，精力充沛、易怒、思维奔逸、抑郁气短等。

（10）社会内向量表（Si）。此量表是为了鉴别对社会性接触和社会责任有退缩回避倾向者而制定的。

2.3　附加量表

（1）外显性焦虑量表（MAS）。此量表是为了研究不同焦虑水平对任务完成情况的影响。焦虑水平高的被测试者对简单工作完成得好，对复杂任务完成较差。

（2）依赖性量表（Dy）。此量表用于评估被测试者的依赖性水平。

（3）支配性量表（Do）。此量表用于判别一个人在人际关系中支配能力的强弱。

（4）社会责任感量表（Re）。此量表是评估一个人愿意对自己的行为负责任和对社会团体尽义务的程度。

（5）控制力（Cn）。此量表是测定被测试者对其行为，特别是其病理性表现的控制能力。

3　计分与分数解释

3.1　计分方式

3.1.1　MMPI 的计分

大样本可采用计算机计分的方法,需要特殊的工具作答,小样本可借助 14 张模板计分。具体方法如下:

(1) 先计算"Q"量表的原始分,它包括同一题作两种答案的题数和未答题的数目。

(2) 每个模板依次覆盖在答卷纸上,数模板上有多少洞里划上了记号。这个数目是量表的原始分数。

(3) Hs、Pd、Pt、Sc、Ma 五个量表的原始分数要加一定比例的 K 分:Hs+0.5K,Pd+0.4K,Pt+1.0K,Sc+1.0K,Ma+0.2K。

(4) 将各量表的原始分(Hs、Pd、Pt、Sc、Ma)为加 K 后分数登记在剖面图上,并将各点相连,即成为被试人格特征的剖析图。

(5) 由于每个量表的题目数量不等,各量表的原始分数无法比较,需要换算成 T 分数:

$$T = 50 + \frac{10 + (X - M)}{S}$$

X 为某一量表所得的原始分数,M 与 S 为常模团体在该量表上所得的原始分数的平均数及标准差。在测验说明书中附有换算表,可通过查表将原始分数直接转换成 T 分数。MMPI 各量表 T 分超过 70(高于平均数两个标准差)即属异常,但相同分数在不同量表上可能具有不同的意义。由于许多量表中有重复交叉的题目,因此一个升高另一个随之升高,MMPI 的解释有两种方法,一是图谱法,二是编码法,随着计算机的应用,其分数解释进一步自动化,在分数解释的软件系统下,只要将答卷输入计算机,计算机就能自动打印出分数的书面解释。

3.1.2 MMPI-2 的计分

MMPI-2 的独特之处在于它采用了原 MMPI 所没有的"一致性"T 分计算法。这是因为依照传统的线性 T 分计算法,同一 T 分数(如 70 分)在不同的量表上代表不同的百分位值,一致性 T 分数计算法则克服了这一弱点。一致性 T 分数分布在各量表间十分接近,T 分每增加一级都包括差不多相同数量的原始分数在内。使用 MMPI-2 时,除临床量表 5 和 0 外(它们的 T 分数仍采用线性 T 分),所有临床量表(加 K 或不加 K)以及新的内容量表 T 分数皆为一致性 T 分。临床量表 0(Si)及量表 5(Mf)是双向量表,其低分与高分都有解释意义,它们的标准 T 分是线性 T 分,而非一致性 T 分,亦反映出这种双向性。

3.2 得分解释

MMPI 与 MMPI-2 都将 T 分作为标准分数,但两者的临床分界点不同:MMPI 美国常模的临床分界点定位在 70 分,MMPI-2 的美国常模则改为 65 分。而两者的中国常模的区分点是一致的,都定为 60 分。根据中国常模,凡大于或等于 60 分的量表分数便具有临床意义。量表 T 分越高,则被试者在某种人格特性、情绪状态和临床症状上属于少数人群的可能性就越大。由于国内各种 MMPI 的解释系统多参照了美国的相应研究与临床应用结果,因此中文版 MMPI 及 MMPI-2 的使用者在对临床量表进行解释时,也应同时参照由美国常模计算出来的 65 分的分界点。

4 使用与应用

4.1 使用方法与实测方式

施测 MMPI 有两种主要形式：第一种为卡片式，即将测验题目分别印在小卡片上，让被试者根据自己的情况，将卡片分别投入贴有"是"、"否"及"无法回答"标签的盒子内。第二种为手册式，通常分题目手册和回答纸，让被试者根据题目手册按自己的情况在答案纸上逐条回答。卡片式适用于个别施测，手册式既可以个别施测，也可以团体施测。

目前使用最广泛的是人机对话形式的计算机施测方式。施测时应注意以下几点：

(1)进行测验前，要让被试知道这个测验的重要性和对其的作用，争取被试的合作。

(2)选择的回答以目前的实际情况为准。

(3)要求被试尽量回答各题，不要让空着的问题太多。对每个问题不必做过多的考虑，问题的回答无所谓正确或错误。

(4)由于量表本身较长，需要较长的时间和耐心来完成，因此如果被试情绪不稳定，或多次表现出对完成这个任务的不耐烦，可将测验分成几次完成。

4.2 应用情况

经过 70 多年的不断修定、补充，MMPI 被翻译成 100 多种文字，在几百个国家里进行了使用，有关研究文献浩如烟海，已经发表的文献或专著超过万篇(本)，如今已发展得极为成熟。它从多个方面对人的心理进行综合的考察，是世界上被使用次数最多的人格测验之一。

在 MMPI 与 MMPI-2 的一致性研究上，研究发现，MMPI 与 MMPI-2 编码总符合率达到了 90.3%。常用的单点、两点、三点编码和高分编码符合率分别达到 81.6%、65.8%、49.2%和 64%。两点编码不相符合剖析图中，有 96.4%共有同一个量表，限制性定义条件下两点编码符合率达 80%以上，和国外英文版的有关研究结论相似。考虑到测量过程不可避免的误差因素，这种符合率可以说明中文 MMPI-2 和 MMPI 在编码类型上具有相当的一致性，具有相对的可比性。

MMPI 作为目前应用最广泛的人格测验，除了广泛应用于临床工作和理论研究之外，在人员甄选录用中，作为心理及性格测验的一种手段也有许多方面的探索。例如，MMPI 中的社会内向量表(Si)，作为正常人个性倾向性的量表得到较多的应用。MMPI 中的四个效度量表，也被应用于其他量表之中，用以检验反应是否真实等。

参考文献

[1] 张建新,宋维真,张妙清. 简介新版明尼苏达多项个性调查表(MMPI-2)及其在中国大陆和香港地区的标准化过程. 中国心理卫生杂志,1999,13 (1):20−23.

[2] Butch JN, Dahlsrorm WG, Graham JR. MMPI-2:Manual for administration and scoring. Minneapolis:Minnesota Press,1989.

[3] Berry DTR, Cimino CR, Chong NK. MMPI-2 Fake-Bad Scales:An Attempted Cross-Validation of Proposed Cutting Scores for Outpatients. Journal of Personality Assessment,2001,76 (2):296−314.

［4］ 史占彪，郭念锋，张建新．MMPI 与 MMPI-2 对精神分裂症患者的一致性测试．中国心理卫生杂志，2004,18(1):42－44.

［5］ 宋维真．明尼苏达多相个性调查表在我国修订经过及使用评价．心理学报，1982,14(4):449－457.

［6］ 宋维真．中国人使用明尼苏达多相个性测验表的结果分析．心理学报，1985,17(4):346－354.

［7］ 戴郑生，焦志安，纪术茂．明尼苏达多相个性调查表(MMPI)在国内的应用与发展．中国临床心理学杂志，2000,8(3):189－191.

［8］ Munley PH. AComparison of MMPI-2 and MMPIT－Scores for Men and Women.. Clinical Psychology,1991,47:87－91.

（李俊娇）

卡特尔十六种人格因素测验

卡特尔十六种人格因素测验(Catell 16 Personality Factor Test，16PF)是美国伊利诺州立大学人格及能力测验研究所(Institute of Personality and Ability Testing,IPAT)卡特尔(Raymond B Cattell)教授经过几十年的系统观察和科学实验,应用因素分析统计法慎重确定和编制而成的一种人格测验。该测验的主要功能是测试人的 16 项基本正性人格特征,并通过科学方法进一步了解其各项心理学指标。本测验在国际上颇有影响,于 1979 年引入国内并由专业机构修订为中文版。本测验具有较高的效度和信度,广泛应用于人格测评、人才选拔、心理咨询和职业咨询等工作领域。

1 开发情况

美国伊利诺州立大学人格与能力测验研究所的卡特尔教授,依据人格特质理论,使用因素分析方法于 1949 年编制了 16 种人格因素测验(Sixteen Personality Factor Test)。16PF 的正式发行机构 IPAT 从 1949 推出 16PF 第一版至今,不断对 16PF 的不足之处进行改进,现已更新至第五版,并在 2000 年对第五版进行了全美人口的常模修订。

16PF 作为一种迫选式问卷,在目前这五个版本(A、B、C、D、E)中,版本 A、B、C、D 的迫选方式是从提供的三种答案中选择符合受测者自身情形的一项,即三选一;而版本 E 为二选一。不同版本的题项数量不同,在 105～187 个题项不等,主要区别在于不同项目数的版本所要求的阅读水平不同。测验不限时间,但通常可以在 30～60 分钟内完成。最新的第五版本,共 185 个题项。

在 16PF 中文版的修订方面,刘永和于 1963 年至 1970 年间,曾先后从台湾、香港取样检测,修订出 16PF 的中文本及常模。1981 年辽宁省教育科学研究所修订卡氏 16PF。

在此基础上,16PF 继续修订。由戴忠垣与祝蓓里主持完成的(华东师大)16PF 中文版,取得了全国范围内的信度和效度资料,制定了中国成人(男、女)常模、中国大学生(男、女)常模、中国中学生(男、女)常模、中国产业工人常模、中国专业技术人员常模、中国干部常模以及上海市的各种常模。

2　结构与特性

测试中的 16 种人格因素各自独立,相互之间的相关度极小,每一种因素的测量都能对被试者某一方面的人格特征有清晰而独特的认识,更能对被试人格的十六种不同因素的组合做出综合性的了解,从而全面评价其整个人格。除这 16 项一级人格因素外,16PF 还可以做出相应的人格类型分析。

(1)16PF 的一级人格因素:

A:乐群性	B:聪慧性	C:稳定性	E:恃强性
F:兴奋性	G:有恒性(责任性)	H:敢为性	I:敏感性
L:怀疑性	M:幻想性	N:世故性	O:忧虑性
Q_1:实验性(开放性)	Q_2:独立性	Q_3:自律性	Q_4:紧张性

(2)16PF 四个二级(second factor)人格因素:

①适应与焦虑性

②内向外向性

③感情用事与安详机警性

④怯懦与果敢性

(3)16PF 综合人格因素分析:

①心理健康者的人格因素

②专业而有成就的人格因素

③创造力强者的人格因素

④在新环境中有成长能力的人格因素

16PF 的重测信度较高,1981 年测试表明,各因素中最高的信度系数为 0.92(O 因素),最低的信度系数为 0.48(B 因素);分半信度不高。在效度方面,对已有版本的许多研究测试结果表明,16PF 各人格基本因素的内部一致性系数普遍偏低,第五版在这一方面进行了改进,英文版的内部一致性平均信度达到 0.76,整体范围从 0.68 到 0.76(样本数为 10261 人)。华东师大程嘉锡等对 16PF 第五版进行了中文量表的初步翻译与修订,重测信度从 0.49(因素 L)到 0.93(因素 H),内部一致性系数从 0.39(因素 L)到 0.86(因素 H)。

3　计分与解释

3.1　计分方式

3.1.1　条目得分的计算

除了聪慧性(B)量表的测题外,其他各分量表的测题无对错之分,每一测题各有 A、B、C 三个答案,可按 0、1、2 三等记分。B 量表的测题有正确答案,采用二级记分,答对各 1 分,答错各 0 分。

3.1.2　分量表分的计算

使用记分模板得出各因素的原始分,再将原始分按照常模表换算成标准分。这样既可依此分得出受测者的人格因素轮廓图,也可用此分去评价个体相应的人格特点。16PF目前已经发展出多种计算机评分软件,也可以由计算机进行评分,做出人格因素轮廓图,甚至写出解释报告。

3.2 得分解释

3.2.1 16个一级因素的解释

16PF各量表测试的根源人格特质得分解释见表1。

表1 16种根源人格特质以及其高分特征与低分特征

因素	名称	低分特征	高分特征
A	乐群性	缄默、孤独、冷淡	外向、热情、乐群
B	聪慧性	迟钝、学识浅薄、抽象思维差	聪明有才识、善于抽象思维
C	稳定性	情绪激动、易烦恼	情绪稳定成熟、能面对现实
E	恃强性	谦逊、顺从、通融、恭顺	好强、固执、独立、积极
F	兴奋性	严肃、审慎、冷静、寡言	轻松兴奋、随遇而安
G	有恒性	苟且敷衍、缺乏奉公守法的精神	有恒负责、有始有终
H	敢为性	畏怯退缩、缺乏自信心	冒险敢为、少有顾虑
I	敏感性	理智、着重现实、自恃其力	敏感、感情用事
L	怀疑性	依赖随和、易与人相处	怀疑、刚愎自用、固执己见
M	幻想性	现实、合乎成规、力求完善合理	幻想、狂妄、放任
N	世故性	坦白、直率、天真	精明强干、世故
O	忧虑性	安详、沉着、有自信	忧虑抑郁、烦恼自扰
Q_1	实验性	保守、尊重传统观念和行为标准	自由、激进、不拘泥于陈规
Q_2	独立性	依赖、随群附和	自立自强、当机立断
Q_3	自律性	矛盾冲突、不顾大体	知己知彼、自律谨严
Q_4	紧张性	心平气和、闲散宁静	紧张困扰、激动挣扎

3.2.2 次元人格因素分析

在16个人格因素的基础上,卡特尔进行了二阶因素分析,得到了4个二阶公共因素,并计算出从一阶因素求二阶因素的多重回归方程。这4个二阶公共因素即为次元人格因素,其计算方法和解释为:

(1)适应与焦虑性

$$适应与焦虑性=(38+2L+3O+4Q_4-2C-2H-2Q_3)\div10$$

公式中字母分别代表相应量表的标准分(以下同)。低分者:生活适应顺利,通常感觉心满意足,能做到所期望和认为重要意义的事;但极端低分者,可能缺乏毅力,遇事知难而退,不肯努力奋斗。高分者:通常易于激动、焦虑,对自己的环境常常感到不满意,高度的焦虑,不但会减低工作的效率,而且会影响身体健康,易患神经系统方面的疾病。

（2）内外向性

$$内外向性＝(2A＋3E＋4F＋5H－2Q_2－11)÷10$$

低分者:内向,通常羞怯而审慎,与人相处多拘谨不自然;内向性格无所谓利弊,而以工作条件为准,如内向者较专心,能从事较精确性的工作。高分者:通常善于交际,不计小节,不受拘束;外向性格也无所谓利弊,也以工作条件为准,有些工作极需外向的性格,而这种性格对于学术研究者未必有利。

（3）感情用事与安详机警性

$$感情用事与安详机警性＝(77＋2C＋2E＋2F＋2N－4A－6I－2M)÷10$$

低分者:情绪多困扰不安,通常感觉挫折气馁,遇到问题必须百般考虑才能作出决定;但较为含蓄敏感,温文尔雅,讲究生活艺术。高分者:安详警觉,通常果断,刚毅,有进取精神,但有时过分现实,忽视生活情趣;遇到困难时,有时欠考虑,不计后果,冒然行事。

（4）怯懦与果敢性

$$怯懦与果敢性＝(4E＋3M＋4Q_1＋4Q_2－3A－2G)÷10$$

低分者:常常人云亦云,忧柔寡断,受人驱使而不能独立,依赖别人的扶持,因而事事迁就,以获取别人的欢心。高分者:独立、果断、锋芒必露,有气魄,通常主动寻找可以施展所长的环境或机会,以充分表现自己的独创能力。

3.2.3　综合人格因素分析（应用性人格因素分析）

卡特尔通过对实验资料的统计和分析,提出了综合多种人格因素得分进行分析的"预测应用公式"。比较常用的公式及其解释如下:

（1）心理健康者的人格因素

$$公式＝C＋F＋(11－O)＋(11－Q_4)$$

心理健康总分介于4～40之间,平均值为22分,一般低于12分者占10%左右,表现为情绪很不稳定。

（2）从事专业而有成就的人格因素

$$公式＝2Q_3＋2G＋2C＋E＋N＋Q_2＋Q_1$$

总分可介于10～100之间,平均55分,总和67分以上者一般应有所成就。

（3）创造力强者的人格因素

$$公式＝2(11－A)＋2B＋E＋2(11－F)＋H＋2I＋M＋(11－N)＋Q_1＋2Q_2$$

（4）总分可介于15～150之间,分数在88分以上者属于创造力强者,应有比较强的创新和研发能力。

（5）在新的环境中有成长能力者的人格因素

$$公式＝B＋G＋Q_3＋(11－F)$$

总分可介于 4~40 分之间,均值为 22 分。不足 17 分者仅占人数的 10% 左右,从事专业或训练成功的可能性极小。27 分以上者,则有成功的希望。

4 使用与应用情况

16PF 测验使用时,先发答卷纸,让被试填个人资料。然后下发试题,说明做法。接着练习答卷纸左上方的四个例题,直到掌握答题方法。本测验没有时间限制,但被试者应以直觉性的反应,依次作答,无须犹豫。答案没有"好"与"不好"之分。

具体来讲主试应申明:①每一测题只能选择一个答案;②不可漏掉任何测题;③尽量不选择中性答案;④有些题目被试者可能从未思考过,或者感到不大容易回答,对于这样的题目,同样要求被试者做出一种倾向性的选择。

卡特尔 16PF 测验是评估 16 岁以上个体人格特征最普遍使用的工具,广泛适用于各类人员,对测评对象的职业、级别、年龄、性别、文化等方面均无限制。现已应用于人力资源管理、职业规划、教育辅导、心理咨询等领域。卡特尔 16PF 测验设计科学,可靠性强,不仅可以对个体对个性特征和能力水平进行客观评估,还能检测出个体的心理健康程度、创造力及适应新环境的能力。这对于个体调整生活状态,进行职业规划等方面具有重大的指导意义。

参考文献

[1] 程嘉锡,陈国鹏. 16PF 第五版在中国应用的信度与效度研究. 中国临床心理学杂志,2006,14(1):13-16.

[2] 金瑜. 心理测量. 上海:华东师范大学出版社,2001.

[3] 曹小平,任百利,赵泉英,等. 卡氏 16PF 中译本常模 20 余年的变化趋向. 心理科学,1994,173:184-186.

[4] 戴忠恒,祝蓓里. Cattell-16PF 修订卡氏十六种人格因素量表手册. 上海:华东师范大学,1988.

(李俊娇)

艾森克人格问卷

艾森克人格问卷(Eysenck Personality Questionnaire,EPQ)是以特质论为理论基础的著名代表性问卷,以英国艾森克(H. G. Eysenck)教授毕生的因素分析研究和关于学习和条件作用的实验为基础,分离出三个主要的人格维度:精神质(psychoticism,P)、内外倾性(extraversion,E)、神经质(neuroticism,N)。这三个分量表外加一个测谎量表(L)共同构成艾森克人格问卷,最早于 1975 年出版。EPQ 有成人和青少年两种问卷,原版成人问卷90题,青少年问卷有81题,中国修订版成人问卷和青少年问卷均为88题。

1　开发情况

艾森克人格问卷是在之前几个个性调查表的基础上发展而来的,其中包括:1952年的Maudstey医学问卷,有40个项目,主要调查神经质,是N量表的前身;1959年的人格调查表(Maudstey Personality Inventory, MPI),由E量表(外向和内向)和N量表所组成;1964年艾森克在人格调查表的基础上增加了L量表,形成艾森克人格调查目录(EPI);1975年又在此基础上加入P量表(精神质),形成艾森克人格问卷(EPQ)。

1985年,艾森克等针对该问卷P量表信度较低的缺点,再次修订成修订版的艾森克人格问卷(ERP-R),共100个项目。同年,艾森克等编制了成人应用的修订版的艾森克人格问卷简式量表(EPQ-R Short Scale,EPQ-RS),每个分量表12个项目,共48个项目。

我国早在20世纪80年代初即有研究者分别进行EPQ中国版的修订。陈仲庚等(1985)根据643人样本的结果采用对每个项目和各个分量表之间的相关分析方法甄选项目,形成成人式问卷(共85个项目),并编制了中国常模。而龚耀先等(1982)的修订更为深入,他们选择了相似的项目筛选方法,在全国六大区采集成人样本2517人,形成的成人式问卷共88个项目,他们计算了这些项目和原问卷项目的符合率(87.50%～97.82%)。根据被试的人口学特征,抽取形成一千人样本作为中国成人常模,并把各年龄组各量表的结果制成T分度表,仿照Eysenck的做法根据E和N得分把被试的人格加以分型。另外他们还修订形成了问卷幼年版。近年来龚耀先对EPQ做了重修订(2002),北京大学心理系钱铭怡等人(2000)也曾推出一个简式EPQ,即EPQ-RS,共48题。

2　结构与特性

艾森克人格问卷由P、E、N、L四个量表组成,测评受测者在精神质、内外倾性和神经质三个维度上的倾向和程度,以此确定受测者全面的人格特点。各量表含义如下:

测谎(L)量表测定受试者的掩饰、假托、自身隐蔽等情况,高分者可能测验结果可信度较低,所以,测验结果缺乏参考意义。

精神质(P)量表并非指精神病,它是一种在每个人身上都存在的特质,只是程度不同。高分则可能表示孤独、不关心他人、不近人情、难以适应外界环境、感觉迟钝、与他人关系不佳、喜欢寻衅闹事等。低分者能与人相处,对环境的适应能力较好,为人有亲和力,态度温和,善解人意。

内外倾性(E)量表高分表示人格外向,心理活动倾向于外部,表现为活泼开朗,热情大方,善于交际,情感外露,渴望刺激和冒险,注意力易分散难持久集中,欠缺持久耐力,兴趣易变换;低分者表示人格内向,心理活动倾向于内部,比较好静、稳重、内省、沉默少语、交际被动、不喜欢刺激、情感不易外露、注意力稳定难转移、反应缓慢,行为迟缓。

神经质(N)量表高分者表现焦虑、紧张、易怒,敏感多疑,郁郁寡欢、忧心忡忡,有强烈的情绪反映,以至出现不够理智的行为;低分者表现情绪反应缓慢,心境平和,自控能力通常比较好。N量表分数越低表示情绪越稳定,分数越高表示情绪越不稳定。

EPQ中文修订版中P、E、N、L量表在成人和幼年问卷分别包括23、21、24、20个项目和18、25、23、22个项目。

3 计分与分数解释

3.1 计分方式

3.1.1 条目得分的计算

每一个项目只要求被试者回答一个"是"或"否",如果规定答案是"是",被试在此选择"是"计1分,如果选择"否"则不计分。如果规定答案是"否",被试在此选择"否"计1分,选择"是"则不计分。最后根据被试者在各量表上获得的总分(粗分),按照年龄和性别常模换算出标准分T分数,再使用坐标图或者剖面图帮助分析被试者的个性特点。

3.1.2 分量表及总量表得分的计算

表1 艾森克人格问卷分量表题项

分量表	题 号
P(23)	−2,−6,−9,−11,−18,22,26,30,34,−38,−42,46,50,−56,−62,66,68,−72,75,76,81,85,−88
E(21)	1,5,10,13,14,17,−21,25,−29,33,37,41,−45,49,53,55,61,65,71,80,84
N(24)	3,7,12,15,19,23,27,31,35,39,43,47,51,57,59,63,67,69,73,74,77,78,82,86
L(20)	−4,−8,−16,20,−24,−28,32,36,−40,−44,−48,−52,−54,58,−60,−64,−70,−79,−83,87

注:"是"得1分,"否"得0分;负号题得分相反。

(1)平均数常模

表2 EPQ平均数常模(若计年龄大小请参阅龚氏测验手册1992)

	成 人		儿 童	
	男	女	男	女
精神质P	5.84±3.27	4.56±2.93	5.32±2.98	3.78±2.40
内外向E	10.14±4.33	9.11±4.35	18.32±3.75	18.15±3.56
情绪稳定性N	11.08±4.80	12.11±5.08	8.53±4.68	8.60±4.90
效度(说谎)L	12.99±3.86	14.22±3.79	13.89±4.38	15.81±3.79

(2)T分数常模

将原始分换算成标准分:使用公式 $T = 50 + \dfrac{10(X-M)}{SD}$。

在中国修订版的报告单上一般有两个剖析图,一个是EPQ剖析图,一个是E、N关系图,据此可直观地判断出被试者的内外向性、精神质以及情绪稳定性,还可判断其气质类型。

EPQ剖析图是仿MMPI等个性问卷剖析图的方法制出的。得到某一被试者的各量表粗分后,在性别和年龄相应的T分表上查出T分,在各量表位置上加以标明,然后将各量表标点连接,便得到一个量表剖析图。

为了说明量表的相互关系,还可将E和N另作一剖析图。将X轴为E维度,Y轴为N维度,于150处垂直相交,划分四相:即内向,稳定;内向,不稳定;外向,稳定;外向,不稳定。同时画有中间(实线)和倾向(虚线)的划界线。得知某人的E分和N分后,在此剖析图可找到E和N的交点(EN点),便得知此被试者个性特点。

3.2　得分解释

3.2.1　区分人格类型

根据各维度 T 分,进行人格类型的区分,具体解释见表3。

表 3　EPQ 成人各分量表得分解释

T 分	E	N	P	L
<38.5	内向	稳定	正常	正常
38.5~43.3	倾向内向	倾向稳定		
43.3~56.7	中间	中间		
56.7~61.5	倾向外向	倾向不稳定	非常明显	倾向说谎
>61.5	外向	不稳定	倾向神经质	非常明显

根据标准差的面积分布,得知 M±0.67SD 所占面积约为全体的50%,M ± 1.15SD 时约为全体的75%。因此规定各量表的 T 分在 43.3~56.7 分之间为中间型,各量表的 T 分在 38.5~43.3 分或 56.7~61.5 分之间为倾向型,而 T 分在 38.5 分以下或 61.5 分以上为典型型。

3.2.2　不同类型的人格特征解释

表 4　艾森克人格问卷(EPQ)的结果分析与解释

类型	人格特征
典型外倾型	爱交际,喜参加联欢会,朋友多,需要有人同他谈话,不爱一人阅读和做研究,渴望兴奋的事,喜冒险,向外发展,行动受一时冲动影响。喜实际的工作,回答问题迅速,漫不经心,随和,乐观,喜欢谈笑,宁愿动而不愿静,倾向进攻。总的说来是情绪失控制的人,不是一个很踏实的人。
典型内倾型	安静,离群,内省,喜爱读书而不喜欢接触人。保守,与人保持一定距离(除非挚友),倾向于事前有计划,做事瞻前顾后,不凭一时冲动。不喜欢兴奋的事,日常生活有规律,严谨。很少进攻行为,多少有些悲观。踏实可靠。价值观念是以伦理做标准。
神经过敏 (高分)	焦虑,紧张,易怒,往往又有抑郁。睡眠不好,患有各种心身障碍。情绪过分,对各种刺激的反应都过于强烈,情绪激发后又很难平复下来。由于强烈的情绪反应而影响了他的正常适应。不可理喻,甚至有时走上危险道路。在与外向结合时,这种人是容易冒火的,不休息的,以至激动,进攻。概括地说,是一个紧张的人,好抱偏见,以至错误。
情感稳定 (低分)	倾向于情绪反应缓慢,弱,即使激起了情绪也很快平复下来。通常是平静的,即使生点气也是有节制的,并且不紧张。
高精神性 (高分)	独身,不关心人。常有麻烦,在哪里都不合适。可能是残忍的,不人道的,缺乏同情心,感觉迟钝。对人抱敌意,即令是对亲友也如此。进攻,即使是喜爱的人。喜欢一些古怪的不平常的事情,不惧安危。喜恶作剧,总要捣乱。
低精神性 (低分)	情绪稳定,对人对己都比较宽容,很少发火,有自信,安心,有把握。不怕陌生环境。

4 使用与应用情况

艾森克曾将 EPQ 施测于各种特定的取样团体，包括不同性别、不同年龄、不同职业、不同国家和地区、不同文化背景、各种精神疾病的患者、罪犯等。今天 EPQ 已经被应用于欧、美、亚、非等许多国家，成为国际上公认并被广泛采用的个性测定的标准方法之一。我国长沙、成都、北京等地在 1980 年引进这一问卷之后，分别进行了大量测试。龚耀先根据 6000 多人的测试结果，对 EPQ 进行修订，并制定了我国的常模。现在 EPQ 已经在我国临床工作中广为应用，从使用者的调查报告结果和采用该问卷进行研究而发表的文献数量两个角度来看，EPQ 成人式是我国最常用的人格问卷。因此 EPQ 中国版作为国内影响极大的成熟的人格问卷，其使用在很大程度上反映了我国自陈法人格测量的应用现状及其特点。

参考文献

[1] Eysenck HJ. Manual of the Eysenck Personality Scales (EPS Adult). London：Hodder& Stoughton Publishers，1996.

[2] 龚耀先．艾森克个性问卷在我国的修订．心理科学通讯，1984，(4)：11－18.

[3] 钱铭怡，武国城，朱荣春，等，艾森克人格问卷简式量表中国版(EPQ－RSC)的修订．心理学报，2000，32(3)：317－323.

[4] 陈仲庚．艾森克人格问卷的项目分析．心理学报，1983，15(2)：211－218.

[5] 龚耀先，李庆珠．我国临床心理学工作现状调查与展望．中国临床心理学杂志，1996，4(1)：1－9.

（李俊娇）

NEO 人格问卷

1 量表概述

1981 年，Goldberg 在前人大量研究的基础上提出人格的"大五"(big five)或五因素模型(five－factor model，FFM)，经过大量的研究，目前"大五因素"人格结构模型已经得到许多人格心理学家，特别是特质理论学派人格心理学家的认同，这五个因素分别是神经质(Neuroticism，N)、外向性(Extraversion，E)、开放性(Openness，O)、顺同性(或宜人性)(Agreeableness，A)和严谨性(或认真性)(Conscientiousness，C)。一些研究者如美国心理学家 Costa 和 McCrae 认为，每个因素之下还包含若干个特质，1985 年据此编制了 NEO 个性问卷(Neuroticism Extraversion Openness Personality Inventory，NEO－PI)，1992 年进行了修订，修订后的量表英文缩写为 NEO－PI－R (Revised Neuroticism Extraversion Openness Personality Inventory)。该问卷包括自我报告和他人评定两种形式,适用于 16 岁以上的青少年和成人。每种问卷由 240 个陈述句组成,如"我经常感到无助,并希望他人能解决我的问题"。用五点量表,从"非常不同意"到"非常同意"进行评定记分。

2 结构与特性

NEO 人格问卷包括了"大五"理论所提供的五个大维度,其中每个维度又包含六种成分,每种成分用八个项目测试,具体如下。

(1)神经质:此维度上得高分者可能有出现某种精神问题的危险性,低分者具有情绪稳定、冷静、放松等特点,并有能力面对紧张压力情境。六种测量成分是焦虑、愤怒、敌意、抑郁、自我意识清醒、冲动性和脆弱性。

(2)外向性:此维度得高分的特点是合群、喜欢刺激、精力充沛且乐观。测量成分有热情、合群、果断、活跃、寻求兴奋和积极情绪。

(3)对经验的开放性:开放的个体对自身和外界都充满好奇,他们生活经验丰富,思想充满新意,价值观念不保守。测量成分有想象力、审美能力、感觉、行动、思想和价值。

(4)宜人性:高分者是亲社会的,他们乐于助人,信任他人;低分者具有怀疑他人,不愿与他人合作等特点。测量成分有信任、诚实坦率、利他、顺从、谦逊和善心。

(5)谨慎性:高分者的特点是做事有目的、有计划,可靠,低分者缺乏原则性。测量成分是能力、秩序、责任心、努力成功、自律和谨慎从容。

根据戴晓阳等的研究,NEO 个性问卷修订本也有良好的信度和效度。α系数从 0.77(顺同性)至 0.92(神经质),间隔 6 周的重测信度从 0.81(开放性)至 0.91(外向性),表明 NEO—PI—R 具有较好的信度。因子分析表明 30 种人格特质分量表基本上负荷了五个主要公共因子(可解释 57%～65%的总体方差),表示 NEO—PI—R 具有很好的结构效度。采用杨坚翻译的 NEO—PI—R 对 1000 名 16～20 岁青年进行测试的结果表明,NEO—PI—R 的个别条目稍加修改后很适合应用于中国青年人。NEO—PI—R 的神经质和外向性维度与 EPQ 的神经质和内外向维度的相关系数分别为 0.744($P<$ 0.01)和 0.816($P<$0.01)。研究还发现性别、年龄和受教育程度对测验的结果均有明显的影响。研究结果表明 NEO—PI—R 在个别条目稍加修改后很适合在中国大陆应用,并建议在标准化时应建立年龄常模。

目前,NEO—PI—R 是西方国家特别是北美地区使用得最广泛的人格评定量表之一,而且它已被许多国家翻译和修订,用于人格的测量和研究、临床心理学、工业与管理心理学等领域。

参考文献

[1] Digman JM. Personality Structure:Emergence of The Five-Factor Model. Annual Review of Psychology,1990,41:417—440.

[2] Goldberg LR. The Structure of Phenotypic Personality Traits. American Psychologist,1993,48:26—34.

［3］ Costa PT，McCrae RR. The NEO Personality Inventorymanual. Odessa：Psychological Assessment Resources，1985.

［4］ 戴晓阳，姚树桥，蔡太生. NEO 个性问卷修订本在中国的应用研究. 中国心理卫生杂志，2004，18(3)：171－174.

［5］ 戴晓阳，吴依泉. NEO—PI—R 在 16～20 岁人群中的应用研究. 中国临床心理学杂志，2005，13(1)：14－18.

（李俊娇）

国际人格障碍检查表

1 量表概述

国际人格障碍检查表(International Personality Disorders Examination，IPDE)是由 Loranger 等人根据 PDE (personality disorders examination) 于 1991 年修改制定的。它是一个半定式检查表，要求检查者为精神科医生或临床心理学家，旨在帮助检查者判断被试有无人格障碍，以及人格障碍的类型。其判断的标准与 ICD—10 和 DSM—Ⅲ—R 两套诊断系统相配套。

IPDE 共用 153 个条目，测查 6 个方面的内容：工作、自我、人际关系、情感、现实检验、冲动控制。每一道题上都表明两个诊断系统标准中的条目数。在这 153 个条目中，只与 DSM—Ⅲ—R 对应的数量为 83 条，只与 ICD—10 对应的数量为 27 条，两者重叠的数量为 43 条，IPDE 的中文版本由北京医科大学的胜利翻译。韩菁等选用与 ICD—10 对应的条目 70 个，进行了信度和效度检验，评定者间的一致性中位数 kappa 值为 0.84；前后评定的一致性 kappa 值为 0.83，与临床诊断的符合率为 90.6%。因为只节选了与 ICD—10 诊断系统相对应的条目，检查时间缩短为 70 分钟左右。

2 使用与应用

IPDE 的计分，每一项目按所指人格特质存在的程度，分为"无"、"有时存在"、"经常" 3 种，以及是否导致个人烦恼或人际关系障碍评为 0，1，2 分。诊断标准：被试者有 3 项或 4 项阳性分，其中至少有 1 项为 2 分；如不符合任一型人格障碍诊断标准，但阳性分≥10 项，则诊断为其他型；时间标准要求一个行为或特征必需存在≥5 年才能被认为是人格特质，且至少有 1 项在≤25 岁时已满足。对虽有阳性分但总项目不能满足诊断标准者，可诊为可能有某型人格障碍。如认为被试者的回答不可靠，则以知情者的回答为评分依据。测试由有一定经验的临床医生提问，每例约需 1 小时 15 分。

IPDE 已被翻译成十多种语言，在许多国家得到应用，经测试有良好的信度。大部分条目的检查者之间的一致性为 0.8～0.9。

参考文献

[1] 韩菁,许又新,崔玉华,等.国际人格障碍检查表在中国的初步应用.中华精神科杂志,1998,31,(3):172—174.

（李俊娇）

加利福尼亚心理调查表

1 量表概述

加利福尼亚心理调查表 CPI(California Psychological Inventory)由 Harrison G. Gough 编制,最初出版是 1951 年(15 个分量表),1957 年由咨询心理学家社再次出版(480 题,18 个分量表),1987 年第二次修订(472 题,23 个分量表),1996 年推出第三版。第三版的项目共 434 个,分 20 个分量表。包括三个评估测量态度的量表,这些效度量表包括幸福感(Wb),来自于正常人的"装坏";好印象(Gi),来自于正常人的"装好";集体性(Cm),包括 95％的人认可的题目。因此 Wb、Gi 和 Cm 分别测量装坏、装好和随意回答的受测者。

CPI 用于正常人群,评价受测者的人际关系与社会适应。研究表明 CPI 可用于对学业成就、管理潜能、创造性潜能、工作绩效、A 型行为(详见"A 型行为问卷"词条)、违法及社会偏离行为等方面的研究和预测。在择业指导、人事管理、教育辅导、心理咨询等领域具有较大的实用价值。

中文版 CPI 由杨坚、龚耀先依据 1987 年版本修订,于 1989 年开始修订,通过全国 16 个单位的协作,历时两年完成。CPI 采用"是—否"的反应形式。中文版 CPI 共 462 项目,其量表结构如 16PF 一样,包含三个部分。

2 结构与特性

中文版 CPI 包括三个部分的内容:

(1)一级因素(20 个):20 通俗概念量表

①支配性	②进取能力	③社交性	④社交风度
⑤自我接受	⑥独立性	⑦通情	⑧责任性
⑨社会化	⑩自我控制	⑪好印象	⑫同众性
⑬适意感	⑭宽容性	⑮顺从成就	⑯独立成就
⑰智力效率	⑱心理感受性	⑲灵活性	⑳女/男性化

（2）二级因素（3 个）

①外向（externality）——内向（internality）（V_1）

②规范问题（normal-doubting）——规范遵从（normal-favoring）（V_2）

③自我整合（ego intergration）（V_3）

（3）特殊的组合因素（12 个），如管理潜能、工作取向等。

CPI 同样可使用剖面图，来分析受试者的人格，CPI 人格类型解释是以 V_1 为横轴，V_2 为纵轴，划出 4 个类型：α，β，γ 和 δ。每种类型根据 V_3 又分为 7 类。测量学特性方面，CPI 多数量表重测相关在 0.80 左右，由于测试的样本和时间间隔不同，相关范围从 0.05 到 0.89。CPI 的标准化来源于具有不同年龄、社会地位和地区的标准化的 6000 名男性和 7000 名女性样本。量表分数最后被转化为平均数为 50，标准差是 10 的 T 分数。

3　应用情况

CPI 作为国际上几种经典的人格测验之一，其信度与效度均受到了时间的考验，根据 Piotrowski 和 Keller 1983 年对美国各大临床心理学培养计划所做的一项调查中，在各大学要求博士生必须熟悉的五项人格测验清单中，CPI 位居第二，仅次于 MMPI。1985 年版《心理测量年鉴（第九版）》所列出有关 CPI 文献的数量在所有多维人格问卷中位居第四。同时 CPI 的应用范围十分广泛，在教育心理方面，可用于对学员成就、创造性潜能的预测，并可以为专业选择提供指导；在管理心理方面可以用于对应聘者的管理潜能，工作效绩的预测提供参考。

参考文献

[1]　Gough HG，Bradley P. CPI manual. 3rd ed. Palo Alto，CA：Consulting Psychologists Press，1996.

（李俊娇）

爱德华个性测验

1　量表概述

爱德华个性测验（Edwards Personal Preference Schedule，EPPS），由美国心理学家爱德华（A. L. Edwards）于 1953 年编制。该量表是以美国心理学家默瑞（H. A. Murray）在 1938 年提出的人类 15 种需求为理论基础编制的。全量表包括 225 个题目（其中有 15 个重复题目，用以检查反应的一致性），每题包括两个第一人称的陈述句，要求受测者按自己的个性偏好从中圈选一句话。EPPS 的主要功能是经由个人对题目的选择而鉴别其在 15 种心理需求上的倾向，从而了解个人的人格特质。这 15 种需求是：

成就(ach)	顺从(def)	秩序(ord)	表现(exh)	自主(out)
亲和(aff)	省察(int)	求助(suc)	支配(dom)	谦逊(aba)
慈善(nur)	变异(chg)	坚毅(end)	性爱(het)	攻击(agg)

爱德华个人偏好量表是由这 15 种需要量表和一个稳定性量表所组成，整个测验共有 225 对叙述组成的题目，其中有 15 个题目重复两次。在 15 个量表中，每个量表有 9 种叙述，这 9 种叙述轮流与其他需要叙述配对，每种叙述重复两、三次，令被试每题的叙述做强迫选择。施测后每人得到 15 个分数。根据个人所得的 15 个分数绘制剖析图，即可对个人的心理倾向有个概括的了解。

2　量表使用

爱德华个性量表的每个题项都包含一组成对的语句，对他们所描述的特征，你可能喜欢，也可能不喜欢；其方式你可能曾感觉到，也可能没有感觉到。例如：A. 我喜欢对别人谈我自己。B. 我喜欢为我自己所定的目标而工作。在这两个特征中，你应当选择更能体现你自己特征的那一个。

爱德华个性问卷采用这种方式设计的原因，主要是为了降低或避免社会期望效应。社会期望效应是指受到社会价值赞许性的影响，受测者会根据对问题答案的期望或非期望来回答问题，而不是根据真实的实际内容来回答。EPPS 的经典之处在于每一题的两个陈述都与社会认同性配对，每一项陈述的社会认同性是相同的，因此可以抵消该因素的影响，通过对所有体现 15 种需求的陈述句进行两两比较，EPPS 测量出默瑞的每一种需要的相对强度。

参考文献

[1]　严瑜. 心理测量与人才评鉴. 北京：人民出版社，2008.

（李俊娇）

A 型行为问卷

1　量表概述

A 型行为类型是美国著名心脏病专家 M. Friedman 和 R. H. Roseman 于 20 世纪 50 年代首次提出的概念。他们发现许多冠心病人都有共同而典型的行为特点，如雄心勃勃,争强好胜,醉心于工作;但缺乏耐心,容易产生敌意情绪,常有时间匆忙感和时间紧迫感等;他们把这类人的行为表现特点称为"A型行为类型"(TABP)。20世纪50年代末,M. Friedman和R. H. Roseman开发了第一个TABP的测查工具,称为"结构式会谈"。在60年代后期,美国医学心理学家C. D. Jankins编制了一个TABP自陈量表,称为"詹金斯活动性量表",该量表得到了广泛的应用。此外,还有弗雷明翰A型量表和德克萨斯A-B型行为测验等。中国是于1983年由张伯源教授主持下,成立了全国性的"A型行为类型与冠心病研究协作组",通过协作组即在全国范围内试用测试,在研究和参考了美国的有关A型行为测查量表的内容并结合中国人自身的特点,经过了三次修订,最后完成了这个具有较高信度和效度的A型行为类型问卷。从1985年开始在全国范围内广泛使用。整个问卷包含有60个题目,分成3个部分,施测时间约15~20分钟。

2 计分与解释

量表包含三个部分,分别是TH、CH和L。其中,TH共有25个项目,表示时间匆忙感,时间紧迫感和做事快节奏等特点;CH共有25个项目,表示竞争性、缺乏耐性和敌意情绪等特征;L有10个项目,为有效性量表。

行为模式可以区分为五种类型:

TYPE=TH+CH

A 型 　　　TYPE$\geq$37

A-型 　　29$\leq$TYPE<36

M 型 　　　TYPE=27or28

B-型 　　19$\leq$TYPE$\leq$26

B 型 　　　TYPE$\leq$18

L的得分只供研究和参考,L$\geq$7时答卷无效

对于结果的解释如下:

(1)TH:时间匆忙感(Time Hurry)(满分25分)

高分者:惜时如金,生活和工作节奏快,总有一种匆匆忙忙、感到时间不够用的感觉。渴望在最短的时间内完成最多的事情,对于节奏缓慢和浪费时间的工作或事会不耐烦、不适应。容易粗心大意,急躁。

低分者:时间利用率不高,生活、工作节奏不快,悠闲自得,心态平和,喜欢休闲和娱乐,做事有耐心,四平八稳,容易给人一种慢条斯理的感觉。

(2)CH:竞争性(Competitive)、缺乏耐性(Impatience)和敌意情绪(Hostility)(满分25分)

高分者:生活及工作压力大,渴望事业有所成就,竞争意识强烈,争强好胜,希望能出人投地,并对阻碍自己发展的人或事表现出激烈的反感或攻击意识。

低分者:与世无争,容易与人平和相处,生活和工作压力不大,也可能生活标准要求不高,随遇而安,也可能是过于现实。

(3)L:掩饰分(满分10分)

对自己不利的评价好掩饰,为人容易表现出虚伪、圆滑,也可能是由于自身定位不准

确,自我认识不清或理解能力不足造成的。

A 型行为模式的主要特点:

过分努力地工作,有雄心和强烈的竞争意识;总是处于时间压力下,从来不满足于工作的进度,总是试图在最短的时间内完成尽可能多的工作;对过去的成就总不满意,不断地为自己确立新的更高的奋斗目标,并为此不懈地努力,宁愿牺牲娱乐和家庭生活;没有耐心,对人常怀有敌意。对环境有不寻常的控制需要,特别易于受到不可控制的生活和工作情境的威胁。然而,人生中充满各种紧张性的事件,一个人不可能完全控制生活环境。

M 型行为模式的主要特点:

其特点是价于 A 及 B 型之间。

B 型行为模式的主要特点:

和 A 型截然不同的行为特点,表现为从容不迫,悠闲自得,稳重,现实,随遇而安,对人较随和,较少侵犯性。

(李俊娇)

陈会昌气质量表

陈会昌气质量表,又称"陈会昌六十气质量表"。该量表是由我国陈会昌等编制,共 60 题,每种气质类型 15 题,测量出 4 种气质类型:胆汁质、多血质、粘液质和抑郁质。陈会昌气质量表为自陈形式,计分采取数字等级制,即非常符合计+2 分,比较符合计+1 分,拿不准的计 0 分,比较不符合计-1 分,完全不符合计-2 分。分别把属于每一种类型的题的分数相加,得出的和即为该类型的得分。最后的评分标准是:如果某种气质得分明显高出其他三种(均高出 4 分以上),则可定为该种气质;如两种气质得分接近(差异低于 3 分)而又明显高于其他两种(高出 4 分以上),则可定为二种气质的混合型;如果三种气质均高于第四种的得分且相接近,则为三种气质的混合型。由此可能具有 13 种类型:

(1)胆汁;   (2)多血;   (3)粘液;   (4)抑郁;

(5)胆汁—多血;   (6)多血—粘液;   (7)粘液—抑郁;   (8)胆汁—抑郁;

(9)胆计—多血—粘液;   (10)多血—粘液—抑郁;   (11)胆汁—多血—抑郁;

(12)胆汁—粘液—抑郁;   (13)胆汁—多血—粘液—抑郁

表 1　陈会昌气质量表各类型气质题号

气质类型	题　号														
胆汁质	2	6	9	14	17	21	27	31	36	38	42	48	50	54	58
多血质	4	8	11	16	19	23	25	29	34	40	44	46	52	56	60
粘液质	1	7	10	13	18	22	26	30	33	39	43	45	49	55	57
抑郁质	3	5	12	15	20	24	28	32	35	37	41	47	51	53	59

典型气质类型的解释如下：

(1)多血质型。特点:活泼好动、善于交际、思维敏捷、容易接受新鲜事物、情绪情感容易产生也容易变化和消失、容易外露、体验不深刻。

(2)胆汁质型。特点:坦率热情、精力旺盛、容易冲动、脾气暴躁、思维敏捷、但准确性差、情感外露,但持续时间不长。

(3)粘液质型。特点:感受性低、耐受性高、不随意反应低、外部表现少、情绪具有稳定性、反应速度不快但灵活。心理特点:稳重、考虑问题全面、安静、沉默、善于克制自己、善于忍耐、情绪不易外露、注意力稳定而不容易转移、外部动作少而缓慢。

(4)抑郁质型。特点:沉静、对问题感受和体验深刻、持久、情绪不容易表露、反应迟缓但是深刻、准确性高。

(李俊娇)

罗夏墨迹测验

1　量表概述

罗夏墨迹测验(Rorschach Inkblot Method,RIM)是最著名的投射法人格测验,是由瑞士精神科医生、精神病学家罗夏(Hermann Rorschach)创立的。

罗夏测验是由 10 张经过精心制作的墨渍图构成的。这些测验图片以一定顺序排列,其中 5 张为黑白图片(1、4、5、6、7),墨迹深浅不一,2 张(2、3)主要是黑白图片,加了红色斑点,3 张(8、9、10)为彩色图片。这 10 张图片都是对称图形,且毫无意义。

2　测验的使用

2.1　罗夏墨迹测验实施阶段

(1)自由反应阶段。即自由联想阶段,在这一阶段,主试向被试提供墨渍图,一般的指导语是"你看到或想到什么,就说什么"。应避免一切诱导性的提问,只是记录被试的自发反应。主试不仅要尽量原原本本地记录被试的所有言语反应,而且也要对他的动作和表情给以细心的注意和记录。此外,要测定和记录呈现图版到作出第一个反应的时间,以及对这一张图版反应结束的时间。

(2)提问阶段。这是确认被试自由反应阶段所隐藏的想法的阶段,主试以自由联想阶段的记录材料为基础,通过提问,以清楚地了解被试的反应利用了墨渍图的哪些部分,以及得出回答的决定因子是什么。

(3)类比阶段。这是针对提问阶段尚未充分明白的问题而采取的补充措施。主要是询问被试对某个墨渍图反应所使用的决定因子,是否也用于对其他墨渍图的反应,从而确定被试的反应由是否有某个决定因子的存在。

(4)极限测验阶段。当主试对被试是否使用了某些部分和决定因子还存在疑虑时,加以确认。在测验过程中,主试以记号对各种反应进行分类,并计算各种反应的次数,以便在绝对数、百分率、比率等方面进行比较。

罗夏测验记号划分五个阶段:①领域的记号;②决定因子记号;③内容的记号;④平凡性或独创性;⑤形态水准评定。

2.2　测验的计分

计分和解释是罗夏墨迹测验中最困难的工作,1972 年美国学者 Exner 的一项调查发现,在经常使用此测验的临床工作者中,约 25% 的人并不对被试的反应作正式的评分,另外 75% 的主试虽然进行评分,也较少使用一种固定的评分系统。因而相当数量的人对被试的反应的解释基本上是一句个人在临床工作中所建立的经验法则,采用直观的方式对测验结果加以解释或推理。这种直觉式的解释主观性较大,因此会明显影响测验的效度。为此,研究者们也不断研究来发展相对完善的评分系统。计分时应考虑的要素包括:

(1)定位(location)。具体包含:整体(W)、部分(D)、小部分(d)、细节(Dd)、空白(S)。

(2)决定因素(determinants)。确定决定被试反应的因素,包括形状、黑白光度、色彩、运动等。

(3)内容(content)。确定答案的内容,H 表示看到的是人,A 表示看到动物,AT 意味着解剖学上的答案(骨、器官等)。

(4)独创和从众(original and popular)。

参考文献
[1]　严瑜.心理测量与人才评鉴.北京:人民出版社,2008.

(李俊娇)

主题统觉测验

1 量表概述

主题统觉测验（Thematic Apperception Test，TAT），是由默里（H. A. Murray）及其同事于 20 世纪 30 年代发展而来的。这类测验中，目前最重要，也是最广泛使用的，是默里于 1943 年发表的第三套主题统觉测验。这套测验全套共有 30 张内容比较模糊隐晦的黑白图片，图片内容多为人物，兼有部分景物，其中有些是分别用于男人、女人、男孩和女孩的，有些是共享的。测验时让被试根据图片内容按一定要求讲一个故事。被试在讲故事时会将自己的思想感情投射到图画中的主人公身上。默里提出的方法是要从故事中分析一系列的"需要"和"压力"。他认为，需要可派生出压力，而且正是由于需要与压力控制着人的行为，影响了人格的形成和发展。因此，通过主题统觉测验，可以反映一个人的人格特点。临床医学家还用这种测验结果进行病理分析。

主题统觉测验的每张图片都标有字母号，按照年龄、性别把图片组合成四套测验，每套 20 张，分成两个系列，每系列各有 10 张。分别用于男人、女人、男孩和女孩，其中有些照片是共享的。每一套又分两次进行，故每次实际上只用 10 张图片。

2 量表使用

测验进行时，主测者按顺序逐一出示图片，要求被测者对每一张图片都根据自己的想象和体验，讲述一个内容生动、丰富的故事。故事的叙述应该包含三个基本维度：

（1）图片描述了一个怎样的情境；

（2）图片中的情境是怎样发生的；

（3）结局会怎样。

每套测验的两个系列分两次进行，测完第一系列通常花 1 小时，在一天或更长时间后再进行第二系列的测试。通常第二系列的图片内容会较为奇特、复杂，容易引起情绪反应。在第二系列测验完毕后，主测者会与被测者作一次谈话，了解被测者编造故事的来源和依据，以作为结果分析的参考。

3 临床应用

TAT 是人格测验，临床上不能作为诊断测验，而是通过它来发现一些特征性病理征，或者说不同精神障碍的人，在此测验中有些什么特征性表现，用以了解不同疾病在人格方面的变化特点。这些信息，也可作诊断参考。以下简要列举几种病理时的测验

特点:

(1)情绪不稳病人对刺激图有过分的情绪反应。

(2)抑郁有一个共同的特点,即观念性活动受阻。所以大部分故事内容都是在询问中获得的。即使如此,回答询问时通常也都是言词简短或只有个别单词。

(3)强迫行为者在描述图时很详细,详细得甚至古怪。在将图画的某一部或某一方面进行分割时非常刻板。强迫观念者过于智力化,在意识中出现过多的可能解释、怀疑、卖弄学问、往往限于叙述。

(4)偏执的指针,他们见到的主题常是特务、偷偷摸摸和从背后来袭击。从图画来推断主试者的动机,将图片和人物过于道德化或进行道德批判,从图片来作无边际的推测,甚至有知觉的歪曲。

(5)精神分裂症指针,他们的指针很不一致,差别很大。主要有如下一些:

①不能接受的内容,将同性恋、性反常、违禁的侵犯等介绍到故事中来。

②在内容中有过于推敲和象征化。

③在内容中有脱离社会现象。

④妄想性内容

⑤内容中有些荒诞的幻想。

⑥内容中有独特性的前后矛盾。

⑦内容模糊不清。

(李俊娇)

其他人格测验

1. 画人测验 (Draw-a-Person Test,DAP)。Karen Machover 于 1949 年编制的画人测验 (Draw-a-Person Test,DAP),最初的用途是测量儿童的智力,以后它的用途被拓展到了评估人格和诊断心理病理问题。用作人格测量的画人测验,基本假设是被试会将他们自己投射到被要求画的人像上。

2. 人格诊断问卷(Personality Diagnostic Questionnaire,PDQ)。美国纽约州立精神病研究所 Steven E. Hyler 及其同事根据 DSM—IV 人格障碍诊断标准编制的自陈式问卷。国外的研究认为 PDQ—4＋是一个有效的人格障碍筛查工具,用于人格障碍筛查时具有高度敏感性和中度的特异性。

3. 性格内外向调查表(Awaji Personality Inclination Inventory,APII)。由日本学者淡元路治郎基于荣格的性格内外向理论编制的性格调查表,据此表可以算出外向性指数 VQ 和内向性指数 IQ,帮助判断个体的性格倾向性。

4. 品格教育测验(Character Education Inquiry,CEI)。利用学童日常生活中的熟悉自然情境来测查其品格,以定期随堂测验的形式来施测,例如儿童的家庭作业、体育竞赛或聚会时的游戏等,一般而言儿童并未觉察到自己正在接受测验。常见的品格教育测验有:考试作弊,好书的诱惑,说谎与夸耀,分发精美物品,道德情境故事等。

5. 情境压力测验。最初起源于第二次世界大战期间,美国与英国的军队必须快速地选择出适合的军官人选以及担任军中情报工作的人,至今已发展出多种变式,应用广泛。让被试置身于一种经过特别设计的紧张、恶劣甚至危险的情境中,使被试有一种情绪上的压力,或者将被试安排在实际生活中一个具有特别压力与困境的场合,进而由注视直接或间接地暗中对被试进行观察记录,以此了解被试的人格特点与能力。

表 1 其他人格测验

1	量表名称 (开发者,发表年代)	Draw-a-Person Test (DAP) 画人测验 Karen Machover 于 1949 年编制
	量表简介 (组成与特性评价)	用作人格测量的画人测验,基本假设是被试会将他们自己投射到被要求画的人像上。测验程序包括作画阶段和询问阶段。作画阶段要求受测者:①请你画一个完整的人。②请你画一个跟刚刚所画性别相反的人。③请你画你自己。询问阶段要求受测者再看一次前面所画的图,根据所画之图编一个故事或请他说出它的联想(从第一张看起)。画人测验的评分线索包括:人像的大小和在纸上的位置;绘画中所描绘的动作的数量;完成任务时的系统化情况;涂擦痕迹;阴影;男性人物和女性人物的不同画法等。 对于画人测验结果的解释具有较大的主观性,很少得到实验性的证据支持,因而难以从 DAP 测试中得到大规模的人格评估的结果,这个测试的更恰当的应用是在疑为行为紊乱和情绪混乱的儿童的辨别方面。例如在 DAP 基础上开发出来的画人——对于情绪紊乱的辨别方法(DAP:SPED),经研究证实可以提高问题儿童诊断的精确性。
	文献来源	1. Naglieri JA, Pfeiffer SI. Performance of disruptive behavior disordered and normal samples on the Draw A Person: Screening procedure for emotional disturbance. Psychological Assessment,1992,4(2):156-159.
2	量表名称 (开发者,发表年代)	Personality Diagnostic Questionnaire (PDQ) 人格诊断问卷 美国纽约州立精神病研究所 Steven E. Hyler 及其同事于 1984 年编制,1988、1995 年两次修订。

续表

2	量表简介 （组成与特性评价）	该问卷按照 DSM—Ⅳ 的 10 型人格障碍设计了 85 项问题,还有 6 项问题测试效度。同时还设计了有 5 项问题的"临床意义表"(Clinical Significance Scale),用于检查符合诊断标准的病人。黄悦勤等人 1995 年以来在国内首次对 PDQ—R 进行了研究,问卷共包括分裂样型、分裂型、偏执型、回避型、依赖型、强迫型、戏剧型、自恋型、边缘型、反社会型等 10 型人格障碍,共有 127 项问题。杨坚于 1996 年翻译修订的中文版 PDQ—4＋,包含 107 个项目,12 个分量表,分别为偏执型、分裂样型、分裂型、表演型、自恋型、边缘型、反社会型、回避型、依赖型、强迫型、抑郁型、被动攻击型。 将修订的 PDQ—R 中文版在 75 名经精神科医生根据 ICD—10 确诊为人格障碍的患者、60 名排除人格障碍的其他精神障碍的患者和 78 名正常医护人员及大学生中试测,研究结果表明,PDQ—R 在中国正常人群样本中应用的真实性较好,以 ICD—10 为金标准,具有高度灵敏度和中度特异度,可以作为人格障碍的筛查工具,应用于精神科和心理咨询的辅助检查。使用 PDQ—4＋中文版问卷在中国大学生中的研究表明,PDQ—4＋的内部一致性信度和重测信度较好。探索性因素分析得到 3 个因子,与 DSM—Ⅲ—R 的类群理论基本吻合。
	文献来源	1.黄悦勤,董问天,王燕玲,等 . 美国人格诊断问卷(PDQ—R)在中国的试测 . 中国心理卫生杂志,1998, 12(5)：262－264. 2.凌辉,钱铭怡 . 人格诊断问卷在中国大学生中应用的信度和效度 . 心理科学,2009, 32(4)：949－951. 3. Hyler SE. The Personality Diagnostic Questionnaire 4 ＋. New York：New York State Psychiatric Institute, 1994.
3	量表名称 （开发者,发表年代）	Awaji Personality Inclination Inventory (APII) 性格内外向调查表,又称淡路向性检查 由日本学者 Awaji 编制,华东师范大学孔克勤修订
	量表简介 （组成与特性评价）	日本淡元路治郎编制的向性检查卡,是在荣格内外向理论的基础上的个性倾向测量。该量表把一个人对别人的态度、交友的情况、对新环境的兴趣和适应,以及自我主张的强烈程度等作为判断内外向性的重要征候。该量表共 50 个测题,每题作"是"、"否"或"不定"的回答。根据被试回答结果,可求出外向性指数(V. Q),其公式为 V. Q＝(外向性反应总数＋1/2 回答"不定"的总数)/25×100 瑞士心理学家荣格(Jung)在 1913 年提出了内向型和外向型的人格特质后,许多人格心理学家都将内向和外向看作是人格的重要特质或维度。华东师范大学心理学系孔克勤教授修订了日本学者的淡路向性检查表,制订成中国的内向—外向人格测验,共 50 题,可用来测评各个年龄阶段人群的性格倾向性,在心理护理和心理保健与康复方面也有广泛的应用。
	文献来源	1. 宋彪 . 性格及第三因素干预对语言学习策略影响的研究 . 武汉:华中师范大学,2009. 2. 叶奕乾 . 现代人格心理学 . 上海:上海教育出版社,2005.

续表

4	量表名称 （开发者，发表年代）	Character Education Inquiry(CEI)　品格教育测验 H. Hartshorne 和 M. A. May 在 20 世纪 20 年代末编制
	量表简介 （组成与特性评价）	品格教育调查测验,利用学童日常生活中熟悉的自然情境来施测,例如平时考试的情境等,以儿童的家庭作业、体育竞赛或聚会时的游戏等形式来进行。儿童并未察觉到自己正在接受测验,除非其程序中涉及一般学校测验。测量内容:诚实、自我控制、利他主义等品格或行为特点。 　　多用于学校教育过程,通过创设情境,考察学生的诚实性、利他性、公正性、用感性和自控能力等方面的个性心理侧面,能更为客观地对学生的思想品格和个性心理做出准确的诊断,起到其他一些心理诊断方法所难以起到的作用。
	文献来源	1. 黄光扬. 新课程与学生学习评价. 福州:福建教育出版社,2005. 2. Anastasi A, Urbina S. 心理测验. 危芷芬,译. 台北:双叶书廊有限公司,2004.
5	量表名称 （开发者，发表年代）	情境压力测验 第二次世界大战中由德国人首创
	量表简介 （组成与特性评价）	将被试放在类似或模拟"真实"的标准情境中,以测查其某种能力或人格的测验方式,多用于教育及军事等领域或特殊人员的选拔。通常是指是经特别设计,使得情境对受测者产生一种情绪上的压力,然后由主测者观察记录受测者如何应付情境,从而了解他的人格特性。这类测验的特点在于经过特别设计的情境,会对被试产生一种情绪上的压力。常见种类有:①军事情境测验;②无领导团体讨论;③公文包测验;④障碍问题情况测验等。 　　第二次世界大战中由德国人首创,后被英美谍报军事机构所用,现在已发展出多种变式,广泛应用于企业、机关、学校、军事等领域。这一测验的优点是情境测验比自陈法和投射法更自然、更接近真实生活。但研究表明一般来说,这些测验的效度不是很高,预测效度也较低,主要是因为较多的干扰变量以及人类行为的复杂性影响到不同情境下的结论的可推广性,但其依然是重要的资料来源。
	文献来源	1. 黄光扬. 新课程与学生学习评价. 福州:福建教育出版社,2005. 2. Liebert RM, Liebert LL.人格心理学:策略与议题.张凤燕、杨妙芬,译.台北:五南图书出版股份有限公司,2004.

（李俊娇）

～～～～～～～～～～～～～～～～～
认知能力测量
～～～～～～～～～～～～～～～～～

中国修订韦氏成人智力量表（WAIS—R.C.）

1 开发情况

韦氏成人智力量表（Wechsler Adult Intelligence Scale，WAIS）是美国 David Wechsler 于 1966 年根据他在 1939 年编制的智力量表（W—BI）修订而成的。WAIS 广泛用于英语国家，同时也有许多其他国家的修订本，它对教育和医学工作者均很有用。根据我国实际工作者的需要以及中国心理学会医学心理专业委员会的倡议，对这一量表进行了修订。修订 WAIS 的工作是在湖南省卫生厅的领导下，由湖南医学院龚耀先主持，联合全国 57 个协作单位共同进行。修订工作从 1979 年起开始准备，1981 年完成。由于当时我国城乡尚有一定的文化和经济的差别，为了适合这一具体情况，因此编制了两套常模，一是城市的，另一是农村的。在全国 23 个省市的城市和农村同时进行取样测试。本量表于 1981 年 11 月在我国修订成后，1982 年 7 月第一次印刷手册，这个智力量表受到全国医学、教育等专业的心理工作者及有关专业人员的欢迎，并受到卫生部及湖南省奖励。

2 结构与特性

2.1 量表的结构

WAIS—R.C. 分言语量表（包括知识、领悟、算术、相似性、数字广度、词汇等 6 个分测验）、操作量表（包括数字符号、图画填充、木块图、图片排列、图形拼凑等 5 个分测验）和全量表（包括上述 11 个分测验）。言语量表分是将 6 个言语分测验的各量表分相加，操作量表分及全量表分均类推。根据各自的量表分可换算成各自的智商，即言语智商（VIQ）操作智商（PIQ）和全智商（FIQ）。

2.2 量表的信度

本量表的信度测定是在城市和农村两个样本中取 18～19、25～34 和 45～54 三个年龄组，按如下三个方法进行的：①劈半相关，即将各分测验项目按单双号分为两半，计算两半成绩的相关系数（r）。结果：共计 60 个 r 值，r 值分布在 0.3～0.8，其中 73% 在 0.5 以上。图形拼凑及数字广度的 r 较低，与 WAIS 中的情况相似。②各测验之间的相关。

取 11 个分测验的量表分求彼此一一相关。结果:语言和作业量表的 r 值均分布在 0.6～0.8,绝大多数均在 0.7 以上。其他各分测验的 r 值共 330 个,其中达到 0.5 的占 56.7%,达到 0.6 的占 20%,达到 0.7 的占 6.7%。③重测相关。对 211 名受试者在相隔 1～6 周内进行两次测验。两次测验结果的 r 值为 0.9,相关很高。

2.3 量表的效度

因为我国现在尚无标准的成人智力量表,所以无法与标准量表比较,量表的修订组以智商与学习成绩的相关来计算效度。取 1981 年各省市参加大学入学考试的考生(高中应届毕业生)166 名,其中成绩优异、名列前茅者 29 名,落榜者 136 名,将两组的智商进行比较,前者的智商平均为 112.78(标准差为 7.39),后者为 100.32(标准差为 10.93)。前者高于后者,差异显著($P<0.01$)。

3 计分与解释

3.1 测验粗分

测验结果以分数表示。按计分标准的直接得分称粗分或原始分。因为各测验项目数不一,所以得分不平衡,有的最高分为 90,有的为 18。

3.2 量表分

测验结果要用一个数值来表示,但粗分标准不一,不便直接相加。于是将粗分换算为 0～20 的量表分,即标准分。按此法将所有分测验的粗分均制成量表分换算表附于手册内。

3.3 智商

韦氏智力量表均采用离差智商。它与年龄智商不同,不用实龄除智龄,而是计算受试者的测验量表分与相应年龄组的量表分均数相差多少标准差,再化均数为 100,标准差为 15 的形式。

3.4 得分解释

(1)三种智商分数间的比较解释:最后结果可得出三个智商分数,分别是言语智商(VIQ),操作智商(PIQ)和全智商(FIQ)。FIQ 是对受试者的智力水平作一总估计,而 VIQ 则代表了言语为中介的智力活动,PIQ 则代表了表现于操作中的智力活动。一般可以 VIQ 及 PIQ 的相差程度来发现大脑半球是否一侧有病损,例如,如优势半球,一般为左侧有损害,VIQ 明显低于 PIQ。非优势半球,一般为右侧有损害,PIQ 明显低于 VIQ,若是弥漫性损害,其表现与非优势半球损害时相似。

(2)智商等级的解释:智商等级是根据统计学来进行解释的,凡智商在 90～109 的称平均智力,高于此的称高于平均智力,低于此的称低于平均智力。高于或低于平均智力的又各有不同水平。见表 1。

4 使用与应用

WAIS—R.C. 自 1991 年起,在全国进行推广应用,广泛应用于医疗、教育、科研等领域。有调查显示 WAIS—R.C. 在国内属第三位常用测验,单位拥有率达 58.0%。到目前为止,使用 WAIS—R.C. 的单位主要集中在地、市级以上的大中型医疗和教育机构,在医疗机构,主要分布于精神科和神经科。近几年一些经济发展较快地区的县、区级医疗保健机构也开始使用 WAIS—R.C. 所以它尚有较大的推广潜力。

表1　智商的理论分等和百分数

智　商	分　　等	百分数
130 以上	极 超 常	2.2
120～129	超 常	6.7
110～119	高于平常	16.1
90～109	平 常	50.0
80～89	低于平常	16.1
70～79	边 界	6.7
69 以下	智力缺损	2.2

参考文献

[1]　龚耀先.韦氏成人智力量表的修订.心理学报,1983,(3):362－369.

[2]　程灶火,郑虹.韦氏成人智力量表在我国的推广应用情况调查.中国心理卫生杂志,2000,14(4):235.

[3]　龚耀先.中国修订韦氏成人智力量表手册.长沙:湖南地图出版社,1992.

（曾伟楠）

中国成人智力量表

1　开发情况

中国成人智力量表(Chinese Intelligence Scale for Adult，CISA)为我国首次自行设计编制的成人智力量表,由上海市精神卫生中心赵介城在 20 世纪 90 年代中后期主编。CISA 是一套适合于我国情况的成人智力量表,供临床评定一般智力之用。

2　结构与特性

2.1　量表的结构

量表包含:①问题解答(14 项),②宫格补缺(20 项),③口头运算(15 项),④巧拼方块(9 项),⑤词义分辨(21 项),⑥图画找错(20 项),⑦数字背诵(20 项),⑧木块构图(9 项),⑨分类概括(13 项),⑩图形识别(90 项)等分测验。

2.2　项目难度和鉴别力

CISA 8 个分测验(除数字背诵和图形识别外)项目难度和鉴别力分析结果列于表1。

表 1　8 个分测验的平均难度与鉴别力

分量表	难度	相关	鉴别指数
问题解答	0.56	0.44	0.50
宫格补缺	0.54	0.45	0.55
口头运算	0.64	0.63	0.47
巧拼方块	0.56	0.52	0.55
词义分辨	0.42	0.52	0.79
图画找错	0.55	0.48	0.83
木块构图	0.51	0.65	0.54
分类概括	0.50	0.53	0.67
平　　均	0.54	0.53	0.61

2.3　信度和效度

(1)分半相关:除数字背诵和图形识别两个分测验不便分半外,总体样本和分组样本其余 8 个分测验及言语能力量表、操作能力量表和全量表均按项目或分测验奇、偶编号分组,分别计算奇、偶两组分数的皮尔逊相关系数。经斯皮尔曼——布朗公式校正,88 个相关系数 0.8 以上的占 73.9%;最低相关系数 0.60,平均相关系数 0.82,均达显著水平($P<0.001$)。

(2)重测相关:从 20~24 岁和 25~34 岁两组样本中随机取 47 名,第一次测验两周后再测一次。结果第二次分数(除木块构图略低外)略高于第一次。各分测验分数和 IQ、AQ、IFQ 两次测验相关系数在 0.42~0.84;木块构图相关系数最低,亦达显著水平($P<0.001$)。

(3)各分测验相关:分别对总体样本和分组样本各分测验及量表之间作相关分析。总体样本分析结果,各分测验之间相关系数在 0.39~0.70,同类分测验之间平均相关系数(0.60)高于不同类分测验(0.55);各分测验与言语能力量表、操作能力量表相关分析同样如此;各分测验、能力量表及智力因素量表与智商之间的相关系数在 0.58~0.89,平均相关系数 0.70。各年龄组分析基本相似。

(4)与 WAIS—R.C. 相关:从 20~24 岁和 25~34 岁两组样本中随机取得 37 名,加测 WAIS—R.C. 将 CISA 所测分数与其作相关分析,结果两者各分测验相关系数在 0.08~0.86。两者同类分测验之间平均相关系数(0.55),高于不同类分测验(0.41)。CISA 言语能力量表及言语类分测验分数与 WAIS—R.C. 中 VIQ 平均相关系数 (0.69),高于操作能力量表及操作类分测验分数与 WAIS—R.C. 中 VIQ 平均相关系数 (0.52);而 CISA 操作能力量表及操作类分测验分数与 WAIS—R.C. 中 PIQ 平均相关系数(0.71),高于言语能力量表及言语类分测验分数与 WAIS—R.C. 中 PIQ 平均相关系数(0.56)。

(5)与学业成绩相关:从样本中取 86 名中学生,将其测验结果与近期语文、数学考试成绩作相关分析,结果显示相关显著。智商与语文成绩相关系数 0.39($P<0.001$),与数学成绩相关系数 0.46($P<0.001$);言语能力商与语文成绩相关系数 0.47($P<0.001$),与

数学成绩相关系数 0.46($P<0.001$)，操作能力商与语文成绩相关系数 0.25($P<0.05$)，与数学成绩相关系数 0.38($P<0.001$)。

（6）因素分析：采用主成分方差极大正交旋转法，对 804 名有中等教育程度的样本（男性 406 名、女性 398 名）作单因素及多因素分析。单因素分析表明，每个分测验均有较高的 G 因素负荷，其中宫格补缺、口头运算、图画找错、木块构图和分类概括均在 0.7 以上，其余 5 个分测验在 0.7 以下，图形识别负荷最低（0.60）；平均 G 因素负荷 0.69。多因素分析发现，CISA 包含 4 种智力因素：A. 语言理解因素（包括问题解答、词义分辨和分类概括），B. 数学逻辑因素（包括宫格补缺、口头运算、图画找错和数字背诵），C. 知觉组织因素（包括巧拼方块和木块构图），D. 注意分辨因素（包括数字背诵和图形识别）。

3　计分与解释

CISA 采用离差智商描述智力水平，而要算出离差智商，先将各分量表的原始分转换为量表分，转换按标准分线性转换公式，即量表分＝3Z＋10 进行，计算出量表总分之后，再按公式 IQ＝15Z＋100 转换成智商。CISA 依测验交流方式组成言语能力量表和操作能力量表，用能力商作为描述两种能力水平高低的量的单位。依多因素分析把各分测验分组成 A（语言理解）、B（数学逻辑）、C（知觉组织）和 D（注意分辨）四种智力因素量表，用智力因素商作为描述不同智力因素强弱的量的单位。根据上述量表所包含的分测验，在计算出各分测验的量表分之后，再按公式 AQ（或 IFQ）＝10Z＋50 换算为能力商和智力因素商。另外，CISA 还根据总体样本智商分布，建立了智商百分位常模，其对照表附于手册后备查。

4　使用与应用

CISA 是评定智力及各种智力因素发展水平或损害程度的标准化工具，通过专家鉴定后已应用于临床。该量表除可作临床评定智力及言语能力、操作能力的受损程度外，还可对人的语言理解、数学逻辑、知觉组织、注意分辨等智力因素发展的平衡性进行评定分析，也有助于大脑损伤病人作大脑功能障碍定位和损害程度的神经心理评估的研究，可作为临床诊断、心理咨询、人才选拔、择业指导、司法鉴定、劳动能力鉴定等方面的检测手段。

虞一萍等采用 CISA 量表对精神发育迟滞者进行智力评定，将精神发育迟滞者和正常组 CISA 各量表分与 WAIS—R.C. 各量表分作相关检验，结果显示高度相关，尤其是 CISA 的言语能力商、操作能力商和智商与 WAIS—R.C. 的言语智商、操作智商和总智商的相关在 0.90 以上，显示高度的相关，表明 CISA 量表与 WAIS—R.C. 量表具有很高的同质性。周敏等采用 CISA 量表对精神分裂症病人进行研究，结果显示，CISA 的言语能力商、操作能力商和智商与 WAIS—R.C. 的总智商的相关在 0.95 以上；WAIS—R.C. 的言语智商、操作智商和总智商与 CISA 智商的相关也在 0.93 以上，都显示了高度相关；各量表分之间的结果显示，CISA 的言语分测验与 WAIS—R.C. 的言语分测验相关高于操作的分测验；同样 CISA 的操作分测验与 WAIS—R.C. 的操作分测验相关高于操作的分测验，说明二者所测量的一般智力比较一致，也表现了同类项目之间的高度相关。

参考文献

[1] 赵介城,虞一萍,魏立莹.CISA 的编制及预试结果分析.中国临床心理学杂志,1998,6(1):8—10.

[2] 赵介城,虞一萍,魏立莹.中国成人智力量表.中国临床心理学杂志,1997,7(2):65—69.

[3] 虞一萍,赵介城,崔萍.中国成人智力量表用于精神发育迟滞者的效度研究.中国临床心理学杂志,1999,7(3):154—157.

[4] 周敏,熊生才,曾为群,等.中国成人智力量表(CISA)用于精神分裂症病人的比较.上海精神医学,2001,13(4):204—206.

（曾伟楠）

瑞文测验

1 开发情况

瑞文测验从方式上来分类,有文字测验、非文字测验及混合测验三类。瑞文测验属于纯粹的非文字智力测验,是英国人瑞文(J. C. Raven)在 1938 年设计的一个智力量表,原名叫 Progressive Matrices,一般译为渐近性矩阵,简称瑞文测验。这是一套使用方便、用途广泛的智力测量工具,至今仍为国内外心理学界和医学界所使用。我国心理学家张厚粲于 1989 年主持进行了该测验的中国常模的修订。

2 结构与特性

瑞文测验一共由 60 张图案组成,按逐步增加难度的方式分成 A, B, C, D, E 五组,每组都有一定的主题如图形相似、图形转换等,因此各组的思维操作水平也是不相同的。每个组又包含有 12 个项目,也按逐渐增加难度的方式排列,分别编号为 A1,A2,A3,…,A12,B1,…,B12 等,每个项目由一幅缺一小部分的大图案和与缺失部分形状一样的 6~8 张小图片组成(A 组和 B 组有 6 张,C 组以后 8 张),小图片分别标号为 1,2,…,8 。测验中要求被试根据大图案内图形间的某种关系,看小图片中哪一张填入(在头脑中想象)大图案中缺失的部分合适,就把小图片号码写在答案纸上。A 组主要测知觉辨别力、图形比较、图形想象力等;B 组主要测类同、比较、图形组合等;C 组主要测比较、推理、图形组合等;D 组主要测系列关系、图形套合,比拟等;E 组主要测互换、交错等抽象推理能力。测验通过评价被试这些思维活动来研究他的智力活动能力。下面就是其中的实例A7, B11, C4, E12:

在实践中发现,瑞文测验的重测信度系数在 0.70~0.90。与其他语言及非语言测验的相关分布在 0.40~0.75,其中它与其他操作测验的相关高于与语言测验的相关。

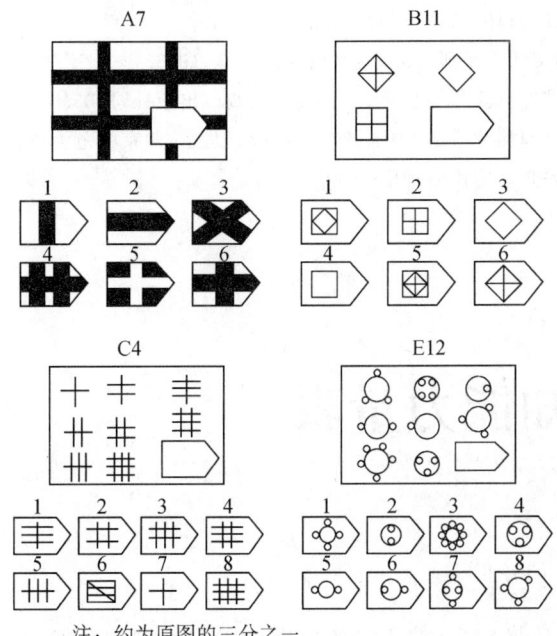

注：约为原图的三分之一，
答案分别为A7=6,B11=4,C4=8,E12=5.

3　计分与解释

在测验结束后(一般在几分钟以内),主试收回量表和答案纸,根据标准来检查被试的作业结果,并计算出他的原始分数,其智力高低的评价可以根据他的分数资料按百分位秩(与常模比较)的分布将被试分类:1 度——测验成绩等于或超过同年龄常模组的95%,则为高度的智力;2 度——测验成绩等于或超过同年龄组的 75%,为中上智力;3 度——成绩在 25%~75%,为中等水平的智力;3 度——成绩等于或低于 25%,为中下的智力;4 度——成绩等于或低于 5%,为智力不全。

4　使用与应用

自从瑞文测验问世以来,引起了很多人的注意,对它的研究也很多,如 Rimoldi1948 年在阿根廷通过 1680 个儿童也取得了类似的常模。其他研究据统计到 1957 年为止,在英国对它有 50 项研究,美国有 14 项,其他国家有 10 项。此后对它的研究仍然历久不断,并迅速地增加起来。在美国对它的兴趣更是大大增加,如美国一本心理测量年鉴中(The Seventh Mental Measurements Yearbook)列出了近 400 项对它的研究,许多是使用它诊断病人的研究报告,例如它可成功地用来检查健康被试者(如为了安排工作的体检),也可在神经精神病临床上用来评价病人的智力状态。它还很适用于检查聋哑人、患失语症及脑性瘫痪的病人。此外在瑞文测验的基础上,又发展出了一种彩色渐进性图板,适用于 5~11 岁儿童和心理有障碍的成人。对非常聪明的成人还设计了一套更高级的量表,但应用并不广泛。

参考文献

[1]　Burlce HR. Raven's progressive matrices:a review and critical evaluation. The Journal of Genetic

Psychology, 1958,93:110－112,199－228.

[2] 张厚粲,王晓平.瑞文测验手册.北京:北京师范大学,1986.

[3] 张厚粲.瑞文标准推理测验指导手册.北京:中国城市出版社,1985.

[4] 张厚粲.瑞文标准推理测验手册.中国城市修订版.北京:北京师范大学出版社,1985.

[5] 陈中永.瑞文测验评介.应用心理学,1985,(1):37－38.

（曾伟楠）

其他认知能力量表

认知能力的量表数量较多,按不同的标准可以有不同的分类,比如按被试的年龄,按测验人数的多少,按测验所用的材料等等。不管哪种类型的认知能力测验量表,其基本的逻辑都是根据被试的外在行为表现来测量其认知能力水平。从 1905 年最早诞生的比奈——西蒙量表发展到现在,伴随着智力理论的发展,认知能力的测验也取得了长足的进展,几乎每一种智力的理论都有其相对应的智力测验或认知能力测验,这其实说明了人的智力本身来说就是比较复杂的一个测量对象,以致其测验工具也只能是各从某一些方面来对其进行测量。

1. 瑞文推理测验。这是一种非言语的图形智力测验,正因为如此,这种测验不受被试文化水平的限制,也较少受到文化背景因素的影响,同时也因为是团体测验,所以更能够方便地进行大规模的智力选拔,同时也可以进行各种跨文化的比较研究。这个测验的主要任务是要求被试根据一个大图形中的符号或图案的规律,将某个适当的图形填入大图形的空缺部分中,计分采用百分等级。

2. 比奈——西蒙智力量表。这是世界上第一个智力量表,诞生于 1905 年,最早的版本包含 30 个测验项目,主要用于测验儿童的记忆、言语、理解等,虽然在今天看来,这个量表有很多方面不尽人意,但在当时却引起了很多心理学家的注意,毕竟这个量表对以后的智力测验的发展起到了一个划时代的意义。

3. 斯坦福——比奈量表。这是对比奈——西蒙量表的进一步发展与完善。有很多个版本,目前最新版是 2003 年推出的第五版。这个量表最具划时代意义的是,该量表使用了智力商数(IQ)来表示智力水平,到 1960 年,更是引入了离差智力的概念。除此之外,这个量表的第五版还可以看出其是依据现代测量理论,测量了五个智力的一般因素。也有很多证据支持其具有良好的信效度。

4. 考夫曼儿童成套评估测验。这个量表诞生的时间较晚,于 1983 年编制而成,正因为如此,这个量表体现了智力研究和测验编制的新进展,测验的重点是放在信息加式上,测验区分了同时性加工和继时性加工。主要是用于评价 2.5～12.5 岁儿童的智力加工，且很多项目都是非言语的形式，缩小了普遍存在于许多智力测验中的文化偏向性的影响。这是一个在美国使用频次较高并得到广泛认可的智力测验。

5. 丹佛智能筛选测验。丹佛智能筛选测验是目前美国托儿所、医疗保健机构对婴幼儿进行检查的常规测验。检查的对象为出生到 6 岁的婴幼儿，如其不能完成选择好的项目，便认为该婴幼儿可能有问题，应进一步进行其他的诊断性检查。另外需注意的是，这只是一个筛选性测验并非测定智商，对婴幼儿目前和将来的适应能力和智力高低无预言作用，只是筛选出可能的智力落后者，而且只能得出儿童是否有问题的初步结论，但不能提示问题的性质和原因，因此，不能代替诊断性评价或体格检查。

表 1　其他认知能力量表

1	量表名称 （开发者，发表年代）	CRT 瑞文测验联合型 （Raven，1938）
	量表简介 （组成与特性评价）	由瑞文的渐进矩阵标准型与彩色型联合而成。由 72 幅图案构成 72 个测题的一本图册，内分 6 个单元（A、Ab、B、C、D、E），每单元 12 题，前 3 单元为彩色，后 3 单元为黑白。 特别适用于大规模的智力筛选或对智力进行初步分等，具有省时省力的效果。但这个测验只有较高的信度和中等程度的效度，说明该非文字测验不能完全代替多面相的智力测验，特别是与文字有联系的能力测验。
	文献来源	1. 李丹. 瑞文测验联合型（CRT）中国修订版手册. 上海：华东师范大学，1989.
2	量表名称 （开发者，发表年代）	MMSE 简易智力状态检查 （Folstein，1975）
	量表简介 （组成与特性评价）	MMSE 共分 11 项，包括时间定向、地点定向、即刻记忆、注意和计算、近记忆检查、物体命名、语言复述、语言理解、阅读理解、句子书写以及图形描画等 11 项内容，共计 30 分。 MMSE 信度良好，联合检查 ICC 为 0.99%，相隔 48～72h 的重测法，ICC 0.91%；它和 WAIS 的平行效度也良好，MMSE 总分和患者 CT 的脑萎缩程度呈正相关。
	文献来源	1. Haitsberg PA，Poon LW，Noble CA，et al. Mini-Mental State Examination of community-dwelling cognitively intact centenarians. Int Phychogeriat，1995，7：417－427.
3	量表名称 （开发者，发表年代）	Brief Screening Scale for Dementia（BSSD）　BSSD 痴呆简易筛查量表 （张明圆，1987）
	量表简介 （组成与特性评价）	本量表是应用较为广泛的痴呆量表，包括 30 个项目，其中常识/图征理解 4 项，短时记忆 3 项，语言理解 3 项，计算/注意 3 项，地点定向 5 项，时间定向 4 项，即刻记忆 3 项，物体命名 3 项及一些认知功能等。 在包括 110 例痴呆的 1130 例老年居民中测试，敏感性为 90.0%，特异性为 85.1%。BSSD 较其他同类工具效度高，覆盖面广，因子归类和项目困难度分布合理。它组成方法简便，适合在社区及各类医疗机械中应用。

续表

3	文献来源	1. 张明圆，瞿光亚，严和骏，等．痴呆简易筛查量表（BSSD）的研制和应用．上海精神医学，1992,4(1):3－9.
4	量表名称 （开发者，发表年代）	比奈——西蒙智力量表 (Abinet,Theodore Simon, 1905)
	量表简介 （组成与特性评价）	包含 30 个测验项目，测量儿童的记忆、言语、理解等方面。 　　此量表在心理测验历史上具有划时代的意义，对以后的智力测验影响巨大，但也有一些缺点，比如施测项目太少、分数不够稳定等等，现在已极少使用。
	文献来源	1. 向友余．中国比奈智力量表动态评量系统的建构途径探讨．重庆师范大学学报:哲学社会科学版，2004,(2):87－92. 2. 叶国萍．智力理论及比奈量表发展述评．贵阳学院学报:社会科学版,2008,(1):96—100.
5	量表名称 （开发者，发表年代）	斯坦福——比奈智力量表 (L. M. Terman,1916)
	量表简介 （组成与特性评价）	测验有 90 个项目，对 5 个智力的一般因素，即流体推理、知识、数量推理、空间视觉过程和工作记忆进行测量，每种一般因素又通过言语和非言语两种测验形式来反映。 　　第一次使用智商的概念。众多证据支持其具有良好的信效度。该测验与学生成绩、成就测验分数和教师评定等级之间的相关系数通常都在 $0.40\sim0.75$，与其他效度良好的能力测验之间具有高度相关，并且具有相当好的内容效度。
	文献来源	1. Roid GH. Stanford-Binet Intelligence Scales. 5th Edition. Interpretive manual. Itasca. IL: Riverside Publishing, 2003. 2. 温暖,金瑜．斯坦福—比奈智力量表第四版的特色研究．心理科学，2007,30(4):944－947.
6	量表名称 （开发者，发表年代）	Kaufman Assessment Battery for Children（K-ABC）　考夫曼儿童成套评估测验 (Kaufman 夫妇,1983)
	量表简介 （组成与特性评价）	K-ABC 共有 16 个分测验，分成 3 个量表，即同时性加工量表、继时性加工量表和成就量表。同时性加工量表由 7 个分测验构成，分别为魔窗测验、人像识别测验、完形测验、三角拼图测验、矩阵类比测验、空间记忆测验和图片排列测验;继时性加工量表共 3 个分测验，手部运动测验、数字记忆测验和词序测验;成就量表包括 6 个分测验。 　　与韦氏幼儿智力量表的相关为 0.55，学龄和学龄前儿童同斯坦福——比奈量表的相关分别为 0.61 和 0.36。各分测验的平均分半信度在 0.86～0.93，大部分分测验的信度也在 0.80 左右。K-ABC 被认为是目前国际上比较新颖的儿童智力量表，在训练有素的专家应用时，可作为重要的测查工具。

续表

6	文献来源	1. 任捷,静进. 考夫曼儿童成套评估测验在儿童临床心理研究中的应用. 国外医学：儿科学分册,2005,9(32)：313－316. 2. Ochieng Charles O. Meta-Analysis of the Validation Studies of the Kaufman Assessment Battery for Children. Int JTest, 2003, 3(1)：77－93.
7	量表名称 （开发者,发表年代）	画人智力测验 （F. Goodenough, 1926）
	量表简介 （组成与特性评价）	画人测验的主要任务是让儿童在一张白纸上画一个人的全身（无论男、女），在记分上不考虑儿童的艺术才华,只根据所画的体形生理特点完整、恰当与否以及服饰细节等评分。 　　画人智力测验的智商与韦氏及斯坦福——比奈量表所得智商的相关系数为 0.55～ 0.80,认为相关较密切,也具有良好的信度。
	文献来源	1. Nanglieri JA. Drawing A Person-A Quantitative Scoring System. San Antonio：The Psychologicl, 1988. 2. 王雪萍,吴剑波,敖慧斌,等. 画人智力测验研究概述. 赣南医学院学报,2003,10(23)：592－593.
8	量表名称 （开发者,发表年代）	Denver Developmental Screening Test（DDST）　丹佛智能筛选测验 （W. K. Frankenburg, J. J. Dodds,1967）
	量表简介 （组成与特性评价）	该测验量表是从格塞尔、韦克斯勒、贝利、斯坦福——比奈等 12 种智力测试方法中选出 105 个项目组成的,分别测查以下 4 种能力：应人能、应物能、言语能、粗动作能。 　　检查对象为出生到 6 岁的婴幼儿。具有可靠的信、效度资料,其重测的符合率达到 95.8%,评分者符合率达到 90%,与斯坦福——比奈量表有高达 0.73% 的相关。
	文献来源	1. Frankenburg WK. The newly abbreviated and revised Denver Developmental-Screening Test. J Pediatr, 1981,99(6)：995－999. 2. Frankenburg WK. DDST：Reference Manual. Revised 1975 Edition. Denver：University Of Colorado Medieal Center，1975.
9	量表名称 （开发者,发表年代）	Project Spectrum Preschool Assessment　多彩光谱评价方案
	量表简介 （组成与特性评价）	多彩光谱评价方案由两大部分组成,即评价活动与活动风格评价。教师在有意义的、真实的、结构化的评价活动中,通过幼儿操作材料、与人交往以及在活动中的各种表现来评价幼儿。涵盖运动、语言、数学、科学、社会、视觉艺术以及音乐 7 个智能领域的 15 个评价活动,该评价方案的第二部分内容是 7 个智能领域都适用的活动风格评价。其具体内容涉及到幼儿是否愿意参与活动、参与活动时的自信心表现、游戏性、专注程度、坚持性、工作速度、健谈性、计划性、创新性、成就感以及与成人的互动等 18 种明显的风格特征。 　　多彩光谱评价方案的优势十分明显。它所运用的评价方法不是依靠某种测试,而是为幼儿提供接近真实情境的评价活动,考察幼儿在活动中所展示的智能强项和弱项,以获得真实的、有意义的评价信息。

续表

9	文献来源	1. Stiggins RJ. Design and development of performance assessment. Educational Measurement: Issues and Practice, 1987,6(3):33 2. 玛拉·克瑞克维斯基. 多元智能理论与学前儿童能力评价. 李秀湄, 译. 北京：北京师范大学出版社,2002:7-8. 3. 冯晓霞. 多元智能理论与幼儿园教育评价改革——发展性教育评价的理念. 学前教育研究,2003,(9):5-7.
10	量表名称 （开发者,发表年代）	DN 认知评价系统 （Nagheri,Das,1997）
	量表简介 （组成与特性评价）	DN 认知评价系统是用来评估 5～17 岁青少年认知加工的成套测验。它是根据 PASS 理论的计划（planning）、注意（attention）、同时性加工（sultaneous）和继时性加工（suceessive）而设计的,这 4 个过程形成了 4 个量表组成了认知评估系统（CAS）。CAS 分两种形式,一种为标准成套测验,另一种为基础成套测验。每一个成套测验都是由计划、注意、同时性加工和继时性加工（PASS）量表组成的。在标准成套测验中,这些量表中每个量表都包括 3 个分测验。在基础测验中,每个量表包含两个分测验。每个分测验的平均数为 10,标准差为 3。在每个 PASS 量表中的分测验总和起来其平均数为 100,标准差为 15。标准测验（12 个分测验）和基础测验（8 个分测验）所具有的全部量表的标准分数就是各分测验量表分数的总和。 在结构层面上,根据相关矩阵和近期的研究,CAS 量表比韦氏儿童智力量表更加系统,更加能够反映被试智力发展的全貌。在预测层面上,CAS 总分数的预测力明显好于韦氏儿童智力量表的言语 IQ,说明 CAS 量表在预测儿童学习成绩方面有独到的特色。在诊断层面上,根据个案研究,发现虽然韦氏儿童智力量表也具有一定的诊断能力,但结合 CAS 分数、依据队 55 理论进行的诊断更准确、更具体、更有说服力。
	文献来源	1. Naglieri JA, Das JP. Cognitive Assessment SystemIntertive Handbook. Itasea, IL:Riverside Publishing,1997. 2. 李长青. PASS 理论及其认知评估系统（CAS）与传统智力测验的比较研究. 北京:首都师范大学,2003.

（曾伟楠）

情绪智力量表

艾森克情绪稳定性测验

1　量表简介

艾森克情绪稳定性测验由英国心理学家艾森克编制。根据艾森克的情绪理论,情绪稳定性主要表现为 7 个维度,根据情绪的二极性特点,每个维度又都有自己的两个极。个人的某方面的情绪状态处于两极之间的某个水平上。根据艾森克的解释,如果得分基本落在测验剖析图竖线附近或基本落在竖线的右侧,说明被试的情绪是比较稳定的,心理健康状态是好的;如果得分多数落在竖线的左侧,则情绪就存在着某种程度的不稳定性,可能存在着一些心理健康问题。本测验共有 210 个项目,分为 7 个分量表.每个分量表有 30 个项目,分别从自卑、抑郁、焦虑、强迫性、自主性、疑病症和自罪感等 7 个方面来评价一个人的情绪稳定性。测验记分分为正向记分和负向记分,正向记分规定符合被试情况的记 1 分,不符合的记 0 分,不确定的记 0.5 分;负向记分则相反。情绪稳定性量表各分量表的内部一致性是比较高的,其中 α 系数自卑为 0.7741,抑郁为 0.8399,焦虑 0.7734,强迫性 0.6544,自主性 0.6709,疑病症 0.7147,自罪感 0.7545,说明各分量表的 30 个题目均能一致地测查分量表的主题。

2　测验的内容

以下是这个测验的部分题目。

001. 你认为你能像大多数人那样行事吗?　　　　　　　　　　　是　不一定　否

002. 你似乎尽碰到倒霉事。　　　　　　　　　　　　　　　　　是　不一定　否

003. 你比大多数人更容易脸红吗?　　　　　　　　　　　　　　是　不一定　否

3　计分方法

210 道题中包含着 7 个分量表,每 30 题一个量表,分别从自卑感、抑郁性、焦虑、强迫症、依赖性、疑心病观念和负罪感 7 个方面评价一个人的心理健康状态。

4　关于 7 种分量表得分的解释是:

(1)自卑感

高分者:对自己及自己的能力充满自信,认为自己是有价值的、有用的人,并相信自己是受人欢迎的。这种人非常自爱、不自高自大。

低分者:自我评价低,自认自己不被人喜爱。

(2)抑郁性

高分者:欢快乐观,情绪状态良好,对自己感到满意,对生活感到满足,与世无争。

低分者:悲观厌世,易灰心,心情抑郁,对自己的生活感到失望,与环境格格不入,感到自己在这个世界上多余的。

(3)焦虑

高分者:容易为一些区区小事而烦恼焦虑,对一些可能发生的不幸事件存在着毫无必要的担忧,杞人忧天。

低分者:平静、安详,并且对不合理的恐惧、焦虑有抵抗能力。

(4)强迫状态

高分者:谨小慎微,认真仔细,追求细节的完美,规章严明,沉着稳重,容易因脏污不净、零乱无序而烦恼不安。

低分者:不拘礼仪,随遇而安,不讲究规则、常规、形式、程序。

(5)自主性

高分者:自主性强,尽情享受自由自在的乐趣,很少依赖别人,凡事自己做主,把自己视为命运的主人,以现实主义的态度去解决自己的问题。

低分者:常缺乏自信心,自认为是命运的牺牲品,易受到周围其他人或事件所摆布,趋附权威。

(6)疑心病症

高分者:常常抱怨躯体各个部分的不适感,过分关心自己的健康状况,经常要求医生、家人及朋友对自己予以同情。

低分者:很少生病,也不为自己的健康状况担心。

(7)负罪感

高分者:自责、自卑,常为良心的折磨所烦恼,不考虑自己的行为是否真正应受到道德的谴责。

低分者:很少有惩罚自己或追悔过去行为的倾向。

(曾伟楠)

成功商数测试

1 量表简介

成功商数测试来自《成功之路》的作者拿破仑·希尔的"成功商数分析"理论。这个测试可以帮助人正确地了解自己,它基于拿破仑·希尔的 17 大成功原则,这些原则是对世界各领域杰出人物有价值的成就的总结。这个测试主要有以下目的:①指导你的思想进入你所希望的渠道。②指明你在成功的路上现在所处的位置。③帮助你确定你该去往何处。④估量你现在应有的抱负和其他的特点。⑤指明你现在应有的抱负和其他的特点。⑥激励你用积极的心态去行动。

2   测验的主要内容

以下是这个测试的部分题目。

（五）自我控制

18. 当你生气时,你能沉默不语吗?   是□   否□

19. 你习惯于三思而行吗?   是□   否□

（六）集体心理

23. 你总是通过影响别人来使自己达到目的吗?   是□   否□

24. 你相信一个人没有别人的帮助也能成功吗?   是□   否□

3   评分方法及解释

(1)下面的 21 题都应答"否":

12	13	16	19	20	22	24
25	32	35	37	39	43	45
46	50	53	55	60	65	73

(2)其余 54 题都应答"是"。

(3)答对了的题,每题计 4 分,答错不得分。

(4)计算得分数,并从下表查出你的成功商数等级。

4   测试分析

0~99 分:极差(下等)

100~199 分:较差(中下)

200~274 分:一般(中等)

275~299 分:优良(中上)

300 分:极优(上等)

（曾伟楠）

国际标准情商(EQ)测试

1   量表简介

美国心理学家认为:在人的成功的诸多主观上的因素里面,智商(IQ)因素大约占 20%,而情商(EQ)则占 80% 左右。情商包括以下几个方面的内容:一是认识自身的情绪。因为只有认识自己,才能成为自己生活的主宰。二是能妥善管理自己的情绪。即能调控自己;三是自我激励,它能够使人走出生命中的低潮,重新出发。四是认知他人的情绪。这是与他人正常交往,实现顺利沟通的基础;五是人际关系的管理,即领导和管理能力。

2 测验的主要内容

以下是国际标准情商(EQ)测试题。

第1~9题:请从下面的问题中,选择一个和自己最切合的答案。

1. 我有能力克服各种困难:_____

    A. 是的   B. 不一定   C. 不是的

2. 如果我能到一个新的环境,我要把生活安排得:_____

    A. 和从前相仿   B. 不一定   C. 和从前不一样

3. 一生中,我觉得自己能达到我所预想的目标:_____

    A. 是的   B. 不一定   C. 不是的

4. 不知为什么,有些人总是回避或冷淡我:_____

    A. 不是的   B. 不一定   C. 是的

5. 在大街上,我常常避开我不愿打招呼的人:_____

    A. 从未如此   B. 偶尔如此   C. 有时如此

6. 当我集中精力工作时,假使有人在旁边高谈阔论:_____

    A. 我仍能专心工作   B. 介于 A、C 之间   C. 我不能专心且感到愤怒

7. 我不论到什么地方,都能清楚地辨别方向:_____

    A. 是的   B. 不一定   C. 不是的

8. 我热爱所学的专业和所从事的工作:_____

    A. 是的   B. 不一定   C. 不是的

9. 气候的变化不会影响我的情绪:_____

    A. 是的   B. 介于 A、C 之间   C. 不是的

第10~16题:请如实选答下列问题,将答案填入右边横线处。

10. 我从不因流言蜚语而生气:_____

     A. 是的   B. 介于 A、C 之间   C. 不是的

11. 我善于控制自己的面部表情:_____

     A. 是的   B. 不太确定   C. 不是的

12. 在就寝时,我常常:_____

     A. 极易入睡   B. 介于 A、C 之间   C. 不易入睡

13. 有人侵扰我时,我:_____

     A. 不露声色   B. 介于 A、C 之间   C. 大声抗议,以泄己愤

14. 在和人争辨或工作出现失误后,我常常感到震颤,精疲力竭,而不能继续安心工作:_____

     A. 不是的   B. 介于 A、C 之间   C. 是的

15. 我常常被一些无谓的小事困扰:_____

     A. 不是的   B. 介于 A、C 之间   C. 是的

16. 我宁愿住在僻静的郊区,也不愿住在嘈杂的市区:_____

     A. 不是的   B. 不太确定   C. 是的

第17~25题:在下面问题中,每题选择一个和自己最切合的答案。

17. 我被朋友、同事起过绰号、挖苦过:_____

     A. 从来没有   B. 偶尔有过   C. 这是常有的事

18. 有一种食物使我吃后呕吐:_____

　　A. 没有　　　　　　　　B. 记不清　　　　　　　C. 有

19. 除去看见的世界外,我的心中没有另外的世界:_____
　　A. 没有　　　　　　　　B. 记不清　　　　　　　C. 有

20. 我会想到若干年后有什么使自己极为不安的事:_____
　　A. 从来没有想过　　　　B. 偶尔想到过　　　　　C. 经常想到

21. 我常常觉得自己的家庭对自己不好,但是我又确切地知道他们的确对我好:_____
　　A. 否　　　　　　　　　B. 说不清楚　　　　　　C. 是

22. 每天我一回家就立刻把门关上:_____
　　A. 否　　　　　　　　　B. 不清楚　　　　　　　C. 是

23. 我坐在小房间里把门关上,但我仍觉得心里不安:_____
　　A. 否　　　　　　　　　B. 偶尔是　　　　　　　C. 是

24. 当一件事需要我作决定时,我常觉得很难:_____
　　A. 否　　　　　　　　　B. 偶尔是　　　　　　　C. 是

25. 我常常用抛硬币、翻纸、抽签之类的游戏来预测凶吉:_____
　　A. 否　　　　　　　　　B. 偶尔是　　　　　　　C. 是

第26～29题:下面各题,请按实际情况如实回答,仅须回答"是"或"否"即可,在你选择的答案下打"√"。

26. 为了工作我早出晚归,早晨起床我常常感到疲惫不堪:
　　是_____　否_____

27. 在某种心境下,我会因为困惑陷入空想,将工作搁置下来:
　　是_____　否_____

28. 我的神经脆弱,稍有刺激就会使我战栗:
　　是_____　否_____

29. 睡梦中,我常常被噩梦惊醒:
　　是_____　否_____

第30～33题:本组测试共4题,每题有5种答案,请选择与自己最切合的答案,在你选择的答案下打"√"。

答案标准如下:

1	2	3	4	5
从不	几乎不	一半时间	大多数时间	总是

30. 工作中我愿意挑战艰巨的任务。　　　　1　2　3　4　5

31. 我常发现别人好的意愿。　　　　　　　1　2　3　4　5

32. 能听取不同的意见,包括对自己的批评。1　2　3　4　5

33. 我时常勉励自己,对未来充满希望。　　1　2　3　4　5

3　参考答案及计分评估

　　计分时请按照记分标准,先算出各部分得分,最后将几部分得分相加,得到的那一分值即为你的最终得分。

　　第1～9题,每回答一个A得6分,回答一个B得3分,回答一个C得0分。计_____分。

　　第10～16题,每回答一个A得5分,回答一个B得2分,回答一个C得0分。计_____分。

　　第17～25题,每回答一个A得5分,回答一个B得2分,回答一个C得0分。计_____分。

　　第26～29题,每回答一个"是"得0分,回答一个"否"得5分。计_____分。

　　第30～33题,从左至右分数分别为1分、2分、3分、4分、5分。计_____分。

　　总计为_____分。

　　得分在90分以下:你的EQ较低,你常常不能控制自己,你极易被自己的情绪所影响。很多时候,你容易被激怒、动火、发脾气,这是非常危险的信号——你的事业可能会毁于你的急躁,对于此,最好的解决办法是能够给不好的东西一个好的解释,保持头脑冷静,使自己心情开朗,正如富兰克林所说:"任何人生气都是有理的,但很少有令人信服的理由。"

90～129 分:你的 EQ 一般,对于一件事,你不同时候的表现可能不一,这与你的意识有关,你比前者更具有 EQ 意识,但这种意识不是常常都有,因此需要你多加注意、时时提醒。

130～149 分:你的 EQ 较高,你是一个快乐的人,不易恐惧担忧,对于工作你热情投入、敢于负责,你为人更是正义正直、同情关怀,这是你的优点,应该努力保持。

150 分以上:你就是个 EQ 高手,你的情绪智慧不但是你事业的保障,更是你事业有成的一个重要前提条件。

(曾伟楠)

心理年龄量表

人的年龄有心理年龄、生理年龄、智力年龄等不同方面,反映一个人心理、生理方面的成熟指标和健康情况。一般而言,一个的生理年龄和心理年龄是相符合的,但也会出现心理年龄落后于生理年龄,或者心理年龄大大高于心理年龄的现象。心理年龄测试可以快速知道自己的心理年龄与生理年龄两者是否一致。

心理年龄与生理年龄差距大小可能反映一个人的心理健康状况,心理年龄老化了,或者过于幼稚,可能意味着某种心理问题的存在。但心理年龄往往受多种因素的影响,比如性别因素,特别是到了老年时期,性别差异更加明显,女性的心理年龄要比同龄段男性心理年龄老些。美国芝加哥大学心理学教授杰姬·史密斯领导了这一研究。他们花 6 年时间评估 516 名年龄在 70 岁以上的男女,结果发现,这些人的心理年龄普遍低于生理年龄,其中几乎所有男性都自我感觉比实际年龄小。史密斯分析,女性比男性更在意外表,因而心理年龄比男性更接近实际年龄。但这并不是说男性不在意变老,只是他们对生活满意度的评价受到更多因素的影响,上年纪后,依然能接受新鲜事物。

结果分析:

75～76 分:你的心理年龄为 60 岁以上

66～74 分:你的心理年龄为 50～59 岁

51～65 分:你的心理年龄为 40～49 岁

31～50 分:你的心理年龄为 30～39 岁

0～30 分:你的心理年龄为 20～29 岁

(曾伟楠)

其他情绪智力量表

关于情绪的测量,从最早的对情绪状态的测量发展到现在的情绪管理能力的测量,也就是认为个体对自己情绪的认知和管理也是能力的一种,特别是随着成功学的发展,影响个体成功与否的因素也由过去的单纯重视认知能力过渡到现在的更多的对情绪智力的关注,相继提出了各种情绪智力理论以及开发了相应的测量工具。

1. 正性和负性情绪量表。这个量表的创新之处在于认为情绪可以分成正性和负性的两个独立的维度,量表分成正性情绪量表和负性情绪量表两个分量表,各个分量表分别有 10 个形容词组成,要求被试对自己 1～2 星期以来的情绪状况来回答。

2. 巴昂情商量表。这个量表由以色列著名心理学家巴昂(Reuven Bar-On)于 1997 年编制。巴昂是世界上较早研究情绪智力的专家,并且于 1955 年首创了情商(emotional quotient,EQ)这个术语。这个量表在在多个国家进行过大规模的协作性研究,经过数年在若干国家的调查,通过 4000 余人的样本建立了量表的常模。该量表既在横断研究中用过,也在纵向研究中用过,已成为国际上著名的心理量表之一。

3. 智力成就责任问卷。智力成就责任问卷是由美国 V. J. Crandall 等人在 1965 年编制,主要评定儿童对自己在智力成就领域成功与失败的经历的控制与责任的信念。该问卷是一个仔细建立起来的量表,它显示了可以接受的信度及较好的分离与聚合效度。

4. 多因素情绪智力量表。该量表是情绪智力测量中较有影响的一个量表,由 Maver Salovev 等人于 1997 年编制,量表的理论基础是认为情绪智力是包含 4 个维度 16 个变量的能力结构。这个量表是目前世界上唯一自称能够测量"能力"的情绪智力量表,有着广泛的影响,但除了编制者对其心理测量学指标有一些披露以外,尚缺乏更多的研究事实证明此量表的科学性,尤其是其简化版本的验证,明显缺乏实证研究报告。

表 1　其他情绪智力量表

1	量表名称 (开发者,发表年代)	正性和负性情绪量表(PANAS) (Watson,1988)
	量表简介 (组成与特性评价)	量表由 20 个形容词组成,包含了两个情绪维度:正性情绪和负性情绪。正性情绪量表由描述正性情绪的 10 个形容词组成,如自豪的、热情的;正性情绪分高表示个体精力旺盛,能全神贯注和快乐的情绪状况,而分数低表明淡漠。负性情绪量表由描述负性情绪的 10 个形容词组成,如心烦的、内疚的。负性情绪分高表示个体主观感觉困惑,痛苦,而分数低表示镇定。 α 同质信度系数分别是 0.88 和 0.85。正、负性情绪因子的重测信度都是 0.47。结构效度方面,正性情绪因子各条目对它的负荷在 0.40～0.76,平均负荷为 0.65;负性情绪因子各条目对它的负荷在 0.45～0.75,平均负荷为 0.62。

续表

1	文献来源	1. Watson D, Clark LA, Tellegen A. Development and validation of brief measures of positive and negative affec: The PANAS scales. Journal of Personality and Social Psychology, 1988, 54(6): 1063−1070. 2. 黄丽,杨廷忠,季忠民. 正性负性情绪量表的中国人群适用性研究. 中国心理卫生杂志,2003,17(1):54−56.
2	量表名称 (开发者,发表年代)	巴昂情商量表(EQ-i) (Bar-On,1997)
	量表简介 (组成与特性评价)	EQ-i 适用于 16 岁以上的群体,由 133 个题目组成,5 大维度为 5 个成分量表,15 个因素为 15 个分量表,此外还包括 4 个效度指标:积极印象成分、消极印象成分、遗漏等级成分和非一致性指标。量表采用自陈法,以 5 点记分。最后可得出 4 个效度量表分数、1 个总 EQ 分数、5 个成分量表分数和 15 个分量表分数 世界上第一个测量情绪智力的标准化量表。具有较高的内部一致性信度(α 系数)和重测信度,较高的因素效度具有较高的聚合效度和区分效度。
	文献来源	1. Bar-On, R. Bar-On Emotional Quotient Inventory: Technical Manaual. Toronto, ON: Multi-Health Systems Ins, 1997. 2. 徐小燕,张进辅. 巴昂的情绪智力模型及情商量表简介. 心理科学,2002,25(3):332−335.
3	量表名称 (开发者,发表年代)	多因素情绪智力量表(MEIS) (Mayer、Salovey,1999)
	量表简介 (组成与特性评价)	共有 7 个分量表,160 项目。分量表(1)(2)为精确知觉、评估和表达情绪能力量表,测量的是 Mayer 和 Salovey 情绪智力理论的维度 1(精确知觉、评估和表达情绪能力);分量表(3)为在接近和产生情感时对思维有促进作用能力量表,测量情绪智力理论的维度 2(在接近和产生情感时对思维有促进作用能力),分量表(4)(5)(6)为理解情绪和理解情绪知识能力量表,测量情绪智力理论的维度 3(理解情绪和理解情绪知识的能力);分量表(7)为调节情绪以促进情绪和智力发展能力量表,测量情绪智力理论的维度 4(调节情绪以促进情绪和智力发展的能力)。 MEIS 的内部一致性信度(α)系数普遍偏低,各分量表的分半信度系数很低。总量表在结构效度上均存在严重缺陷,7 个分量表的因素分析结果无法满足 Mayer 和 Salovey 情绪智力 4 维度理论框架。对 4 个维度逐一进行二阶因素分析结果均揭示,MEIS 明显缺乏对每个维度所设定的 4 因素的结构效度,项目效率明显不足。尚不具备可靠、有效测量情绪智力的功能。
	文献来源	1. 王晓钧. 情绪智力─理论、结构及问题. 华东师范大学学报:教育科学版,2002,(6):59−65. 2. 曹蓉,王晓钧. 多重情绪智力量表(MEIS)的信度、结构效度及应用评价研究. 心理科学,2007,30(2):419−421.

续表

	量表名称 (开发者,发表年代)	智力成就责任问卷(IAR) (V. Jcrandall,1965)
4	量表简介 (组成与特性评价)	共有 34 个条目,每个条目都叙述了一种儿童日常生活中常见的正性或负性成就经历,在多个条目下面又包括了 a、b 两种可能的回答,被试者可根据自己常见的情况在每个条目下选择 a 或 b。34 个条目中,各有 17 条前面有"＋"或"－"的符号。 　　重测信度为 0.66,内部一致性系数是 0.7 以上。
	文献来源	1. 刘鹰. 袁平,欧阳杏娟,等. 智力成就责任问卷的信度和效度分析. 贵州医药,2004,8(1):64－65.

(曾伟楠)

焦虑及相关问题测量

焦虑自评量表(SAS)和焦虑状态问卷(ASI)

　　评估焦虑症状的评定量表在临床心理学领域的研究和应用都较为广泛。由于对焦虑症状理解和评估的重点不一,评估焦虑的评定量表大致可以分为侧重于主观体验和行为生理反应的焦虑评定量表,如焦虑自评量表(SAS)、交往焦虑量表(IAS)、状态—特质焦虑量表(STAI)等。其中,部分量表更侧重于人际交往焦虑状态的评估,如交往焦虑量表(IAS)、社交回避及苦恼量表(SAD)等。还有同时评定主观焦虑体验和行为表现的评定量表,如贝克焦虑量表(BAI)、汉密顿焦虑量表(HAMA)。最近有人提出,焦虑涉及到多个层面,诸如认知、情感、行为、生理反应等,也包括它们之间的相互关联,提出多维焦虑评估量表可以更好地全面反映焦虑各个层面特点。这里主要介绍焦虑自评量表(SAS)和焦虑状态问卷(ASI)。

1　开发情况

　　焦虑自评量表(Self-Rating Anxiety Scale,SAS)由 Zung 于 1971 年编制,从量表构造的形式到具体评定的方法,都与抑郁自评量表(SDS)十分相似,用于被评定者的主观焦虑的感受状况。焦虑状况调查量表(The Anxiety Status Inventory,ASI)是 Zung 为焦患者设计的常规检查工具。观察者依据焦虑患者的症状的回答,给予焦虑状况的评定的量表。

2 结构与特性

SAS 共含有 20 个项目,每个项目分为 4 级评分的自评量表。SAS 是一种分析病人主观症状的相当简便的临床工具。作者对 36 例神经官能症患者进行 SAS 评定,同时并用汉密顿焦虑量表(HAMA 量表)作询问检查,两表总分的 Pearson 相关系数为 0.365,Spearman 等级相关系数为 0.341,结果表明 SAS 的效度相当高。国外研究认为,SAS 能较准确地反映有焦虑倾向的精神病患者的主观感受。近年来,SAS 已作为咨询门诊中了解焦虑症状的一种自评工具。由于焦虑是神经症的共同症状,故 SAS 在各类神经症鉴别中作用不大。

ASI 量表也包括 20 个项目,涉及到精神和躯体两部分的焦虑症状。总体结构和条目中所调查的焦虑症状的内容与 SAS 几乎一样,只是表述中将第一人称变为第二人称,言语表述略有改变而已。由于总体上 SAS 和 SDS 结构和评价指标的相似性,常常被放在一起阐述,其价值类似于 SAS。

3 计分与解释

SAS 每个项目均为 4 级评分制,又分为正向和反向评分题。正向的粗分依次 1、2、3、4 分;反向评分题则评分为 4、3、2、1 分。分级主要是依据症状发生的频率而制定的。1＝没有或很少时间,2＝小部分时间(过去一周内,有 1～2 天有过这类情况),3＝相当多时间(过去一周内,3～4 天有过这类情况),4＝绝大部分或全部时间(过去一周内,有 5～7 天有过这类情况)。20 个项目得分相加即得粗分(X),经过公式换算,即用粗分乘以 1.25 以后取整数部分,就得标准分(Y)。按照中国常模结果,SAS 标准分的分界值为 50 分,其中 50～59 分为轻度焦虑,60～69 分为中度焦虑,70 分以上为重度焦虑。量表总分代表的焦虑也仅作为一项参考指标而非绝对标准,所以焦虑分值很高并不一定代表是焦虑症。

ASI 量表每个项目也是 4 级评分制,也分为正向和反向评分题,分级也是依据症状发生的频率而制定的。不同的是这些频率的评定是来自于观察者提问后的感受。ASI 指数＝粗评分/80×100。评分越高,患者的焦虑症状越严重。

4 使用与应用

目前,SAS 已作为了解来访者或患者的焦虑症状的一种较为常用的自评工具,广泛运用到心理咨询及临床心理等领域。

参考文献

[1] Zung WW. A Rating Instrument far Anxiety Disorders. Psychosomatics,1971,12:371－379.
[2] 吴文源.焦虑自评量表 SAS. 上海精神医学,1990,2(增刊):44.
[3] 汪向东.心理卫生评定量表手册.北京:中国心理卫生杂志社,1999.

表 1　焦虑自评量表 SAS

【指导语】下面有 20 条文字,请仔细阅读每一条,把意思弄明白,然后根据你最近一星期的实际情况,如果符合自己的情况,在适当的方格里划"√",每小题只能选择一种情况。各条文字后面有 4 个方格:1＝没有或很少时间,2＝偶尔(过去一周内,有 1～2 天有过这类情况),3＝经常(过去一周内,3～4 天有过这类情况),4＝绝大部分或全部时间(过去一周内,有 5～7 天有过这类情况)。

		没有很少	偶尔	经常	几乎全部
1	我觉得比平常容易紧张和着急(焦虑)	1	2	3	4
2	我无缘无故地感到害怕(害怕)	1	2	3	4
3	我容易心里烦乱或觉得惊恐(惊恐)	1	2	3	4
4	我觉得我可能将要发疯(发疯感)	1	2	3	4
5	我觉得一切都好,也不会发生什么不幸(不幸预感)	1	2	3	4
6	我手脚发抖打颤(手足颤抖)	1	2	3	4
7	我因为头痛、颈痛和背痛而苦恼(躯体疼痛)	1	2	3	4
8	我感觉容易衰弱和疲乏(乏力)	1	2	3	4
9	我觉得心平气和,并且容易安静坐着(静坐不能)	1	2	3	4
10	我觉得心跳很快(心悸)	1	2	3	4
11	我因为一阵阵头晕而苦恼(头昏)	1	2	3	4
12	我有晕倒发作或觉得要晕倒似的(晕厥感)	1	2	3	4
13	我呼气吸气都感到不容易(呼吸困难)	1	2	3	4
14	我手脚麻木和刺痛(手足刺痛)	1	2	3	4
15	我因为胃痛和消化不良而苦恼(胃痛或消化不良)	1	2	3	4
16	我常常要小便(尿意频数)	1	2	3	4
17	我的手常常是干燥温暖的(多汗)	1	2	3	4
18	我脸红发热(面部潮红)	1	2	3	4
19	我容易入睡并且一夜睡得很好(睡眠障碍)	1	2	3	4
20	我做恶梦(恶梦)	1	2	3	4

注:序号为 5、9、13、17、19 的项目为反向计分。

(李鹤展)

汉密顿焦虑量表(HAMA)

1 开发情况

汉密顿焦虑量表(Hamilton Anxiety Scale,HAMA)由 Hamilton 于 1959 年编制,主要用于评定来访者或患者的焦虑状况。该量表是精神科医生广泛使用于评定患者焦虑状况的量表之一。

2 结构与特性

信度:评定者若经过 10 次以上的系统训练后,可取得极好的一致性。上海市精神卫生中心曾对 19 例焦虑患者作了联合检查,两评定员之间的一致性相当好:其总分评定的信度系数 r 为 0.93;各单项症状评分的信度系数为 0.83～1.00;P 值均小于 0.01。

效度:HAMA 总分能很好反映焦虑状态的严重程度。上海市精神卫生中心曾对 36 例焦虑性神经症的病情严重程度与 HAMA 总分间的相关检验效度,其效度系数为 0.36 ($P<0.05$)。

3 计分与解释

3.1 评定方法

应由经过训练的两名评定员进行联合检查,采用交谈与观察的方式,检查结束后,两评定员各自独立评分。若需比较治疗前后症状和病情的变化,则于入组时,评定当时或入组前一周的情况,治疗后 2～6 周,再次评定,以资比较。

3.2 评定标准

HAMA 无工作用评分标准,各项症状的内涵如下:

(1)焦虑心境(anxious mood)。担心、担忧,感到有最坏的事将要发生,容易激惹。

(2)紧张(tension)。紧张感、易疲劳、不能放松,情绪反应,易哭、颤抖、感到不安。

(3)害怕(fears)。害怕黑暗、陌生人、一人独处、动物、乘车或旅行及人多的场合。

(4)失眠(insomnia)。难以入睡、易醒、睡得不深、多梦、夜惊、醒后感疲倦。

(5)认知功能(cognitive)。或称记忆、注意障碍,注意力不能集中,记忆力差。

(6)抑郁心境(depressed mood)。丧失兴趣、对以往爱好缺乏快感、抑郁、早醒、昼重夜轻。

(7)躯体性焦虑:肌肉系统(somatic anxiety:muscular)。肌肉酸痛、活动不灵活、肌肉抽动、肢体抽动、牙齿打颤、声音发抖。

(8)躯体性焦虑:感觉系统(somatic anxiety:sensory)。视物模糊、发冷发热、软弱无力感、浑身刺痛。

(9)心血管系统症状(cardiovascular－symptoms)。心动过速、心悸、胸痛、血管跳动感、昏倒感、心搏脱漏。

(10)呼吸系统症状(respiratory symptoms)。胸闷、窒息感、叹息、呼吸困难。

(11)胃肠道症状(gastro-intestinal symptoms)。吞咽困难、嗳气、消化不良(进食后腹痛、腹胀、恶心、胃部饱感)、肠动感、肠鸣、腹泻、体重减轻、便秘。

(12)生殖泌尿系统症状(genito-urinary symptoms)。尿意频数、尿急、停经、性冷淡、早泄、阳痿。

(13)植物神经系统症状(autonomic symptome)。口干、潮红、苍白、易出汗、起鸡皮疙瘩、紧张性头痛、毛发竖起。

(14)会谈时行为表现(behavior at interview)。①一般表现:紧张、不能松弛、忐忑不安、咬手指、紧紧握拳、摸弄手帕、面肌抽搐、不宁顿足、手发抖、皱眉、表情僵硬、肌张力高、叹手样呼吸、面色苍白。②生理表现:吞咽、打呃、安静时心率快、呼吸快(20次/分以上)、腱反射亢进、震颤、瞳孔放大、眼睑跳动、易出汗、眼球突出。

虽然没有评分标准,一般可以这样评出分数的等级。"1"=症状轻微;"2"=有肯定的症状,但不影响生活与活动;"3"=症状重,需加处理,或已影响生活和活动;"4"=症状极重,严重影响其生活。

3.3 结果解释

(1)分界值:按照全国精神科量表协作组提供的资料,总分超过29分,可能为严重焦虑;超过21分,肯定有明显焦虑;超过14分,肯定有焦虑;超过7分,可能有焦虑;如小于7分,便没有焦虑症状。一般划分界,HAMA14项版本分界值为14分。

(2)总分:能较好地反映病情严重程度,全国精神科量表协作组曾对230例不同亚型的神经症患者的HAMA总分进行比较,神经衰弱总分为21.00,焦虑症为29.25,抑郁性神经症为23.87。由此可见,焦虑症状是焦虑症患者的突出表现,该组病人为一组病情程度偏重的焦虑症。

(3)因子分析:仅分为躯体性和精神性两大类因子结构:①躯体性焦虑(somatic anxiety)。由躯体性焦虑:肌肉系统、躯体性焦虑:感觉系统、心血管系统症状、呼吸系统症状、胃肠道症状、生殖泌尿系统症状和植物神经系统症状等7项组成。②精神性焦虑(psychic anxiety)。由焦虑心境、紧张、害怕、失眠、认知功能、抑郁心境以及会谈时行为表现等7项组成。

因子分=组成该因子各项目的总分/该分子结构的项目数。通过因子分析可以进一步了解病人的焦虑特点。

4 使用与应用

HAMA量表评定方法简单易行,是精神科非常经典的评价患者焦虑状态的量表,在精神科的使用非常广泛。HAMA也常常被治疗师或医生用作评定治疗焦虑疗效的工具。

HAMA量表与HAMD相比较,有些重复的项目,如抑郁心境、躯体性焦虑、胃肠道症状及失眠,故对于焦虑症与抑郁症,HAMA与HAMD一样,都不能很好地进行鉴别。

参考文献

[1] 汤毓华. 汉密顿焦虑量表. 上海精神医学,1984,2(2):64-65.
[2] 汪向东. 心理卫生评定量表手册. 北京:中国心理卫生杂志社,1999.
[3] Hamilton M. The assessment of anxiety by rating scale. Brit J Med Psychol,1959,32:50-55.

(李鹤展)

其他焦虑评定量表

1. 惧怕否定评价量表（Fear of Negative Evaluation Scale，FNE）。FNE 是由 Watson 和 Friend 于 1969 年研制出来的。他们将"惧怕否定评价"定义为对他人的评价担忧，因为别人否定的评价感到苦恼，以及预期自己会遭到他人否定评价而产生的焦虑反应。原量表含有 30 条"是、否"条目，其中正、反面的评分大致相当。修订过的简明量表（Leary，1983）仅仅含有原量表中的 12 个条目，并按 5 级评分（1＝与我完全不符；5＝与我极为相符）。原 FNE 量表评分范围从 0 到 30。简明量表的评分范围从 12 到 60。

2. 交往焦虑量表（Interaction Anxiousness Scale，IAS）。是由 Leary M. R. 在 1983 年编制开发出来的，用于评定独立于行为之外的主观社交焦虑体验的倾向。IAS 含有 15 条自陈条目，这些条目按 5 级分制予以回答（1＝一点儿也不符合我；5＝非常符合我）。条目是根据下述两个标准选出的：①涉及主观焦虑（紧张和神经质）或其反面（放松、安静），但并不涉及具体的外在行为。②条目大量涉及意外的社交场合。在这些场合中个体的反应取决于在场其他人的反应，或受其影响（与之相反的，例如公开演讲场合）。量表历经四阶段，从最初的 87 条中选出了现在的 15 条。其总评分从 15（社交焦虑程度最低）到 75（社交焦虑程度最高）。

3. 交流恐惧自陈量表（Personal Report of Communication Apprehension，PRCA）。McCracken 在 1970 年初次建立了交流恐惧自陈量表，有四个不同版本，分别对应不同的年龄组。随后他对成年组的量表修订过多次并于 1982 年建立了一个新版的量表即 PRCA-24 表，用以评定在四种特定形式的交流场合中的焦虑程度。PRCA-24 表中含有四个分量表，每个分量表各有 6 个条目，分别用于测量在小组讨论时、二人间交谈时、参加会议时以及当众演讲时这些场合下的交流恐惧程度。在进行总分测量时便可得到分量表分数。量表采用了 5 级分制来评定（1＝非常同意，5＝非常不同意）。分量表分数的范围从 6 分（低交流恐惧）到 30 分（高交流恐惧）。总分的范围则从 24 到 120。

4. 窘迫感受性量表（Embarrass Ability Scale）。窘迫感是社会焦虑的一种形式，常常发生于当一个人的公众形象受到威胁的特殊情景。窘迫感受性即个体感到受窘的总的敏感程度。窘迫感受性量表由 26 个社交情景简短描述构成，这些情景可能会引起人们的窘迫。对于每一种情景，受试者需要指出他们感到窘迫的程度来。该量表有较好的信度和效度，强调了在人际交往、社交恐怖的窘迫之间有紧密的联系。分数越高，越支持社交恐怖症的诊断。本量表评分在 26～130 分。1987 年 Miller 得到的窘迫感受性均值，男性为 39.9 分，女性为 45.8 分，可作为参考。

5. 状态—特质焦虑问卷（State—Trait Anxiety Inventory，STAI）。STAI 由 Charles D. Spiel Berger 等人编制，首版于 1970 年问世，于 1979 年做了修订，1988 年译成中文。中译版于 1993 年在长春等地区测试，取得常模结果。该量表由 40 个题目组成。第 1～20 题为状态焦虑分量表（简称 SAI），其中半数为描述负性情绪的条目，半数为描述正性情绪条目,主要用于评定即刻的或最近某一特定时间或情景的恐惧、紧张、忧虑和神经质的体验或感受。第 21～40 题为特质焦虑分量表(简称 TAI),用于评定人们经常的情绪体验,其中有 11 项为描述负性情绪的条目,9 项为描述正性情绪的条目。广泛用于评定内科、外科、心身疾病及精神病人的焦虑情绪,也可用来筛查学生、军人和其他职业人群的有关焦虑问题,以及评价心理治疗和药物治疗的效果。每一条目进行 1～4 级评分,分别计算 SAI 和 TAI 分量表的累加分,分值范围在 20～80 分,反映状态或特质焦虑的程度。

6. 社交回避及苦恼量表(Social Avoidance and Distress Scale,SAD)。SAD 由 Watson 和 Friend 在 1969 年编制而成。主要测试受试者回避社会交往的倾向及身临其境时的苦恼感受。社交回避及苦恼(SAD)量表含有 28 个条目,其中 14 条用于评价社交回避,14 条用于评定社交苦恼。最初的量表采用"是、否"评分制,目前,许多研究人员倾向采用 5 级分制来取代"是、否"评分制。

7. 社交焦虑量表(Social Anxiety of Self-Consciousness Scale)。Scheier,Buss 等人于 1975 年编制该量表,后来又多次修订了该量表。社交焦虑量表含有 6 个条目,采用 5 级分制(0＝极不相符,4＝极为相符)。这 6 个条目不仅测量主观焦虑,同时也测量言语表达及行为举止上的困难,例如,陌生场合、被人注视、令人尴尬的事件、同陌生人谈话、大众前演说等。得分为 0～24 分,分数越高代表焦虑程度越高。

8. 羞怯量表(Shyness Scale)。羞怯量表由 Cheek 和 Buss 于 1981 年编制而成。原始的羞怯量表共有 9 个条目。但目前广泛应用的是一个有 13 个条目的修订量表。修订后的羞怯量表采用 5 级评分制(1＝极不相符或不真实,5＝极为相符或真实)。并设有反向计分题目,总分范围从 13 分(羞怯程度最低)到 65 分(羞怯程度最高)。

9. 演讲者信心自评量表(Personal Report of Confidence as a Speaker,PRCS)。最初的 PRCS 量表是由 Gilkinson 在 1942 年开发编制的,含有 104 个条目,后来多次修订,出现较短的修订版。其中使用最为广泛的修订版是由 Paul(1966)发表的 PRCS,它用于评定演讲者在演讲时的焦虑状态表。Paul 的 PRCS 量表中共有 30 个条目,用于评价当众演说时的情感及行为反应。量表条目按"是、否"方式回答。其中一半答案为"是"时得分,另一半答案为"否"时得分。得分范围 0～30 分,得分越高,焦虑程度越高。

10. 贝克焦虑量表(Beck Anxiety Inventory,BAI)。BAI 由美国的 Aaron T. Beck 等人于 1985 年编制而成。主要评定受试者多种焦虑症状的严重程度,适用于具有焦虑症状的成年人,能比较准确地反映主观感受到的焦虑程度。BAI 有 21 个自评项目,采用 4 级分,其标准为"1"＝表示无;"2"＝表示轻度,无多大烦扰;"3"＝表示中度,感到不适但尚能忍受;"4"＝表示重度,只能勉强忍受。标准分为量表中 21 个项目分数相加,得到粗分,再通过一定公式换算后取整数。

11. 泰勒显性焦虑量表(Manifest Anxiety Scale,MAS)。该量表由 J·A·泰勒于 1953 年编制,主要是测定受试者的焦虑水平。MAS 是泰勒按理论构建的量表。共有 65 个反映显性焦虑的项目。受试者只须回答符合或不符合。有的题目选"符合"时计 1 分,选"不符合"时计－1 分,有的题目则相反。总分在 40 分以上,表示患有严重慢性焦虑症;分数在 15～39 分,表示患有轻度慢性焦虑症;分数在 14 分之下,表示不存在焦虑症之类的心理障碍。

12. 考试焦虑量表(Test Anxiety Scale,TAS)。TAS 系美国华盛顿大学临床心理学家 Irwin G. Sarason 教授于 1978 年编制完成,是目前国际上广泛使用的最著名的考试焦虑量表之一。TAS 共 37 个项目,涉及个体对于考试的态度及在考试前后的种种感受及身体紧张等。采用"是、否"评分制,一般回答"是"记 1 分,"否"记 0 分,但是部分题目反向计分。总分＝37 个项目的得分之和。得分 12 分以下者,属于考试焦虑低水平,12～20 分属中等程度,20 分以上属较高水平。

表 1 其他焦虑评定量表

1	量表名称 (开发者,发表年代)	Fear of Negative Evaluation Scale (FNE) 惧怕否定评价量表 (Watson & Friend, 1969)
	量表简介 (组成与特性评价)	原量表含有 30 条"是、否"条目。修订过的简明量表按 5 级评分(1＝与我完全不符;5＝与我极为相符)。原量表评分范围在 0～30。简明量表的评分范围在 12～60。 　原量表的内部一致性很好(0.92 以上)。修订的简明量表的条目和总分相关系数范围从 0.43 到 0.75,Cronbach α 系数为 0.90。原量表重测信度为 0.78。简明量表重测信度为 0.75。原量表与简明量表之间的相关系数为 0.96。
	文献来源	1. Watson D,Friend R. Measurement of social-evaluative anxiety. Journal of Consulting and Clinical Psychology, 1969,33: 448－457. 2. Leanry MR. A brief version of the Fear of Negative Evaluation. Scale. Personality and Social Psychology Bulletin, 1983,9:371－376.
2	量表名称 (开发者,发表年代)	Interaction Anxiou-sness Scale (IAS) 交往焦虑量表 (Leary M R, 1983)
	量表简介 (组成与特性评价)	含有 15 条自陈条目,按 5 级分制(1＝一点儿也不符合我;5＝非常符合我)。其总评分从 15(社交焦虑程度最低)到 75(社交焦虑程度最高)。 　量表所有条目与其他条目的总数相关系数至少为 0.45。Cronbach α 系数超过 0.87。八周重测相关系数为 0.80。IAS 与羞怯量表高度相关(r 值＞0.60)(Jones,Briggs 1986)。
	文献来源	1. Leary MR. The conceptual distinctions are important:Another look at communicationapprehension and related constructs. Human Communication Research, 1983,10: 305－312. 2. Leary R. Social anxiousness:The construci and its measurement. Journal of Personality Assessment, 1983,7:66－75.
3	量表名称 (开发者,发表年代)	Personal Report of Communication Apprehension (PRCA - 24) 交流恐惧自陈量表 (McCracken, 1970)
	量表简介 (组成与特性评价)	新版量表即 PRCA - 24 表,含有 4 个分量表,每个分量表各有 6 个条目,分别用于测量不同的场合下的焦虑程度。量表采用了 5 级分制(1＝非常同意,5＝非常不同意)。分量表分数的范围从 6 分(低恐惧)到 30 分(高恐惧)。 　PRCA－24 表的分量表分数之间的内部相关系数为 0.40 至 0.69。总分的 α 系数超过 0.90。分量表的 α 系数超过 0.75。
	文献来源	1. McCroskey JC. An introduction to thetorical communication Englewood Cliffs. NJ:Prentice-Hill, 1982. 2. McCroskey JC. Validity of the PRCA as an index oral communication apprehension. communication Monographs, 1978,45(3):192－203.

续表

4	量表名称 (开发者,发表年代)	Embarrass Ability Scale　窘迫感受性量表 (Miller1987 年编制,Modigliani 1996 年修订)
	量表简介 (组成与特性评价)	由 26 个社交情景简短描述构成。该量表强调了在人际交往、社交恐怖的窘迫之间有紧密的联系。5 级分制,本量表评分在 26～130 分。 　　由于使用不甚广泛,所以缺乏常模。1987 年 Miller 得到的窘迫感受性均值,男性为 39.9 分,女性为 45.8 分,分数越高,越支持社交恐怖症的诊断,1996 年 Modigliani 修订。
	文献来源	1. Gelder M. Psychiatry. 2nd Ed. New York：Oxford University Press, 　　1989：104－111.
5	量表名称 (开发者,发表年代)	State—Trait Anxi-ety Inventory (STAI)　状态—特质焦虑问卷 (Charles D. Spiel Berger 等,1970)
	量表简介 (组成与特性评价)	量表由 40 个题目组成。第 1～20 题为状态焦虑分量表,评定即刻的或最近某一特定时间或情景的恐惧、紧张、忧虑和神经质的体验或感受。第 21～40 题为特质焦虑分量表,评定人们经常的情绪体验。1～4 级评分,分值范围在 20～80 分,反映状态或特质焦虑的程度。 　　状态焦虑分量表的稳定性较高,二次评分相关系数为 0.73～0.86。特质焦虑分量表的稳定性较低,相关系数为 0.16～0.62。该量表的一致性、聚合性、区分性和结构性较满意。
	文献来源	1. Spielberger CD, Grouch RL. Manual for the State-Trait Anxiety Inventory. Palo Alto：Consulting Psychologists Press, 1983：577. 2. 郑晓华,舒良,赵吉风,等. 状态——特质焦虑问卷在长春的测试报告. 中国心理卫生杂志,1993,7：60－62.
6	量表名称 (开发者,发表年代)	Social Avoidance and Distress Scale (SAD)　社交回避及苦恼量表 (Watson & Friend, 1969)
	量表简介 (组成与特性评价)	含有 28 个条目,其中 14 条用于评价社交回避,14 条用于评定社交苦恼。最初的量表采用"是、否"评分制时,目前,许多研究人员倾向采用 5 级分制。 　　内部一致性相当高。是否分制的均值与条目—总的相关系数均值是 0.77。5 级分制的 Cronbach α 系数接近 0.90。"是否"分制的量表总分与苦恼分量表及回避分量表的信度系数分别为 0.85 及 0.87。
	文献来源	1. Watson D, Friend R. Measurement of social－evaluative anxiety. Journal of Consulting and Clinical Psychology, 1969, 33：448－457. 2. Patterson ML, Strauss ME. An examination of the discriminant validity of the social avoidance and distress scale. Journal of Consulting and Clinical Psychology, 1972, 39：1969.
7	量表名称 (开发者,发表年代)	Social Anxiety of Self-Consciousness Scale　社交焦虑量表 (Scheier, Buss 等,1975)

续表

7	量表简介 (组成与特性评价)	含有 6 个条目,采用 5 级分制(0＝极不相符,4＝极为相符)。测量主观焦虑,同时也测量言语表达及行为举止上的困难。得分为 0～24 分,分数越高代表焦虑程度越高。 　量表的 Cronbach α 系数为 0.79。四周重测相关系数 0.77。自我意识量表中原始的社交焦虑分量表与以下量表显著相关:交际焦虑量表($r=0.78$);考试焦虑量表($r=0.23$);自我尊重量表($r=0.35$)。
	文献来源	1. Fenigstein A, Scheier MF, Buss AH. Public and priate self-consaousness: Assessment and theory. Journal of Consulting and Clinical Psychology, 1975, 43(4): 522—527. 2. Scheier MF, Carver CS. The Self-Consciousness Scale: A revised version for use with general populations. Journal of Applied Social Psychology, 1985, 15(8):687—699.
8	量表名称 (开发者,发表年代)	Shyness Scale　羞怯量表 (Cheek & Buss,1981)
	量表简介 (组成与特性评价)	原始的羞怯量表共有 9 个条目。但目前广泛应用的是一个有 13 个条目的修订量表。修订的的羞怯量表采用 5 级评分制(1＝极不相符或不真实,5＝极为相符或真实)。并设有反向计分题目,总分范围从 13 分(羞怯程度最低)到 65 分(羞怯程度最高)。 　13 条目量表的 Cronbach α 值为 0.90,条目之间的平均相关系数为 0.39。45 天重测信度为 0.88。与社交回避及苦恼量表相关系数为 0.77;与交往焦虑量为 0.86;与社交寡语量表为 0.79。
	文献来源	1. Jones WH, Briggs SR. Manual for the social Reticence Scale. Palo Alto. CA: Consulting Psychologists Press, 1986. 2. Jones WH, Briggs SR, Smith TG. Shyness: Conceptualization and measurement. Journal of Personality and Social Psychology, 1986,51: 629—639.
9	量表名称 (开发者,发表年代)	Personal Report of Confidence as a Speaker (PRCS)　演讲者信心自评量表 (Gilkinson 在 1942 年编制而成,Paul 在 1966 年发表 PRCS 的修订版)
	量表简介 (组成与特性评价)	Gilkinson 的 PRCS 有 104 个条目,Paul 的 PRCS 量表中共有 30 个条目,用于评价当众演说时的情感及行为反应。量表条目按"是、否"方式回答。其中一半答案为"是"时得分,另一半答案为"否"时得分。得分范围从 0～30 分。得分越高,焦虑程度越高。 　与焦虑筛查量表中的当众演说分表相关($r=0.72$),与焦虑量表($r=0.82$),IPAT 焦虑问卷($r=0.32$),内向性—外向性($r=-0.31$)以及交际焦虑量表($r=0.63$)。
	文献来源	1. Paul GL. Insight vs. desensitization in psychotherapy. Stanford, CA: Stanford Univ. Press, 1966. 2. Daly JA. The assessment of social-communication anxiety via self-reports: A comparison of measures. Communication Monographs, 1978,45: 204—218.

续表

10	量表名称 (开发者,发表年代)	Beck Anxiety Inventory(BAI) 贝克焦虑量表 (Aaron T. Beck 等,1985)
	量表简介 (组成与特性评价)	有 21 个自评项目,采用 4 级分,其标准为 1＝无;2＝轻度,无多大烦扰;3＝中度,感到不适但尚能忍受;4＝重度,只能勉强忍受。标准分为量表中 21 个项目分数相加,得到粗分,再通过一定公式换算后取整数。 信度:焦虑症患者及健康人 BAI 结果的总分 t 检验,表明两组 BAI 的评分有显著性差异($P<0.01$)。效度:BAI 和 SAS 的相关系数为 0.828。
	文献来源	1. Beck AT, Epstein N, Brown G, et al. An inventory for measuring clinicalanxiety:Psychomerric properties. Journal of ConsulTing and Clinical Psychology, 1988, 56(6):893－897. 2. Freeman A, Frank MD. Comprehensive Casebook of Cognitive Therapy. New York:Plenum Press, 1992:66－67.
11	量表名称 (开发者,发表年代)	Manifest Anxiety Scale(MAS) 泰勒显性焦虑量表 (J·A·泰勒,1953)
	量表简介 (组成与特性评价)	共有 65 个反映显性焦虑的项目。受试者只须回答符合或不符合。有的题目选"符合"时计 1 分,选"不符合"计－1 分,有的题目则相反。总分在 40 分以上,表示有严重慢性焦虑症;在 15～39 分,表示有轻度慢性焦虑症;在 14 分之下,表示不存在焦虑症之类的心理障碍。 作者报道泰勒显性焦虑量表具有较好的信度和效度。
	文献来源	1. Hoyt DP. A validation study of Taylor Manifest Anxiety Scale. J Clin Psychol, 1954,10:357－361.
12	量表名称 (开发者,发表年代)	Test Anxiety Scale(TAS) 考试焦虑量表 (Irwin G. Sarason,1978)
	量表简介 (组成与特性评价)	共 37 个项目,涉及个体对于考试的态度及在考试前后的种种感受及身体紧张等。采用"是、否"分制。一般回答"是"记 1 分,"否"记 0 分,但是部分题目反向计分。总量＝37 个项目的得分之和。得分 12 分以下者,属于考试焦虑低水平,12～20 分属中等程度,20 以上属较高水平。 TAS 有良好的信度和预测效度。间隔几个星期测试,得到重测信度为 0.80。Sarason 在征兵测验中发现,高考试焦虑者作业成绩较差,证明 TAS 有很好的预测效度,但一项研究发现 TAS 分数和大学生的学业考试成绩之间并不存在相关。
	文献来源	1. Sarason IG. Test anxiety and the passage of time. J Consult Clin Psychol, 1978, 46:102－109.

(李鹤展)

抑郁及相关问题测量

Beck 抑郁自评量表

　　抑郁和抑郁症是两个不同的概念。通常来说,抑郁是一种心境的低落,是不愉快的体验。而抑郁症是一种情感心理障碍,它是心理疾病的一种。但从针对抑郁的各种评定量表的功能来说,我们又可以笼统地将抑郁和抑郁症看做一个概念,它们既表示一组临床综合征,又作为一个具有特定诊断标准的精神障碍。《中国精神障碍分类》(第二版)(CCMD-2)、国际疾病分类(第十版)(ICD-10)等都对抑郁有精确的描述并提出明确的诊断标准,抑郁量表的编制应尽量与这些标准相一致。事实上,很多抑郁量表是先于诊断标准推出的,但查其内容与上述诊断标准并无大的出入,作为一种非诊断用工具,仍可用于抑郁的筛查、病情观察、疗效评定及精神药理学研究等目的。

　　不同抑郁量表侧重点不同,反映了量表编制者对抑郁概念的理解存在差异,如汉密顿抑郁量表(HRSD)的内容偏向于抑郁的生理症状和行为的描述,而 Zung 抑郁自评量表(SDS)的内容则主要是抑郁的情绪、认知、行为等方面。尽管各量表都测定不少客观症状,但主观的痛苦体验依然是评定的核心。

　　Beck 抑郁自评量表(Beck Depression Inventory,BDI)是由美国宾夕法尼亚大学医学院精神病学教授 Aaron T. Beck 于 20 世纪 60 年代早期编制,是临床和科研中使用最广泛的抑郁自评量表,该量表常被用于评定抑郁症病人的抑郁程度,或在非临床人群中作为抑郁症筛选工具。

1　开发情况

　　1961 年,Beck 通过对抑郁病人的临床观察及总结患者自诉的典型症状,归纳出抑郁的 21 个症状类别,如忧愁、悲观、失败感、自责、自杀意向等,形成了包含 21 个条目的抑郁自评量表,用以对青少年和成人患者的抑郁程度进行评定。量表中有半数条目按照抑郁的程度从轻到重有 4 个陈述句。其他的条目中同一严重程度可有 2～3 种不同的描述,因此有 5～6 个陈述句。受试者评定的时间范围为"今天或者现在的感觉"。1979 年Beck 推出了修订版本——BDI—IA。BDI—IA 只对原版本做了少许修改:同一严重程度的 a、b 选项被删除,评估的时间范围变为"过去一周,包括今天"。为了使量表更符合 DSM—Ⅳ 的诊断标准,1996 年 Beck 等推出了 BDI 的最新版本——BDI—Ⅱ,新版 BDI 删除了"体像歪曲"等 4 个条目,新增了"注意力不集中"等 4 个条目,另有两个条目变换位置。此外 17 个选项重新措辞,评估的时间扩展为"过去两周"。

BDI 除了上述版本,还有适用于家庭评定的 BDI 简版(1972)以及针对躯体疾病患者及物质滥用者的 BDI—PC(BDI—Primary Care,1997)。BDI 简版是由 BDI 原始版 的 13 个条目构成。BDI—PC 则是由 BDI—Ⅱ 剔除躯体性症状条目形成的量表,其 7 个条目皆为抑郁的情绪或认知方面的症状。

2　结构与特性

BDI 由 21 个条目组成,每个条目代表一个抑郁症状类别。BDI—IA 的 21 个类别如下:(A)忧愁;(B)悲观;(C)失败感;(D)不满意感;(E)自罪感;(F)受罚感;(G)自我失望;(H)自责;(I)自杀意向;(J)易哭泣;(K)易激惹;(L)社交退缩;(M)犹豫不决;(N)体像歪曲;(O)工作困难;(P)睡眠障碍;(Q)疲乏感;(R)食欲下降;(S)体重减轻;(T)疑病;(U)性欲减退。

Beck 在编制 BDI 后在临床抑郁患者及非临床人群中进行了大规模的测试,研究数据显示 BDI 具有很高的信度和效度。来自他人的研究结果也为 BDI 良好的心理测量学品质提供了有力证据。Beck 和 Strober 等报告的重测信度都为 $0.69\sim0.90$,分半信度系数为 $0.58\sim0.93$。Beck 还进行了 BDI 与其他抑郁量表的平行效度研究,BDI 与 Zung 抑郁自评量表(SDS)、Hamilton 抑郁量表(HRSD)、明尼苏达多项人格问卷—抑郁问卷(MMPI—D)的评分之间以及与临床抑郁评定都呈现高度相关,相关系数在 $0.50\sim0.80$。根据 Beck 的报告,BDI(1967)、BDI—IA 及 BDI—Ⅱ 的内部一致性 α 系数分别为 0.88、0.86 和 0.90,三个版本量表与其他抑郁量表的相关系数很接近。Dozois 等的研究认为 BDI—Ⅱ 与 BDI 原始版本的信度类同,但其效度明显高于旧版本。

国内的一些研究证实 BDI 在中国也同样适用。郑洪波等 1985 年对我国 25 个单位的 328 例现症抑郁患者进行了 BDI—IA 评定,量表的内部一致性信度系数为 0.846,信度指数为 0.92。信度分析表明量表大部分条目与测定内容一致性较好。效度方面平行效度较好,与公认较好的 Hamilton 抑郁量表(HRSD)评定的相关系数为 0.566。

3　计分与解释

3.1　计分方法

要求受试者对每一项症状的强度做出等级评定,各项均为 $0\sim3$ 分 4 级评分:(0)无该项症状,(1)轻度,(2)中度,(3)严重。BDI—IA 的每一条目均有 4 个陈述句,让被试选择最适合自己情况的陈述。例如,条目 1 忧伤(sadness)分别有如下陈述:0. 我不感到忧愁;1. 我感到忧愁;2. 我整天都感到忧愁,且不能改变这种情绪;3. 我非常忧伤或不愉快,以致我不能忍受。请被试者从 $0\sim3$ 中选择一项。回答选项数码为条目得分,总分为各条目分数相加(若受试者为节食减肥者则该条目得分不加入总分)。

3.2　得分解释

Beck 提出可以用总分来区分抑郁症状的有无及其严重程度,他提出的 BDI—IA 评定标准如下:$0\sim9$ 分,无抑郁或极轻微;$10\sim16$ 分,轻度;$17\sim29$ 分,中度;$30\sim63$ 分,重度抑郁。总分 $\geqslant14$ 分提示受试者可能有抑郁症。

4 使用与应用

BDI 自问世以来已被译为多种语言版本,广泛应用于心理学研究及精神科临床评估,已成为最常用的抑郁自评量表。多种版本的推出使得该量表可应用于青少年及成年之各年龄段,在各种人群中都可使用,包括正常人、精神科病人及其他心理障碍者、各种生理疾病患者、残疾人、吸毒者等。虽然经过大量研究证实有较高的信、效度,但是 BDI 是症状量表,适用于评定抑郁症状的严重程度,可用做抑郁的筛查工具,但不能作为诊断量表使用。

目前在中国使用最普遍的是 BDI-ⅠA 中文版,对 BDI-Ⅱ的应用和评价尚不多见。张志群等对 1393 名中学生的研究报告显示 BDI 在我国青少年中应用时具有良好的信度和效度,但研究发现项目 S(体重下降)与总分相关最低,王克勤等对 1597 名大学生进行 BDI 评定时也发现类似结果。此外王克勤和郑洪波等还发现项目 U(性兴趣降低)与总分相关较低,这可能与我国习惯的文化表达方式有关。因此在应用 BDI 时上述两个条目应引起注意。

参考文献

[1] Beck AT, Ward CH, Mendelson M, et al. An inventory for measuring depression. Arch Gen Psychiatry, 1961, 4:561—571.

[2] Beck AT, Rush AJ, Shaw BF, et al. Cognitive therapy of depression. New York: Guilford, 1979.

[3] Strober M, Jacquelyn G, Gabrielle C. Utility of the Beck Depression Inventory with psychiatrically hospitalized adolescents. Journal of Consalting and Clinical Psychology, 1981, 49:482—483.

[4] 郑洪波,郑延平. 抑郁自评问卷(BDI)在抑郁患者中的应用. 中国神经精神疾病杂志,1987, 13:236—237.

[5] Beck AT, Steer RA. Manual for the Beck Depression Inventory, 1993 edition. San Antonio: The Psychological Corporation, 1987.

[6] 汪向东,王希林,马弘. 心理卫生评定量表手册.增订版.北京:中国心理卫生杂志社,1999:193—194.

[7] 张志群,郭兰婷. Beck 抑郁问卷在成都市中学生中的试用. 中国心理卫生杂志,2004,7:486—487.

[8] 王克勤. Beck 抑郁问卷的评价及抑郁与学习成绩的关系. 中国行为医学科学,2001,10(6):568—570.

(亢　莉)

Zung 抑郁自评量表

Zung 抑郁自评量表(Self-Rating Depression Scale, SDS)是美国杜克大学华裔教授

William W. K. Zung 于 1965 年编制的抑郁自评量表,该量表能有效地反映抑郁状态的轻重程度及其在治疗中的变化。DSI (Depression Status Inventory)为与之相应的检查者用本,适用对象是文化程度较低或智力水平稍差不能进行自评的受试者。

1　开发情况

1965 年 Zung 开始开发一种快速简洁的抑郁自评量表用以评估抑郁患者的症状程度。Zung 参考对病人的门诊记录总结出抑郁者的突出特征和相关症状,通过因素分析并结合诊断标准,设计出有关抑郁的 20 个条目。这些条目包括抑郁的情绪、认知、行为、心理等方面。量表的 10 个条目为和抑郁症状相反的反向题目。SDS 原始版本有 20 个条目,每个条目按照症状发生的频度从"很少时间"到"绝大部分时间"共 4 个等级。评估的时间范围是"现在"。针对文化水平较低等不能进行自评的受试者,1972 年 Zung 将 SDS 改为他评,形成检查者评定用本——DSI。1976 年《临床药物早期评估纲要手册》中出现新的 SDS 版本,该量表与原始量表差别不大,只改变了两个条目的陈述,评估时间范围改为"过去一周",每个条目等级中增加了"从来没有"。

2　结构与特性

SDS 由 20 个条目组成(见表 1)。每一条目与抑郁症的一个症状相关,按 1～4 级评分。20 个条目可归纳为情感障碍、躯体性障碍、精神运动性障碍和心理障碍四个因子。

Zung 等报告了 SDS 用于一组精神科病人的信、效度检验结果,分半信度为 0.73。Knight 等在一次 1173 个样本的社区调查中,SDS 的内部一致性 α 值为 0.79。Zung 和 Biggs 通过对抑郁门诊病人的评定研究了 SDS 与其他抑郁量表的相关性,发现 SDS 与明尼苏达人格量表抑郁分量表(MMPI-D)及 Hamilton 抑郁量表(HRSD)评分之间的相关系数分别为 0.65 和 0.68～0.76。

SDS 自 20 世纪 80 年代初引入国内以来,测试应用表明,SDS 亦适合于我国抑郁症状的测量。1986 年量表协作研究组张明园等对我国 1340 名正常人测试表明 SDS 标准分平均值为 41.88 ± 10.57,性别和年龄对 SDS 影响不大。上述中国常模结果与国外多数报道基本一致。王征宇等对 63 例抑郁患者评定结果也表明,SDS 自评量表的总分与 Hamilton 抑郁量表(HRSD)客观评定的总分呈极为显著的正相关,相关系数为 0.78。

3　计分与解释

3.1　条目得分的计算

每一个条目均分 4 级评分:没有或很少时间(1)、小部分时间(2)、相当多时间(3)、绝大部分或全部时间(4)。20 个条目中有 10 项(第 2、5、6、11、12、14、16、17、18、20 项为与抑郁症状相反的反向评分。若为正向评分题,依次评为粗分 1、2、3、4,反向评分题,则评为 4、3、2、1。

3.2　总量表得分的计算

SDS 和 DSI 的主要的统计指标是总分,但要经过一次转换,将粗分化成标准分。把 20 个条目的各项分数相加,即得到总粗分,然后通过公式转换:$Y=\text{Int}(1.25X)$。即用粗分 X 乘以 1.25 后,取其整数部分,就得到标准分(index score)Y。还可以用"粗分标准换算表"。

3.3 得分解释

参考中国常模和 Zung 提出的标准。标准分＜50 为无抑郁；50～59 为轻度抑郁；60～69 为中度抑郁；≥70 为重度抑郁。

4 使用与应用

SDS 和 DSI 操作方便，容易掌握。使用者不需经过特殊训练，10 到 15 分钟就可完成评定。该量表适用于各种职业、文化程度及年龄段的正常人或各类精神病人。使用时应向被试强调评定时间范围为"最近一星期"。项目中的反向计分题的设计出发点是将问题从正反两个方面提出来，可以降低量表本身的心理诱导，但在使用中发现有些人不能正确把握反向问题的涵义，建议测试前向被试强调反分题的内容，交代清楚，或者将反向题改为正向题。

该量表已普及到多个国家，在精神科临床、心理卫生调查及心理咨询与治疗中被经常采用。量表能有效地反映抑郁状态的轻重程度及其在治疗中的变化，但在使用时应注意，凡伴有抑郁症状者均可使评分增加，因此不能作为诊断量表之用。SDS 常用做抑郁筛查工具，筛查效果与 BDI 接近。其局限性在于量表不包括自罪等内容以及一些内源性症状，几乎没有条目涉及对抑郁的躯体症状方面的评估。因此用 SDS 很难鉴别出以躯体不适为主的隐匿性抑郁症。此外，Zung1973 年通过对 20 岁以下及 64 岁以上人群的 SDS 评定，发现其"正常"的边界分数高于其他年龄人群，因此建议提高这两个年龄段的抑郁临界值。

表1 Zung 抑郁自评量表(SDS)

下面有 20 条文字，请仔细阅读每一条，把意思弄明白，然后根据您最近一星期的实际情况在适当的方格里划一个√，每一条文字后有四个格，表示：A 没有或很少时间；B 小部分时间；C 相当多时间；D 绝大部分或全部时间。

	没有或很少时间	小部分时间	相当多时间	绝大部分或全部时间
1. 我觉得闷闷不乐，情绪低沉	□	□	□	□
2. 我觉得一天之中早晨最好	□	□	□	□
3. 我一阵阵哭出来或觉得想哭	□	□	□	□
4. 我晚上睡眠不好	□	□	□	□
5. 我吃得跟平常一样多	□	□	□	□
6. 我与异性密切接触时和以往一样感到愉快	□	□	□	□
7. 我发觉我的体重在下降	□	□	□	□
8. 我有便秘的苦恼	□	□	□	□
9. 我心跳比平常快	□	□	□	□
10. 我无缘无故地感到疲乏	□	□	□	□
11. 我的头脑跟平常一样清楚	□	□	□	□
12. 我觉得经常做的事情并没有困难	□	□	□	□
13. 我觉得不安而平静不下来	□	□	□	□
14. 我对将来抱有希望	□	□	□	□
15. 我比平常容易生气激动	□	□	□	□
16. 我觉得作出决定是容易的	□	□	□	□
17. 我觉得自己是个有用的人，有人需要我	□	□	□	□
18. 我的生活过得很有意思	□	□	□	□
19. 我认为如果我死了，别人会生活得好些	□	□	□	□
20. 平常感兴趣的事我仍然照样感兴趣	□	□	□	□

参考文献

[1] Zung WW. A self-rating depression scale. Arch Gen Psychiatry,1965,12:63—70.

[2] Zung WW. The Depression Status Inventory:an adjunct to the Self-Rating Depression Scale. J Clin Psychol, 1972,28(4):539—543.

[3] Biggs JT. Validity of the Zung Self-Rating Depression Scale. Br J Psychiatry, 1978, 132: 381—385.

[4] 王春芳. 抑郁自评量表－SDS 对 1340 例正常人评定分析. 中国神经精神疾病杂志,1986,12(5): 267—268.

[5] Blumental MD. Measuring depressive symptomatology in a general population. Arch Gen Psychiatry, 1975,32:971—978.

[6] 王征宇,迟玉芬.抑郁自评量表.上海精神医学,1984,(2):71—72.

[7] 张作记. 抑郁自评量表. 中国行为医学科学,2001,(10):131—132.

（亢　莉）

Hamilton 抑郁量表

Hamilton 抑郁量表（Hamilton Depression Rating Scale for Depression,HRSD）由 Hamilton 编制于 1960 年,是临床上评定抑郁状态使用得最为普遍的他评量表之一,通过检查者(医生)与被试的临床晤谈对其抑郁症状进行评估。

1　开发情况

HRSD 是 Hamilton 1957 年开始编制,1960 年量表正式推出。在量表开发之初研究对象为抑郁病人,因此条目更多反映了这一群体的症状。HRSD 前 17 项条目计入总分,其中 9 个条目采用 0～4 分的 5 级评分法,而另外 8 个条目采用 0～2 分的 3 级评分法,因为对于这几个条目病人很难就严重级别进行明确的区分。最初的 HRSD 还有 18～21 条目(昼夜差别、现实感丧失、妄想症状及强迫症状),只用来提供被试抑郁的进一步信息,Hamilton 建议评分时这些条目不包括在内,因为这些条目只是有关抑郁的类型而不能用来评估抑郁的严重程度,而且这些症状在抑郁者中并不常见。Hamilton 认为 HRSD 21 项并不比 17 项版本更敏感,因此标准的 HRSD 有 17 个条目。后来其他研究者增加了"嗜睡"、"体重增加"等躯体性条目,或"绝望感"、"自卑感"等认知性条目。条目最多的版本有 29 项的 HRSD。

2　结构与特性

HRSD 17 项版本共有以下 17 个条目:抑郁心境、有罪感、自杀、入睡困难、睡眠不深、早醒、工作和兴趣、迟缓、激越、精神性焦虑、躯体性焦虑、胃肠道症状、全身症状、性症状、疑病、体重减轻、自知力。其中 9 个条目从无症状到症状严重 5 个等级的描述，其余条目为症状从轻到重 3 个等级的描述。

Hedlund 在 1979 年的综述中全面介绍了有关 HRSD（原始版本）的信、效度的研究。大多数评分者间信度超过 0.84，Schwab 等通过对一组临床病人的评定，发现条目和总分的相关系数为 0.45～0.78。对一组治疗前的抑郁病人进行几种抑郁自评量表的评定，HRSD 与 Beck 抑郁自评量表（BDI）及 Zung 抑郁自评量表（SDS）的相关系数分别为 0.58 和 0.45。

我国的赵靖平等应用 HRSD 17 项版本对 329 例现症抑郁病人进行了信度和效度检验。评定者间的一致性良好（泛 Kappa 值为 0.92，反映内部一致性 Cronbach α 系数为 0.714），量表总体的平行效度和结构效度主成分分析较理想，显示 HRSD 总分能较好地反映抑郁严重程度。全国 14 个单位精神科量表协作组曾报告，各协作组联合检查，两评定员间的一致性也很好，其总分评定的信度系数为 0.88～0.99，P 值小于 0.01。

3 计分与解释

3.1 条目得分的计算

第 1、2、3、7、8、9、10、11、15 条目采用 0～4 分的 5 级评分法：各级的标准为：无——0 分，轻度——1 分，中度——2 分，重度——3 分，很重——4 分。其余条目采用 0～2 分的 3 级评分法，其分级的标准为：无——0 分，轻度——1 分，重度——2 分。

3.2 总量表得分的计算

各条目得分相加为总量表得分。

3.3 得分解释

总分能较好地反映病情的严重程度，即总分越高，抑郁越严重。按照 Davis 的划分，17 项版本总分超过 24 分，可能为严重抑郁；超过 17 分，可能是轻度或中度的抑郁；如小于 7 分，则没有抑郁症状。

4 使用与应用

HRSD 只适用于有抑郁症状的成人，儿童与青少年非本量表的适用对象。量表中很多条目涉及抑郁的躯体表现，对老年人或躯体疾病患者应谨慎评定。

本量表的评定时间取决于被试的病情严重程度及其合作情况，作一次评定一般需 20～30 分钟。评估的时间范围为过去一到两周。评定时往往要根据被试的口头叙述评分，有时则依据对被试的观察进行评定，如第 8、9、11 项等，有时需两者兼顾如第 1 项的评定。个别条目可以结合被试家属或病房工作人员提供的情况，如第 7、16 项等，第 16 项被试体重若无法评估则不计分。

Hamilton 指出 HRSD 的价值完全取决于评定员获取所需信息的技能，这就需要评定员具备抑郁的精神病理学知识，熟悉抑郁的不同轻重程度的各种症状表现，此外还需掌握临床晤谈技巧及量表的正确使用方法。

HRSD 在许多国家、地区及跨文化研究中，被公认为具有良好的心理测量学品质，现已被广泛用于衡量抑郁的严重程度、评定抑郁状态变化和筛选入组对象（非诊断量表），许多抑郁量表的编制及信、效度的研究也以 HRSD 作为参照。本量表的局限性在于，一些条目涉及焦虑症的躯体及精神症状,因此对于抑郁与焦虑症,不能很好地运用 HRSD 进行鉴别。

表 1　Hamilton 抑郁量表 HRSD—17 举例

在下面每个条目中选出一项最符合被试情况的陈述,标在相应的空格里。

　　1. 抑郁心境(忧愁、没有希望、无助、没有价值)

　　　　0 □　无

　　　　1 □　只在问到时才诉述

　　　　2 □　在谈话中自发地表达

　　　　3 □　不用言语也可以从表情、姿势、声音或欲哭中流露出这种情绪

　　　　4 □　病人的自发语言和非言语表达(表情、动作),几乎完全表现为这种情绪

　　2. 有罪感:

　　　　0 □　无

　　　　1 □　责备自己,感到自己会连累他人

　　　　2 □　认为自己犯了罪,或反复思考以往的过失和错误

　　　　3 □　认为目前的疾病是对自己错误的惩罚,或有罪恶妄想

　　　　4 □　罪恶妄想伴有指责或威胁性幻觉

参考文献

[1] Hamilton M. A Rating Scale for Depression. J Neurol Neurosurg Psychiatry, 1960,23:56—62.

[2] Hedlund JL, Veiweg BW. The Hamilton Rating Scale for depression: a comprehensive review. J Operational Psychistry, 1979,10:149—165.

[3] Hamilton M. Development of a rating scale for primary depressive illness. British Journal of Social and Clinical Psychology,1967,6: 278—296.

[4] Schwab JJ. A comparison of two rating scales for depression. Journal of Clinical Psychology,1967, 23:94—96.

[5] 赵靖平,郑延平. Hamilton 抑郁量表的信度和效度. 中国心理卫生杂志, 1992,6(5):214—216.

[6] 汪向东, 王希林, 马弘. 心理卫生评定量表手册.增订版.北京:中国卫生心理杂志社,1999:220.

[7] Maier W, Phillip M, Heuser I, et al. Improving depression severity assessment, I: Content, concurrent, and external validity of three observer scales. Journal of Psychiatric Research, 1988,22:3—12.

(亢　莉)

其他抑郁相关量表

除了上述三种抑郁量表,还有几种较为常用的量表,下面进行简单的陈述,它们是:

广泛应用于流行病学调查的流调中心用抑郁量表（CES—D）、与 Hamilton 抑郁量表（HRSD）相对应的自评量表——Carroll 抑郁量表（CRS）、适用于老年人群体的老年抑郁量表（GDS）以及用于综合医院筛查抑郁的医院焦虑抑郁量表（HAD）。此外还有其他几种有关抑郁的测量工具，如抑郁形容词检查表（DACL）、抑郁体验问卷（DEQ）、认知偏差问卷（CBQ）自动思维问卷（ATQ）。这些工具都不试图评价抑郁症状本身，而是分别用来测定与抑郁相关联的一过性心情与情绪、广泛的内心体验、负性认知偏见以及与抑郁有关的自动性消极思想的频度，可用于有关抑郁某方面的特定研究（详见表1）。自杀态度问卷则可用来对抑郁患者进行自杀危险性的评估，因此也将其列入表格。

1. 流调中心用抑郁量表（Center for Epidemiologic Studies Depression Scale，CES—D）。流调中心用抑郁量表（CES—D）由 Radloff 于 1977 年编制，该量表主要测量抑郁心境和体验，是特别为评价当前抑郁症状的频度而设计的，广泛应用于一般人群抑郁状况的流行病学研究。与 Beck 抑郁量表（BDI）和 Zung 氏抑郁量表（SDS）不同，CES—D 主要评价抑郁体验而非整个抑郁症候群，因此该量表不能用于临床目的，不能用于对治疗过程中抑郁严重程度变化的评定，即量表更适用于一般人群调查而不是病人。CES-D 共有 20 个条目，反映了抑郁状态的以下 6 个侧面：抑郁心情、罪恶感和无价值感、无助与无望感、精神运动性迟滞、食欲丧失、睡眠障碍。填表时要求受试者说明最近一周内症状出现的频度。答案包括："偶尔或无（少于一天）"；"有时（1～2 天）"；"经常或一半时间（3～4 天）"；"大部分时间或持续（5～7 天）"，每个频度的赋值为 0～3。有 4 个条目的内容是与抑郁症状相反的陈述。总分范围为 0～60，分数越高抑郁出现频度越高。

2. Carroll 抑郁量表（Carroll Rating Scale for Depression，CRS）。Carroll 抑郁量表（CRS）发表于 1981 年，是由 Hamilton 抑郁量表（HRSD）的相应项目组成的自评量表，用于抑郁严重程度的评定以及抗抑郁剂的疗效评价。CRS 的条目涉及抑郁的躯体及行为症状。量表的 52 个条目主要针对与 HRSD 相对应的各个症状，如忧郁、自罪、睡眠障碍、精神性焦虑与躯体性焦虑、体重减轻、性欲减退、注意力不集中、自知力缺乏、自杀观念等。与 HRSD 相对应，CRS 的症状也具有不同的程度等级，分为 2 个或 4 个描述。量表采取"是"或"否"的回答方式。其中的 40 个条目回答"是"得 1 分，表示抑郁；12 个条目回答"否"是 1 分，表示抑郁。量表总分范围为 0～52。在抑郁的临床筛查中，10 分或以上表示存在抑郁。对于较轻的抑郁症，CRS 与 HRSD 有较好的一致性；而当抑郁症状严重程度增加时，CRS 与 HRSD 的相关则减弱，因此 CRS 应慎用于程度较重的抑郁病人。

3. 老年抑郁量表（The Geriatric Depression Scale，GDS）。老年抑郁量表（GDS）是 Brink 等人于 1982 年编制，用于筛查老年抑郁症。由于老年人具有更多的与衰老或躯体疾病有关的躯体主诉，这些躯体症状容易与抑郁的躯体症状相混淆。GDS 可用以更敏感地检查老年抑郁患者所特有的躯体症状。量表包含 30 个条目，涉及老年抑郁的如下核心症状：情绪低落、活动减少、易激惹、退缩痛苦的想法、对过去、现在与将来的消极评价。为使量表便于回答，每个条目未采用分级陈述而是只有一句问话，要求受试者回答"是"或"否"。30 个条目中的 10 条用反序计分（回答"否"表示抑郁存在），20

条用正序计分(回答"是"表示抑郁存在)。每项表示抑郁的回答得 1 分。Brink 建议 GDS 的评分标准为 0~10,无抑郁;11~20,轻度抑郁;21~30,中重度抑郁。与 BDI 和 SDS 相比,GDS 用于老年人群时与临床评定的相关性更高,说明 GDS 较一般自评量表更适于老年人。

4. 医院焦虑抑郁量表(Hospital Anxiety and Depression Scale,HAD)。医院焦虑抑郁量表由 Zigmond 与 Snaith 于 1983 年编制。主要应用于综合医院病人中焦虑和抑郁情绪的筛查。HAD 共由 14 个条目组成,其中评定抑郁及焦虑的条目各有 7 个。共有 6 条反向提问条目,5 条在抑郁分量表,1 条在焦虑分量表。各研究中所采用的临界值不尽相同。原作者提出两个分量表的分值划分为 0~7,无症状;8~10,症状可疑;11~21,肯定存在症状。叶维菲等翻译的中文版本在综合医院进行过严格测试。采用 CCMD—2 诊断以及 SDS 和 SAS 作为参照,发现以 9 分作为焦虑或抑郁的临界值可以得到较好的敏感性与特异性,故推荐这一临界点。该量表只适用于综合医院医生筛查可疑存在焦虑或抑郁症状的病人,不宜作为流行病学调查或抑郁诊断。

表 1　其他抑郁相关测量工具

1	量表名称 (开发者,发表年代)	Center for Epidemiologic Studies Depression Scale(CES—D)　流调中心用抑郁量表 (Radloff,1977)
	量表简介 (组成与特性评价)	CES—D 共有 20 个条目,包括抑郁症状的 6 个侧面:抑郁心情、罪恶感和无价值感、无助与无望感、精神运动性迟滞、食欲丧失、睡眠障碍。 分半信度系数在病人组为 0.85,正常人为 0.77。α 系数在 0.90 以上。重测信度:12 个月为 0.32,4 周为 0.67。聚合效度:CES—D 与医护 Hamilton、Raskin 量表评分的聚合效度r 为0.44~0.56。
	文献来源	1. Radloff LS. The CES-D Scale: a self-report depression scale for research in the general population. Applied psychological easurement, 1977,(1):385—401.
2	量表名称 (开发者,发表年代)	Carroll Rating Scale for Depression (CRS)　Carroll 抑郁量表 (Carroll et al. , 1981)
	量表简介 (组成与特性评价)	CRS 最终版本共有 52 个条目,涉及 HRSD 的前 17 项,17 项内容包括精神运动性迟滞与激越,睡眠障碍、体重减轻与厌食、疲倦、性欲减退、注意力不集中、自知力缺乏等,其排列是随机的。 分半信度为 0.87,条目与总分相关系数为平均为 0.55。平行效度:量表总分与 HRSD 总分的相关系数为 0.80,与医生对抑郁临床评定相关系数 0.67,在精神科病人中与 BDI 总分相关系数为 0.86。
	文献来源	1. Carroll BJ. The carroll rating scale for depression, I. development, reliability and validation. Brit J Psychiat,1981,138:194.
3	量表名称 (开发者,发表年代)	The Geriatric Depression Scale(GDS)　老年抑郁量表 (Brink et al,1982)

续表

3	量表简介 （组成与特性评价）	30 个条目代表了老年抑郁的核心，包含以下症状：情绪低落、活动减少、易激惹、退缩痛苦的想法，对过去、现在与将来的消极评价。 　　4 种指标的分半信度系数分别为：0.56,0.36,0.94 和 0.94；重测信度为 0.85；聚合效度：GDS 与 SDS，HRSD 的相关系数均为 0.82。
	文献来源	1. Brink TL, Yesavage JA, Lum O, et al. Screening tests for geriatric depression. Clinical Gerontologist，1982,（1）：37—44. 2. Yesavage JA, Brink TL, Rose TL, et al. Development and validation of a geriatric depression screening scale：A preliminary report. Journal of Psychiatric Research，1983,（17）；37—49.
4	量表名称 （开发者，发表年代）	Hospital Anxiety and Depression Scale（HAD）　医院焦虑抑郁量表 （Zigmond & Snaith, 1983）
	量表简介 （组成与特性评价）	14 个条目，测量抑郁和焦虑两个方面，两个方面各有 7 个条目。共有 6 条反向提问条目，5 条在抑郁分量表，1 条在焦虑分量表。 　　用 DSM—Ⅲ 诊断作为标准，HADS 对抑郁和焦虑的灵敏度分别为 82% 和 70%，特异性各为 94% 和 68%。
	文献来源	1. Zigmond AS, Snaith RP. The Hospital Anxiety and Depression Scale. Acta Psychiatr Scand, 1983, 67；361—370. 2. Bjelland I, Dahl AA, Haug TT, et al. The validity of the Hospital Anxiety and Depression Scale：an updated literature review. J Psychosom Res, 2002, 52；69—77.
5	量表名称 （开发者，发表年代）	Depression Adjective Checklist（DACL）　抑郁形容词检查表 （Lubin,1965）
	量表简介 （组成与特性评价）	DACL 包含 7 个分表，前 4 个（A、B、C、D）各有 32 个词条，后 3 个（E、F、G）各有 34 个词条。前 4 个分表中有 22 个形容词指向抑郁，10 个指向非抑郁；后 3 个分表 22 个词指向抑郁 12 个指向非抑郁。 　　分半信度为 0.82～0.93。各分表间相关系数为 0.80～0.93。聚合效度：DACL 与 MMPI—D、BDI、SDS 以及临床总体抑郁评价的相关系数分别为 0.25～0.53,0.38～0.66,0.41,0.35。
	文献来源	1. Lubin BL. Adjective checklist for measurement of depression. Arch Gen Psychiatry, 1965, 12；57—62. 2. Lubin B, Sweanngen S K, Keaton K A. stibliography for the Depression Adjective Check Lists：1965—1989. Palo Alto. CA：Consulting Psychologists Press.
6	量表名称 （开发者，发表年代）	Depressive Experiences Questionnaire（DEQ）　抑郁体验问卷 （Blatt,1976）
	量表简介 （组成与特性评价）	DEQ 主要评定具有抑郁倾向的两个人格维度，问卷包括 66 个条目，主要反映了有抑郁体验的个体在日常生活中对自己和他人的感受。共有 3 个分量表：①DEQ—A 依赖性；②DEQ—I 自我批评性；③DEQ—E 效能感。 　　内部一致性：3 个量表 α 系数为：DEQ—A, 0.81；DEQ—I, 0.86；DEQ—E, 0.72。3 个量表的重测信度系数分别为：0.64,0.61 和 0.69。

续表

6	文献来源	1. Blatt SJ, D'afflitti JP, Quinlan DM. Depressive Experiences Question-naire. Unpublished Manuscript. New Haven: Yale University, Depart-ment of Psychiatry, 1976. 2. Welkowitz J, Lish JD, Bond RN. The Depressive Experiences Question-naire Revision and validation. J Pets Assess, 1985, 49(1): 89—94.
7	量表名称 (开发者,发表年代)	The Congnitive Bias Questionnaire(CBQ)　认知偏差问卷 (Hammen&Krantz,1976,1979)
	量表简介 (组成与特性评价)	该量表描述了常见于大学生或精神科病人的 6 种处境,其中 3 个针对人际关系,3 个针对自我成就。每种处境之后提出 3 或 4 个问题,这些问题代表了抑郁与歪曲两个维度的 4 种可能的组合:抑郁—非歪曲、抑郁—歪曲、非抑郁—非歪曲、非抑郁—歪曲。 各条与总分相关系数为 0.12～0.50,重测信度 0.6,每个抑郁—歪曲条目与心境现状轮廓问卷 PMQ 诸分量表得分进行偏相关分析,显示该量表区分效度良好。
	文献来源	1. Krantz S, Hammen C. The assessment of cognitive bias in depression. J Abnorm Psychol, 1979, 88: 611—619.
8	量表名称 (开发者,发表年代)	The Automatic Thou-ghts Questionnaire(ATQ)　自动思维问卷 (Hollon&Kendall,1980)
	量表简介 (组成与特性评价)	30 个条目,涉及抑郁的 4 个方面:①个体适应不良及对改变的渴求;②消极的自我概念与消极的期望;③自信不足;④无助感。 内部一致性信度 α 系数为 0.96,分半信度为 0.97,条目与总分的相关系数为 0.56～0.91;聚合效度:量表评分与 BDI, MMPI-D 评分显著正相关。
	文献来源	1. Hollon SD, Kendall PC. Cognitive self statement in depression: devel-opment of an Automatic Thoughts Questionnaire. Cognitive Therapy and Research, 1980, 4(4): 383—395. 2. Dobson KS, Breiter HJ. Cognitive Assessment of Depression: Reliabili-ty and Valiadity of Three Measures. J Abnorm Psycholo, 1983, 92(1): 107—109.
9	量表名称 (开发者,发表年代)	Suicide Attitude Questionnaire,(QSA)　自杀态度问卷 (肖水源等,1999)
	量表简介 (组成与特性评价)	29 个条目,分为如下 4 个维度:①对自杀行为性质的认识(9 个条目);②对自杀者的态度(10 个条目);③对自杀者家属的态度(5 个条目);④对安乐死的态度(5 个条目)。 4 个维度的重测相关系数分别为 0.624、0.651、0.535 及 0.890;各维度的 α 系数分别为 0.709、0.639;0.537 及 0.835。
	文献来源	1. 肖水源,杨洪,董群惠,等. 自杀态度问卷的编制及信度与效度的研究. 中国心理卫生杂志,1999,13(4):250.

(亢　莉)

孤 独 测 量

UCLA 孤独量表

孤独感是个体对交往的渴望与自身的交往的实际水平之间产生差距而引起的一种主观心理体验，常伴有寂寞、孤立、无助、郁闷等不良情绪反应和难耐的精神空虚感。孤独感的影响渗透到儿童青少年发展、心理健康、个体的社会化等方方面面，有关统计资料表明，孤独感已成为现代人的通病。心理学家估计，随着社会变得越来越富有，这种对孤独感和人与人之间关系的关注将继续增长。

孤独测量量表是针对个体孤独感不同侧面而研发的一系列量表。其中，最常用的UCLA 孤独量表。

1 量表简介

UCLA 孤独量表用于评价由于对社会交往的渴望与实际水平的差距而产生的孤独，是一维的，主要侧重于对孤独体验的描述。该量表出现最早，应用也最广，由于它的出现才开始了对孤独的研究。原始的 UCLA 量表由 Russell 等人于 1978 年从 Sisenwein(1964)博士论文中的 75 个条目库中筛选而编制,量表共有 20 个条目,均为正序计分,每个条目有 4 级程度评分:4＝我常常有此感觉;3＝我有时有此感觉;2＝我很少有此感觉;1＝我从未有此感觉。因为所有条目都指向孤独,有可能出现全都做一种回答而导致假象的错误,所以作者在1980 年对 UCLA 初表做了修订(称为第二版)。在原来 20 个条目的基础上又加上了 19 条积极的反序计分条目,从中筛选出 10 个正序与 10 个反序陈述条目组成了适合大学生的第二版 UCLA。第三版是作者在 1988 年为非大学生成人所设计的,主要是降低了对条目的理解所需的阅读能力要求。含有 11 个"孤独"的正序条目、9 个"非孤独"的反序条目,此版亦可用于大学生中。每个条目采用 4 级评分:1＝从不;2＝很少;3＝有时;4＝一直。

2 量表使用

2.1 量表结构

UCLA 孤独量表(第三版)

指导语:下列是人们有时出现的一些感受,对每项描述,请指出你具有那种感觉的频度,将数字填入空格内。举例如下:

你常常感觉幸福吗？

如你从未感到幸福，你应该回答"从不"；如一直感到幸福，应回答"一直"，以此类推。

	A	B	C	D
	从不	很少	有时	一直

*1. 你常感到与周围人的关系和谐吗？

2. 你常感到缺少伙伴吗？

3. 你常感到没人可以信赖吗？

4. 你常感到寂寞吗？

*5. 你常感到属于朋友们中的一员吗？

*6. 你常感到与周围的人有许多共同点吗？

7. 你常感到与任何人都不亲密了吗？

8. 你常感到你的兴趣与想法与周围的人不一样？

*9. 你常感到想要与人来往、结交朋友吗？

*10. 你常感到与人亲近吗？

11. 你常感到被人冷落吗？

12. 你常感到你与别人来往毫无意义吗？

13. 你常感到没有人很了解你吗？

14. 你常感到与别人隔开了吗？

*15. 你常感到当你愿意时就能找到伙伴吗？

*16. 你常感到有人真正了解你吗？

17. 你常感到羞怯吗？

18. 你常感到人们围着你但并不关心你吗？

*19. 你常感到有人愿意与你交谈吗？

*20. 你常感到有人值得你信赖吗？

注：带星号的条目应反序计分。

2.2 量表的计分

得分统计方法：A＝1，B＝2，C＝3，D＝4，其中1,5,6,9,10,15,16,19,20为反序计分也就是A＝4，B＝3，C＝2，D＝1，最后把所得分数加起来。

2.3 结果解释

得分越高说明孤独程度越高，得分范围为20～80分，40分以下是轻度体验，属于正常值，因为孤独是每个人多少都有的一个体验；40～60分为中度孤独感；60分以上属于对于孤独有较强体验的，往往容易引发其他的心理疾病，如强迫、焦虑等。

3 应用与评价

UCLA各种版本已用于数百个有关孤独的研究项目中，该量表第二版具有良好的信度与效度。第三版虽为适应非大学生人群设计，但亦可用于学生中，而且有可能取代第二版。

该量表有三个特点：

第一，孤独一词未见于任何条目中，这可能有助于减少回答的偏性，因为孤独是一种不被社会所欢迎的、名声不好的状态。

第二，作者所用的孤独概念是一维的情感状态，测查受测者人际关系的质量。其量表也据此设计。对只需一维的一般测量，该量表是较好的选择。

第三,主要是特质量表,而不是状态量表。

参考文献

[1] 王登峰.Russell 孤独量表的信度与效度研究.中国临床心理学杂志,1995,3(1):23-25.
[2] 汪向东,瑞林,马弘,等.心理卫生评定量表手册.增订版.北京:中国心理卫生杂志社,1999:282-286.

(常　巍)

其他孤独测定量表

　　孤独感是一种复杂的系统,包括自我评价、对处境的评价、情感体验、生理心理变化、行为变化等。因此,不同的量表设计者所关注的着重面不一样,所关注的维度不一样,对孤独的时间特征理解不一样,于是就有了一系列关于孤独的测量量表。除 UCLA 孤独量表外,其他孤独测量量表见表 1。

表 1　其他孤独测定量表

1	量表名称 (开发者,发表年代)	State—Trait Loneliness Scales　状态与特质性孤独量表 (Gerson&Perlman,1979;Shaver,Furman,& Buhrmester,1985)
	量表简介 (组成与特性评价)	包含两个量表,状态与特质孤独量表各包含 12 个条目。每个条目按 1~5 级评分,在统计分析前将所有反向计分条目的得分调整过来,高分表示孤独程度高。 　　主要区分短期、可能为一过性、境遇性的孤独(称为状态性孤独)和长期、特质性孤独(特质性孤独)。该量表为自评量表,具有较好的信度和效度。
	文献来源	1. 汪向东.心理卫生评定量表手册.中国心理卫生杂志,1999,(增刊):282-289。
2	量表名称 (开发者,发表年代)	Loneliness Rating Scale　孤独量表 (Scalis,Ginter & Gerstein,1984)
	量表简介 (组成与特性评价)	LRS 由大学生在感到孤独时用以形容其情感体验的 70 个形容词组成。通过因子分析将 70 个形容词简化为 4 个分表,即衰竭、孤立、激越与预丧,每个分表含有 10 个词。 　　评价孤独者特殊情感的频度与强度。
	文献来源	1. 汪向东.心理卫生评定量表手册.中国心理卫生杂志,1999,(增刊):282-289。

续表

	量表名称 （开发者，发表年代）	Rasch-Type Loneliness Scale　Rasch 型孤独量表 A (de Jong-Gierveld & van Tilberg,1990)
3	量表简介 （组成与特性评价）	题目采用"是、否"评分。分为 5 个因子：严重剥夺(L1)、同特定的困境相关联的剥夺感(L2)、失掉伙伴(L3)、对交际的感受(L4)及对有益的人际关系的感受(L5)，其中 11 条组成 Rasch 简表(L6)，用于测量孤独的强度。 　探讨孤独者的感知、体验及对缺乏人际交流的评价。
	文献来源	1. 刘平. Rasch 型孤独量表. 中国心理卫生杂志,1993,7(增刊):236—239.
	量表名称 （开发者，发表年代）	Differential Loneliness Scale (DLS)　孤独分类量表 (Schmidt & Sermat,1983)
4	量表简介 （组成与特性评价）	包含 60 个题目，采用"是、否"评分。分为性爱、友谊、同家人的关系、同集体或团体的关系 4 个方面。 　估价受测者在性爱、友谊、同家人的关系、同集体或团体的关系等 4 个方面的人际交往的质与量。
	文献来源	1. 汪向东. 心理卫生评定量表手册. 中国心理卫生杂志,1999,(增刊):282—289.
	量表名称 （开发者，发表年代）	Emotional—Social Loneliness Scales (ESLS)　情绪与社会孤独量表 (Russell,Cutrona,Rose & Yurko, 1984;Wittenberg,1986)
5	量表简介 （组成与特性评价）	情绪孤独量表有两个条目，分别针对两种不同的孤独。社会孤独量表共 10 个条目，各有 5 个条目评定社会与感情孤独。条目评分分 5 级，两个分表总分均为 5～25 分。评分高则孤独重。 　α 系数分别为 0.78 和 0.76，与 UCLA 相关分别为 0.81 和 0.59。
	文献来源	1. 汪向东. 心理卫生评定量表手册. 中国心理卫生杂志,1999,(增刊):282—289
	量表名称 （开发者，发表年代）	Emotional-Social Loneliness Inventory (ESLI)　情绪—社交孤独问卷 (Vincenzi & Grabosky, 1987)
6	量表简介 （组成与特性评价）	15 对描述，情绪孤立与孤独由前 8 对条目评定，社交孤立与孤独由后 7 对条目评定。 　孤立与孤独两大类总分的重测信度系数均为 0.80。
	文献来源	1. 汪向东. 心理卫生评定量表手册. 中国心理卫生杂志,1999,(增刊):282—289.

（常巍、谭健烽）

应激及相关问题评定

生活事件量表(LES)

生活事件应激对身心健康的影响日益受到人们的重视,许多研究报告了生活事件与某些疾病的发生、发展或转归的相关关系。可是,这类研究的结果往往不大一致,甚至相互矛盾。在研究生活事件评定的初级阶段,人们只注重那些较重大的生活事件,因而只统计某一段时间内较大事件发生的次数,次数越多,表示遭受的精神刺激越强。虽然这种评定方法简单,但也有不足之处,不同的生活事件引起的精神刺激可能大小不一,因此,每种生活事件理应具有其相对客观的刺激强度。

1 开发情况

美国的 Holmes T. H. 和 Rahe 于 1967 年编制了著名的"社会重新适应量表"(Social Readjustment Scale,SRRS),该量表理论假设任何形式的生活变化都需要个体动员机体的应激资源去做新的适应,因而产生紧张。SRRS 的计算方法是在累计生活事件次数的基础上进行加权记分,即对不同的生活事件给予不同的评分,然后累加得其总值。SRRS 被推广到许多国家,再研究的结果显示相关系数在 0.85~0.99,被公认为评定生活事件的有效工具,甚至有人认为可以作为金标准以检测其他生活事件量表的效度。

我国于 20 世纪 80 年代初引进 SRRS,使用者们根据我国的实际情况对生活事件的某些条目进行了修订或增删。SRRS 及其类似的修订版比较适用于研究生活事件的客观属性和某一群体的价值取向。如用于对个体精神刺激的评定或对生活事件致病作用的研究就会出现一些没有解决的问题。问题一:同一生活事件在不同的性别、年龄、文化背景、以及同一个体的不同时期可能具有不同的意义;问题二:SRRS 假定生活事件不管属积极还是消极性质,都会造成精神紧张。而人们发现,消极性质的生活事件与疾病最为相关,而重型或积极性质的生活事件的致病作用却并不明显。

基于上述两个方面的原因,个体精神刺激评定不宜使用常模的标准记分,而应分层或个体化,并应包括定性和定量评估,以分别观察积极性质的与消极性质的生活事件的影响作用。按照这种新的构想,张亚林等在前人的工作基础上编制了"生活事件量表"

(Life Event Scale，LES)，对个体的精神刺激评定使用分层化或个体化处理，并分别观察评估正性(积极性质的)、负性(消极性质的)生活事件的影响作用。"生活事件量表"经过5年的实践和研究于1986年定型，并开始推广应用。

2 结构与特性

该量表是自评量表，含有48条我国较常见的生活事件，包括三个方面。一是家庭生活方面(28条)，二是工作学习方面(13条)，三是社交及其他方面(7条)。另设有2项空白项目，供填写当事者已经历而表中并未写出的某些事件。

2.1 信度

对153名正常人、107名神经症患者、165名慢性疼痛患者、44名缓解期的精神分裂症患者在间隔2～3周后重测，相关系数在0.742～0.611，P值均小于0.01。

2.2 效度

(1)100名离婚诉讼者的精神紧张总值，负性事件值高于按年龄、性别、民族、学历、职业以及婚龄配对的五好家庭成员(P小于0.01)，而正性事件评分两组无差异。

(2)十二指肠溃疡者精神紧张总值、负性事件值均高于无症状的乙肝病毒携带者(P小于0.01)，而正性事件差异不显著。

(3)恶性肿瘤患者生活事件的发生频率、强度及总值高于结核病患者，差异具有显著性。

(4)72名癔症患者生活事件总值与反映其社会功能状况的大体评定量表分(Global Assessment Scale)呈负性相关($r=-0.3003$，P小于0.05)。

3 计分与解释

根据调查者的要求，填写者将某一时间范围内(通常一年)的事件记录下来。有的事件虽然发生在该时间范围之前，但如果其影响深远，可作为长期事件记录下来。对于表上已写出的但并未经历的事件注明"未经历"。然后由填写者根据自身的实际感受，而不是按常理或伦理道德观念去判断，那些经历过的事件对本人来说是好事还是坏事、影响程度如何、影响持续的时间多长。一过性的事件如流产、失窃要记录发生次数，长期性事件如住房拥挤、夫妻分居等不到半年记为1次，超过半年记为2次，影响程度分为5级，从完全无影响到影响极重分别记0、1、2、3、4分，影响持续时间分三月内、半年内、一年内、一年以上共4个等级，分别记1、2、3、4分。

生活事件刺激量的计算方法：

某事件刺激量＝该事件影响程度分×该事件持续时间分×该事件发生次数

正性事件刺激量＝全部好事刺激量之和

负性事件刺激量＝全部坏事刺激量之和

生活事件总刺激量＝正性事件刺激量＋负性事件刺激量

另外，还可以根据研究需要，按家庭问题、工作学习问题和社交问题进行分类统计。

该量表总分越高反映个体承受精神压力越大。95%的正常人一年之内的LES总分不超过20分。负性事件的分值越高对心身健康的影响越高，正性事件的意义待进一步研究。

4 使用与应用

LES适用于16岁以上的正常人，以及神经症、心身疾病、各种躯体疾病患者以及自知力恢复的重性精神病患者。

应用价值：

（1）用于神经症、心身疾病、各种躯体疾病及重性精神疾病的病因学研究，可确定心理因素在这些疾病的发生、发展和转归中的作用分量。

（2）用于指导心理的治疗，危机干预，使心理治疗和医疗干预更具针对性。

（3）甄别高危人群，预防精神障碍和心身疾病，对生活事件量表分值较高者加强预防工作。

（4）指导正常人了解自己的精神负荷，维护心身健康，提高生活质量。

参考文献

[1] Rabkin JG, Struening EL. Live events, stress, and illness. Science, 1976, 194(4269):1013－1020.

[2] Suls J, Mullen B. Life events, perceived control and illness: the role of uncertainty. J Human Stress, 1981,7(2):30－34.

[3] Barrett JE. Stress and Mental Disorders. New York: Raven Press, 1979;37.

[4] 郑延平,杨德森. 生活事件、精神紧张与神经症. 中国神经精神疾病杂志,1983,9(2):65－68.

[5] Sarason IG, Johnson JH, Siegel JM. Assessing the impact of life changes: development of the Life Experiences Survey. J Consult Clin Psychol, 1978, 46(5):932－946.

[6] 郑延平,杨德森. 中国生活事件调查. 中国心理杂志,1990,4(6):262－267.

[7] 杨德森,张亚林. 生活事件量表:行为医学. 长沙:湖南师大出版社,1990;285－287.

[8] 李凌江,杨德森. 生活事件、家庭行为方式与婚姻稳定性.中国心理卫生杂志,1990,4(6):257－260.

[9] 张亚林,杨德森. 生活事件的致病作用. 中国神经精神疾病杂志,1988,14(2):65－68.

[10] 刘破资,杨玲玲. 十二指肠溃疡男性患者的社会心理因素对照研究. 中国心理卫生杂志,1989,3(4):162－164.

[11] 张亚林,杨德森. 心理卫生评定量表手册. 北京:中国心理卫生杂志社,1999;101－106.

（张淑红）

其他应激及相关问题评定量表

除了生活事件量表（LES）外，还有很多关于应激及相关问题的评定量表，例如：青少年生活事件量表、应对方式量表详等，具体请看表1。

表 1　其他应激及相关问题评定量表

1	量表名称 （开发者，发表年代）	Adolescent Self-Rating Life Events Check List(ASLEC)　青少年生活事件量表

续表

1	量表简介 (组成与特性评价)	该问卷由 27 项可能引起青少年心理应激的负性生活事件构成。 　　ASLEC 内部一致性克伦巴赫 α 系数为 0.8492,分半信度系数为 0.8809,一周后重测相关系数为 0.6861。因子分析揭示 ASLEC 可用 6 个因子来概括,即人际关系、学习压力,受惩罚、亲友与财产丧失、健康与适应问题及其他。提示 ASLEC 有较好的信度和构想效度,是评定青少年心理应激的有效测评工具。
	文献来源	1. 刘贤臣,刘连启,杨杰,等. 青少年生活事件量表的编制与信度效度检验. 山东精神医学,1997,10(1):15—19.
2	量表名称 (开发者,发表年代)	应付方式问卷
	量表简介 (组成与特性评价)	有 6 个分量表,每个分量表由若干个条目组成,每个条目只有两个答案,"是"和"否"。 　　在青少年学生样本中,6 个因子间隔 1 周重测相关系数分别为:$r_1=0.72$;$r_2=0.62$;$r_3=0.69$;$r_4=0.72$;$r_5=0.67$;$r_6=0.72$,构成各因子条目的因素负荷取值在 0.35 或以上。在神经症对照组中,5 个应付因子重测相关系数分别为:$r_1=0.63$;$r_2=0.68$;$r_3=0.65$;$r_4=0.73$;$r_5=0.68$,构成各因子条目的因素负荷取值在 0.35 或以上。
	文献来源	1. 肖计划,许秀峰."应付方式问卷"效度与信度研究. 中国心理卫生杂志,1996,10(4):164—168.
3	量表名称 (开发者,发表年代)	Student-Lift Stress Inventory(SLSI) 学生生活应激问卷
	量表简介 (组成与特性评价)	该问卷共 51 道陈述题,由被试根据自己近三个月的情况,对每道陈述题进行选择。 　　原始量表的克伦巴赫 α 系数为 0.76;修订后量表的克伦巴赫 α 系数为 0.71;三周后原始量表的在测信度克伦巴赫 α 系数为 0.73。
	文献来源	1. 王欣. 行为医学量表手册. 北京:中华医学电子音像出版社,2005:411—412.
4	量表名称 (开发者,发表年代)	Social Maladjustment (SOC) 社会适应不良量表
	量表简介 (组成与特性评价)	该问卷共 27 个条目,包括 13 个答"是"的计分,14 个答"否"的计分。 　　男性和女性正常成年人间隔 4~6 周重测相关系数分别是:0.789($P<$0.01)和 0.505($P<$0.05)。
	文献来源	1. 纪术茂,房明. 行为医学量表手册. 北京:中华医学电子音像出版社,2005:203—204.
5	量表名称 (开发者,发表年代)	Defense Style Questionnaire (DSQ) 防御方式问卷

续表

5	量表简介 (组成与特性评价)	该问卷共包括 88 个项目,包括比较广泛的防御行为:从成熟的直到不成熟的。每个项目均采用 1～9 的 9 级评定。 此量表重测信度在 0.7 以上,α 系数为 0.9,DSQ 的信度和效度均有待于进一步研究支持。
	文献来源	1. 刘国华,孟宪章. 防御方式问卷(DSQ)信度和效度研究. 中国临床心理学杂志,2004,12 (4):352－353.
6	量表名称 (开发者,发表年代)	Tinnitus Coping Style Questionnaire (TCSQ) 特质应对方式问卷
	量表简介 (组成与特性评价)	该问卷是自评量表,由 20 条反映应对特点的项目组成,包括 2 个方面:积极应对与消极应对(各含 10 个条目)。用于反映被试者面对困难挫折时的积极与消极的态度和行为特征。 通过因素分析获两个主成分:消极应对(NC)和积极应对(PC),各含 10 个条目,两者呈低相关。NC 和 PC 的克伦巴赫 α 系数分别为 0.69 和 0.70,重测相关分别为 0.75 和 0.65 该量表有一定的信度和效度。
	文献来源	1. 姜乾金,祝一虹. 特质应对问卷的进一步探讨. 中国行为医学科学,1999, 8 (3):167－169.
7	量表名称 (开发者,发表年代)	Simplified Coping Style Questionnaire(SCSQ) 简易应对方式问卷
	量表简介 (组成与特性评价)	该问卷共有 20 个条目,采用 4 级记分制,包括积极应对和消极应对 2 个维度。积极应对维度重点反映积极应对的特点,消极应对维度重点反映消极应对的特点。 信度:量表的重测相关系数为 0.89,α 系数为 0.90;积极应对分量表的 α 系数为 0.89;消极应对分量表的 α 系数 0.78。深入分析表明,不同年龄、性别、文化和职业的人群的应对方式特点有显著差异。
	文献来源	1. 解亚宁. 简易应对方式问卷 A. //汪向东,王希林. 心理卫生评定量表手册. 北京:中国心理卫生杂志社, 1999. 122－124.
8	量表名称 (开发者,发表年代)	Medical Coping Modes Questionnaire(MCMQ) 医学应对问卷
	量表简介 (组成与特性评价)	该问卷共有 20 个条目,包含 3 个分量表("面对(或斗争)"、"回避"和"屈服(或接受)")。 面对、回避、屈服三因素的 α 系数分别为 0.69、0.60、0.76。
	文献来源	1. Feifel H, Strack S, Nagy VT. Coping strategies and associated features of medically ill patients. Psychosom Med, 1987, 49(6):616－625. 2. Feifel H, Strack S, Nagy VT. Degree of life-threat and differential use of coping modes. J Psychosom Res, 1987, 31(1):91－99.

续表

	量表名称 （开发者，发表年代）	Adolescence Psychological Adaptability Scale(APAS)　青少年心理适应性量表
9	量表简介 （组成与特性评价）	该问卷共 20 道题目，包括 4 个分量表：身体与体育竞赛分量表，陌生情境与学习情境适应分量表，考试焦虑情境分量表和群体活动适应分量表。克伦巴赫 α 系数为 0.6457，内容效度 0.56。
	文献来源	1. 陈会昌，胆增寿，陈建绩. 青少年心理适应量表（APAS）的编制及初步常模. 心理发展与教育，1995，3：28－32.
	量表名称 （开发者，发表年代）	Social Readjustment Rating scale(SRRS)　社会再度适应评定量表
10	量表简介 （组成与特性评价）	将生活中常见的 43 项生活事件列成表格，把每一项生活事件引起生活变化的程度或达到社会再适应所需努力的大小，称为生活变化单位（life change unit，LCU），以此反应心理应激的强度。
	文献来源	1. Holmes TH, Rahe RH. The social readjustment rating scale. Journal of Psychosomatic Research, 1967, 11(2)：213－218. 2. Horowitz M, Schaefer C, Hiroto D, et al. Life Event Questionnaires for Measuring Presumptive Stress. Psychosomatic Medicine，1977，39(6)：413－431.

（张淑红）

心理控制源评定

内在—外在心理控制源量表

　　控制源(locus of control)是心理学界多年来非常关注的研究课题。这一概念最早是美国心理学家 Rotter (1966)在社会学习理论中提出的，用来描述在知觉自身与其行为所受强化关系上个体差异。内—外控(internal-external，locus of control)是衡量这种个体差异的维度，内控和外控为维度的两个极端。内控者认为自己的成败祸福取决于自身因素,而外控者相信这些是由诸如机遇、运气、有权势等这类外界因素造成的,控制源的个体差异预示着不同的行为表现。非常有指导性的是,大多数研究结果都表明,内控者在动机、成就、心理健康各方面都比外控者有优势(Strickland,1989)。控制源概念及其测量工具已广泛用于各种文化的心理学研究。

1 开发情况

第一个测量心理控制源倾向的量表是在俄亥俄大学的两篇博士论文基础上发展而成的。这一量表由 60 个项目组成,其中有 30 项是"缓冲项"(fillers),用以掩饰量表的真正目的。罗特的"内—外心理控制源量表"就是在此基础上建立起来的,并且比前者更广为人知,应用也更广泛。罗特的量表最初包括几个可以从理论上互相区分的分量表,因此既可以根据不同的目的建立一种有关控制期望的全面测量,又可以建立一个一般性的总体心理控制源量表。然而,因素分析的结果却表明,这一量表仅由一个较大的因素和几个很小的因素组成,而且这几个小因素只有很少的几个项目,难以作为有效的测量使用。因此,在多次修订的基础上,罗特建立了现在被广为应用的由 23 个项目组成的心理控制源量表。

2 结构与特性

量表共 29 个条目,含 23 个正式条目和 6 个插入题。每个项目均为一组内控性陈述和外控性陈述,要求被试必须从中选择一个,对外控性选择记分,得分范围在 0(极端内控)到 23(极端外控)之间。该量表为自评式量表,在 15 分钟内完成,最常应用于大学生,也可用于其他人群。从已经做的几次研究中可以看到,I—E 量表的常模不尽相同,Owens (1966)报告男性 $\overline{X}=8.2(SD=4.0)$,女性 $\overline{X}=8.5$ (SD=3.9)。Parkes (1985)报告男性($n=146$) $\overline{X}=11.6(SD=3.3)$,女性($n=260$) $\overline{X}=12.6$ (SD=3.7)。内部一致性系数为 0.70(Rotter,1966),间隔一月的重测信度 $r=0.72$,两个月后 $r=0.55$。与 Marhowe—Crowne 社会性期望量表的相关性在 -0.07 至 -0.35 之间,与智力测验的相关性在 0.03 至 -0.22 间。

3 计分与解释

量表计分只计 23 个鉴别项目,不计插入题分数,每题计外控性选项,是外控的计 1分,内控的计 0 分。量表总分为各条目得分相加,分数越高越倾向于外控性,分数越低越倾向于内控性。

4 使用与应用

罗特这一量表虽然没有达到研究者们的最初目的,即建立一个更复杂的综合性测量工具,但这一简短的量表在研究和应用中却取得了很大的成功,成为心理学有关研究中的一个有用的工具。到目前为止,已有大量的研究和调查采用了这一量表,应用的领域也非常广泛。在罗特量表的基础上,心理学家们相继开发了许多新的用以测量不同领域内心理控制源倾向的量表。如 Levenson 的"内控、机遇和他人控制量表",Wallston 的"健康心理控制源量表"等。

参考文献

[1] Rotter JB. Genralized expectancies for internal versus external conrol of reinforcement,Psychologi-

cal Monographs,1966,80(1):1—28.

[2] Lefeourt HM. Locus of control:Current Trends in Theory and Research. Hillsdale, NJ,Erbaum: 1976.

[3] Lefeourt HM. Research with the Locusof Control Constroet. Vol. 1. Assesent Methods. New York:Academic Press,1981.

[4] Striekland BR. Internal-external Control expectancies:from contingency to creativity, American Psychologist,1989,44:1—12.

[5] 王登峰. 罗特心理控制源量表大学生试用常模修订. 心理学报,1991,(3):292—298.

[6] 于欣. 心理卫生评定量表手册(增订版). 北京:中国心理卫生杂志社,1999.

（曾家勇）

内控性、有势力的他人及机遇量表(IPC)

1 开发情况

最早的也是最为广泛用来测量人的心理控制源的工具是罗特设计的 I—E 量表,该量表设计为单一维度结构,但对它的因素分析显示,心理控制源住往表现为多维度结构。H. 莱文森(Hanna Levenson)根据她本人及其他研究者结果,对心理控制源的外控定向作了进一步区分,理由是,那些认为世界上的事物不可预知(机遇控制定向)的个体与那些认为世界是井然有序的,但有权威者控制的个体,其行为方式和思维方式是不同的,后者存在着一种控制潜能,因而外控定向的人并非总是适应能力较差的个体。根据上述概念莱文森设计了内控权威和机遇控制定向量表(Internality,Powerful Others,and Chance Scale)简称 IPC 量表。1989 年,肖莉和陈仲庚使用 IPC 量表对 176 名中国大学生进行了测试,证明测量结果的稳定性和一致性是可被接受的。

2 结构与特性

IPC 量表反映了心理控制构成中三个不同的组成部分,每个量表都可被视为是独立的,目的是描述被试者对因果关系的一些看法。内控性(I)测量人们在多大程度上相信自己能够驾驭他们自己的生活。有势力的他人(P)量表涉及了被试是否相信他人能够控制自己生活中的事件。机遇(C)量表测定一个人对机遇可以影响他/她的生活经历与事情结果的相信程度。IPC 分量表包含了 Rotter I—E 量表中的条目,还有些条目是专门编写用以评定心理控制的组成成分。每一分量表包含 8 个条目,整个量表共有 24 个条目。在一组 152 名大学生的样本中 Kuder-Richardson 信度 I 为 0.64, P 为 0.77,C 为 0.78;类似的结果也见于 115 人的一组样本中(分别为 0.51,0.72 和 0.73),分半信度分别为

0.62,0.66 及 0.64。间隔一周后的重测信度在 0.60~0.79,间隔 7 周时在 0.66~0.73。因子分析支持三个分量表的独立性。P 与 C 分量表间的相关性在 0.41~0.60,P、C 与 I 的相关性在 -0.25 和 0.19 之间。P,C 与 Rotter 的 I-E 量表相关性分别为 0.25 和 0.56,而 I 分量表呈负相关($r=0.41$)。在其他样本中也见到了类似的相关性。大范围的效度研究探讨了 IPC 分量表同成就、职业行为、社会—政治生活的投入,对人的知觉与行为等问题的相关性。

3 计分与解释

量表由 3 个分量表,每量表 8 题组成,均为 6 点评分形式。所有条目均以第一人称陈述,评分从 -3(很不同意)至 +3(很同意),计算总分时加上 24 分以抵消负分,因此每个分量表的分值范围是 0~48。Levenson 在 10 多项研究结果的基础上提出了该量表的常模:内控性量表分值为 30~40,均值为 35 分(SD=7)。有势力的他人量表分值为 18~26,在一组正常大学生测试者中,均值为 20 (SD=8.5),机遇量表分值在 17~25,大学生中正常值 18 (SD=8)。

4 使用与应用

IPC 量表在美国已被广泛应用于心理学各领域,特别是儿童发展、精神病学等方面的研究,并取得了有意义的结果。该项评定是首次对心理控制源的组成成分分别加以分析的一种多维度量表。正因为如此,它对其他量表的发展有着深远的影响。尽管在心理控制源的概念上做过许多理论上的探讨,但对控制构成的含义却少有涉猎,这有待进一步的研究。在这一点上,该量表显示良好的适应性。

参考文献

[1] Rotter JB. Genralized expectancies for internal versus external control of reinforcement. Psychological Monographs,1966,80(1):1-28.

[2] Levenson H. Multidimensional Locus of Control in Psychiatric Patients. Journal of Consulting and Clinical Psychology,1973,42(3):39-404.

[3] Levenson H. Activism and Powerful Others:Distictions within The Concept of Internal-External Control. Journal of Personality Assessment,1974,38:377-383.

[4] Levenson H. Internality,PowerfulOthers,and Chance Research With the Locus of Control Construct. New York:1981.

[5] Mahler I. A Comparative Study of Locus of Control. Psychologia,1974,17:135-139.

[6] 肖莉,陈仲庚. 大学生心理控制源的结构及 IPc 量表的初步分析. 应用心理学,1989,5(2):22-26.

[7] 于欣. 心理卫生评定量表手册(增订版). 北京:中国心理卫生杂志社,1999.

(曾家勇)

其他心理控制源量表

1. 控制圈（SOC）。Spheres of Control（SOC）量表可说是 Rotter I－E 量表的进一步完善，它对 Rotter 量表中个人与社会系统控制因子进行了发展和扩充。此外，SOC 中的人际控制量表还可提供社会行为方面的又一个测量工具，相关工具如 Lefeout 的 MMCS 中人际关系控制。Paulhus 提出，他的量表评定了在特定环境下人们对结局的期望值，而且无须考虑目的。他认为考虑目的正是 MMCS 量表的核心。这一量表有其简明、可靠的优点，但却缺乏常模资料。

2. 成人内—外控制量表（ANSIE）。Adult Nowicki Stricland Internal-External Locus of Control Scale（ANSIE）是一份自我操作、40 条是非题的量表。该量表源自 Children Nowicki-Stricland Internal-External of Control Scale（CNSIE），成年人版本修改了一些文法时式及用词，如将"孩子们"改为"人们"。所用语言及格式比 Rotter I－E 量表简单。ANSIE 量表以内控及外控两个向度，将控制观用作一般控制期望的方式评估以得出跟 Rotter 的 I－E 相同的定义与目标。根据 Nowicki 和 Duck（1974）的记录，他们从大学生中收集了很多有用的数据，最初样本为 156 个学生，随后他们做了 12 次研究取得进一步资料。国内也有非常多研究使用该量表来作为测量控制点的工具。

3. 多维度—多归因因果量表（MMCS）。此量表可分为两个分量表，分别涉及关于学业成就和人际关系的因果信念。多维度—多归因因果量表的条目为 0～4 分的 5 级评分制，每一题均按 Likert 5 点评价尺度作答，这个多维量表中可获取多种得分，如人际总体归因得分（总分 0～96 分），成功归因得分，失败归因得分，最常用的是总分。

4. 儿童控制知觉多维度测查表（MMCPC）。Multidimentional Measure of Children's Perceptions of Control（MMCPC）由 Connell 于 1985 年编制，是为评定对成功或失败的经历种种不同原因的解释而设计的。MMCPC 问卷包括 48 个条目，设计形式为 Likert 4 分制式量表，"4"即"很真实"，"1"分为"极不真实"。该量表包含了控制的 3 个来源，即内部、有势力的他人及未知方，每项都涉及 4 个方面：认知（学校成绩）、社交（伙伴间的关系）、体能（体育才能）及总评。被询问的结果一半是成功的经历，另一半则是失败的经历。每一控制来源都由两个不一起出现的条目来描述，结局的种类及涉及的范围在整个量表中随机排列。在最初的研究中，量表还包括一项"机遇"因子，但经过试用发现，这一年龄段的儿童很少把机遇看做对结局的一种解释，从而大多回答为"不知道"，因此这就导致了"未知方"量表的产生。这也是该量表的独到之处，不过仍缺少信效度方面的证据，而且每一因子中条目数过少也限制了该量表在更高水平上发挥预测的作用。尽管有一些缺憾,但该量表由于包含了大量有价值的内容,仍被证明在评价各种控制信念上是最好的量表之一。

表1　其他心理控制源量表

1	量表名称 (开发者,发表年代)	Spheres of Control(SOC)　控制圈 (Paulhus,1983)
	量表简介 (组成与特性评价)	SOC 量表包含 3 个分量表,每个分量表有 10 个条目,即个人实力量表、人际间控制量表与社会政治控制量表。评分采用 Likert 7 分制,从不同意至同意。每个分量表中有一半条目以反向陈述,并混杂在问卷中。SOC 量表均采用正向评分法。 　3 个量表的 α 信度值为 0.78,0.77,0.81。间隔 4 周后 3 个分量表的重测相关大于 0.90,间隔 6 个月大于 0.70。SOC 每一分量表都与 Rotter I-E 量表呈负相关(分别是 −0.37,−0.28,−0.50)。
	文献来源	1. Paulhus DL. Sphere specific measures of perceived control. Journal of Personality and Social Psychology,1983:44, 1253−1265. 2. Paulhus DL, Van Selst M. The Spheres of Control scale:Ten years of research. Personality and Individual Differences,1990,11:1029 − 1034.
2	量表名称 (开发者,发表年代)	Adult Nowicki Stricland Internal-External Locus of Control Scale(AN-SIE)　成人内—外控制量表 (Nowicki-Stricland,1969)
	量表简介 (组成与特性评价)	共 40 个条目,要求被试以"是、否"应答,分值范围为 0(内控)~40(外控)。 　分半信度为 0.74~0.86,7 周和 1 年后重测信度系数分别为 0.65 和 0.56;与 Rotter 的内外控制源量表的相关系数为 0.44~0.68。
	文献来源	1. Nowicki S, Duke MP. The Nowicki-strckland life span locus of control scales:Construct validation. In H. M. Lefcourt (Ed.), Research with the locus of control construct (Vol. 2, pp. 9~43). New York:Academic Press,1983.
3	量表名称 (开发者,发表年代)	The Multidimensional-Multiattributional Causality Scale(MMCS)　多维度—多归因因果量表 (Leftcourt,1979)
	量表简介 (组成与特性评价)	MMCS 包括两个部分,分别涉及关于学业成就与人际关系的因果信念。总共有 48 个条目,24 个涉及学业成就,24 个涉及有关人际关系。每个部分又分成有关成功和有关失败的 12 个条目。MMCS 提出了 4 类可能的归因,即:属于内控性的能力和努力,属于外控性的运气与背景。最终评定可分别测查被试在以上 4 个维度上的内控或外控倾向明显。 　总量表的内部一致性系数为 0.844,能力、努力、情境和运气分量表的内部一致性系数分别为:0.661,0.712,0.682,0.663。内部一致性信度为 0.50~0.80,重测信度为 0.50~0.70。聚合效度为 0.23~0.62。

续表

3	文献来源	1. Lefcourt HM，von Baeyer CL，Ware EE，et al. The multidimensional-multiattributional causality scale：The development of a goal-specific locus of control scale. Canadian Journal of Behavioural Science，1979，11：286—304.
4	量表名称 （开发者，发表年代）	The Desirability of Control Scale(DOC)　期望控制量表 (Burger & Cooper，1979)
	量表简介 （组成与特性评价）	包含 20 个条目，分为 5 个因子：①一般控制期望；②果断性；③启动—抑制控制；④回避依赖；⑤领导欲。 内部一致性系数为 0.80，重测信度系数为 0.75，未见有关效度方面的报告。
	文献来源	1. Jerry M，Burger and Harris M，Cooper. The Desirability of Control. Motivation and Emotion，1979，3(4)：381—393. 2. Jerry M. Burger Desire for control：Personality，social and clinical perspectives. New York：Plenum，1992.
5	量表名称 （开发者，发表年代）	Multidimensional Measure of Children's Perceptions of Control(MMCPC) 儿童控制知觉多维度测查表 (Connell，1985)
	量表简介 （组成与特性评价）	包含了控制的 3 个来源，即内部、有势力的他人及未知方，每项都涉及 4 个方面：认知（学校成绩）、社交（伙伴间的关系）、体能（体育才能）及总评。被询问的结果一半是成功的经历，另一半则是失败的经历。每一控制来源都由两个不一起出现的条目来描述，结局的种类及涉及的范围在整个量表中随机排列。 在小学生样本中，12 个 4 条目分量表中有 9 个 Cronbach α 值大于 0.6，范围在 0.43~0.70；在初中生样本中，信度值稍低，8 个分量表的 Crobach α 值大于 0.85，范围为 0.39~0.67。129 名学生，间隔 9 个月后，各分量表的重测相关 r 值在 0.30~0.48，$P<0.0001$。聚合效度研究提示，3 种归因均与儿童在课堂上内在与外在导向有系统的、可预测的联系。
	文献来源	1. Connell JP. A new multidimensional measure of children's perceptions of control. Child Development，1985，56(4)：1018—1041. 2. Harter S，Connel JP. A Model of the relationships among children's academic achievement and their self-perceptions of competence，control，and motivational orientation，In J. Nicholls(Ed.)，The development of achievement motivation. Greenwich CT：JAL Press，1984：219—250.
6	量表名称 （开发者，发表年代）	The Parenting Locus of Control Scale(PLOC)　子女教育心理控制源量表 (Campis，Lyman & Prentice-Dunn，1986)
	量表简介 （组成与特性评价）	包含 47 个条目，以 5 级评分，包括 5 个因子：教育成效、父母的责任、子女的控制、运气或机遇及父母的控制。 总量表的 Cronbach α 值为 0.92，PLOC 与 Crown—Marlow 社会性期望量表的比较研究发现 $r=-0.27$，$P<0.01$。

续表

6	文献来源	1. Campis Leslie K, Lyman Robert D, Steven Prentice-Dunn. The Parental Locus of Control Scale: Development and Validation. Journal of Clinical Child & Adolescent Psychology, 1986, 15(3): 260－267.
7	量表名称 （开发者,发表年代）	Mental Health Locus of Control Scale (MHLC) 精神卫生心理控制源量表 (Hill,1980)
	量表简介 （组成与特性评价）	MHLC 从两极测定了人们对治疗效果的评价,一极反映了病人应对疗效负责的看法,即内控性,另一极则反映了治疗者所起的作用,即外控性。MHLC 是 22 个条目的自评量表,另外还有 6 个插入题(不记分)。 在 226 位大学生中测验的结果,$\alpha=0.840$,重测信度研究尚未见到报告。MHLC 与 Rotter I－E 量表关系不大,而与精神卫生起源量表有一定相关($r=0.40, P<0.001$)。
	文献来源	1. Hill DJ, Bale RM. Development of the Mental Health Locus Of Control (MHLC) and Mental Health Locus of Origin(MHLO) Scales. Journal of Personality Assessment,1980,44(2):148－156.
8	量表名称 （开发者,发表年代）	The Marital Locus of Control Scale(MLOC) 婚姻心理控制源量表 (Miller,Lefcourt & Ware,1983)
	量表简介 （组成与特性评价）	MLOC 是一个 44 条目、6 分制的自评量表。该量表评定的内容涉及婚姻生活的 6 个主要因素:①性功能的行使及情感性行为;②交流;③婚姻的满足感;④彼此相容性;⑤婚姻中愉快与不快的经历;⑥子女与抚养子女。由于内控性条目以反问记分,故量表总分反映了外控制性的高低。得分范围 44～264。 内部一致性的研究中,Cronbach $\alpha(n=230)$为 0.83,未见到重测信度的报告。MLOC 分值与 MMCS 的人际关系及学业成就分量表分值相关,r值分别为 0.48 和 0.31。
	文献来源	1. Miller PC,Lefcourt HM ,Warc EE. The comstruction and development of the Miller Martial Locus of Control Scale. Canadian Journal of: Behavioutal Science,1983,15:266－279.

（曾家勇）

行为障碍测量

Young 网络成瘾量表

1 开发情况

起初,Young 认为在《美国精神疾病分类与诊断手册》上列出的所有诊断标准中,病态赌博的诊断标准最接近网络成瘾的病理特征,因而,Young 对病态赌博的诊断标准加以修订,形成网络成瘾的测量工具。该问卷有 8 个题项,如果被试对其中的 5 个题项给予肯定回答,就被诊断为网络成瘾。该问卷是在病理性赌博的诊断标准上经过简单修订而成,因此其信度和效度备受质疑 而后在这个问卷基础上进行了扩展,编制了《网络成瘾测验》(IAT),用于筛选上网者是否成瘾、成瘾程度及网络对生活的影响等领域的情况。

2 量表结构和性能

2.1 量表结构

量表包括 20 个项目,这些题目涉及了个体网络使用的习惯、个体对网络的看法以及与网络使用相关的一些问题。采取 1~5(几乎没有 1、偶尔 2、有时 3、经常 4、总是 5)的 5 级评分方式,总分分布在 20~100 分,分数越高,网络成瘾倾向程度越高。其中总分在 20~49 分为正常的网络使用者,总分在 50~79 分的为轻度上网成瘾者,80 分及以上为重度网瘾者。

2.2 量表的测量学性能

该量表在国外网络成瘾研究中较为常用,证明具有良好的信度和效度。在林伟等人使用该量表对大学生的研究中,该量表的内部一致性系数达到 0.926,各个条目与量表的相关在 0.32~0.88,均具有显著性意义,对结构效度的考核结果也与量表设计的初衷吻合。

表 1 Young 网络成瘾量表

【指导语】请根据你的实际情况如实填写:

1 几乎没有 2 偶尔 3 有时 4 经常 5 总是

		1	2	3	4	5
1	你觉得上网的时间比你预期的要长吗?					
2	你会因为上网忽略自己要做的事情吗?					
3	你更愿意上网而不是和亲密的朋友呆在一起吗?					
4	你经常在网上结交新朋友吗?					
5	生活中朋友、家人会抱怨你上网时间太长吗?					
6	你因为上网影响学习了吗?					
7	你是否会不顾身边需要解决的一些问题而上网查 Email 或看留言?					
8	你因为上网影响到你的日常生活了吗?					
9	你是否担心网上的隐私被人知道?					
10	你会因为心情不好去上网吗?					
11	你在一次上网后会渴望下一次上网吗?					
12	如果无法上网你会觉得生活空虚无聊吗?					
13	你会因为别人打搅你上网发脾气吗?					
14	你会上网到深夜不去睡觉吗?					
15	你在离开网络后会想着网上的事情吗?					
16	你在上网时会对自己说:"就再玩一会吗?"					
17	你会想方法减少上网时间而最终失败吗?					
18	你会对人隐瞒你上网多长时间吗?					
19	你宁愿上网而不愿意和朋友们出去玩吗?					
20	你会因为不能上网变得烦躁不安,喜怒无常,而一旦能上网就不会这样吗?					

参考文献

[1] Young KS, Rodgers RC. The relationship bet ween depression and internet addiction. Cyberp sychol Behav, 1998, 1 (1): 25－28.

[2] Young KS, Rodgers R. Internet Addiction: Personality Traits Associated with Its Development. The 69th annual meeting of the Eastern Psychological Association, Boston, 1998.

[3] 林伟,黄子杰,林大煦. 医学生网络使用情况及其与情绪状态的相关分析. 中国心理卫生杂志. 2004,18(7):501－503.

(侯永梅)

其他常用的行为障碍量表

　　行为障碍(disorders of behavior)是可观察到的个体活动异常。人的行为大部分是受意志控制的(自主行为)，小部分不受意志控制(不自主行为)；大部分是学习来的(习惯性行为)，小部分是与生俱来的(本能性行为)，但人的本能行为(如饮食行为、性行为)也受思想影响。各种行为基本上都是有利于对环境的适应(适应性行为)、偶尔也可有一些不利于适应(不利于自身)的(非适应性行为)，这些非适应性行为就是行为障碍。由于行为有各种分类方式，所以行为障碍也有不同的分类方式。这些方式，到目前为止还没有一种是公认为理想的。

　　常用的行为障碍评估量表主要有 Young 网络成瘾量表、Achenbach 儿童行为问题检核量表(Child Behavior Checklist，CBCL)、匹兹堡睡眠质量指数(Pittsburgh Sleep Quality Index)、密西根酒精依赖调查表(Michigan Alcoholism Screening Test)、进食障碍调查自评量表 (Eating Disorders Inventory，EDI - 1)和爱泼沃斯思睡量表(Epworth Sleepiness Scale)等。

表 1　其他常用的行为障碍量表

	量表名称 (开发者，发表年代)	Michigan Alcoholism Screening Test (MAST)　酒精依赖筛查表 (Selzer，1975)
1	量表简介 (组成与特性评价)	为自评问卷，它包括 25 条，需受检者自行回答问题。除第一条(序号 0)为引入问题外，其余 24 条均为饮酒者常见的问题，包括心理依赖、躯体依赖和对心理、躯体、职业功能和社交功能的影响等。 　　国内尚无应用本量表的系统报告，国外认为其实施方便，简单易行，为较好的筛查工具，可应用于流行病学调查，或在易感人群(如精神科门诊病人)中应用。以总分 5 分为界，可检测出酒精依赖患者的敏感性甚高，但假阳性较多。作为筛查工具，主要要求高敏感性，以免遗漏可能的病例，检查到的阳性对象，则应进一步检查确定，为能确定是否为真的"病例"。
	文献来源	1. Michaeld，Debellis. Decelopment traumatology：a contributory mechanism for alcohol and substance use disorder. Psychoneuroen docrinology，2002，27：155—170. 2. Ouimettepc，Wolfej，Chrestman KR. Disorder and Alcohol abuse comorbidify in women. Journal of Substance Abuse，1996，187：335—346.

续表

	量表名称 （开发者，发表年代）	The Alcohol Use Disorders Identification Test（AUDIT）　酒精依赖疾患识别测验 （WHO，1989）
2	量表简介 （组成与特性评价）	该量表由 10 个问题组成，所有问题都是涉及酒精问题的，3 个问题涉及饮酒量与饮酒频率，3 个问题有关酒精依赖，4 个问题有关因酒精引起的各类问题。 　　10 个问题的敏感度平均为 80％，男性较女性更为敏感。特异性平均为 89％，女性比男性高。阳性检出率平均为 60％，阴性检出率平均为 95％。
	文献来源	1. 薛春和 . 酒精依赖性识别测验 . 上海精神医学，1989，新 1（1）：45. 2. 汪向东，王希林，马弘 . 心理卫生评定量表手册 . 北京：中国心理卫生杂志，1999：695.
3	量表名称 （开发者，发表年代）	ADS 饮酒问卷
	量表简介 （组成与特性评价）	此表有 25 个条目，可以自评也可用作询问的条目，优点在于能在较短时间里测试较多的人群。 　　ADS 的优点：量表的编制基础为酒依赖综合征的概念，并与饮酒及酒滥用的多因素理论相联；能提供酒依赖严重程度的量化指标；较简洁、方便、花费少；具有良好的一致性和真实性。ADS 的缺点：①因为 ADS 的条目内容很明显，受试者可能会有意掩盖自己的问题。②由于个性差异很大，ADS 的分数可能被错误地解释，故不能仅凭 ADS 的高低来诊断酒依赖。
	文献来源	1. 汪向东，王希林，马弘 . 心理卫生评定量表手册 . 北京：中国心理卫生杂志，1999：357. 2. 付晓红，王雅琴，吴有凤，等 . 慢性酒精性肝病病人心因性因素的调查分析及临床干预 . 护理研究，2007，21（9）：764－766.
4	量表名称 （开发者，发表年代）	RRSQ Russell 吸烟原因问卷 （Russell，1974）
	量表简介 （组成与特性评价）	现有 24 个条目，分别隶属两大维度：社会心理维度和药理维度，共有 8 个分量表：心理意象、手口活动、享乐、镇静、刺激、瘾、自动和辅助量表，其中前 3 个与社会心理因素有关，后 5 个与依赖、成瘾有关。 　　一月后的重测，其重测相关系数为 0.85，说明一致性也较好；依赖分与戒烟的结果的相关系数为 0.36（$P<0.01$）。此量表简单、有理论依据且为依赖程度提供了量化指标，但吸烟的社会心理原因多，且受文化背景影响，如我国吸烟的一个重要的原因是社交需要，此表未能表现出来。
	文献来源	1. 赵虎、张献共 . 烟草依赖的研究进展 . 国外医学：精神病学分册，1991，18（1）：22－27. 2. Gopalaswamy AK，Morgan R. Smoking in chronic schizophrenia. Br J Psychiatry, 1986,149:523.

续表

5	量表名称 （开发者，发表年代）	Davis Online Cognition Scale（DOCS）　戴维斯在线认知量表 （Davis，2001）
	量表简介 （组成与特性评价）	共 36 个条目，分为安全感、社会化、冲动性、压力应对、孤独与现实 5 个因素。采用李克特制 7 级评分方式，如果被试的总分超过 100 或任一维度的得分达到或超过 24，则认为网络成瘾。 　　国内以大学生为被试的测试结果表明，该量表的 Cronbach α 系数为 0.94，各因素 α 系数在 0.77～0.87。探索性因素分析筛选出 11 个项目，合成 3 个因子，α 系数分别为 0.63、0.63 和 0.59，总量表的 α 系数为 0.76，表明量表具有较高的同质性；验证性因素分析结果表明其结构效度理想。
	文献来源	1. Davis RA. A cognitive-behavior model of pathpological internet use. Computers in Human Behavior，2001，17(2)：187－195. 2. 李宁，梁宁建. 大学生网络成瘾者非适应性认知研究. 心理科学，2007，30(1)：63－70. 3. 沈模卫，李鹏，徐梅，等. 大学生病理性互联网使用行为模式的研究. 华东师范大学学报：教育科学版，2004，22(4)：63－70.
6	量表名称 （开发者，发表年代）	Athens Insomnia Scale（AIS）　阿森斯失眠量表 （DanSedmark，1985）
	量表简介 （组成与特性评价）	由 8 个自评条目构成，可划分为入睡时间、睡眠障碍、睡眠效率、睡眠时间、睡眠质量、日间障碍等 6 个成分。 　　其间隔一周的重测信度相关系数接近 0.90，Cronbach α 系数也在 0.90 左右，各条目分与总分的相关系数平均为 0.70。
	文献来源	1. 刘贤臣，唐茂匠，胡蕾等. 大学生睡眠质量与心理健康状况的相关性研究. 中华临床心理学杂志，1995，3(1)：26－28.
7	量表名称 （开发者，发表年代）	Pittsburgh Sleep Quality Index（PSQI）　匹兹堡睡眠质量指数 （Buysse，1989）
	量表简介 （组成与特性评价）	由 19 个自评和 5 个他评条目构成，其中第 19 个自评条目和 5 个他评条目不参与计分。参与计分的 18 个条目组成 7 个成分：主观睡眠质量、入睡时间、睡眠时间、睡眠效率、睡眠障碍、催眠药物的应用和对日间功能的影响。 　　其信度为 0.85，以总分 5 为划界分，灵敏度为 89.6%，特异度为 86.5%。刘贤臣等于 1996 年将该量表译成中文，其分半信度为 0.87，2 周重测信度为 0.81，以总分 7 为划界分，灵敏度为 98.3%，特异度为 90.2%。
	文献来源	1. 刘贤臣，唐茂芹. 匹兹堡睡眠质量指数的信度和效度研究. 中华精神科杂志，1996，5(2)：103－107. 2. Monroe L. Psychological physiological differences between good and poor sleepers. J Abnormal psychdogy，1967，72(3)：225－264.

续表

8	量表名称 (开发者,发表年代)	Epworth Sleepiness Scale(ESS) 爱泼沃斯思睡量表 (Murray Johns,1991)
	量表简介 (组成与特性评价)	根据患者在下列情况下出现打瞌睡的频度的总积分来判断思睡程度:①坐着阅读书刊时;②看电视时;③在公共场所坐着不动时(如在剧场或开会);④长时间坐车时中间不休息(超过 1h);⑤坐着与人谈话时;⑥饭后休息时(未饮酒时);⑦遇堵车停车数分钟时;⑧下午静卧休息时。 　是测评睡眠质量并且判断是否嗜睡的标准量表,其判断准确,家庭自测性强,便于广泛传播,成为了国际公认的最具实用性的量表之一。
	文献来源	1. Guo J,Wang LP,WuX,et al. Clinical Study on Acupuncture and Day-time Wakefulness in Insomnia Patients. J Acupunct Tuirasci,2010,8(1):17—19. 2. Hobson DE,Lang AE,Martin WR,et al. Excessive daytime sleepiness and sudden-onset sleep in Parkinson's disease:a survey by the Canadian Movement Disorders Group. JAMA,2002,287(4):455—463.
9	量表名称 (开发者,发表年代)	Michigan Alcoholism Screening Test 密西根酒精依赖调查表 (MAST,Selzer,1971)
	量表简介 (组成与特性评价)	由 24 个条目组成,反映了由饮酒所导致的身体、人际、社会功能等损害的内容。此表可自评,也可他评,一般只需要 15 分钟左右。 　其内部一致性为 0.90,不同的计分系统的一致性为 0.93~0.99,具有较好的一致性和真实性。
	文献来源	1. WHO. Global status report on alcohol 2004. Geneva:WHO,2004:1—2. 2. Shields AL, Howell RT, Potter JS, et al. The Michigan Alcoholism Screening Test and its shortened form:a meta analytic inquiry into score relibility. Subst Use Misuse,2007,42(11):1783—1800.
10	量表名称 (开发者,发表年代)	Eating Disorders Inventory(EDI—1) 进食障碍调查自评量表 由 Garner1983 年编制,香港中文大学李诚教授将其翻译成中文(粤语)。
	量表简介 (组成与特性评价)	共有 64 项条目,由 8 个分量表组成,即:对瘦的追求、贪食、对身体不满意、无效感、完美主义、对他人不信任、内省、成熟恐惧。每条目均为 6 级:总是、经常、时常、有时、很少、从不。得分越高,表示问题越严重。 　国内研究的重测信度(间隔 1 周)较好,除了 E35 这一条目外,其余各条目的重测相关系数为 0.451~0.965($P<005$),各分量表的 Pearson 相关系数达 0.756~0.965,总分的相关系数为 0.906;8 个因子对总分的累积贡献率为 70.65%。表明结构效度良好;区分效度也和好:厌食症患者与正常对照组比较,除了成熟恐惧量表分数外,其他分量表分厌食症患者均明显高于对照组,差异有显著性($P<0.05$),两组患者成熟恐惧量表分数差异无显著性($P=0.827$)。

续表

10	文献来源	1. Garner DM. Eating disorder inventory, professional manual. Odessa, Fla:Psychological Assessment Resources，1991:5－7. 2. 张大荣,孔庆梅.EDI－1量表对神经性厌食症患者的初步测试.中国心理卫生杂志,2004,18(1):48－50.
11	量表名称 （开发者,发表年代）	Modified Overt Aggression Scale(MOAS)修改版外显攻击行为量表 由美国哥伦比亚大学内科和外科学院精神医学系的 Yudofasky 等人于1984 年编制。中文版由谢斌、郑瞻培于 1991 年首先翻译使用。
	量表简介 （组成与特性评价）	由"攻击行为"和"干预"两个分量表组成。攻击行为量表将"攻击"分为"言语攻击"、"对物体的体力攻击"、"对自身的体力攻击"和"对他人的体力攻击",每类行为均按由轻到重的 4 个等级顺序排列;干预分量表则由由轻到重的 11 个条目顺序排列。 英文版的行为量表中各类行为的 ICC 在 0.50 以上,但干预分量表的ICC 则较低;中文版的 ICC 为 0.842。
	文献来源	1. Yudofasky SC，ET AL. The overt aggression scale for the objective rating of verbal and physical aggression. Am J Psychiatry,1986,143:35－39.
12	量表名称 （开发者,发表年代）	注意缺损多动障碍量表 （刘翔平,刘雪梅,2000）
	量表简介 （组成与特性评价）	共 34 个条目,分为注意力缺损、多动、冲动、唤醒不足、角色管理失控行为 5 个维度。 总量表及各分量表的 Cronbach α 系数都在 0.9192～0.9448;重测信度为 0.8902;评分者信度为 0.7434;分半信度为 0.9191。
	文献来源	1. 刘翔平,刘雪梅.注意缺损多动障碍量表的编制.心理发展与教育,2000,15(1):55－60.

（侯永梅）

其他心理问题测量

自尊与自我概念量表

自尊即自我价值感（self-worth 或 self-esteem），是指个人在社会生活中，认知和评价作为客体的自我对社会主体（包括群体和他人）以及对作为主体的自我的正向的自我情感体验，是自我的一个重要方面。

自尊作为自我系统的一个重要特质，对个人的认知、情绪和行为等个体生活的各个方面具有一种弥漫性的影响。目前关于自尊作为调节变量的理论观点主要有两种：第一种观点认为自尊是焦虑的缓冲器；第二种观点则认为自尊是社会关系计量器；第三种（也是最新近的）观点认为，自尊不但会影响个体对于信息的接受，而且也能够预示个体对其行为的认知模式。研究表明，自尊与目标取向、职业选择态度等呈显著正相关。

心理学家把人们思考自己的特定方式称为"自我概念"。目前对自我概念的定义为：自我概念是个人心目中对自己的印象，包括对自己的存在、个人身体能力、性格、态度、思想等方面的认识，是由一系列态度、信念和价值标准所组成的有组织的认知结构，它把一个人的各种特殊习惯、能力、观念、思想和情感组织连接在一起，贯穿于经验和行为的一切方面。

自我概念对心理健康状况有较强的预测性。初中生的一般自我、学校表现自我、亲子关系和同伴关系自我是预测初中生抑郁和焦虑的重要因素。大学生的自我概念总分与忧郁、人际关系敏感、精神病性、强迫因子有较高负相关。社交自我、社会自我和能力自我对状态焦虑有较强的预测作用。个人自我、社会自我和社交自我对特质焦虑具有较强的预测作用。国外研究证明自我概念对个体心理健康具有调节作用。害羞的自我概念影响了边缘型人格障碍患者的自尊和生活质量；低家庭接受度和学业能力自我概念提示有较高的暴力倾向，而高同伴接受自我概念提示具有较小的暴力倾向。

目前，用于自尊和自我评测的工具主要有 Piers—Harris 儿童自我意识量表（见相应词条）、自我描述问卷（SDQ）、自尊量表、个人评价量表（PEI）等（见表1）。

表 1 自我意识与自尊常用量表

1	量表名称 （开发者，发表年代）	Self Description Questionaire(SDQ) 自我描述问卷 (Marsh et al. ,1984)
	量表简介 （组成与特性评价）	该量表一共有 102 项测题,构成 11 个分量表,其中 3 个学业自我概念,即言语、数学和一般学校情况。7 个非学业自我概念,包括体能、外貌、与异性关系、与同性关系、诚实—可信赖和情绪稳定性。 　　被试在全量表中的稳定性系数为 0.92～0.96,各分量表的内部稳定性系数为 0.66～0.91,各分量表重测相关系数为 0.56～0.75。此测验测题的同质性很好。
	文献来源	1. 陈国鹏,朱晓岚,叶澜澜,等.自我描述问卷上海常模的修订报告.心理科学,1998,29(6):499－505. 2. 杨剑.身体自我描述问卷(PSDQ)的介绍与修订.山东体育科技,2002,24(1):83－86.
2	量表名称 （开发者，发表年代）	Self Description Questionnaire(SDQ Ⅱ) 自我描述问卷Ⅱ型 (Marsh et al. ,1984)
	量表简介 （组成与特性评价）	共 102 个条目,构成 11 个分量表,每个分量表 8～12 题,其中 3 个测量学业自我概念,即语文、数学和一般学校情况,7 个测量非学业自我概念,包括体能、外貌、与异性的关系、与同性的关系、与父母的关系、诚实—可依赖和情绪稳定性;另一个是一般自我概念。每个分量表的测题有一半是积极的描述,另一半是消极的描述。该量表适用于 7～10 年级的中学生,但可以根据需要向两端延伸。 　　原量表的全量表的内部稳定性系数是 0.94,各分量表分的内部稳定性系数是 0.83～0.91,各分量表的重测信度在 0.72～0.88。中文版的全量表的内部稳定性系数在 6～12 年级是 0.92～0.96,各分量表分的内部稳定性系数是 0.66～0.91,各分量表间隔 1 个月的重测信度在 0.56～0.76。
	文献来源	1. 陈国鹏,朱晓岚,叶澜澜,等.自我描述问卷上海常模的修订报告.心理科学,1997,5(6):12－16.
3	量表名称 （开发者，发表年代）	Self-Monitoring Processes 自我监控量表个人反应问卷 由 Snyder 于 1974 年编制。
	量表简介 （组成与特性评价）	共 25 个条目,得分为 0～25 分。得分越高,自我监控力越强。以总分≥11,以及 19 题(为他人取向)回答"是"为高监控者,总分<11 为低监控者。 　　间隔 6 周的重测信度为 0.8431,内部一致性系数为 0.9812。
	文献来源	1. Snyder M. Self-monitoring processes. In L. Berkowitz(ED.) Advances in experimental social psychology(Vol. 12,85－126). New York:Academic press, 1979:263－270.
4	量表名称 （开发者，发表年代）	Self Consistency and Congruence Scale 自我和谐量表 (C. Rogers et al,)

续表

4	量表简介 （组成与特性评价）	有 3 个分量表：自我与经验的不和谐；自我的灵活性及自我的刻板性。是根据 Rogers 提出的 7 个维度设计，由治疗者的主观评定变为病人的自我报告。 各分量表的同质性信度较高，分别为 0.85,0.81 和 0.64。
	文献来源	1. 王登峰. 自我和谐量表的编制. 中国临床心理学杂志,1994,2(1):19—22. 2. Rogers CR. A process conception of psychotherapy. American Psychologist,1958,13:142—149.
5	量表名称 （开发者,发表年代）	The Self-Esteem Scale(SES)　自尊量表 (Rosenberg,1965)
	量表简介 （组成与特性评价）	该量表由 10 个条目组成,分 4 级评分,1 表示非常符合,2 表示符合,3 表示不符合,4 表示很不符合。 其重测系数 2 周后(Tippett,1965)和 1 周后(Fleming,1984)分别为 0.85 和 0.82。该量表与许多和自尊有关的概念有联系,其总分与功课平均分数无显著性相关。
	文献来源	1. Tiffiny B, Kathleen EC, Jonathon DB. Seeking Self-Evaluative Feedback: The Interactive Role of Global Self-Esteem and Specific Self-Views. Journal of Personality and Social Psychology,2003,84(1):194—204. 2. 答会明. 大学生自信、自尊、自我效能与心理健康的相关研究. 中国临床心理学杂志,2008,8(4):227—228.
6	量表名称 （开发者,发表年代）	The Feelings of Inadequacy Scale(FIS)　缺陷感量表 (Janis&Field,1959)
	量表简介 （组成与特性评价）	经 Fleming 等(1984)再次修订后,现条目增到 33 项,并扩展成为 5 个分量表:社交自信、学习能力、自尊、外貌及体能,样本全部来源于高校学生。 Fleming 及 Watts(1980)版本和 Fleming 及 Courtney(1984)版本的 Cronbach α 系数分别是 0.90 和 0.92,尚无重测信度的资料。研究表明该表与自尊量表有显著性相关,提示具有较好的效标效度。
	文献来源	1. Bemichon,Tiffing,Cook,et al. Seeking self evaluative feedback:The interactive role of global self esteem and specific self views. Journal of Personality Social Psychology,2003,84(1)194—204. 2. 汪向东,王希林,马弘. 心理卫生评定量表手册:增订版. 北京:中国心理卫生杂志,1999,236.
7	量表名称 （开发者,发表年代）	The Self-Esteem Inventory(SEI)　自尊调查表 (Coopersmith,1967)
	量表简介 （组成与特性评价）	共有 50 个条目,每一项都以第一人称的口气叙述一种情况。所有条目取自 Rogers 及 Dymond(1954)和 Coopersmith 的研究。 J. B. Taylor 及 Reitz(1968)报告分半信度系数为 0.90。Coopersmith 报告的重测相关系数分别为 0.88(5 周后)和 0.70(3 年后)。

续表

7	文献来源	1. Rorgers CR. A theory of therapy, personality and interpersonal relationship as developed in the client-centered framework. New York：McGraw Hill,1959:89. 2. 王晋. 高校家庭经济困难学生自尊与自我和谐的相关研究. 中国健康心理学杂志,2008,16(9):984-986.
8	量表名称（开发者,发表年代）	Texas Social Behavior Inventory(TSBI)　德克萨斯社交行为问卷（Helmreich,Stapp & Ervin,1974）
	量表简介（组成与特性评价）	原量表由 32 项组成,Helmreich 及 Stapp(1974)修改了此量表,把它分成两个独立的 16 项量表,两个分量表与 32 项版本的总量表间的相关系数为 0.97,它们之间的相关系数是 0.87。 32 项量表的替换表的信度值为 0.89,Cronbach α 系数为 0.92,没有重测相关资料。
	文献来源	1. Helmreich R, Stapp J. Short forms of the Texas Social Behavior Inventory /TSBI/,an objective measure of self-esteem. Bulletin of the Psychonomic society,1974,4：473-475.
9	量表名称（开发者,发表年代）	Personal Evaluation Inventory(PEI)　个人评价问卷（Shrauger,1990）
	量表简介（组成与特性评价）	6 个最常提到的维度作为其分量表:学业表现、体育运动、外表、爱情关系、社会想互作用及同人们交谈。除了体育运动分量表包括 5 个条目外,其他分量表均有 7 个条目,共计 54 个条目,以 4 级评分,分值越高表示自信程度越高。 分量表的 Cronbach α 系数在女性为 0.74~0.89,在男性为 0.67~0.86,间隔一个月的重测信度的相关系数在女性是 0.53~0.89,在男性为 0.25~0.90,总量表的重测相关在女性、男性分别为 0.90、0.93。
	文献来源	1. 王卫平,薛朝霞,赵峰. 医科大学新生自我同一性分析. 中国公共卫生,2010,26(5):631-634. 2. Kroger J. Gender and identity：The intersection of structure, content and context. SEX ROLES,1997,36(11-12):747-770.
10	量表名称（开发者,发表年代）	Center for Epidemiologic Studies Depression Scale(CES—D)　流调用抑郁自评量表（Radloff,1977）
	量表简介（组成与特性评价）	共有 20 个条目,代表了抑郁症状的主要方面,条目反映了抑郁状态的 6 个侧面:抑郁心情、罪恶感和无价值感、无助与无望感、精神运动性迟滞、食欲丧失、睡眠障碍。该量表不能用于临床目的,不能用于对治疗过程中抑郁严重程度变化的检测。 分半相关系数在病人组和正常人组分别为 0.85 和 0.77。重测信度为 0.32(12 个月)和 0.67(4 周)。与其他抑郁自评量表中等相关,与几种负性生活事件正相关。

续表

10	文献来源	1. 张明园. 精神科评定量表手册. 第1版. 长沙:湖南科学技术出版社,1993:25. 2. 汪向东,王希林,马弘. 心理卫生评定量表手册:增订版. 北京:中国心理卫生杂志社,1999:267.
11	量表名称 (开发者,发表年代)	Tennessee Self-Concept Scale(TSCC) 田纳西自我概念量表 (W. Fitts,1965)
	量表简介 (组成与特性评价)	共70个题目,包含自我概念的2个维度和综合状况共10个因子,即结构维度:自我认同、自我满意、自我行动;内容维度:生理自我、道德自我、心理自我、家庭自我、社会自我;综合状况:自我总分和自我批评。每项从"1"(完全相同)到"5"(完全不相同)进行评分。前9个因子得分越高自我概念越积极,而自我批评得分越高自我概念越消极。 中文版 Cronbach α 系数为 0.625。
	文献来源	1. 汪启荣,钱铭怡. 自我概念羞耻感对大学生抑郁的影响. 中国学校卫生,2010,31(8):928−930. 2. 林邦杰. 纳西自我观念量表之修订. 中国检验年刊,1980,27(1):71−78.
12	量表名称 (开发者,发表年代)	Shame Scale of Chinese College Students (ESS) 大学生羞耻量表 由钱铭怡等于2000年编制。
	量表简介 (组成与特性评价)	全表共29题,包括了个人对个性、行为、身体和家庭方面的羞耻感:①个性方面的项目共12个,如"你是否会担心别人对你的某些行为习惯的看法?"②行为方面的项目共9个,如"当你感到羞耻时,你是否曾试图掩饰你所做的事情?"③身体方面的项目共4个,如"你是否不愿意在镜子中看到自己的体态?"④家庭方面的项目共4个,如"你是否曾因某种原因而对家庭中的某个人感到羞耻?"每项分别回答二种情况,即"在你生活中的任何时候"和"在过去一年之中",每项都以10(完全没有),20(偶尔有点),30(有时有些),40(经常如此)评定,得分越高羞耻感越强。 除1、3、7、9和24题鉴别指数 0.25~0.30,其余条目均大于0.130。相隔3周的重测信度为 0.88($p<0101$)。除家庭因素的奇偶分半信度和内部一致性信度较低(接近0.70)外,其余量表的上述信度均明显大于0.77。验证性因素分析的结果表明,本量表有较好的结构效度;另外,根据182个被试的结果,本量表总分及分量表得分和 SCL−90 各指标间相关均显著。
	文献来源	1. 钱铭怡,Bernice Andrews,朱荣春,等. 大学生羞耻量表的修订. 中国心理卫生杂志,2000,14(4):217−221. 2. 林邦杰.纳西自我观念量表之修订.中国检验年刊,1980,27(1):71−78.

续表

13	量表名称 （开发者，发表年代）	The Self Acceptance Questionnaire(SAQ)　自我接纳问卷 由国内学者丛中、高文凤于 1999 年编制。
	量表简介 （组成与特性评价）	共 16 个条目组成，分为自我评价（self evalution，SE）和自我接纳（self acceptance，SA）两个因子，每个因子各有 8 个条目组成。采用 4 级评分：A. 非常相同；B. 基本相同；C. 基本相反；D. 非常相反。两因子得分相加就是总量表得分。总量表得分越高，表明被试的自我接纳程度越高。 　　Cronbach α 系数为 0.8573，其中自我接纳因子为 0.9347，自我评价因子为 0.9124，两因子的相关系数为 0.3723；分半信度为 0.7400；2 周后重测信度为 0.7653，SA 为 0.6827，SE 为 0.7319。
	文献来源	1. 丛中，高文凤. 自我接纳问卷的编制与信度效度检验. 中国行为医学科学，1999，8(1)：20－22.
14	量表名称 （开发者，发表年代）	General Self Efficacy Scale(GSES)　一般自我效能感量表 由德国柏林自由大学的著名临床和健康心理学家 Ralf Schwarzer 教授及其同事于 1981 年编制，中文版最早由张建新和 Schwarzer 于 1995 年在香港的一年级大学生中使用。
	量表简介 （组成与特性评价）	共 10 个条目，涉及个体遇到挫折或困难时的自信心。比如"遇到困难时，我总是能找到解决问题的办法"。采用李克特 4 点量表形式，各条目均为 1~4 评分。对每个条目，被试根据自己的实际情况回答"完全不正确"、"有点正确"、"多数正确"或"完全正确"。 　　德文版在多个不同文化（国家）的内部一致性系数在 0.75 和 0.91 之间，有着良好的信度和效度；中文版的内部一致性系数为 0.87，一星期间隔的重测信度为 0.83，10 个条目和总量表分数的相关在 0.66 和 0.77 之间。经因素分析抽取一个因素，解释方差 47.09%，表示有良好的结构效度。
	文献来源	1. Schwarzer R，Aristi B. Optimistic self-beliefs：Assessment of general perceived self-efficacy in Thirteen cultures. Word Psychology，1997，3(1－12)：177－190. 2. Zhang JX，Schwarzer R. Measuring optimistic self-beliefs：A Chinese adaptation of the general self-efficacy Scale. Psychologia，1995，38(3)：174－181.

（侯永梅）

性心理相关量表

性心理是指在性生理的基础上，与性征、性欲、性行为有关的心理状态与心理过程，也包括了与异性交往和婚恋等心理状态。世界卫生组织对性心理健康所下的定义是：通过丰富和完善人格、人际交往和爱情方式，达到性行为在肉体、感情、理智和社会诸方面的圆满和协调。性心理健康作为身心健康的一部分，近年来正越来越受到人们的重视。有关性心理相关的量表有男性化—女性化量表、病态性心理量表等，具体请见表1。

表 1 性心理相关量表

1	量表名称 （开发者，发表年代）	Masculinity-femininity Scale(Mf-m, Mf-f) 男性化—女性化量表 (Hathaway & McKinley, 1943)
	量表简介 （组成与特性评价）	包括 60 个条目，主要的内容范围包括职业和习惯，审美的主动、被动性和个人敏感性。Mf-m 有 28 个答"是"记分，32 个答"否"记分；Mf-f 有 25 个答"是"记分，35 个答"否"记分。 该量表用来评估男性是否具有女子气和女性是否具有男子气，但是不能区分个体是否为同性恋。
	文献来源	1. 纪术茂，戴郑生．明尼苏达多相人格调查表．最新研究与多类量表解释 7. 北京：科学出版社，2004：138－141，179－180.
2	量表名称 （开发者，发表年代）	Aggravated Sex(ASX) 性攻击量表 (Panton, 1970)
	量表简介 （组成与特性评价）	包括 25 个条目，其中 10 个答"是"计分，15 个答"否"计分。 条目的内容比较隐蔽，主要用来发现攻击性性犯罪的。ASX 量表的重测信度较低。
	文献来源	1. Dahlstrom WG, Welsh GS, Dahlstrom LE. An MMPI handbook. Volume 2: Research applications. Minneapolis: University of Minnesota Press, 1975: 285. 2. 纪术茂．明尼苏达多相人格调查表成套量表操作手册．西安：西安市精神卫生中心，1999：95.
3	量表名称 （开发者，发表年代）	Sexual Deviation (SY) 性变态量表 (Marsh, 1995)
	量表简介 （组成与特性评价）	包括 100 个条目，其中 68 个答"是"计分，32 个答"否"计分。量表高分提示被试者存在性倒错，他们感到情绪焦虑，抑郁，社会内向，缺乏发展人际关系的技能，特别是和异性交往时感到不自在。

续表

3	文献来源	1. Dahlstrom WG,Welsh GS, Dahlstrom LE. An MMPI handbook. Volume 2：Research applications. Minneapolis：University of Minnesota Press，1975：285. 2. 纪术茂．明尼苏达多相人格调查表成套量表操作手册．西安：西安市精神卫生中心，1999：86.
4	量表名称 （开发者，发表年代）	Sexual Morbidity(SexM)　病态性心理量表 (Cutter,1960)
	量表简介 （组成与特性评价）	包括 27 个条目，其中 17 个答"是"计分，10 个答"否"计分。高分提示被试者存在许多性幻想，现实的性冲突，性生活不协调和得不到满意。 反映测试者一系列与性认同和性适应冲突等有关的问题。
	文献来源	1. Dahlstrom WG,Welsh GS, Dahlstrom LE. An MMPI handbook. Volume 2：Research applications. Minneapolis：University of Minnesota Press，1975：285. 2. 纪术茂．明尼苏达多相人格调查表成套量表操作手册．西安：西安市精神卫生中心，1999：96.
5	量表名称 （开发者，发表年代）	Capacity of Sexual Self-defense Assessment Scale(CSSAS)　性自我防卫能力评定量表 （谢斌等人，1998）
	量表简介 （组成与特性评价）	本量表适用于精神发育迟滞患者的性自我防卫能力的评定，共有 56 个项目，6 个部分。先计算各部分的实际量表得分，然后第一部分乘以 5，第二部分乘以 7，第三部分乘以 6 分别计算加权分。最后将加权分相加得出该量表的总分。 分半信度＝0.87、评分者间信度＝0.99、重测信度＝0.93。
	文献来源	1. 谢斌，郑瞻培，黄继中，等．性自卫能力评定量表的编制和测试．上海精神医学，1998，新 10(1)：28－30. 2. 谈成文，赵彩霞，谢斌，等．性自我防卫能力评定量表的应用研究．临床精神医学，1988，8(5)：270－272.
6	量表名称 （开发者，发表年代）	Impotence-Frigidity Scale(I—F)　阳痿与冷阴量表 (Finney,1965)
	量表简介 （组成与特性评价）	I—F 包括的条目反映的是被试者感到悲观，缺乏自信，情绪抑郁，体力不济等方面的内容，有的则是直接反映性生活不协调或者性功能低下的。包括 27 个条目，其中 15 个答"是"计分，12 个答"否"计分。 I—F 量表分数升高，不仅提示被试者存在性功能障碍，还有情绪抑郁，缺乏自信心，自卑，依赖，神经质，心理整合和适应性差。有的可能为性变态，可能有消极观念。
	文献来源	1. Dahlstrom WG,Welsh GS, Dahlstrom LE. An MMPI handbook. Volume 2：Research applications. Minneapolis：University of Minnesota Press，1975：285.

续表

7	量表名称 （开发者，发表年代）	Brief Sexual Functioning Questionnaire(BSFQ)　简明男性性功能问卷 (Reynolds 等，1988)
	量表简介 （组成与特性评价）	由 21 个条目组成的，有关性兴趣、性活动、性满意度和性偏好的项目清单。 BSFQ 具有很高的可靠性、能够区别抑郁的、性功能障碍的、健康的男性。
	文献来源	1. Reynolds CF，Frank E，Thase ME，et al. Assessment of Sexual function in depressed，impotent，and healthy men：factor analysis of a Brief sexual function Questionnaire for men. Psychiatry Research，1996，24(3)：231－250.
8	量表名称 （开发者，发表年代）	Brief Index of Sexual Functioning for Women(BISF-W)　简明女性性功能指数
	量表简介 （组成与特性评价）	由 22 个条目组成，大多数条目采用 Likert 类型格式来评定与平常性行为相关的性欲望、性唤起、性满意度的出现频度。在主成分分析的基础上，识别出 3 个主要因子，分别被命名为性欲望、性活动和性满意度。 用于以评定女性性欲望、性唤起、性高潮和性满意度等主要维度。重测信度 0.68～0.78。
	文献来源	1. Rosen RC，Taylor JF，Leibulum SR，et al. Prevalence of sexual dysfunction in women：Results of a survey study of 329 women in an outpatient gynecological clinic. Journal of Sex&Marital Therapy，1993，19(3)：171－188.
9	量表名称 （开发者，发表年代）	Male Sexual Dysfunction Rating Scale(MBSDSRS)　男性性功能障碍评定量表
	量表简介 （组成与特性评价）	该问卷共 10 道题目构成，分为 3 个因子，分别为：性能力减退，性焦虑，性痛楚。 量表和因子的 Chronbach α 系数为 0.65～0.90，Spearman—Brown 分半信度为 0.69～0.87，重测信度为 0.61～0.93。
	文献来源	1. 张斌，李占江，王传跃，等. 抗精神病药所致性功能障碍自评量表的初步编制. 中国心理卫生杂志，2001，15(2)：88－91.
10	量表名称 （开发者，发表年代）	Female Sexual Dysfunction Rating Scale(FBSDSRS)　女性性功能障碍评定量表
	量表简介 （组成与特性评价）	该问卷共 12 道题目构成，分为 4 个因子，分别为：月经紊乱，性能力减退，性痛楚，性焦虑。 量表和因子的 Chronbach α 系数为 0.73～0.91，Spearman—Brown 分半信度为 0.67～0.90，重测信度为 0.75～0.85。
	文献来源	1. 张斌，李占江，王传跃，等. 抗精神病药所致性功能障碍自评量表的初步编制. 中国心理卫生杂志，2001，15(2)：88－91.

（张淑红、谭健烽）

儿童青少年专用量表

婴儿—初中生社会生活能力量表

社会生活能力又称适应行为,它是指人适应外界环境赖以生存的能力,也就是说个体对其周围的自然环境和社会需要的对付和适应能力。左启华等人根据日本 S—M 社会生活能力检查表修订了婴儿—初中生社会生活能力量表,该量表适用于婴儿至初中生年龄段,通过父母或老师的观察来了解孩子的各种生活能力。

1　开发情况

1988 年左启华等人修订了日本东京大学名誉教授三水安下监修,日本心理适应能力研究所等单位编制的"婴儿—初中学生社会生活能力量表(1987 年版)",曾用作国家"七五"攻关项目"中国 0～14 岁儿童智力低下流行调查"的工具之一在全国推广使用。1995年,为使此量表更能适应我国的经济文化背景,张致祥、左启华等人对该量表进行了第二次修订,其信度和效度在原量表及修订中已得到很好的肯定。

2　结构与特性

该表共有 132 个项目,分布在 6 个月至 14 岁整个年龄阶段的 6 个领域中,包括:

(1)独立生活能力(self-help)。包括进食、衣服脱换、穿着、料理大小便、个人和集体清洁卫生情况(洗澡、洗脸、刷牙、洗头、剪指甲、扫地和装饰房间等)。

(2)运动能力(locomotion)。包括走路、上阶梯、过马路、串门、外出玩耍、到经常去的地方、独自上学、认识交通标志、遵守交通规则、利用交通工具到陌生地方等。

(3)作业(occupation)。包括抓握东西,乱画,倒牛奶,准备和收拾餐具,使用浆糊,剪图形,开启瓶盖,解鞋带,使用螺丝刀、电器、煤气炉、烧水、做菜,使用缝纫机,修理家具等。

(4)交往(communication)。包括叫名转头,说出所见所闻,交谈,打电话,会看并理解文字书、小说和报纸,写便条、写信和日记,查字典等。

(5)参加集体活动(socialization)。包括做游戏、同小朋友一起玩、参加班内值日、校内外文体活动、组织旅游等。

(6)自我管理(self-direction)。包括总想自己单独干、理解"以后"能忍耐、不随便拿别人的东西、不撒娇磨人、独自看家、按时就寝、控制自己不提无理要求、不说不应该说的话、不乱花钱、有计划买东西、关心幼儿和老人、注意避免生病、独立制定学习计划等。

3　计分与解释

3.1　得分计算

全表共 7 个起始年龄,由每个家长或每天照料孩子的抚养者根据相应的年龄段按儿童具体情况进行逐项填写。从该年龄阶段的第 1 项开始提问,如连续 10 项通过,则认为在这以前的项目均已通过,可继续向下提问,直到连续 10 项不能通过,则认为自此以后的项目均不能通过检查结果。如开始 10 项未能全部通过,应继续向前提问,直到连续 10 项均能通过,则认为前面的项目全部通过。直至连续 10 项不能通过,检查即可结束。通过是指孩子对该项目会(基本上会)或有机会就会;不通过是指孩子对该项目不会(不太会),或认为有机会也不会。每通过 1 项算 1 分。测查时间约 15 分钟。

最后合计粗分,根据年龄分组和粗分,查出相应的标准分,最后根据标准分,做出受检儿童社会生活年龄的评定。

3.2　得分解释

本检查评定结果:

标准分	6 分	7 分	8 分	9 分	10 分	11 分	12 分
评定结果	重度	中度	轻度	边缘	正常	高常	优秀

4　使用与应用

社会适应能力是指个体适应外界环境的能力,随着医学模式的转变,社会适应能力作为健康概念的一个组成部分,越来越引起人们的重视。它与智力水平、家庭教育方式、父母态度、生活环境、身体健康状况等因素有关,是人立足于社会求生存的最初基础,也关系到孩子的生存质量和未来。因此,儿童的社会生活能力评价也是目前儿童早期发展指导工作中越来越关注的问题。

婴儿—初中生社会生活能力量表是通过父母或老师的观察对 6 个月婴儿至 14~15 岁初中学生社会生活能力的评定的工具。此评定既能应用于临床智力低下的诊断,又能应用于此年龄阶段的儿童社会生活能力的筛查,同时对已经确诊智力低下的儿童,此评定可作为康复训练的依据。

参考文献

[1]　左启华. 婴儿—初中生社会适应能力量表. 北京:北京医科大学,1988:1—86.

[2]　张致祥,左启华,雷贝武,等."婴儿初中生社会生活能力量表"再标准化. 中国临床心理学杂志,1995,3(1):12—15.

[3]　石淑华,时俊新,官旭华,等. 婴幼儿发展状态及能力影响因素的研究. 中国妇幼保健,2001,16(10):635—637.

[4]　程玉兰,藤红红,张秀玲,等. 智能低下儿童社会生活能力及其影响因素的研究. 中国儿童保健杂志,2002,10(5):307—309.

[5]　吴冰莹,郭兴青,曹淑华. 1000 例儿童社会生活能力测定分析. 中国妇幼保健,2002,17(7):447—449.

[6]　任榕娜,陈新民,林茂英,等. 癫痫患儿的社会生活能力调查. 中国儿童保健杂志,2002,10(5):

307-309.

[7] 王桂香,徐萍,景洪杰,等.智力低下儿童教育干预前后社会适应能力、智商水平对比研究.中国行为医学科学,2000,9(5):379-380.

（谭健烽）

NYLS 3～7 岁儿童气质问卷

气质是个性心理特征之一,是个体对环境反应方式的素质倾向,在刚出生的婴儿身上即体现出来。Thomas 和 Chess 将儿童的行为方式称为儿童气质,他们认为气质是一个描述每个儿童的速度、节律、适应性、能量消耗、情绪和注意的现象学术语,是一种先天的素质,具有稳定性、持续性和连续性,在个体的发展过程中,气质可能会受到环境因素的影响而有所改变。NYLS 3～7 岁儿童气质问卷(Parent Temperament Questionnaire, PTQ)是 Thomas 和 Chess 等人根据此理论编制的儿童气质测查量表,是测查 3～7 岁儿童气质的常用工具。

1 开发情况

1977 年,美国儿童心理学家及精神病学家 Thomas 和 Chess 领导的纽约纵向研究小组(New York Longitudinal Study,NYLS)设计了家长评定的的 3～7 岁儿童气质问卷(Parent Temperament Questionnaire,PTQ)选定符合 9 个气质维度且能清楚、独立地代表儿童日常生活一般表现的 72 个条目。张劲松等人于 1995 年通过台湾大学医学院徐澄清教授将此问卷引入国内,并做修订。

2 结构与特性

包括 9 个维度,每一维度有 8 个条目,共 72 条目。量表的 9 个维度分别为:

(1)活动水平(activity level):儿童身体的运动量,如儿童洗澡、室内外活动、玩耍等时候的活动水平。

(2)节律性(rhythmicity):儿童反复性生理功能的规律性,如对睡眠、饮食、排便等评价。

(3)趋避性(approach and withdrawal):对新刺激的最初反应,如新食物、新玩具、陌生人、新情境。

(4)适应性(adaptability):指对新事物、新情境的接受过程,是容易还是困难。如旅游、初去幼儿园或学校时的适应能力。

(5)反应强度(lntensity of reaction):对刺激产生反应的激烈程度,包括正性情绪和负性情绪。例如,当遇到事情时,是大声哭闹,还是兴高采烈,或是反应轻微。

(6)情绪本质(quality of mood):愉快、和悦、友好的行为相对于不愉快、不和悦、不友好的比例。如与小朋友玩时、与人接触时等情境中的情绪状态。

（7）注意分散度（distractibility）：外界刺激对正在进行活动的干扰程度。如做事情时对旁边干扰的反应。

（8）注意时限和坚持度（attention span and persistence）：活动持续的时间长度和克服阻碍继续进行的能力。如做一事情的坚持性、对别人建议的接受、是否易哄等。

（9）反应阈（threshold or responsiveness）：引起儿童产生可分辨反应的外在刺激水平，如对声、光、温度等。

NYLS 根据节律性、趋避性、适应性、反应强度、情绪本质将儿童气质分为以下主要三类儿童。"难养型气质"（difficult temperament）：此类儿童特点是无规律、退缩、适应慢、常表现消极情绪。"易养型气质"（easy temperament）：此类儿童的特点是有规律、接触好、适应快、以正性情绪为主。"启动缓慢型"（slow-to-warm-up）：此类儿童的特点是退缩、适应慢、常负性情绪、反应强度低。

3 计分与解释

3.1 得分计算

量表由最了解儿童的家长填写，依在日常生活中出现的频率，每题均在从不、非常少、偶尔有一次、有时、时常、经常、总是这 7 个等级上选择，7 种选择的代码依次为 1～7。依在日常生活中出现的频率，每题均在从不、非常少、偶尔有一次、有时、时常、经常、总是这 7 个等级上选择，7 种选择的代码依次为 1～7。每个维度中有 4 个条目为正计分（按选择代码的次序计 1～7 分，即选择"从不"计 1 分，以此类推），4 个条目为反计分（与选择代码的次序相反计 7～1 分，即选择"从不"计 7 分，以此类推），然后将各条目的得分相加，求出平均分。

3.2 得分解释

气质类型的划分标准：

难养型：①节律性、趋避性、适应性、情绪本质至少三项低于平均值；②反应强度高于平均值；③5 项中至少 2 项偏离出一个标准差。

易养型：①如果反应强度高于平均值，则其他 4 项中最多有一项低于平均值；如果反应强度不高于平均值，则其他 4 项中最多有两项低于平均值；②没有任何一项偏离出一个标准差。

启动缓慢型：①5 项中至少 3 项得分低于平均值且趋避性或适应性有一项低于一个标准差；②活动量得分不可高于 1/2 个标准差；③情绪本质得分不可低于一个标准差。

4 使用与应用

该量表文字较简单，由于条目所述均是儿童的日常生活中现象，故具有小学三年级文化的家长即可填写，完成全部 72 题所用时间约 20 分钟。

美国儿童心理学家及精神病学家 Thomas 和 Chess 是最早研究儿童气质的心理学家，他们主导编制的 NYLS 3～7 岁儿童气质问卷（PTQ）也是最早的儿童气质评定量表，该量表为其他儿童气质测查量表的发展奠定了基础，目前仍是测查 3～7 岁儿童气质的常用工具。

参考文献

[1] Thomas A, Chess S. Temperament and behavior disorder in children. New York：New York Uni-

versity Press,1968.

[2] Wittchen H,Burke JD,semler G, et al. Recall and dating of Psychiatric symptoms. Test-reliability of time-related symptom questions in a standardized Psychiatric interview. Areh Gen Psyehiatry,1989,46(5):437—443.

[3] Hubert NC,Wachs TD,Peters-Martin P,et al. The study of early temperament:Measurement and conceptual issues. Child Development,1982,53:571—600.

[4] 张劲松.NYLS《3—7岁儿童气质问卷》测试报告.中国心理卫生杂志,1995,9(5):203—205.

（谭健烽）

Carey 儿童气质问卷系列

继 Thomas 和 Chess 之后,Carey 和 McDevitt 等人依据 Thomas 和 Chess 的儿童气质理论陆续发展出 1~4 个月,4~11 个月,1~3 岁,3~7 岁,8~12 岁共 5 套儿童气质问卷。

1　开发情况

北京医科大学精神卫生研究所于 1996 年把 Carey 和 McDevitt 等人编制的幼婴气质问卷、婴儿气质问卷、幼儿气质评估表、3~7 岁儿童气质问卷、8~12 岁儿童气质问卷引入国内,译为中文后对个别条目稍做修改以更适合国情,于 1998~1999 年间在上海市区对适龄儿童进行了信度测试及标准化。

2　结构与特性

5 套儿童气质问卷简要介绍如下:

(1)幼婴气质问卷(Early Infancy Temperament Questionnaire,EITQ):Barbara Medoff-Cooper,Carey W. B.,McDevitt S. C. 制定于 1985~1990 年,适用于出生后满 1 个月至满 4 个月的幼婴。共 76 条目。内部一致性为 0.43~0.76,中位值 0.62,平均 0.56;重测信度 0.43~0.87,1~2 个月组的平均值 0.67(中位值),3~4 个月的平均值 0.74(中位值)。

(2)婴儿气质问卷—修订版(Revised Infant Temperament Questionnaire,RITQ 或 ITQ—R):Carey W. B.,McDevitt S. C. 制定于 1977 年,适用于 4~11 个月婴儿。共 95 条目。α 内部一致性各维度 0.49~0.71,平均 0.59,总问卷 0.83;重测信度 0.66~0.81,平均 0.75。该问卷引进后,修订者发现其中有些条目所叙述的现象并不适用于 4 个月的婴儿,故又将其试用年龄限定为 5~11 个月。如"玩喜爱的玩具时,能持续玩 10 分钟以上"、"当第一次见到另一个儿童时,会显得害羞"等。

(3)幼儿气质评估表(Toddler Temperament Scale,TTS):Fullard W.,McDevitt

S. C, Carey W. B. 制定于 1978 年, 适用于 1～3 岁幼儿, 共 97 条目。总问卷的内部一致性 0.85, 间隔 1 月的重测信度 0.88。

(4) 3～7 岁儿童气质问卷 (Behavioral Style Questionnaire, BSQ): McDevitt S. C, Carey W. B. 制定于 1975 年, 适用于 3～7 岁儿童, 共 100 条目。问卷名称按原文应译为行为方式问卷, 现命名是为与其他问卷统一名称并直接反映测查内容。原问卷的内部一致性为 0.48～0.80, 平均 0.66, 总 0.84, 节律性和反应阈较低, 分别为 0.48、0.47; 重测信度 0.67～0.94, 平均 0.81, 总 0.89。

(5) 8～12 岁儿童气质问卷 (Middle Childhood Temperament Questionnaire, MCTQ): Hegvik R. L., McDevitt S. C., Carey W. B. 制定于 1980 年, 适用于 8～12 岁儿童。共 99 条目。内部一致性 0.71～0.86, 平均 0.80; 重测信度 0.80～0.93, 平均 0.87。

前 4 套问卷分为 9 个维度, 与 Thomas 和 Chess 的气质维度相同, 分别为: 活动水平、节律性、趋避性、适应性、反应强度、情绪本质 (又称心境)、坚持性 (又称持久性)、注意分散度 (又称分心度)、反应阈。8～12 岁的儿童气质问卷中, 节律性被可预见性/组织性所替代, 其含义不再是问题生理活动的节律性, 11 个条目反映了儿童在日常的学习和生活中的规律性、条理性、组织性, 如: 作决定时有困难 (需征求别人的意见, 花很长时间); 对食物的选择每天有所不同; 外出玩时能按时回家。

同一问卷的各维度所包含的条目数不同, 少则 6 项, 多则 13 项, 且排列顺序除 EITQ 较有规律之外其他问卷则无明显规律可循。

3　计分与解释

这 5 套问卷的记分方法均分为 "从不"、"偶尔"、"很少"、"有时"、"经常"、"总是" 6 等级记分, 有 1～6 正记分和 6～1 反记分。同一问卷的各维度所包含的条目数不同, 少则 6 项, 多则 13 项。

各维度得分越高: 活动水平倾向活动多; 节律性倾向节律弱; 趋避性倾向退缩; 适应性倾向适应性慢; 反应强度倾向反应强烈; 情绪本质倾向情绪消极; 坚持性倾向不能坚持 (或坚持性弱); 注意分散度倾向注意易分散; 反应阈倾向低阈值 (敏感)。

气质类型的划分标准: 根据节律性、趋避性、适应性、反应强度、情绪本质 5 个维度进行分型。为难养型、偏难养型、易养型、偏易养型、中间型 5 类。

4　使用与应用

Carey 儿童气质问卷系列量表, 是医学临床中最常用的儿童气质评估方法。问卷的条目为常见的生活现象, 代表性较强, 有普遍意义, 家长容易理解。适用于 1 个月到 12 岁之间的不同年龄儿童, 每份问卷的完成约 20～30 分钟。总体上看各问卷的信度较好, 可在临床中应用, 对了解儿童心理行为特点提供较有价值的帮助, 但应注意全面了解儿童情况, 将问卷结果与实际情况结合起来进行分析, 尤其对于个别信度偏低的维度。对气质类型的临床应用一直存在较大争议, Carey、Thomas 和 Chess 在临床工作中已不强调分型, 以免给儿童贴上 "标签"。

参考文献

[1]　Medoff-Cooper B, Carey WB., McDevitt SC. The early infancy temperament questionnaire. Jour-

nal of development and behavioral Pediatrics,1993,14(4):230－235.

[2] Carey WB,McDevitt SC. Revision of the infant temperament questionnaire. Pediatrics，1978,61 (5):735－739.

[3] Fullard W,McDevitt SC,Carey WB. Assessing temperament in one-to three-year-old children. Journal of Pediatric Psychlogy,1984,9(2):205－217.

[4] McDevitt SC. ,Carey WB. The measurement of temperament in 3－7 years old children. J-Child-Psychol-Psychiaty,1978,19(3):245－253.

[5] Hegvic Rl,McDevitt SC，Carey WB. The middle childhood temperament questionnaire. Journal of development and behavioral Pediatrics,1982,3(4):197－200.

[6] 张劲松,许积德,沈理笑. Carey 的1个月～12岁儿童气质系列问卷的应用评价. 中国心理卫生杂志,2000,14(3):153－156.

[7] 洪琦等. 儿童气质量表的修订和标准化. 中华儿科杂志,1999,137(3):135－138.

（谭健烽）

其他儿童气质行为量表

除了前面介绍的 NYLS 3～7 岁儿童气质问卷、Carey 儿童气质问卷系列外还有许多常用的其他儿童气质行为量表,例如托马斯婴儿气质问卷、Achenbach 儿童行为量表等,具体请看表1。

表1　其他儿童气质行为量表

	量表名称 （开发者,发表年代）	Thomas Infant Temperament Questionnaire　托马斯婴儿气质问卷 (Thomas A & Chess S,1968)
1	量表简介 （组成与特性评价）	本问卷共有9个项目,每一项目选择"是"或"否"。根据评分标准将婴幼儿分为3个气质类型:8分以上为"平静型气质"（易养型）,4～7分为"慢慢活跃型气质"（中间型）,0～3分为"难对付型气质"（难养型）。 　　该量表题量少,操作简易,是有效的筛选量表。
	文献来源	1. Thomas A, Chess S. Temperament and behavior disorder in children. New York University Press, New York. 1968. 2. Chess S, Thomas A. Temperament Theory and Practice[M]. New York：Brunner/Mazel,APA Press,1996. 122～135.
2	量表名称 （开发者,发表年代）	Child Behavior Checklist（CBCL）　Achenbach 儿童行为量表 （1970）

续表

2	量表简介 （组成与特性评价）	内容分 3 部分：①一般项目；②社交能力：包括课余爱好、交友情况等 7 大类，分为活动情况、社交情况、学校情况 3 个因子；③行为问题：包括 113 条，其中 56 条包括 8 小项，113 条为"其他"。填表时按最近半年（6 个月）内的表现记分。 主要用于筛查儿童的社交能力和行为问题。量表已译成多种文字版本，在许多国家中应用，为同类量表中应用最广泛者，其缺点是作为一种筛查量表，篇幅偏长。
	文献来源	1. Achenbach TM, Edelbrock CS. Manual for the Child Behavior Checklist: 2nd ed. Burlington: Department of psychiatry and psychology, University of Vermont, 1983. 2. 忻仁娥、唐慧琴、张志雄，等 . 全国 22 个省市 26 个单位 24013 名城市在校儿童行为问题调查——独生子女精神卫生问题的调查，防治和 Achenbach's 儿童行为量表中国标准化 . 上海精神医学，1992,4(1)：47－55.
3	量表名称 （开发者，发表年代）	Conners Child Behavior Questionnaire　Conners 儿童行为问卷 (Conners,1969)
	量表简介 （组成与特性评价）	本量表分父母问卷和教师问卷两种，均采用 4 级评分法(0、1、2、3)。父母问卷有 48 条，归纳为品行行为、学习问题、心神障碍、冲动—多动、焦虑、多动指数 6 个因子。教师问卷有 28 个条目，包括了儿童在学校中常见的行为问题，归纳为品行行为、多动、不注意—被动、多动指数 4 个因子。 用以全面评定儿童行为的量表，尤其适用于评估儿童注意力缺陷多动障碍。
	文献来源	1. Barkley RA. Hyperactive children a handbook for diagnosis and treatment 2nd ed. New York: The Guiford Press, 1982:132－134. 2. 余文 . Conners 问卷评价学前儿童行为问题的应用研究 . 中国儿童保健杂志，2001,9(5)：338. 3. 宋芳 . Conners 父母、教师问卷在 3－7 岁儿童中的临床应用研究 . 中国儿童保健杂志，2004,10(5)：376－378.
4	量表名称 （开发者，发表年代）	Conners Index of Hyperactivity(CIH)　Conners 多动指数 (Conners,1978)
	量表简介 （组成与特性评价）	由 10 个项目组成，每项均 0～3 级评分。最主要结果为总分，而单项分可提供靶症状严重程度的资料。 在 Conners 教师用简明问卷的基础上修订而成，主要用于儿童多动行为的筛查和评定，适合 3～17 岁儿童和少年。本量表的主要优点在于简单，但筛查的敏感性不够高。
	文献来源	1. 陶国泰 . 儿童少年精神医学 . 南京：江苏科学技术出版社,1999：127－128. 2. 张明园 . 精神科评定量表手册 . 长沙：湖南科学技术出版社,1993:172.

续表

5	量表名称 （开发者，发表年代）	Rutter Child Behavior Questionnaire Rutter 儿童行为问卷 （Rutter，1967）
	量表简介 （组成与特性评价）	内容包括一般健康问题和行为问题两方面，行为问题分为两类：第一类是反社会行为（A 行为），第二类是神经症行为（N 行为）。问卷评分均分为 3 级评分（0、1、2），分教师问卷和父母问卷两种，父母问卷共有 31 个项目，以 13 分为临界值，教师问卷共有 26 个项目，以 9 分为临界值。 该问卷简单，明确，易于掌握，其灵敏性，特异性和总效率均很高，有较好的信度和效度，适用于学龄儿童的儿童行为问题的流行病学的调查研究工作，区别儿童的情绪障碍和违纪行为，也适用于区别儿童有无精神障碍。
	文献来源	1. 李雪荣．现代儿童精神医学．长沙：湖南科学技术出版社，1994：66—74. 2. 王玉凤，沈渔村．学龄儿童行为问题综合研究．中国心理卫生杂志，1989，3(3)：104—110.
6	量表名称 （开发者，发表年代）	Prediction Test of Problem Chileren（PPCT） 问题行为早期发现测验 （周步成等人，1992 年修订）
	量表简介 （组成与特性评价）	本测验由 3 个分量表（6 个内容量表）和 L 量表构成。Ⅰ分量表反映对人关系不适应，由 R（反抗倾向）和 O（被压迫感）内容量表组成。Ⅱ分量表反映情绪不稳定，由 I（对欲求不满的忍受性低）和 A（孤独感倾向）内容量表组成。反映学习不适应的Ⅲ分量表，包括 S 量表（没有学习热情）和 N 量表（缺乏成就欲求）。L 量表则反映说谎程度。 适用于检测小学四年级至高中三年级学生的问题行为，以便早期发现，并进行预测性指导。
	文献来源	1. 周步成．问题行为早期发现（PPCT）手册．上海：华东师范大学心理学系，1991：4—16.

（谭健烽）

儿童孤独症评定量表

1 开发情况

儿童孤独症评定量表（Child Autism Rating Scale）是一个具有诊断意义的经标准化了的量表，是由 E. Schopler、R. J. Reichler 和 B. R. Renner 于 1980 年所编制的。

2 结构与特性

本量表包含 15 个评定项目,每一项都附加说明,指出检查要点,让评定者有统一的观察重点与操作方法。

3 计分与解释

每个评定项目是按 1、2、3、4 四级标准评分。每级评分意义依次为与年龄相当的行为表现、轻度异常、中度异常、严重异常。每一级评分又有具体的描述性说明,以期不同的评分者之间尽可能一致。(注:可有 1.5、2.5 等分数。介于 1 和 2 之间的症状评为 1.5 分,依此类推。)

本量表最高分为 60 分。总分低于 30 分则可排除儿童孤独症;总分等于或高于 36 分,并且至少有 5 项的评分高于 3 分,则评为重度儿童孤独症;总分在 30~36 分,并且低于 3 分的项目不到 5 项,则评为轻至中度儿童孤独症。

4 使用与应用

量表 Cronbach α 系数为 0.735,15 个项目之间的信度系数为 0.2166~0.8782,表明量表有较好的稳定性。该量表适用于 2 岁以上的儿童,用于医师或儿童心理测验专职人员的他评量表,是临床诊断儿童孤独症的重要辅助工具,应用时最好能结合儿童孤独症家长评定量表共同使用。

参考文献

[1] 李雪荣.现代儿童精神医学.长沙:湖南科学技术出版社,1994:180-184.

[2] 卢建平,杨志伟,舒明耀,等.儿童孤独症量表评定的信度、效度分析.中国现代医学杂志,2004,14(13):119-123.

[3] 李建华,钟建民,蔡兰云,等.儿童期孤独症评估量表的临床应用研究.中国儿童保健杂志,2005,13(3):267-268.

(谭健烽)

其他儿童孤独行为评定量表

除了前面介绍的 NYLS 3~7 岁儿童气质问卷、Carey 儿童气质问卷系列外还有许多常用的其他儿童气质行为量表,例如托马斯婴儿气质问卷、Achenbach 儿童行为量表等,具体请看表 1。

表 1   其他儿童气质行为量表

1	量表名称 （开发者，发表年代）	Autism Behavior Checklist（ABC） 孤独症行为评定量表 （Krug，1978）
	量表简介 （组成与特性评价）	57 项自闭症儿童的行为特征，包括感觉能力（SI）、交往能力（R）、运动能力（B）、语言能力（L）和自我照顾能力（SV）5 个方面。 两位评分者间一致性相关系数 0.94，同一评分者先后评定的一致性为 0.95，本表由家长或抚养人使用。
	文献来源	1. 李雪荣．现代儿童精神医学．长沙：湖南科学技术出版社，1994：174－191. 2. 王子才，钱冬梅，盛晓尉，等．用 ABC 量表分析儿童孤独．临床儿科杂志，2002，20(2)：80－81.
2	量表名称 （开发者，发表年代）	Clancy Autism Behavior Scale 克兰赛孤独症行为量表，简称克氏孤独症行为量表，又称克氏行为量表 （Clancy，1969）
	量表简介 （组成与特性评价）	由 14 项组成，行为出现频率分"从不"、"偶尔"和"经常"3 级。分别评分为"0"、"1"、"2"分。累分≥14 分且"从不"≤3 项，"经常"≥6 项者，可能为自闭症，分数越高，可能性越大。 用于自闭症儿童的筛查。该表灵敏度高，但特异度不高。
	文献来源	1. Clancy H，Dugdale A，Rendle Short J. The diagnose is of infantile autism. Develop Med Chile Neurol，1969，11(4)：432－442. 2. 柯晓燕，罗硕军，陶国泰．克氏行为量表的应用研究．江西医学院学报，2002，42(6)：136－137.
3	量表名称 （开发者，发表年代）	Autism Treatment Evaluation Checklist（ATEC） 孤独症治疗评定量表 （Bernard Rimland & Stephen M Edelson）
	量表简介 （组成与特性评价）	共有 77 个项目，归纳为 4 个分量表：Ⅰ言语、语言、交流，Ⅱ社交，Ⅲ感觉、认知、意识，Ⅳ健康、躯体、行为。第Ⅰ、Ⅲ分量表按 2，1，0 三级反向评分，每级评分意义依次为"无、偶尔、经常"；第Ⅱ分量表按 0，1，2 三级正向计分，每级评分意义依次为"无、偶尔、经常"；第Ⅳ分量表按 0，1，2，3 四级正向计分，每级评分意义依次为"无、轻、中、重"。 可以根据分量表分和量表总分同时查表得到症状严重程度的百分位区间。该量表主要用于评估治疗前后的效果。
	文献来源	1. 陶国泰．儿童少年精神医学．南京：江苏科学技术出版社，1999：123－125. 2. 卢建平，杨志伟，舒明耀，等．儿童孤独症量表评定的信度、效度分析．中国现代医学杂志，2004，14(13)：119－123.

续表

4	量表名称 (开发者,发表年代)	Autistic Behavior Composite Checklist and Profile(ABCCP) 孤独症行为综合评定量表和剖析图 (A. M. Riley,1984)
	量表简介 (组成与特性评价)	该量表由 8 大类、148 条组成。8 大类包括必备的学习行为,感知觉技能(视觉、听觉、触觉/本体感觉、嗅觉、味觉和一般感觉),运动发育,前语言技能,言语、语言和沟通技能,发育的速度顺序,学习行为以及有关技能。 　　该量表最主要的用途是为临床干预服务。根据该量表的剖析图的行为特征以提供哪些问题应优先干预,并可跟踪研究某一期间经过治疗后行为的改变,作为症状好转或恶化的客观指标。
	文献来源	1. 李雪荣,陈劲梅. 孤独症诊疗学. 长沙:中南大学出版社,2004,10:70—78.
5	量表名称 (开发者,发表年代)	Checklist for Autism in Toddlers(CHAT) 婴幼儿孤独症筛选量表 (Simon Bazon-Cohen 等人,1996)
	量表简介 (组成与特性评价)	该量表包含:原始陈述性指向事物、眼与眼对视、装扮游戏 3 个危险指征分量表。 　　单凭 CHAT 作诊断有不足之处,故需给专家转诊。
	文献来源	1. 陶国泰. 孤独症的诊断和早期发现与早期干预. 中国实用儿科杂志,1997,12(6):364—365.

(谭健烽)

儿童社交焦虑量表(SASC)

1　开发情况

儿童社交焦虑量表(Social Anxiety Scale for Children,SASC)是 La Greca 编制的一种儿童社交焦虑症状的筛查量表,用于评估儿童焦虑性障碍,可作为辅助临床诊断、科研及流行病学调查的筛查工具,由马弘等人于 1993 年修订。

2　结构与特性

对本量表主成分因子分析的结果表明,它包含有两个大因子:其一为害怕否定评价(第 1、2、5、6、8 及 10 条),其二为社交回避及苦恼(第 3、4、7 及 9 条)。这两大因子的分数中度相关,但有显著意义($r = -0.27$)。

表 1　儿童社交焦虑量表（SASC）

请指出每句话对你的适用程度（0：从不是这样；1：有时是这样；2：一直是这样）。

1	我害怕在别的孩子面前做没做过的事情。	0	1	2
2	我担心被人取笑。	0	1	2
3	我周围都是我不认识的小朋友时，我觉得害羞。	0	1	2
4	我和小伙伴一起时很少说话。	0	1	2
5	我担心其他孩子会怎样看待我。	0	1	2
6	我觉得小朋友们取笑我。	0	1	2
7	我和陌生的小朋友说话时感到紧张。	0	1	2
8	我担心其他孩子会怎样说我。	0	1	2
9	我只同我很熟悉的小朋友说话。	0	1	2
10	我担心别的小朋友会不喜欢我。	0	1	2

3　计分与解释

条目使用 3 级评分制（0：从不是这样；1：有时是这样；2：一直是这样）。根据被调查儿童的回答确定分数，把 10 个分数相加即为总分。总得分≥8 为有社交焦虑障碍的可能。

根据编制者测评的结果，二年级的均值为 10.4，三年级的均值为 9.9，四年级的均值为 8.9，五年级的均值为 7.7，六年级的均值为 8.4。可见，低年级的分数明显高于高年级的分数。男女生相比，男生的均值（8.3）明显低于女生的均值（9.8）。

4　使用与应用

SASC 作为一个测量儿童社交困难的工具，其效度已经得到了初步数据的支持。然而从现有的研究中看，该表能否有效地将社交焦虑与其他人际间的问题区分开来，还很难得知。此外，10 个条目中仅有 2 条（第 3 和第 7）直接评定体验社交焦虑的倾向本身，其余均为认识上的畏惧和社交回避。

即使如此，作为一个测量儿童社交焦虑及其相关问题的工具，SASC 仍然填补了这方面文献的空白。SASC 项目数量适度，内容简单易评，对焦虑儿童的诊断较敏感，信度和效度符合计量学要求，为儿童心理障碍的临床工作提供了一种有用的工具，适用年龄为 7～16 岁的儿童。

参考文献

[1] LA GRECA AM. Development of the social anxiety scale for children：reliability and concurrent validity. Journal of Clinical Child Psychology，1988，17(1)：84－91.

[2] 马弘 . 儿童社交焦虑量表 . 中国心理卫生杂志，1993，7(S)：216－217.

[3] 李飞，苏林雁，金宇 . 儿童社交焦虑量表的中国城市常模 . 中国儿童保健杂志，2006，14(4)：335－337.

（谭健烽）

考试焦虑自评量表

1 开发情况

Sarason 考试焦虑量表（Test Anxiety Scale，TAS），由美国华盛顿大学心理系的著名临床心理学家 Irwin G. Sarason 教授于 1978 年编制完成，是目前国际上广泛使用的最著名的考试焦虑量表之一。TAS 源自 Mandler 和 Sarason1952 年一起完成的考试焦虑问卷（Test Anxiety Questionnaire，TAQ）。其后，在 TAQ 的基础上，通过不断增删修订，Sarason 在 1978 完成了共有 37 个项目的考试焦虑量表 TAS。Sarason 在 1958 曾推出过包含有 21 个项目的 TAS，这可看做是 TAS 的旧版。Sarason 认为，新的版本增多项目有助于提高量表的敏感性和可靠性。20 世纪 80 年代以后，虽然又有一些考试焦虑量表被研制开发，如 TAI、RTT 等，但 TAS 仍得到广泛使用，并获得了很多专家学者的好评和推荐，认为它是一个十分有效的测试工具。TAS 中文版由华南师范大学心理系王才康翻译、修订。

2 结构与特性

Sarason 考试焦虑量表共 37 个项目，涉及个体对于考试的态度及个体在考试前后的种种感受及身体紧张等。

3 计分与解释

3.1 得分计算

各项目均为 1～0 评分。对每个项目，被试根据自己的实际情况答"是"或"否"。例如："参加重大考试时，我会出很多汗"，被试根据自己的实际情况答"是"或"否"。评分时，"是"记 1 分，"否"记 0 分，但其中第 3、15、26、27、29、33 题等 5 个项目为反向记分，即"是"记 0 分，"否"记 1 分。

3.2 得分解释

TAS 只统计总量表分。把所有 37 个项目的得分加起来即为总量表分。Newman（1996）提出，TAS 得分 12 分以下考试焦虑属较低水平，12 分至 20 分属中等程度，20 分以上属较高水平。15 分或以上表明该被试的的确确感受到了因要参加考试而带来的相当程度的不适感。

4 使用与应用

一般认为，TAS 测量的是考试焦虑的特质方面，即哪些人容易感到考试焦虑，较少涉及考试焦虑的情景方面。因此 TAS 所测的东西和显性焦虑量表及状态——特质焦虑问卷之特质焦虑（T—AI）所测的东西很相似，所不同的是，TAS 所测的是一种专门的特质焦虑（考试焦虑）。TAS操作简便,易于分析,可广泛用于大学生、中学生的学习心理辅导。

参考文献

［1］　Sarason IG. The Test Anxiety Scale：concept and research. In C. D. Spielberger & I. G. Sarason (Ed.) Stress and Anxiety：Vol5. Washington D C：Hemisphere Publishing Corp,1978；193－216.

［2］　Spielberger CD. Test Anxiety Inventory：Preliminary professional manual. Palo Alto, CA：Consulting Psychology Press, 1980.

［3］　Sarason IG. Stress, anxiety, and cognitive interference：Reactions to tests. Journal of Personality and social Psychology, 1984,46(4)：929－938.

［4］　Sapp M. Test Anxiety：Applied Research, Assessment, and Treatment Interventions (2nd ed.). Lanham：University Press of America, 1997；269－296.

［5］　Spielberger CD, Vagg PR. Test anxiety：Theory, assessment and treatment. Washington D C：Taylor and Francis,1995.

［6］　Newman E. No More Test Anxiety. Los Angels：Learning Skills Publications,1996；1－14.

（谭健烽）

其他儿童青少年心理健康量表

除了前面介绍的儿童社交焦虑量表、考试焦虑量表外,还有许多常用的儿童青少年心理健康量表,例如小学生心理健康综合评定量表、儿少心理健康量表等,具体介绍请看表1。

表1　其他儿童青少年心理健康量表

	量表名称 （开发者,发表年代）	Mental Health Rate Scale for Pupil(MHRSP)　小学生心理健康综合评定量表 （陈永胜等人,2000）
1	量表简介 （组成与特性评价）	量表由学习障碍、情绪障碍、性格缺陷、社会适应障碍、品德缺陷、不良习惯、行为障碍和特殊情况等8个子量表组成,共80个项目,每10个项目组成一个分量表,各条目均采用 Likert 3 分法(0＝没有,1＝偶尔,2＝经常)计分,将各个分量表项目的分数分别累加,即可得到量表的合计分数。采用家长评定、班主任评定两种形式。 适用探讨小学生学习适应性、情绪稳定性、社会适应性及行为习惯等方面综合评定。
	文献来源	1. 陈永胜. 小学生心理健康丛书—小学生心理诊断. 山东：山东教育出版社,2000：2.

续表

2	量表名称 （开发者，发表年代）	Mental Health Test(MHT)　心理健康诊断测验 （周步成等人，1991 年修订）
	量表简介 （组成与特性评价）	该测验共有 100 个项目，在这 100 个项目中包含有 8 个内容量表和 1 个效度量表（即测谎量表）。该量表包括了中学生 8 个方面的心理问题（学习焦虑、对人焦虑、孤独倾向、自责倾向、过敏倾向、身体症状、恐怖倾向、冲动倾向）。 　　量表有较好的结构，且对于各年级中学生都具有较好的信度、效度。
	文献来源	1. 周步成. 心理健康诊断测验（MHT）手册. 上海：华东师范大学心理学系，1991. 2. 郑全全，温骕，许飞舟，等.《中学生心理健康诊断测验》结构的探索及修改. 应用心理学，2004,10(2):3－7. 3. 郑胜圣，温骕，郑全全. 中学生心理健康诊断问卷的构建及施测. 中国行为医学科学，2005,14(2):113－115.
3	量表名称 （开发者，发表年代）	The Mental Health Scale for Primary and Middle School Students　中小学生心理健康量表 （俞国良等，1999）
	量表简介 （组成与特性评价）	共有 114 个题目，归属为 4 个分量表：学习维度、自我维度、人际维度、适应维度。涉及中小学生成长的现实环境中与心理健康发展相关的主要问题。 　　学生心理健康量表的 Cronbach α 系数均在 0.9 以上，分半相关系数在 0.85～0.89。
	文献来源	1. 俞国良，林崇德，王燕. 学生心理健康量表的编制研究. 心理发展与教育，1999,(3):49－53. 2. 张雅明，曾盼盼，俞国良. 中小学生心理健康量表的信效度检验. 中国临床心理学杂志，2004,12(1):6－9.
4	量表名称 （开发者，发表年代）	Mental Health Scale for Child and Adolescent(MHS—C) 儿少心理健康量表（程灶火等，2006）
	量表简介 （组成与特性评价）	量表包含 24 个反映儿童心理过程和特征的条目，归属为：认知、思维与语言、情绪、意志行为、个性特征 5 个分量表。每个条目包含 7 个等级状态的描述。 　　量表的重测信度为 0.713,Cronbach α 系数为 0.847,分半信度为 0.800,评定者信度为 0.874。
	文献来源	1. 程灶火，袁国桢，杨碧秀，等. 儿童青少年心理健康量表的编制和信效度检验. 中国心理卫生杂志，2006,20(1):15－18.
5	量表名称 （开发者，发表年代）	Mental Health Screening Inventory for Child and Adolescent　儿少心理问题筛查表 （程灶火等，2006）

续表

5	量表简介 (组成与特性评价)	包括 168 个条目,归属为 15 个分量表:注意问题、活动问题、品行问题、神经症性、强迫症状、社交问题、认知问题、运动问题、言语问题、学习问题、精神病性、情感障碍、人格问题、性问题、睡眠问题。每题都为是、否二级评分。 重测信度为 0.761、Cronbach α 系数为 0.949,分半信度为 0.868、评定者信度为 0.799。
	文献来源	1. 程灶火、杨碧秀、袁国桢,等 . 儿少心理问题筛查表的编制和信效度分析 . 中国临床心理学杂志,2005,13(4):379-382.
6	量表名称 (开发者,发表年代)	Internet Addiction Disorder Diagnostic Scale(IADDS)　中学生网络成瘾诊断量表 (昝玲玲,刘炳伦等,2008)
	量表简介 (组成与特性评价)	13 个条目,归属为上网渴求与耐受、戒断反应和不良后果 3 个维度。每个题目采用是、否二级评分。 量表条目简明扼要,语言精练,符合中学生的心理及语言特点,操作简便。适用于 13~18 岁中学生。
	文献来源	1. 昝玲玲,刘炳伦,刘兆玺 . 中学生网络成瘾诊断量表的初步编制 . 中国临床心理学杂志,2008,16(2):123-125.
7	量表名称 (开发者,发表年代)	Adolescent Students Sense of Alienation(ASAS)　青少年学生疏离感量表 (杨东等,2002)
	量表简介 (组成与特性评价)	包括 52 个题目,理论上分为 2 个层次、9 个维度,其结构主要是:社会疏离感(包括无意义感、自我疏离感、压迫拘束感、不可控制感);人际疏离感(包括孤独感、亲人疏离感、社会孤立感);环境疏离感(包括自然疏离感、生活环境疏离感)3 个大的维度。问卷采用 Likert 7 点量表,从完全符合到完全不符合分别给予 7~1 分的评定。 问卷的重测信度 0.47,分半信度 0.89 和同质信度 0.92。
	文献来源	1. 杨东,张进辅,黄希庭 . 青少年学生疏离感的理论构建及量表编制 . 心理学报,2002,34(4):407-413. 2. 杨东,吴晓蓉 . 构建青少年学生疏离感量表及其理论验证 . 中国临床康复,2005,9(24):218-221.

(谭健烽)

学习障碍筛查量表(PRS)

1 开发情况

学习障碍筛查量表(The Pupil Rating Scale Revised Screening for Learning Disabilities，PRS)是由美国心理和语言学家 Myklebust HR 于 1981 年编制的，主要是通过教师或医生的评定计分，藉以筛查出学习障碍(LD)可疑的儿童，是学术界较具权威和影响的学习障碍诊断量表，在美国、日本等国家广泛地运用。中山医科大学静进等人 1995 年引进并进行了修订。

2 结构与特性

学习障碍儿童筛查量表由以下 5 个领域 2 个项目组成：

(1)听觉的理解和记忆

①单词意思的理解力；

②指示服从的能力；

③理解对话的能力；

④信息记忆的能力。

(2)会话用语

①词汇；

②文法；

③回忆词语的能力；

④叙述经验的能力；

⑤表达想法、意见的能力。

(3)时间、方向、位置知觉

①时间的判断；

②地面方位知觉(生活中地理位置的知觉)；

③关系的判断(大、小、远、近、轻、重)；

④位置知觉(左、右、东、西、南、北)。

(4)运动能力

①一般的运动(走、跑、跳、攀、登)；

②平衡觉；

③手指的灵巧程度(使用剪刀、扣纽扣、书写、握球)。

(5)社会行为

①协调性；

②注意力；

③安排整理能力；

④新状况适应能力(生日聚会、娱乐活动、郊游、作息时间的更改等)；

⑤社会的接受(被人喜爱、被周围人接受)；

⑥责任感；

⑦理解课题并进行处理的能力(作业题目、大家所决定的事等)；

⑧关心(理解别人、关心同学)。

3　计分与解释

学习障碍儿童筛查量表根据上述 5 个领域 24 个项目的特性,由班主任老师(至少担任班主任 3 个月以上)在平时充分接触了解每一个儿童的情况下,对儿童进行评价。每个项目分为 5 个评分档次,3 分为平均,1、2 分为平均以下,4、5 分为平均以上,1 最低,5 最高,根据儿童的能力情况选择出最符合的档次,并评分。

学习障碍儿童筛查量表具体评定方法如下:

(1)1~2 领域项目的合计分为言语性学习障碍评定分,≤20 分为言语性学习障碍的可疑儿童；

(2)3~5 领域项目的合计分为非言语性学习障碍评定分,≤40 分为非言语性学习障碍可疑儿童；

(3)1~5 领域项目的合计分为综合评定分,≤65 分为学习障碍可疑儿童。

4　使用与应用

为了克服个人偏见,提高检查的可信度,对每一项目问题的含义,教师之间应进行充分的研究讨论,在可能的情况下,对每一个儿童的得分要进行仔细的研究,例如有的儿童听觉性语言方面的得分很低,而在其他的行为特性方面的得分并不低,这个儿童是否是儿童失语症或听觉障碍,有必要进行进一步详细的检查。学习障碍儿童筛查量表是为筛选而设计的,仅根据这个测试还不能最终诊断学习障碍儿童。

参考文献

[1] Klebust HR. The pupil rating scale revised. New York:Grune and Strotton,1981:12.

[2] 静进 . 学习能力障碍筛查量表的修订和在小学生中的试用 . 心理发展与教育,1995,11(2):24—29.

[3] 静进,森永良子,海燕,等 . 学习障碍筛查量表的修订与评价 . 中华儿童保健杂志,1998,6(3):197—200.

(谭健烽)

其他儿童学习相关量表

除了前面介绍的学习障碍筛查量表外还有许多常用的儿童学习相关量表,例如提高学习能力因素诊断测验、中学生学习方法测验等,具体介绍请看表1。

表 1 其他儿童学习相关量表

	量表名称 (开发者,发表年代)	Factor in improving learning ability Test(FAT) 提高学习能力因素诊断测验 (周步成等人 1991 年修订)
1	量表简介 (组成与特性评价)	小学生 FAT 由 6 个分测验构成:在学校的学习方法;在家里的学习方法;心理健康;身体健康;与老师的关系;家庭环境。FAT 测验分为小学一二年级和小学三至六年级两种。前者共 60 道题目,后者共 90 道题目。中学、高中生 FAT 由 8 个分测验构成,即身体健康、心理健康、学习方法、学习热情、朋友关系、师生关系、家庭环境、学校环境。每个分测验包括 20 个题目。每题都为三级评分,2 分,1 分,0 分。 　　本测验的分半信度为 0.76~0.88,重测信度为 0.75~0.90。
	文献来源	1. 周步成. 提高学习能力因素诊断手册. 上海:华东师范大学心理学系,1991:5. 2. 庄思齐. 提高学习能力因素诊断测验应用探讨. 中山医科大学学报,1996,17(2):154-155.
	量表名称 (开发者,发表年代)	Learning Adaptability Test(AAT) 学习适应性测验 (周步成等人 1991 年修订)
2	量表简介 (组成与特性评价)	内容涉及学习热情、学习计划、听课方法、读书和笔记方法、学习技术、应试方法、家庭环境、学校环境、朋友关系、独立性、毅力、心身健康等共 12 个因素,根据年级的差异,题目数量随年级的升高而增多,在 50~120 个,全部为单项选择题。量表按年级阶段编制的,测验项目分小学一二年级用,小学三四年级用,小学五六年级用,初中和高中用共 4 组。 　　适用于我国中小学学生学习诊断与指导的标准化测验工具。测验约需 40 分钟完成。
	文献来源	1. 周步成. 学习适应性测验手册(AAT)手册. 上海:华东师范大学心理系,1991.

续表

3	量表名称 （开发者，发表年代）	Students learning test　中学生学习方法测验 （赖昌贵，1986）
	量表简介 （组成与特性评价）	共有 99 题，其中属于学习态度与习惯的 26 题，学习方法的 44 题，学习能力的 29 题。 　通过本测验，可对中学生个人的学习态度、方法、能力等有一个综合可信的全面了解
	文献来源	1. 宋专茂. 心理健康测量. 2 版. 广州：暨南大学出版社，2005. 2. 赖昌贵. 中学生学习方法测验的编制. 福建师范大学学报：哲学社会科学版，1986，04：415－418.
4	量表名称 （开发者，发表年代）	Adolescent Student Burnout Inventory　青少年学习倦怠量表 （吴艳，戴晓阳，2010）
	量表简介 （组成与特性评价）	包括 26 个条目，归属为身心耗竭、学业疏离和低成就感 3 个维度。题目从完全同意到完全不同意采用 5 点评分。 　同质信度在 0.689～0.858，重测信度在 0.606～0.732。适用范围：小学生到高中生。
	文献来源	1. 吴艳，戴晓阳，温忠麟，等. 青少年学习倦怠量表的编制. 中国临床心理学杂志，2010，18(2)：152－154.
5	量表名称 （开发者，发表年代）	Maslach Burnout Inventory-Student Survey Maslach　学习倦怠量表 （Schaufeli，2002）
	量表简介 （组成与特性评价）	包括 15 个题目，归属为情感衰竭、玩世不恭、效能感低落 3 个维度。每个题目采用李克特 7 点量表，"1"代表"从来没有"，"7"代表"总是/每天"。 　学习倦怠量表的总信度系数为 0.872，情绪衰竭的信度系数为 0.794，玩世不恭的信度系数为 0.850，效能感低落的信度系数为 0.863。分量表之间的相关系数在 0.30～0.56。
	文献来源	1. Schaufeli WB，Martinez IM，Pinto AM，et al. Burnout and engagement in university students：A cross-National study. Journal of cross-cultural psychology，2002，33(5)：464－481. 2. 方来坛，时勘，张风华. 中文版学习倦怠量表的信效度研究. 中国临床心理学杂志，2009，17(1)：29－31.

（谭健烽）

儿童韦氏智力测验

1 开发情况

韦氏儿童智力量表（Wechsler Intelligence Scale for Children，WISC）是由美国心理学家大卫·韦克斯勒（D. Wechsler）编制的，1949 年出版，是继比纳量表之后，世界上应用最广泛的个人智力量表之一，其适用对象为 6～16 岁的儿童。韦克斯勒 1974 年发表了韦氏儿童智力测验的修订本，测验有较好的信度、效度指标。目前，韦氏智力测验已经被译成 27 种语言在 78 个国家（地区）使用。

中国心理学家林传鼎、张厚粲在 20 世纪 80 年代初主持了韦氏儿童智力测验中文版WISC—CR（《韦氏儿童智力量表（中国修订版）》）的修订。2003 年《韦氏儿童智力量表（第四版）》（WISC—Ⅳ）在北美发行，2008 年北京师范大学张厚粲教授主持修订了《韦氏儿童智力量表（第四版中文版）》，由京美心理测量技术开发有限公司独家代理，已经在中国大陆及香港澳门地区正式发行。

2 结构与特性

WISC—Ⅳ一共有 15 个子测验项目，其中包括 10 个主要子测验和 5 个补充的子测验。补充的子测验可用于提供额外信息，或者在某一主要的子测验被错误施测时，补充的子测验可作为替补项目。WISC—Ⅳ包括言语理解、知觉推理、工作记忆和加工速度 4 大分量表。言语理解量表包括类同、词汇、理解、常识和单词推理 5 个子项目。知觉推理量表包括积木、图形概念、矩阵推理和图画补缺 4 个子项目。工作记忆量表包括背数、字母—数字排列和算术 3 个子项目。加工速度量表包括译码、查找符号和删除图形 3 个子项目。

2.1 言语理解（Verbal Comprehension）

言语理解量表的各个子测验主要是用于测量言语习得能力、语言的概念形成和同化、与言语相关的抽象思维、分析、概括能力等。该量表对于有言语发展障碍的儿童有较好的筛查作用。

2.1.1 类同（Similarities）

做类同分测验时，主试给被试提供两个概念，并要求被试说出两个概念间的相同之处。比如说"苹果和香蕉在什么方面具有相似性"，该测验用于评定被试的言语的抽象逻辑推理能力、概括能力、语言概念的形成和同化、信息的整合能力。同时，该测验也涉及被试的听觉理解、记忆、对于概念的基本特征和表面特征的区别能力以及语言表达能力。

2.1.2 词汇（Vocabulary）

词汇分测验用于测量个体已经习得的知识、言语概念的形成。词汇分测验也用于测量个体的晶体智力,比如知识的广度、对于词汇的概念化程度、词汇的推理能力、学习能力、长时记忆能力。完成该测验还涉及个体的听觉处理和理解、抽象思考、以及语言表达能力。

2.1.3 理解(Comprehension)

理解分测验要求被试根据其对于常识、社会规范的理解来回答一系列的问题。比如:"当你看见邻居家的厨房冒出浓烟的时候,你应该怎么办?""为什么警察都穿制服?"这个分测验用于考察被试对于社会生活和常识的理解和判断能力,言语的理解和表达能力,运用过去的经验来分析问题和处理问题的能力,对于社会道德规范和准则的理解和运用能力,以及个体社会化的成熟程度。

2.1.4 常识(Information)——补充分测验

常识分测验要求被试回答一系列的常识问题。比如:"哪个国家有世界上最多的人口?""一年有几个季节?"该测验涉及被试的晶体智力,用于考察被试对于先前知识的学习能力、知识的保持、所接受知识的广度、对于各种事物的关注程度、兴趣、爱好以及长时记忆。其他可涉及的能力有听觉处理和理解能力以及语言表达能力。

2.1.5 单词推理(也可译为猜谜,Word Reasoning)——补充分测验

单词推理分测验给被试提供一个到多个的线索,然后要求被试说出这些线索暗示了一个什么概念,其形式很像传统的猜谜游戏。考察被试的言语理解能力、分析和整合信息的能力、推理能力、抽象思维能力。

2.2 知觉推理(Perceptual Reasoning)

知觉推理量表的各个子测验主要测量被试的流体推理能力、空间知觉、视觉组织和推理能力等。

2.2.1 积木(Block Design)

积木分测验要求被试根据主试提供的积木图形,在最短的时间内拼出和图形上完全一样的积木图。这一测验考察被试的视觉分析和组合能力、非言语的概念形成能力、对事物的整体和局部的观察能力、手眼协调能力等。

2.2.2 图形概念(Picture Concepts)

做图形概念测验时,主试给被试出示印有不同图画的图片,每个图片上有 2 组或者 3 组图画,每一组图画当中又印有不同的物体。被试应当从每一组图画中选出一个物体,并使得这些选出的物体都具有本质的相似性。比如,第一组图画中有"云彩"和"猫",第二组图画中有"兔子"和"笔",那么正确的答案应该是"猫"和"兔子",因为它们的本质特征都是动物。

2.2.3 矩阵推理(Matrix Reasoning)

做矩阵推理测验时,主试出示的图片上方是一个矩阵图,矩阵图中有一个缺失小方块,被试需要从图片下方所提供的一系列的选择项中选出一个印有图形的小方块来填充有缺失角的矩阵图,使其成为一个完整、符合逻辑的图形。这一测验考察的是被试的流体智力、非言语的推理和解决问题的能力、分析能力以及空间知觉和空间辨别能力。

2.2.4 图画补缺（Picture Completion）——补充分测验

主试出示的每一个图画中都一个很重要的部分缺失了，被试需要说出或者指出什么部分缺失了。这一测验考察被试对于事物的细致的观察能力、注意力、长时记忆、视觉再认与辨别能力、对事物的整体与局部、本质属性和非本质属性的分析和辨别能力。

2.3 工作记忆（Working Memory）

工作记忆量表主要测量被试的短时记忆、对于外来信息的存储和加工并输出信息的能力。工作记忆是个体学习能力的一个重要测量指标，工作记忆可以影响个体学习时的注意力、存储和吸收知识的能力、以及流体推理能力等。

2.3.1 背数（Digit Span）

背数测验包括正序背数和倒序背数两个部分。正序背数考察被试的机械记忆力、注意力、听觉处理能力。倒序背数考察被试的工作记忆力，对于信息的短暂存储、加工、编码、并重新排序的能力，思维灵活性，以及其认知的觉醒程度。

2.3.2 字母—数字排列（Letter-Number Sequencing）

字母—数字排列这一分测验一直使用于韦氏成人智力量表中，对于韦氏儿童智力量表，到 WISC-IV 才正式开始使用这一测验。在主试读完一串数字和字母之后，被试必须先将听到的数字按从小到大的顺序背出，再将听到的字母按 26 英文字母顺序背出。考察的是被试的注意力、听觉工作记忆的能力、空间和视觉的想象能力、思维的灵活性、处理信息的速度、排序能力等。

2.3.3 算术（Arithmetic）——补充分测验

做算术测验时，主试向被试提供一系列的算术问题，被试不能使用纸笔，而且在一定的时间内必须给出答案，超出规定时间给出的正确答案不予记分。算术测验考察的是被试的听觉言语理解能力、大脑的加工能力、注意力、工作记忆、长时记忆、数字推理能力等。在使用因素分析之后，设计者发现算术测验主要测量的是被试的工作记忆能力，但在很大程度也涉及到被试的言语理解能力。原因是完成这一测验时被试需要应用到言语理解能力来理解题目的意思。这也再次说明了现实生活中的很多学习和认知任务的完成往往需要涉及多种认知能力，而非某一单纯的认知能力。

2.4 加工速度（Processing Speed）

加工速度考察的是被试处理简单、有规律信息的速度、记录的速度和准确度、注意力、书写能力等。日常的学习生活往往要求个体有处理简单常规信息的能力，也要有处理复杂信息的能力。

2.4.1 译码（Coding）

做译码这一测验时，主试给被试出示一个试题册，试题册的上方印有不同形状的小图形（比如三角形、正方形等），每个图形的中间都有一个特定的符号（译码）。试题册的下方是中空的各式各样的图形，被试要用笔在中空的图形中一一画出与之对应的符号。该测验考察的是被试视觉运动速度、视觉扫描的速度、将所给定的图形和符号结合起来的能力、空间定向的能力、条件反射的能力、手眼协调能力以及被试完成任务的动机。

2.4.2 查找符号（Symbol Search）

被试需要判断目标符号是否和一组给定的符号群中的任一符号完全吻合，如果找到吻合的一对符号则选择"正确"选项,如果没有一组符号可以吻合,则选择"错误"选项。该测验考察的是被试的手眼处理速度、短时记忆、手眼协调能力、认知的灵活性、注意力等。

2.4.3　删除图画(Cancellation)——补充分测验

做删除图画测验时,被试需要迅速扫描一张印有各种小图画的图片,然后按要求圈出或者划出有特定特征的图画。该测验考察的是被试的信息处理速度、视觉选择能力、注意力、忽略次要信息的能力。

2.5　信度和效度

WISC-IV 的全量表得分的内在信度在 0.90 以上,除了加工速度分量表以外,言语理解、知觉推理、工作记忆分量表的内在信度也都在 0.90 以上。加工速度分量表的内在信度在 0.87 到 0.89 之间,原因是加工速度分量表只包括了两个分测验。所有主要分测验的内在信度也大多数在 0.80 或者 0.90 以上。全量表得分和分量表得分的测验—再测验的信度也都在 0.86 以上。

3　计分与解释

全量表得分(Full Scale Intelligence Quotient)是一个估计被试总体智力功能的综合成绩,该得分是在合计各个分量表得分基础上得出的结果。

对于全量表得分而言,100 为平均分,标准差为 15,85 则可称为低于平均分一个标准差的成绩,而 70 则可称为低于平均分两个标准差的成绩。96% 的常模的全量表成绩介于 70 到 130 之间,99.9% 的常模的全量表成绩介于 55 到 145 之间。对于子测验成绩而言,10 为平均分,标准差为 3,13 则是高于平均水平一个标准差的成绩,而 16 则是高于平均水平两个标准差的成绩。除了用标准成绩,也可以用百分位数来描述个体的智商水平。

从智商分类来说,130 或以上的可称为"非常优秀",120 到 129 之间的称为"优秀",110 到 120 之间的称为"良好",90 到 110 之间称为"中等",80 到 90 之间的称为"低于平均水平",70 到 80 之间的称为"临界",低于 70 的称为"极低"。

4　使用与应用

WISC-IV 的适用于 6 到 16 岁的儿童和少年。每个被试约需要 1 到 2 个小时不等的时间。目前,WISC-IV 主要是用来诊断被试是否是①天才儿童;②有发展性障碍、智力落后、学习障碍、多动症、言语障碍、自闭症;③有神经性损伤、外伤性脑伤等。WISC-IV 被广泛应用于教育系统和心理评估系统以更好地安置儿童,评估儿童认知能力的优势和劣势,提供信息来制定有效的干预计划。

参考文献

[1] Wechsler D. Wechsler intelligence scale for Children-Fourth edition: administration and scoring manual. San Antonio,TX:Psychological Corporation,2003:1—45.

[2] Zhu JJ, Weiss L. The Wechsler scales. In: Flanagan D P, Harrison P L (Eds.). Contemporary intellectual assessment: Theories, tests, and issues (2nd ed.). New York: Guilford Press, 2005:297—319.

[3] Flanagan DP,Kaufman AS. Essentials of WISC-IV assessment. New Jersey:John Willey & Sons, Inc. ,2004.

(谭健烽)

其他儿童智力量表

除了前面介绍的韦氏儿童智力量表外,常用的还有中国幼儿智力量表、中国少年智力量表,具体介绍请看表1。

表1 其他儿童智力量表

1	量表名称 (开发者,发表年代)	Chinese Intelligence Scale for Young Children(CISYC) 中国幼儿智力量表
	量表简介 (组成与特性评价)	包括10个分测验,即8个基本测验和2个附加测验。它们分别是:知识、图画匹配、图片词汇、听觉广度、七巧板、木块图案、模型旋转、视窗、算术和划销测验,前4个测验构成言语理解概括分量表,第5～8个测验构成空间知觉推理分量表。算术和划销可分别作为言语理解概括、空间知觉推理成分的补充测验。 中国幼儿智力量表各分测验的分半信度大多在0.8以上,而言语理解概括、空间知觉推理和全量表智商,以及流体和晶体智力成分的信度均在0.9以上,重测信度也在0.82～0.87。具有适合本国文化背景、操作简便、节省时间等优点。
	文献来源	1. 戴晓阳,龚耀先,唐秋萍,等. 中国幼儿智力量表的编制:编制策略、项目筛选、信度与常模. 中国临床心理学杂志,1998,(1):1—7. 2. 唐秋萍,龚耀先,戴晓阳,等. 中国幼儿智力量表(CISYC)的编制Ⅱ:效度研究. 中国临床心理学杂志,1998,6(2):73—78. 3. 蔡太生,龚耀先,戴晓阳,等. 中国幼儿智力量表(CISYC)的编制Ⅲ:因子结构的研究. 中国临床心理学杂志,1998,6(4):203—206.
2	量表名称 (开发者,发表年代)	Chinese young intelligence test (CISJ) 中国少年智力量表 (赵介城等,2007)
	量表简介 (组成与特性评价)	由问题解答、口头运算、词义分辨、数字背诵、分类概括、宫格补缺、图画找错、木块构图和图形识别10个分测验构成,组合成言语量表、操作量表和总量表,然后根据因素分析结果确立智力因素量表。适用10～15岁少年。 CISJ有相当高的内在稳定性和重测一致性,全体样本和城乡样本的分半相关系数分别为0.61～0.89和0.63～0.90、0.57～0.88,复测相关系数在0.47～0.85。效度分析:CISJ与C-WISC在显著相关性,相关系数在0.77～0.88,智商与学业成绩也明显关联。
	文献来源	1. 赵介城,虞一萍,张新凯. 中国少年智力量表(CISJ)编制及其常模. 中国临床心理学杂志,2007,15(1):7—9.

(谭健烽)

亲子关系诊断测验

1　开发情况

亲子关系诊断测验(parent-child relationship test)是华东师范大学心理系周步成等人根据日本的"亲子关系诊断测验"修订而成,用于诊断父母管教态度和亲子关系的工具。它主要用来诊断和检查父母对孩子的管教态度及亲子关系。测验分孩子和父母两套测题。

2　结构与特性

测验包括两个部分,第一部分父母管教态度的评定,包括父母的自我评定和孩子对父母态度和评定。测验项目,按态度的特征分为 5 类(都是父母不希望有的)包括:拒绝、支配、保护、服从、矛盾。这 5 种态度再各分为 2 个类型,每个类型各有 10 个问题。

第一部分共 100 个测验项目(测题)。

Ⅰ、拒绝	A、消极的拒绝型	
	B、积极的拒绝型	
Ⅱ、支配	C、严格型	
	D、期待型	
Ⅲ、保护	E、干涉型	
	F、不安型	
Ⅳ、服从	G、溺爱型	
	H、盲从型	
Ⅴ、矛盾	I、矛盾型	
	J、不一致型	

第二部分,即孩子的问题特点,包括父母对孩子的相同观察和孩子的自我评定两个方面。这部分测验试图发现孩子身上发生的特别明显的问题倾向,以利于诊断。但是孩子的问题不一定是由父母的态度引起的。所以分类的方法和第一部分不同。按问题的内容倾向分为以下 7 类。

(1)反社会性。

(2)非社会性。

(3)自我评价,兴趣和意志上的问题。

(4)退行性。

(5)神经质,神经性习惯,神经症。

(6)生活习惯。

(7)学力、能力。

每个内容量表的原始分,均可对照常模换算成百分等级。百分等级最高为 99,最低为 0。百分位等级越低,代表亲子关系越不良。百分位等级 50 只代表一般情况,40～20 为较坏,20 以下为最坏。

3 使用与应用

适用对象:孩子(小学四年级至高中三年级)、父母(小学一年级至高中三年级孩子的父母)。

参考文献

[1] 周步成. 亲子关系诊断测验. 上海:华东师范大学心理学科通讯服务部,1991.

(谭健烽)

Piers—Harris 儿童自我意识量表

1 开发情况

Piers—Harris 儿童自我意识量表(Piers—Harris Children's Self-Concept Scale,PH-CSS)是美国心理学家 Piers 及 Harris 于 1969 年编制、1974 年修订的儿童自评量表。主要用于评价 8～16 岁儿童自我意识的状况。可用于临床对行为障碍、情绪障碍儿童自我意识的评价和治疗追踪,也可作为筛查工具用于流行学调查。

2 结构与特性

2.1 量表结构

本量表共 80 个条目,分为 6 个分量表:行为、智力与学校情况、躯体外貌与属性、焦虑、合群、幸福与满足。

2.2 量表的测量学性能

(1)信度:该量表在国外应用较为广泛,信度与效度较好。其中重测信度间隔 2 周为 0.81,间隔 3 个月为 0.74;Cronhach α 系数为 0.61(合群),-0.75(行为),各因子的内部一致性较好,大部分项目与分量表分的一致性也较好,仅少数项目与总分的一致性较差,例如:"我在音乐方面不错"、"我是一个幻想家"、"我喜欢按自己的方式做事"等,这可能与文化背景及社会赞许性有关。

(2)效度:该量表与儿童行为量表,Achenbach 教师报告表、智商、学习成绩均有较好的相关,临床应用证明对行为障碍、情绪障碍、单纯性肥胖、躯体疾病儿童有鉴别作用。

3　记分方法和解释

3.1　计分方法

第一项均规定了答"是"或"否"的标准答案,凡规定答"是",受试者在"是"上划了圈便记一分,如划了"否"则不记分;同理,如规定答"否",受试者在"否"上划了圈便记一分,如划了"是"则不记分。主试者根据记分键计分。本量表为正性记分,凡得分高者表明该分量表评价好,即无此类问题,如:"行为"得分高,表明该儿童行为较适当,"焦虑"得分,表明该儿童情绪好,不焦虑,总分得分高则表明该儿童自我意识水平高。

3.2　各分量表组成

行为：　　　　　　　12　13　14　21　22　25　34　35　38　45　48　56　59　62　78　80

智力与学校情况：　　5　7　9　12　16　17　21　26　27　30　31　33　42　49　53　66　70

躯体外貌与属性：　　5　8　15　29　33　41　49　54　57　60　63　69　73

焦虑：　　　　　　　4　6　7　8　10　20　28　37　39　40　43　50　74　79

合群：　　　　　　　1　3　6　11　40　46　49　51　58　65　69　77

幸福与满足：　　　　2　8　36　39　43　50　52　60　67　80

3.3　得分及其解释

(1)总分:将80个条目的得分相加。

(2)划界分:按原量表规定,总分得分在第30百分位到第70百分位之间为正常范围;得分低于第30百分位(相当于粗分46)为自我意识水平偏低,提示该儿童可能存在某些情绪或行为障碍或社会适应不良,如有自信心不足、自我贬低或自暴自弃倾向;得分高于第70百分位(相当于粗分58)为自我意识水平过高,提示该儿童可能对自己要求过高,过于求全或存在焦虑情绪,对挫折的耐受能力不足(具体尚需结合临床来综合评价)。某一分量表得分低,表明存在这方面问题,例如:"行为"得分低,提示该儿童认为自己的行为不得当,智力与学校情况得分低,提示该儿童有学习方面的困难,"焦虑"得分低,提示该儿童有情绪问题。也可用常模的均数加减2个标准差作为划界分。

4　使用情况

在心理测量年鉴第九版(MMY-9)统计1978~1986年收录的引用文献最多的50个测验中,该量表排在第33位。

参考文献

[1]　Piers EV,Harris DB. Piers-Harris Children's self-concept scale:revised manual. Western Psychological Services Los Angelels,1997.

[2]　苏林雁,万国斌,杨志伟,等. Piers-Harris儿童自我意识量表在湖南的修订. 中国临床心理学杂志,1994,2(1):14—18.

(侯永梅)

青少年自我同一性状态问卷

1 开发情况

自我同一性状态客观测量问卷的最初版（OM-EIS）由 Adams 等编制,问卷共有 24 个项目,测量了意识形态领域的职业、宗教和政治领域,有 4 个分量表:同一性获得、延缓、早闭和扩散,每个分量表有 6 个项目。Bennion 和 Adams 于 1986 年对此问卷进行了修订,即"自我同一性状态客观性测量问卷(第二版)"(the Extend Objective Measure of Ego Identity Status-2,EOM-EIS-2),该问卷扩展了同一性的研究领域,包括意识形态和人际关系两大内容领域。

2 量表构成和特性

2.1 量表的构成

共 64 个项目,每个题目从"非常符合"到"非常不符合"均为六点计分。问卷共有 4 个分量表:同一性获得、同一性延缓、同一性早闭和同一性扩散,每个分量表包括意识形态和人际关系两个领域,共 8 个子量表,每一领域又包括 4 个小领域,意识形态领域为政治、职业、宗教和生活方式,人际关系领域为性别角色、友谊、娱乐和约会。每一子量表包 8 个项目,每 2 个项目测量个体在同一个领域上所处的一种同一性状态。

2.2 量表的测量学特征

该量表在国外广泛应用,证明具有良好的信效度特征。国内王树青等人引进并修订了这一量表。该量表在国内应用的测量学特征如下:

2.2.1 结构效度

修订后问卷与原问卷具有一致的因素结构,均包括同一性获得、延缓、早闭和扩散 4 个分量表,探索性因素分析的结果以及各分量表之间的相关均表明问卷具有较好的结构效度。

2.2.2 分量表之间的相关

在总体上,除总体延缓和总体扩散相关不显著外,其他分量表之间的相关在 $0.18\sim0.41$;在意识形态领域,各分量表之间的相关在 $0.08\sim0.35$;在人际关系领域,各分量表之间的相关在 $0.12\sim0.47$。各分量表之间均呈中低度相关,且 4 个总的分量表与相应子量表之间呈高相关,在 $0.71\sim0.92$。

2.2.3 信度分析

四个分量表的 α 系数在 $0.65\sim0.84$,各子量表 α 系数在 $0.46\sim0.76$。

对 50 名被试在正式施测两周后进行再次施测,四个总的分量表重测信度为 $0.56\sim0.64$,各子量表信度系数在 $0.50\sim0.69$。

3　使用说明

　　这一测量工具适合于测量整个青少年期(11、12 岁～22、23 岁）个体的自我同一性状态,具有较高的信效度,是"评定自我同一性状态的最完善、最有效的问卷工具"。自我同一性状态问卷既可用于青少年同一性形成与发展的基础科学研究,又可用于临床心理和教育实践中对单个个体同一性发展状况的评定。但该问卷在我国青少年样本中的因子累积解释率较低以及部分项目的因素负荷较低。其原因可能是,修订后的问卷在某些项目表述上可能并不适合中国青少年,因为自我同一性状态问卷是基于北美青少年的同一性发展概念编制的。如何减轻文化偏差对该量表应用的影响,是今后研究中应该注意的重要问题之一。

参考文献

［1］　Bennion LD,A dams GR. A revision of the extended version of the objective measure of ego-identity status:An identity instrument for use with late adolescents. Journal of Adolescent Research,1986,1(2):183−198.

［2］　王树青,张文新,纪林芹,等. 青少年自我同一性状态问卷的修订. 中国临床心理学杂志,2006,14(3): 221−223.

（侯永梅）

常用临床精神科评定量表

简明精神病量表(BPRS)

1　开发情况

　　简明精神病量表(Brief Psychiatric Rating Scale,BPRS)由 Overall 和 Gorham 于 1962 年编制,经张明园、陈彦方等人进行翻译、信效度检验和中国 BPRS 工作标准的制定,是一个评定精神病性症状严重程度的他评量表,评定的对象为具有精病性症状的大多数重性精神病患者,尤其是精神分裂症患者。

　　由评定人员对病人做量表精神检查后,分别根据病人的口头表述和对病人的观察情况,依据症状定义和临床经验进行评分。可参考量表协作组的工作用评定标准。评定人员对病人的一次评定大约需做 20 分钟的会谈和观察。评定的时间范围一般定为评定前一周的情况。评定员须由经过训练的精神科专业人员担任。

2　结构与特性

　　BPRS 最常用的为 18 项版本。该版本所有项目采用 1～7 分的 7 级评分法,各级的标准为:①无症状,②可疑或很轻,③轻度,④中度,⑤偏重,⑥重度,⑦极重,如果未测,记0分,统计时应剔除。各项目的名称和定义如下:①关心身体健康:指对自身健康过分关心,不考虑其主诉有无客观基础。②焦虑:指精神性焦虑,即对当前未来情况的担心,恐惧或过分关注。③情感交流障碍:指与检查者之间如同存在无形隔膜,无法实现正常的情感交流。④概念紊乱:指联想散漫,零乱和解体的程度。⑤罪恶观念:指对以往言行的过分关心内疚和悔恨。⑥紧张:指焦虑性运动表现。⑦装相和作态:指不寻常的或不自然的运动性行为。⑧夸大:即过分自负,确信具有不寻常的才能和权力等。⑨心境抑郁:即心境不佳、悲伤、沮丧或情绪低落的程度。⑩敌对性:指对他人(包括检查者)的仇恨、敌对和蔑视。⑪猜疑:指检查当时认为有人正在或曾经恶意地对待他。⑫幻觉:指没有相应外界刺激的感知。⑬动作迟缓:指言语、动作和行为的减少和缓慢。⑭不合作:指会谈时对检查者的对立、不友好、不满意或不合作。⑮不寻常的思维内容:即荒谬古怪的思维内容。⑯情感平淡:指情感基调低,明显缺乏相应的正常情感反应。⑰兴奋:指情感基调增高,激动,对外界反应增强。⑱定向障碍:指对人物、地点或时间分辨不清。

此外,量表协作组增加 2 个项目:X1. 自知力障碍:指对自身精神疾病、精神症状或不正常言行缺乏认识。X2. 工作不能:指对日常工作或活动的影响。

经广泛应用,BPRS 具有良好的信度和效度,应用于精神分裂症病人,其评定员之间检查的一致性 R 在 $0.787 \sim 0.97$。检查—再检查的单项评定一致性 r 在 $-0.11 \sim 0.77$,除焦虑、紧张、奇特行为姿势外,P 均小于 0.05。各单项症状的量表评定和临床记录的阳性阴性符合率,Kappa 在 $0.37 \sim 0.82$。除猜疑一项外,均有显著性意义。其总分与临床严重度的等级相关性 $r=0.84$;与临床疗效判断的相关性 $r=0.6$。

3 计分与解释

量表中 1,2,4,5,8,9,10,11,12,15,18 项,根据量表检查时病人的回答评分;而 3,6,7,13,14,16,17 项,则依据对病人的观察评定。原版中,第 16 项"情感平淡"是"依据口头叙述"评分,我们认为,还是"依据观察"评分为妥。

统计指标和结果分析:

(1)总分(18~126 分),反映疾病严重性,总分越高,病情越重,治疗前后总分值的变化反映疗效的好坏,差值越大疗效越好。一般研究人组标准可定为 >35 分。

(2)单项分(0~7),反映症状的分布和靶症状的严重度。治疗前后的变化可以反映治疗的靶症状变化。因 BPRS 为分级量表,所以能够比较细致地反映疗效。

(3)因子分(0~7),反映症状群的分布和疾病的临床特点,并可据此画出症状群廓图。一般归纳为 5 个因子:

焦虑忧郁:包括 1,2,5,9 等 4 项。

缺乏活力:包括 3,13,1 6,18 等 4 项。

思维障碍:包括 4,8,12,15 等 4 项。

激活性:由 6,7,17 等 3 项组成。

敌对猜疑:由 10,11,14 等 3 项组成。

但是 BPRS 没有操作用评分标准,准确把握评分标准有一定的困难,我国量表协作组专门对 18 项内容进行界定,同时制定了 BPRS 工作用评定标准。这部分内容是精神科医生侧重掌握的内容,只有掌握这部分内容,才可以正确使用 BPRS。

BPRS 工作用评定标准:

1. 关心身体健康:(1)无;(2)多少提到自身健康情况,但临床意义不肯定;(3)过分关心自身健康的情况虽轻,但临床意义已可肯定;(4)显然对自身健康过分关心或有疑病观念;(5)明显突出的疑病观念或部分性疑病妄想;(6)疑病妄想;(7)疑病妄想明显影响行为。

2. 焦虑:(1)无;(2)多少有些精神性焦虑体验,但临床意义不肯定;(3)精神性焦虑虽轻,但临床意义已可肯定;(4)显然有精神性焦虑,但不很突出;(5)明显突出的精神性焦虑,如大部分时间存在精神性焦虑或有时存在明显的精神性焦虑,因此感到痛苦;(6)比(5)更严重持久,如大部分时间存在精神性焦虑(7)几乎所有时间都存在精神性焦虑。

3. 情感交流障碍:(1)无;(2)多少观察到一点情感交流障碍,但临床意义不肯定;(3)情感交流障碍虽轻,但临床意义已可肯定;(4)显然观察到受检者缺乏情感交流和感受到相互间的隔膜感,但情感交流无明显困难;(5)明显突出的情感交流障碍,例如交流中应答基本切题,但很少眼神交流,受检者眼睛往往看着地板或面向一侧;(6)比(5)更严重持久,几乎使交谈难以进行;(7)情感交流的麻痹状态,例如表现得对交谈漠不关心或不参与交谈,有时"两眼凝视不动"。

4. 概念紊乱:(1)无;(2)似乎有一点联想障碍,但不能肯定其临床意义;(3)联想障碍虽轻,但临床意义已可肯定;(4)显然有联想松弛,但不很突出;(5)明显突出的联想松弛或可以查并有临床意义的思维破裂;(6)典型的思维破裂;(7)思维破裂导致交谈很困难或言语不连贯。

5. 罪恶观念:(1)无;(2)似乎有点自责自罪,但临床意义不肯定;(3)自责自罪虽轻,但临床意义已可肯定;(4)显然有自责自罪观念,但不很突出;(5)明显突出的自责自罪观念或罪恶妄想为部分妄想;(6)典型的罪恶妄想;(7)极重:罪恶妄想明显影响行为,如引起绝食等。

6. 紧张:(1)无;(2)似乎有点焦虑性运动表现,但临床意义不肯定;(3)焦虑性运动表现虽轻,但临床意义已可肯定;(4)有静坐不能,常有手脚不停的表现,拧手,拉扯衣服和伸屈下肢等;(5)较(4)的频度与强度明显增加,并在交谈中多次站立;(6)来回踱步,使交谈明显受到影响;(7)焦虑性运动使交谈几乎无法进行。

7. 装相和作态:(1)无;(2)多少有点装相作态,但临床意义不肯定;(3)装相作态虽然很轻,但临床意义已可肯定;(4)显而易见的装相作态,例如有时肢体置于不自然的位置或伸舌或扮鬼脸或摇摆躯体等;(5)明显突出的装相作态;(6)比(5)更频繁更严重的装相作态,例如交谈过程几乎一直可见到怪异动作与姿势;(7)突出而且持续的装相作态几乎使交谈无法进行。

8. 夸大:(1)无;(2)多少有点自负,但临床意义不肯定;(3)自负夸大虽然很轻．但临床意义已可肯定;(4)有夸大观念;(5)明显突出的夸大观念部分性夸大妄想;(6)典型的夸大妄想;(7)夸大妄想明显影响行为。

9. 心境抑郁:(1)无;(2)似乎有点抑郁,但临床意义不肯定;(3)抑郁虽轻．但临床意义已可肯定;(4)显而易见的抑郁体验,例如自述经常感到心境抑郁,有时哭泣;(5)明显突出心境抑郁,例如较持久的抑郁或有时感到很抑郁为此极为痛苦;(6)比(5)更严重持久,例如几乎一直感到很抑郁,因此极为痛苦;(7)严重的心境抑郁体验或表现明显影响行为,例如交谈中抑郁哭泣明显影响交谈。

10. 敌对性:(1)无;(2)似乎对交谈者以外的别人有点敌意,但临床意义不肯定;(3)敌意虽轻,但临床意义已可肯定;(4)交谈内容明显谈到对别人的敌意性并感到愤恨;(5)经常对别人感到愤恨,策划过报复计划;(6)严重:较(5)更严重和更经常,或已经有过多次咒骂或一、二次殴斗并打架,但不需要医学处理的损伤性后果;(7)敌对性明显影响行为,例如多次殴斗打架,或造成需要医学处理的损伤性后果。

11. 猜疑:(1)无;(2)多少有点猜疑,但临床意义不肯定;(3)猜疑体验虽轻,但临床意义已可肯定;(4)有牵连观念或被害观念;(5)明显突出的牵连观念或被害观念或关系妄想,或部分性被害妄想;(6)典型的关系妄想,或被害妄想,(7)关系妄想,或被害妄想明显影响行为。

12. 幻觉:(1)无;(2)可疑的幻觉,但临床意义不肯定;(3)幻觉虽少但临床意义已可肯定;(4)幻觉体验清晰,且一周内至少有过3天曾出现幻觉;(5)一周内至少有过4天出现清晰的幻觉;(6)一周内至少有5天曾出现清晰的幻觉,并对其行为有相当影响,例如难以集中思想以致影响工作;(7)频繁幻觉明显影响其行为,例如受命令性幻听支配产生自杀行为或攻击别人。

13. 动作迟缓:(1)无;(2)多少有点动作迟缓,但临床意义不肯定;(3)动作迟缓虽轻,但临床意义已可肯定;(4)显而易见的动作迟缓,例如语流减慢,动作减少较明显,但并非很不自然;(5)明显突出的动作迟缓,言语迟缓,使交谈发生困难;(6)比(5)更为严重和持久,使交谈很困难;(7)缄默木僵,使交谈几乎无法进行或不能进行。

14. 不合作:(1)无;(2)多少有点不合作,但临床意义不肯定;(3)不合作的表现虽轻,但临床意义已可肯定;(4)显而易见的不合作,如交谈中不愿作自发的交谈,应答得勉强简单,易感到对交谈者和交谈场合的不友好;(5)明显突出的不合作,在整个交谈中都显得不友好,使交谈发生困难;(6)比(5)更严重,使交谈很困难,例如拒绝回答很多问题,不但表现不友好,而且公然抗拒和表现针锋相对的愤恨;(7)不合作使交谈几乎无法进行。

15. 异常思维内容:(1)无;(2)多少有点异常思维内容,但临床意义不肯定;(3)异常思维内容程度虽轻,但临床意义已可肯定;(4)显然存在观念性异常思维内容,但不很突出;(5)明显突出的观念性异常思维内容或部分妄想;(6)典型的妄想;(7)妄想明显支配行为。

16. 情感平淡:(1)无;(2)多少有点情感平淡,但临床意义不肯定;(3)情感平淡虽轻,但临床意义已可肯定;(4)显而易见的情感平淡,如面部表情减弱,语调较低平,手势较贫乏;(5)明显突出的情感平淡,如表情呆板。语声单调和手势贫乏;(6)交谈中对大部分事情均漠不关心,无动于衷;(7)为情感流露的麻痹状态,例如整个交谈中,完全缺乏表情姿势,语声极为单调,对任何事物漠不关心,无动于衷。

17. 兴奋:(1)无;(2)多少有点兴奋,但临床意义不肯定;(3)兴奋虽轻,但临床意义已可肯定;(4)显而易见的兴奋,但不很突出;(5)明显突出的兴奋,如情绪高涨,语声高,手势增多,有时易激惹,使交谈发生困难;(6)比(5)更严重持久,使交谈很困难;(7)情绪激怒或欣快自得,言行明显增多,使交谈不得不终止。

18. 定向障碍:(1)无;(2)似有定向错误,但临床意义不肯定;(4)显而易见的定向错误,但不很突出;(5)明显突出的定向错误;(6)严重:比(5)更严重持久的定向错误,如交谈发现时间、地点、人物定向几乎无一正确;(7)定向障碍而无法进行交谈。

19. 自知力障碍:(1)无;(2)似乎有点自知力障碍,但临床意义不肯定;(3)自知力障碍虽轻但临床意义已可肯定;(4)显然有自知力障碍,但不很突出;(5)大部分自知力丧失;(6)自知力基本丧失;(7)完全无自知力。

20. 工作不能:(1)无;(2)多少有点工作不能,但临床意义不肯定;(3)工作不能虽轻,但临床意义已可肯定;(4)工作学习兴趣丧失,不能坚持正常工作学习,住院时参加活动比其他病人少;(5)明显突出的工作不能,如工作学习时间减少,成效明显降低,住院者活动明显减少;(6)比(5)更严重持久,例如基本停止工作学习.住院者大部分时间不参加活动;(7)停止工作学习,住院者不参加所有活动。

4 使用与应用

BPRS是精神科应用最广泛的评定量表之一。该量表长度适中,症状项目合理,既能比较全面地反映患者的精神状况,又比较简便,容易掌握,为大多数精神科工作者所接受,适宜于临床常规应用和协作研究应用。国内外多年的临床实践证明其有良好的可靠性和真实性。但是,BPRS没有操作用评分标准,准确把握评分标准有一定的困难,尤其是对初学者,可能影响评分者之间的一致性。此外,BPRS项目设置中,反映阴性症状的项目不足,不能区别不同性质的兴奋状态,此其弱点。

参考文献

[1] Overall JE,Gorham DR. The Brief Psychiatric Rating Scale. Psychology,1962,10:799—812.

[2] 张明园,周天骍,汤毓华,等. 简明精神病量表中译本的应用(1)可靠性检验. 中国神经精神疾病杂志,1983,9(2):76—80.

[3] 张明园,周天骍,梁建华,等. 简明精神病量表中译本的应用(2)效度检验. 中国神经精神疾病杂志,1984,10(2):74—77.

[4] 张明园,王征宇. 简明精神病量表中译本的应用(3)因子分析. 中国神经精神疾病杂志,1984,10(3):157—160.

[5] Zung WW. A Rating Instrument far Anxiety Disorders. Psychosomatics,1971,12(6):371—379.

(李鹤展)

阳性和阴性症状量表

1 开发情况

精神分裂症被公认至少可能由两组不同发病机理的阳性和阴性症状构成。而早期的评估工具,例如简明精神病量表、精神病理评定量表被认为在结构效度、信度以及评定标准方面存在一定的缺陷。Kay,Fiszbein 和 Opler 将简明精神病量表(Overall 和 Gorham,1962)和精神病理评定量表(Singh 和 Kay,1975)合并改编并进行了修改扩充。使量表的评定技术进一步标准化,便形成了阳性和阴性症状量表(The Positive and Negative Syndrome Scale,PANSS)。1997 年,张明园等对 PANSS 量表进行了标准化研究。该量表被公认为是综合评定精神分裂症的阳性症状和阴性症状群的量表。

2 结构与特性

PANSS 共有 30 项(不包括补充项目),其中 7 项构成阳性量表,7 项构成阴性量表,余下 16 项组成一般精神病理量表。这 3 个量表的分数由组成量表的各个项目得分总和产生。因此,阳性量表和阴性量表的可能得分范围是 7~49 分,一般精神病理量表是 16~112 分。除这些指标外,复合量表的得分是阳性量表分减去阴性量表分。这产生一个双向指数,范围从 −42 到 +42,分数的不同主要反映一组症状相对于另一组症状突出的程度。当临床医生希望评定攻击危险性时可用另 3 个补充项目。

经测试,PANSS 的 4 个量表均呈正态分布。各量表 α 系数从 0.73~0.83。精简任何一项均不再进一步提高。阳性量表与阴性量表间互为负相关,它们的相互排斥,支持了量表的结构效度。

3 计分与解释

PANSS 量表使用过程中,应注意以下几点:必须由经过训练的精神卫生专业人员(包括精神科医生、心理学家、临床社会工作者和精神科临床护士)进行 PANSS 量表的评定。如有条件,最好由两个及以上的评定者,在同一次检查后,同时独立地做 PANSS 评定。取所有评定者评分的平均值,或者是较一致的评分。在施测过程中,要注意鼓励病人讲述病史、住院细节,以及目前的生活状况和精神症状。并且,应当认真观察,仔细询问,严格按照测量手册客观记录。PANSS 评定通常指定为评定前一周内的全部信息。

PANSS 总共有 33 个项目,其中包括 3 个补充项目。每个项目都有特定的操作定义和具体的评分标准。并按照精神病理水平分 7 级评分:1=无,2=很轻,3=轻度,4=中度,5 分=偏重,6 分=重度,7=极重度。

从 2 分到 7 分,症状严重度水平相应增加。具体来讲,依照下列的陈述标准:

2 分(很轻):意味着不可靠的、微细的,或可疑的病态,或者也可指正常范围的上限。

3 分(轻度):指症状显然存在,但不显著,极少干扰日常功能。

4 分(中度):尽管症状呈现为一个严重的问题,但仅偶尔出现,或仅有限程度地影响日常生活。

5 分(偏重):表明症状突出,病人功能显著受损,但未全部丧失,通常可随意志控制。

6 分(重度):病态频繁表现,有证据表明已高度损害病人的生活,常常需要直接监护。

7 分(极重度):为精神病理的最严重水平,此时表现为极度干扰绝大部分或全部主要的生活功能,典型者必须封闭性监护并且许多方面需要帮助。

4 使用与应用

与经典的简明精神量表 BPRS 相比,PANSS 兼顾了精神分裂症的阳性症状和阴性症状及一般精神病理症状,较全面地反映了精神病理全貌。PANSS 具有明确的项目定义和分级评定标准,大大提高了量表评定的可操作性和一致性。因 PANSS 的项目数较多,评分标准规定详细,在提高量表品质的同时,影响了临床应用的便利性,不如 BPRS 来得方便,但用于研究中的优越性是毋庸置疑的。

参考文献

[1] Kay SR,Fiszbein A,Opler LA. The positive and Negative Syndrome Scale (PANSS)for schizophrenia. schizophrenia Bulletin,1987,13(2):261—278.

[2] Kay SR,Opler LA. Reliability and validity of The positive and Negative Syndrome Scale for schizophrenia. Psychiatry Research,1988,23(1):99—110.

(李鹤展)

其他临床精神科量表

1. 阴性症状量表(Scale for Assessment of Negative Symptoms,SANS)。由美国 N. Andreason 于 1982 年编制。有 5 个分量表:情感平淡或迟钝、思维贫乏、意志缺乏、兴趣社交缺乏、注意障碍。量表分 6 级评分:无,正常或增加;可疑;轻度,程度虽轻但肯定存在;中度;显著;严重。其中情感平淡或迟钝的表现是:特征性表情,感受和反应的贫乏,可以是常规精神检查时观察病人的行为和应答的情况后进行评估,本项评分可能受到药物的影响。意志缺乏的特征是缺少精力和兴趣。病人不能主动发起或坚持完成各项任务。量表总分反映阴性症状的严重程度,范围为 0~120 分。分量表分值同样反映阴性症状的严重程度,范围为 0~25 分。

2. 阳性症状量表(Scale for Assessment of Positive Symptoms,SAPS)。对阴性症状量表进行补充,也是由美国 N. Andreason 于 1982 年编制而成。用于评定精神分裂症的阳性症状,是 SANS 的补充工具。有 4 个分量表,分别是:幻觉;妄想;怪异行为;阳性思维形式障碍。共有 34 个项目。评分为 6 级评分,在每个项目下有具体的评分标准,由经过训练的评定员对病人进行交谈检查。本量表用于评定最近一个月内的情况。应用评价:SAPS 的信度和效度良好。根据费立鹏等的资料,联合检查 ICC 为 0.94,重测法 ICC 为 0.80。与 BPRS 总分的相关系数为 0.73。

3. 护士用简明精神病量表(The Nurse's BPRS,N—BPRS)。由美国 Bigelow 和 Murphy1978 年编制而成。它全面、准确、迅速地反映被试的精神状态和各类行为,是护士用评定精神病性症状严重程度的评量表。共包括 26 项,各项均有明确的定义,采用 1~7 评分制。

4. 神经精神病学临床评定表（Schedules for Clinical Assessment in Neuropsychiatry, SCAN）。世界卫生组织（WHO）为提高全球精神科医生对精神疾病诊断的一致性，1974 年开展了一系列有关精神疾病的标准化诊断和分类的国际性多中心研究，发表了精神现状检查（Present State Examination, PSE-9）工具和计算机诊断规则系统（CATEGO），1983 年完成 PSE-9 修订。北京医科大学精神卫生研究所参加了此项国际测试研究，已将 SCAN 及有关文件译成中文。SCAN 为一半定式交谈检查工具。量表由 3 部分组成：非精神病性节段、筛选检查条目、（症状）组清单（Items Group Cheek List, IGCUST），可将 251 个症状的评分聚类为具有诊断意义的 41 个症状群。同时不同部分设立不同的评分标准。

5. 复合性国际诊断交谈检查表——核心本（Composite International Diagnostic Interview—Core Version, CIDI—C）。复合性国际诊断交谈检查表为 WHO 和美国为适应 ICD-10 和 DSM-Ⅲ-R 诊断要求推出的又一标准化精神检查工具，系 SCAN 的姐妹工具。Dr. Robbins 为首的专家组于 1981 年提出了 CIDI 第一个草本，系由美国 NIMH 的诊断工具表（Diagnostic Interview Schedule, DIS）与 PSE 两者复合编制而成。1986～1988 年 WHO 组织了 19 个国际协作中心对其修订版作了现场测试研究。认为 CIDI—C 作为一种国际性诊断量表，其可接受性、适用性的评价满意。北医精神卫生研究所参加了 WHO 培训测试研究，并已将上述文件译成中文。CIDI—C 的主要结构为一完全定式的交谈检查问卷，使用二种评分编码。非专业人员接受培训后也可使用。有利于进行大规模的流行病学调查研究，节省人力。

6. 躁狂量表（Bech-Rafaelsen Mania Rating Scale, BRMS）。由 Bech 和 Rafaelsen 于 1978 年开发编制，主要用于评定躁狂状态的严重程度。适用于情感性精神病和分裂情感性精神病躁狂发作的成年患者，是目前应用最广的躁狂量表。评定一般采用会谈与观察相结合的方式。共有 11 项，项目采用 0～4 分的 5 级评分法，每项症状都有工作用评分标准。

7. 治疗副反应量表（Treatment Emergent Symptom Scale, TESS）。国内一般简称为"副反应量表"，由美国 NIMH 编制于 1973 年。它在同类量表中，项目最全，覆盖面最广，既包括常见的不良症状和体征，又包括若干实验室检查结果。TESS 原版本要求对每项症状作三方面的评定：严重度、症状和药物的关系以及采取的措施。其中"症状和药物关系"栏分为：无关；基本无关；可能有关；很可能有关和肯定有关 5 个等级，"采取措施"栏，评定针对副反应所作处理，分成 0～6 分 7 个等级。

8. 患病行为问卷（Illness Behaviour Questionnaire）。由 Pilowsky 等于 20 世纪 70 年代编制而成。共 52 题的"患病行为问卷"为非精神科医务人员能便捷地识别异常患病行为提供了良好的评估工具。这是一个自陈式问卷，问题集中于患者对待身体不适或疾病的态度，要求被试回答"是"或"否"。共 7 个因子，分别为：一般疑病、疾病信念、心理取向、情感压抑、情绪紊乱、否认心因和易激惹性。后来，为平衡代表各因子的题目数，增加了 10 个题目，形成了 62 题的"患病行为问卷"。同时，在原有 7 个因子的基础上，进一步因子分析产生两个次级因子：情绪状态和疾病确信，再加上疑病指数，共有 10 个变量可供分析。

9. 多伦多述情障碍量表（Toronto Alexithymia Scale, TAS）。由 Taylor 等（1984）

制订,可以较全面而正确地评估述情障碍的存在和严重程度,并可用于临床,例如心身疾病、躯体疾病、精神障碍和神经症述情障碍的存在和严重程度,达到帮助治疗某些疾病的目的,因此应用较广,由张建平首先引进国内。

表1　其他临床精神科量表

1	量表名称 (开发者,发表年代)	Scale for Assessment of Negative Symptoms(SANS)　阴性症状量表 (N. Andreason,1982)
	量表简介 (组成与特性评价)	5个分量表:情感平淡或迟钝、思维贫乏、意志缺乏、兴趣社交缺乏、注意障碍。量表分6级评分。总分反映阴性症状的严重程度,范围为0～120分。分量表分值同样反映阴性症状的严重程度,范围为0～25分。 　　有可以接受的信效度。
	文献来源	1. Andreasen NC. Scale for Assessment of negative Symptoms. Univ-lowa,USA:IOWA City,1984.
2	量表名称 (开发者,发表年代)	Scale for Assessment of Positive Symptoms(SAPS)　阳性症状量表 (N. Andreason, 1982)
	量表简介 (组成与特性评价)	评定精神分裂症的阳性症状。有4个分量表,分别是幻觉、妄想、怪异行为、阳性思维形式障碍。共34个项目。评分为6级评分。本量表是SANS的补充工具。 　　该量表具有良好的信度效度,国内费立鹏等的资料,联合检查ICC为0.94,重测法ICC为0.80。与BPRS总分的相关系数为0.73。
	文献来源	1. 费立鹏. 精神病阴性和阳性症状评定量表的使用有关问题. 武汉:湖北科技出版社,1990.
3	量表名称 (开发者,发表年代)	The Nurse's BPRS(N-BPRS)　护士用简明精神病量表 (Bigelow & MurPhy,1978)
	量表简介 (组成与特性评价)	是护士用评定精神病性症状严重程度的评量表。共包括26项,各项均有明确的定义,采用1～7评分制。 　　本量表尚无因子分析报告。前18项的分析,可参照BPRS。
	文献来源	1. 张明园. 精神科评定量表手册. 长沙:湖南科技出版社,2003.
4	量表名称 (开发者,发表年代)	Schedules for Clinical Assessment in Neuropsychiatry(SCAN)　神经精神病学临床评定表 (世界卫生组织,1974)
	量表简介 (组成与特性评价)	SCAN为一半定式交谈检查工具。由以下3部分组成:非精神病性节段、筛选检查条目、(症状)组清单(Items Group Cheek List,IGCUST),可将251个症状的评分聚类为具有诊断意义的41个症状群。同时不同部分设立不同的评分标准。 　　国内外现场测试显示SCAN的信度,评分者一致率99.5,Kappa值1.0,对精神分裂症敏感性93%,特异性100%,总符合率95.3%。对于情感障碍敏感性100%,特异性90.9%总符合率92.8%
	文献来源	1. Wing JK, Babor T,Brugha T,et al. Schedules For Clinical Assessment in Neuropsychiatry. Arch Gen Psychiatry , 1990,47(6):589－593.

续表

5	量表名称 (开发者,发表年代)	Composite International Diagnostic Interview-Core Version(CIDI-C)　复合性国际诊断交谈检查表—核心本 (Dr. Robbins 为首的专家组于 1981 年提出了草本)
	量表简介 (组成与特性评价)	主要结构为——完全定式的交谈检查问卷,使用二种评分编码。非专业人员接受培训后也可使用。有利于进行大规模的流行病学调查研究。 　　国际中心测试结果(1989)评分一致率满意,Kappa 0.87～1.00,适用性评价良好满意度 96%。
	文献来源	1. Wrttchen HU, Robins LN, Cottler LB, et al. Cross-Cultural feasibility, reliability and sources of the Composite International Diagnostic Interview(CIDI),the multicentre WHO/ADAMHA field trals. Br J psy, 1991,159:653−658.
6	量表名称 (开发者,发表年代)	Bech-Rafaelsen Mania Rating Scale(BRMS)　躁狂量表 (Bech & Rafaelsen,1978)
	量表简介 (组成与特性评价)	目前应用最广的躁狂量表。评定一般采用会谈与观察相结合的方式。共有 11 项,项目采用 0～4 分的 5 级评分法:每项症状都有工作用评分标准。 　　国内量表协作组评定员间的一致性为 $r=0.93～0.99$,信度良好。与大体评定量表 GAS 和疾病严重度指数的平行效度系数 r 分别为 0.92 和 0.91。不同临床疗效,BRMS 评分显著性差异。
	文献来源	1. Bech P,Blolwing TG,Kramp P,et al. The Bech-Rafaelsen Mania Scale and Hamilton Depression Scale. Acta Psychiatric Scaninavia:1979,59(4):420−430. 2. 崔庶. Bech-Rafaelsen 躁狂量表对躁狂病人的评定. 中华神经精神科杂志,1985, 18: 267−269.
7	量表名称 (开发者,发表年代)	Treatment Emergent Symptom Scale(TESS)　治疗副反应量表 (美国 NIMH,1973)
	量表简介 (组成与特性评价)	包括常见的不良症状、体征和实验室检查结果。TESS 原版本要求对每项症状作 3 方面的评定:严重度、症状和药物的关系以及采取的措施。"症状和药物关系"栏分为 5 个等级,针对副反应所作处理,分成 7 个等级。 　　是全面反映各个系统副反应的评定量表,在精神科副反应量表中最为全面。缺点是内容多操作略显复杂,缺乏针对性。
	文献来源	1. 张明园. 治疗副反应量表. 上海精神医学,1984,2:11−13.
8	量表名称 (开发者,发表年代)	Illness Behavior Questionnaire　患病行为问卷 (Pilowsky 等于 20 世纪 70 年代编制而成)
	量表简介 (组成与特性评价)	非精神科医务人员便捷地识别异常患病行为的评估工具。自陈式问卷,问题集中于患者对待身体不适或疾病的态度,要求被试回答"是"或"否"。共 7 个因子,2 个次级因子,1 个疑病指数。 　　中译本回译一致率达 95%,重测信度 82.5%,效标效度上,反映情绪的 4 个因子与一般健康问卷、汉密尔顿焦虑量表、汉密顿抑郁量表评定结果中等强度相关($r=0.5～0.6,P<0.01$)。区分效度上,能区分出内科住院患者中精神状态较好者和较差者。

续表

8	文献来源	1. Issy Pilowsky, Neil Spence. Manual for the Iliness. Behavior Question-naire (IBQ). 3ed. 2. 胡健,许又新. 综合医院内科门诊神经症的临床研究. 中国心理卫生杂志,1989 (3)2:49-51.
9	量表名称 （开发者,发表年代）	Toronto Alexithymia scale(TAS)　多伦多述情障碍量表 (Taylor 等 1984 年制订,张建平首先引进国内)
	量表简介 （组成与特性评价）	自评量表,各题回答按程度分为 1~5 级,共 26 题,有 10 题反向计分。分 4 个因子:描述情感能力、认识区别情绪和躯体感受能力;缺乏幻想;外向型思维缺乏透露内在的态度感受。得分越高述情障碍越严重。 国外报告男性均值 61.8±13.2,女性均值 60.5±11.5,项目间平均相关系数男女均为 0.10,内部信度分别为 0.76 和 0.75。国内 2 周后 TAS 重测的平均相关系数分别为 0.81,0.84。与 SCL—90 的躯体化因子的相关系数为 0.31。
	文献来源	1. Taylor GJ. Alexithymia:concept. measurement and implications for treatment. Am J Psychiatry, 1984,141(6):725-732. 2. Lesser IM,Lesser BZ. Alexithymia:Examining the development of a psychological concept. Am J Psychiatry,1983,140(10):1305-1308.

（李鹤展）

神经心理测验

HR 成套神经心理测验

神经心理学测验是针对各种心理活动所包含的不同功能环节的工作状态及其总的特点进行设计的,可为临床诊断提供精确的症状学根据,也可成为脑——行为相互关系研究及确定脑损伤部位的定位诊断方法。通过测量病人在脑病损时所引起心理变化的特点,来了解不同性质、不同部位的病损和不同病程时的心理变化以及仍保留的心理功能的情况。这些信息可为临床神经病学家在临床诊断、制定干预计划和康复计划方面提供有益依据。神经心理测验大致可分为单个的测验和成套的测验两类。单个测验是指测验形式单一,测量目标也比较局限;而成套的测验则是由许多单个测验所组成,不局限于研究哪一种性质的心理变化,而是作综合研究,它们对临床诊断特别有帮助。下面介绍在临床上常用的测验 HR 成套神经心理测验。

1 开发情况

Halstead-Reitan Neuropsychological Battery,简称 HR,是 1947 年由美国心理学家霍耳斯特德(W. C. Halstead)以脑行为研究为基础制定的一套综合性能力测验,后经赖坦(R. M. Reitan)(1955)修订。它包括用于不同年龄组的成人式(15 岁以上)、儿童式(9~14 岁)和幼儿式(5~8 岁)三种形式。

2 结构与特性

HR 由以下分测验组成:言语和非言语的智力测验、概念形成测验、表达和接受性言语测验、听知觉测验、时间知觉测验、记忆测验、知觉运动速度测验、触觉操作测验、空间关系测验、手指测验、成对的同时刺激等项测验。国外许多大学和医学院分别制定了自己地区的成人及儿童测验常模,供临床研究用。在国内,龚耀先等于 1983~1985 年组织 HR 修订协作组,根据我国的文化和社会实际情况作了修订,并建立了常模。下面简单介绍修订的 HR 的 10 项主要测验内容。

(1)一侧性优势测验。由测定利手、利足、利眼、利肩等项测验组成。

(2)失语检查。是由测量言语接受和表达能力的几项测验组成的言语能力的鉴别性测验。

(3)握力测验。用握力计客观测量,比较利手与非利手的握力。

(4)范畴测验(Category Test)。是测定概念形成能力的一组测验。要求被试对一些包含不同属性如大小、形状、数量、位置、颜色、亮度等的对象进行分类,以测定病人抽象思维和解决问题的能力。

(5)手指敲击测验(Finger Oscillation Test)。检查双手精细动作,用一种机械装置客观记录单位时间内左右食指敲击动作的速率。

(6)言语声音知觉测验(Speech-Sounds Perception Test)。简称语声测验,是测查持久注意和听、视联系能力的测验。要求被试听到从磁带中放送的刺激单字后,从 9 个字(词)卡中选出与刺激字音相匹配的字词。

(7)连线测验(Trail Making Test)。是检测大脑两半球机能的一种测验。有两种类型,A 型是一张纸上随意印了 25 个小圆圈,随机标出数字 1~25,要求被试按数字顺序找出 25 个圆圈并用直线将它们依次连接起来。B 型是纸上有 25 个圆圈,其中 13 个分别任意标上数字 1~13,另外 12 个圆圈则任意标上 A,B,…,L 诸字母,要求被试按下述顺序连接数字和字母,即 1~A,2~B,…,13~L。评定时以完成时间和操作的正确性为准。一般认为 A 型主要是测右大脑半球的机能,即反映较为原始的知觉运动速率。而 B 型则是反映左大脑半球的机能,除包含知觉运动速率外,还包含有概念和注意转移等能力。该测验对弥漫性和一侧性脑伤极为敏感,对筛选额叶机能障碍患者也很有用。

(8)触觉操作测验(Tactual Performance Test)。采用修改后的加德唐德(Segwin Gaddand)形板(一块有圆、方、三角等 10 种形状的槽板,一套与之对应可嵌入各槽的不同形状的单个木块)。蒙住被试的眼睛,要求分别用利手、非利手将各木块放入槽板中,然后要求回忆各木块形状和在槽板上的位置。以操作时间、记形和记位的错误数为标准记分。这是一个测量触觉、运动觉、上肢运动协调能力、手部技巧动作、空间结构能力和触觉定位能力的测验。

(9)音乐节律测验(Rhythm Test)。由 30 对音韵节律相同和不同的声音组成。逐对呈现,要求被试分辨节拍的异同,以错误数来评分,常用来检测颞叶病变。

(10)感知觉障碍测验。分触、听、视感知觉,还包括手指辨认、指尖认字、手指触形辨认等。

除这 10 个项目外,HR 还包括智力测验、记忆测验和学习成就测验,修改后的 HR 所采用的智力测验为韦氏成人智力量表和韦氏记忆量表。

3　使用与应用

由于 HR 包括了从简单的感觉运动到复杂的抽象思维的测验,较为全面地测定了各方面的心理能力,因此对大脑损伤的定位诊断敏感、可靠。同时,它也是一个标准化测验,记分客观,有定量标准,有正常值作对照。目前已成为一个被比较广泛接受和使用的神经心理测验量表。该测验很费时,共需 5~10 小时才能完成。

参考文献

[1]　郑日昌. 心理测量与测验. 北京,中国人民大学出版社,2008.
[2]　龚耀先. H. R. 成人成套神经心理测验在我国的修订. 心理学报,1986,(04),433—441.

(谭健烽)

其他神经心理测验

除了前面介绍的 HR 成套神经心理测验外还有许多常用的其他神经心理测验,例如:LN 神经心理成套测验、Bristol 最新神经心理成套量表等,具体介绍请见表 1。

表 1 其他神经心理测验

1	量表名称 （开发者，发表年代）	Luria-Nebraska Neuro Psyehologieal Batrery(LNNB)　LN 神经心理成套测验 (Charales J. Golden,1980)
	量表简介 （组成与特性评价）	包含 269 个项目，分属于 11 个分测验内，其中包括神经系统检查、失语检查、记忆、智力测验等内容，另外派生出 3 个附加量表，即疾病特有的病征量表，左半球和右半球定测量表。每一项目的原始分计为 0、1、2 三种。"0"表示正常，"1"表示边缘状态，"2"表示异常。各分测验的原始积产换算成 T 分，画出全测验的剖析图，根据临界水平和剖析图判别有无脑病损并定侧。 　　我国由徐云和龚耀先于 1986 年进行了一次修订，已制定了一套地方性常模。
	文献来源	1. 徐云，龚耀先. Luria-Nebraska 神经心理成套测验的初步修订. 心理科学，1987,(03):28-35.
2	量表名称 （开发者，发表年代）	The New Psychometric Test Battery Used in the Bristol Memory Disorders Clinic-Chinese Revision(BMDC-NPTB-CR)　　Bristol 最新神经心理成套量表 （英国布里斯托尔大学记忆障碍研究中心）
	量表简介 （组成与特性评价）	主要用于老年及老年前期认知功能评价，共包括 6 部分：简易精神状态检查(Mini-Mental State Examination, MMSE)；WAIS-R（数字广度、相似性、完成图画）；记忆（即刻和延迟回忆故事、词语学习测试、视觉认知）；视空间能力（立方分析）；语言和中枢功能（接受力、阅读、表达、Weigl 颜色形状分类测验）；速度（数字抄写转换）。 　　量表包括多种认知功能的评价；各分测验积分与量表总分相关系数 r 为 0.504～0.878，Cronbach 系数为 0.748，分量表在 0.768～0.809，内部一致性良好。重测相关系数多数在 0.6～0.9，量表总分重测相关系数 r ＝0.926，判别结果符合良好。
	文献来源	1. 刘峘，田金洲. Bristol 最新神经心理量表中文版的信度评价. 中国心理卫生杂志，2003,17(11):771-773.
3	量表名称 （开发者，发表年代）	Backward Masking　　倒行掩蔽测验
	量表简介 （组成与特性评价）	是对早期视觉信息加工过程的评定，用于检测注意力。
	文献来源	1. Green MF, Nuechterlein KH, Mintz J. Backward masking in schizophrenia and mania. Arch Gen Psychiatry, 1994, 51(12):939-944.
4	量表名称 （开发者，发表年代）	Continue Performance Test　　连续作业测验
	量表简介 （组成与特性评价）	应用计算机辅助技术连续呈现多个刺激，每当目标刺激呈现时即通过按键做出反应，任务持续 6 至 22 分钟不等，记录平均反应时、击中次数、遗漏次数、错误次数及其随时间延长出现的变化。 　　检测注意的分配和激活能力。

续表

4	文献来源	1. Mani TM, Bedwell JS, Miller LS. Age-related decrements in performance on a brief continuous performance test. Archives Clinical Neuropsychol, 2005, 20(5):575－586. 2. 田国强,甘建光. 连续操作测验检测持续性注意功能. 中国临床神经科学, 2009,17(06):653－656.
5	量表名称 (开发者,发表年代)	Bender-Gestall test　本德格式塔测验 (Bender L,1938)
	量表简介 (组成与特性评价)	主要测查空间能力,要求被试者临摹一张纸上的 9 个几何图形,根据临摹错误多少和错误特征判断测验结果。 目前此测验作为简捷的空间能力测查和有无脑损伤的初步筛查工具。
	文献来源	1. 王振怀,王燕惠,张同延. 本德格式塔测验的临床应用. 天津医药, 1994,(08):477－479. 2. 吴绍长,李晓一,吴皓. Bender 格式塔测验在脑损害疾病中的应用. 浙江医学,2007,29(03):208－210.
6	量表名称 (开发者,发表年代)	Benton Visual Retention Test(BVRT)　本顿视觉保持测验 (Benton AL,1955)
	量表简介 (组成与特性评价)	本测验有 3 种不同形式的测验图(C、D、E 式),每式包含 10 个几何图片。有 4 种实施方法:①注视呈现的图片 10 秒后立即默图;②注视图片 5 秒后立即默图;③照图临摹;④图卡呈现 10 秒,延迟 15 秒后默图。 适用 5 岁至成人,主要用于脑损害后视知觉、视觉记忆、视空间结构能力的评估。
	文献来源	1. 汤慈美,刘颖. 本顿视觉保持测验-多种选择型的应用与评价. 心理科学, 1993,(05):307－309. 2. 唐秋萍,龚耀先. 视觉保持测验常模的制定及试测. 中国心理卫生杂志, 1992,(03):121－124. 3. 唐秋萍,龚耀先. 视觉保持测验的信度与效度研究. 中国临床心理学杂志, 1993,(02):87－89.
7	量表名称 (开发者,发表年代)	Rey-Osterrieth　Rey 复杂图形测验 (Rey,1941)
	量表简介 (组成与特性评价)	测验图形由重复的正方形、长方形、三角形和各种的其他的形状组成,给予这复杂的结合图形测验患者,试验分数反映了应试者视觉组织和运动计划技能。 主要用于测查脑损害病人视知觉信息组合以及视觉记忆功能。
	文献来源	1. Waber DP, Holmes JM. Assessing children's memory productions of the Rey-Osterrieth complex figure. J Clin Exp Neuropsychol, 1986,8 (8):563－580. 2. 郭起浩,吕传真,洪震. Rey-Osterrieth 复杂图形测验在中国正常老人中的应用. 中国临床心理学杂志,2000,8(04):205－207.

续表

8	量表名称 （开发者，发表年代）	Wisconsion Card Sorting Test（WCST） 威斯康星卡片分类测验 （Berg，1948）
	量表简介 （组成与特性评价）	测查根据以往的经验进行分类、概括、工作记忆和认知转移的能力，用于检测抽象思维能力。由 4 张模板和 128 张根据不同形状、不同颜色和不同的数量的卡片构成。 目前广泛使用的一种检测额叶执行功能的测验。
	文献来源	1. 季春梅．威斯康星卡片分类测验在执行功能障碍研究中的应用．神经疾病与精神卫生，2005，5(04)：322－324. 2. Robinson AL，Heaton RK，Lehman RA，et al. The utility of the Wisconsin Cards Sorting Test in detection and localizing lobe lesions. Journal of Consulting and Clinical Psychology，1980，48(5)：605－614.
9	量表名称 （开发者，发表年代）	The Token Test 标记测验 （DeRenziE ＆ VignoloLA，1962）
	量表简介 （组成与特性评价）	测验的材料由两种大小，两种形状，5 种颜色的 20 个标记物组成，给予患者 37 个逐渐加长和逐渐增加难度的指令，以标记物的大小、颜色、形状 3 种属性为基础，测验由仅包含一个属性的最简单指令开始，过渡到包括 2 个 和 3 个属性的复合指导语，最后是包含有介词、连词和副词等表示的更复杂的语义关系的指令，让患者指出，触摸或挑出相应的标记物。 一种检查口语听理解能力的敏感测验，被国外研究失语症者广泛使用，在国内研究较少。
	文献来源	1. De Renzi E，Vignolo LA. The Token Test：a sensitive test to detect receptive disturbances in aphasics. Brain，1962，85：665－678. 2. 王荫华，朱茜．Token Test 与汉语失语症．北京医科大学学报，1995，27(1)：50－52.
10	量表名称 （开发者，发表年代）	Boston Diagnostic Aphasia Examination 波士顿诊断性失误检查 （Goodglass 和 Kaplan，1972）
	量表简介 （组成与特性评价）	由 27 个分测验组成，分为 5 个大项目：①会话和自发性言语；②听觉理解；③口语表达；④书面语言理解；⑤书写。 广泛用于言语功能检查，反映各种失语症。
	文献来源	1. 汪洁，张清丽，吕焱玲，等．波士顿诊断性失语症检查汉语版的编制与常模．中国康复，1996，11(2)：49－51.

（谭健烽）

总健康状况、生命质量与 PRO 测量

生命质量普适性量表

生命质量普适性量表具有普遍性,它不针对某一种(类)病人,而是可用于健康人和各种疾病病人,反映其一般的健康状况和/或生命质量。普适性量表很多,如医学结局调查(SF-36)、健康质量指数(QWB)、诺丁汉健康调查表(NHP)等。一些常见的量表归纳于表1。

表1 常见的生命质量普适性量表

量表名称 (开发者,发表年代)	WHOQOL-100 (WHO,1995)
1 量表简介 (组成与特性评价)	共100个条目,由6个领域的24个方面外加1个总的健康状况方面构成。每个方面由4个条目构成,分别从强度、频度、能力、评价4方面反映同一特质,形成一个层次分明的总量表。躯体功能领域包括疼痛和不适、精力和疲倦、睡眠及休息;心理功能领域包括正性情绪、感知功能、自尊、体貌体型、负性情绪;独立性领域包括移动性、日常活动、医疗依赖性、工作能力;社会关系领域包括私人关系、社会支持、性活动;环境领域包括人身安全及保障、家庭环境、经济情况、卫生保健、获取信息机会、娱乐及闲暇、自然环境、交通;精神宗教信仰领域。中文版另含3个特有条目。 WHO组织20余个国家和地区共同研制的跨国家、跨文化并适用于一般人群的普适性量表,具有国际可比性。中文版的计量心理学特征:①信度:6个领域的 Cronbach α 系数分别为 0.4169、0.7368、0.5571、0.8106、0.9323、0.8681。②内容效度:量表的各个领域及方面之间均存在一定的相关性(0.2116~0.6791),其中,各方面与其所属领域之间相关较强

续表

1	量表简介 (组成与特性评价)	(0.6012~1.0000),而与其他领域相关较弱。③区分效度:除心理领域、精神/宗教/信仰领域外,其他领域得分病人和正常人的差别都有统计学意义($P<0.05$)。在 24 个方面中,有 14 个方面能区分开病人和正常人($P<0.05$)。心理领域及其下属的 4 个方面、性生活、社会安全保障、获取新信息等的机会、休闲娱乐活动的参与、交通条件、精神宗教信仰等方面却不能区分。④结构效度:模型的拟合优度指数等于 0.904,6 个领域各自的拟合优度指数均大于 0.9。
	文献来源	1. WHOQOL Group. The World Health Organization Quality of Life assessment (WHOQOL): development and general psychometric properties. Soc Sci Med 1998, 46 (12): 1569—1585. 2. 方积乾,郝元涛,李彩霞. 世界卫生组织生活质量量表中文版的信度与效度. 中国心理卫生杂志,1999,13(4):203—205.
2	量表名称 (开发者,发表年代)	WHOQOL—BREF (WHO,1995)
	量表简介 (组成与特性评价)	共 26 个条目,由 4 个领域的 24 个方面外加 1 个总的健康状况与生存质量方面构成。生理领域包括疼痛与不适,精力与疲倦,睡眠与休息,行动能力,日常生活能力,对药物及医疗手段的依赖性,工作能力;心理领域包括积极感受,思想、学习、记忆和注意力,自尊,身材与相貌,消极感受,精神支柱;社会关系领域包括个人关系,所需社会支持的满足程度,性生活;环境领域包括社会安全保障,住房环境,经济来源,医疗服务与社会保障的获取途径与质量,休闲娱乐活动的参与机会与程度,环境条件,交通条件。 在测量与生存质量有关的各个领域的得分水平上能够替代 WHOQOL—100,但是不能测定每个领域下各个方面的情况。中文版的计量心理学特征:①信度:4 个领域的 Cronbach α 系数分别为 0.85、0.79、0.72、0.78。②结构效度:模型的拟合优度指数等于 0.904。简表各个领域的得分与 WHOQOL—100 量表相应领域的得分具有较高的相关性,Pearson 相关系数最低为 0.89(社会关系领域),最高等于 0.95(生理领域)。
	文献来源	1. WHOQOL Group. Development of the World Health Organization WHOQOL-BREF Quality of Life assessment. PsycholMed, 1998, 28 (3): 551—558. 2. 郝元涛,方积乾,Power M J,等. WHO 生存质量评估简表的等价性评价. 中国心理卫生杂志,2006,20(2):71—75.
3	量表名称 (开发者,发表年代)	The Medical Outcomes Study 36-Item Short-Form Health Survey(SF-36) (美国波士顿健康研究所,Medical Outcomes Study,MOS,1993)
	量表简介 (组成与特性评价)	共 8 个维度,35 个条目,包括生理功能(PF,10 个条目)、生理职能(RP,4)、身体疼痛(BP,2)、总体健康(GH,5)、活力(VT,4)、社会功能(SF,2)、情感职能(RE,3)、精神健康(MH,5)。另外还有一个条目反映健康变化(HT,1)。

续表

3	量表简介 （组成与特性评价）	用于 14 岁以上普通人群的健康测量。①内部一致性信度：8 个维度的 Cronbach α 系数在 0.76～0.90。②重测信度：8 个维度的重测信度系数范围为 0.43～0.90。③结构效度：McHorney 等人对 SF-36 的测试结果进行因子分析，采用正交最大方差旋转法，获得反映生理健康和心理健康方面的两个因子，这两个因子的可解释方差占总方差的 82.4%；同时，这两个因子间相关系数很低，SF-36 的 8 个维度与这两个因子的相关系数也存在不同，例如生理功能（PF）与生理健康因子存在很强的关联（$r \geqslant 0.7$），而与心理健康因子相关较弱（$r \leqslant 0.30$）。
	文献来源	1. Ware JE. SF-36 Health Survey. Mannual and Interpretation Guide. Boston MA：The Health Institute, 1993. 2. Jenkinson C, Coulter A, Wright L. Short Form 36 (SF-36) Health Survey Questionnaire：Normative date for adults of working adults age. British Medical Journal, 1993, 306(6890)：1437－1440. 3. McHorney CA, Ware JE Jr, Raczek AE. The MOS 36-Item Short-Form Health Survey (SF-36) II：Psychometric and clinical tests of validity in measuring physical and mental health constructs. Medical Care, 1993, 31(3)：247－263.
4	量表名称 （开发者，发表年代）	SF-12 （美国波士顿健康研究所，Medical Outcomes Study, MOS, 1995）
	量表简介 （组成与特性评价）	共 8 个维度和 12 个条目，包括生理功能（PF, 10 个条目）、生理职能（RP, 4）、身体疼痛（BP, 2）、总体健康（GH, 5）、活力（VT, 4）、社会功能（SF, 2）、情感职能（RE, 3）、精神健康（MH, 5）。计算两个得分：生理总分和心理总分。 SF-36 的简版。①重测信度：PCS-12 和 MCS-12 的重测信度系数分别为 0.890 和 0.760。②与 SF-36 比较，SF-12 PCS 的相对效度系数范围为 0.43～0.93，MCS 的对效度系数范围为 0.60～1.07。
	文献来源	1. Ware J Jr, Kosinski M, Keller SD. A 12-Item Short-Form Health Survey：construction of scales and preliminary tests of reliability and validity. . Med Care, 1996, 34(3)：220－233.
5	量表名称 （开发者，发表年代）	Quality of Well-Being (QWB)　健康质量指数 （Kaplan RM et al. , 1989）
	量表简介 （组成与特性评价）	量表分为 4 个部分，分别是 symptom-problem complexes (CPX), mobility (MOB), physical activity (PAC) 和 social activity (SAC)。每个部分有若干个 description 并对应有相应的权重，被测者选择最符合自身情况的 description。量表的总分等于 4 个部分 description 的权重相加再加 1。 量表的得分范围为 0（死亡）到 1（无症状的良好状态），得分越低表示被测者的状态越差。和一般普适性生存质量测定量表相比，QWB 量表在健康状况上提供的信息较少，但是能够作为健康成本效益分析的量度。QWB 量表的得分在正常成人人群中大致服从正态分布。QWB 以指标定义清楚和权重合理而广为应用。

续表

5	文献来源	1. Kaplan RM，Anderson JP，Wu AW，et al. The Quality of Well-Being Scale，Applications in AIDS，Cystic Fibrosis，and Arthritis. *Medical Care*，1989，27(3)：S27—S43. 2. Kaplan RM，Ganiats TG，Siever WJ，et al. The Quality of Well-Being Scale：critical similarities and differences with SF-36. *International Journal for Quality in Health Care*，1998，10(6)：509—520.
6	量表名称 （开发者，发表年代）	Sickness Impact Profile(SIP) 疾病影响程度量表 （Marilyn Bergner et al.，1975）
	量表简介 （组成与特性评价）	用于测定身体、心理、社会健康状况、健康受损程度、健康的自我意识等。共分为 12 个大的方面 136 个问题，包括活动能力、自立能力、社会交往、情绪行为、警觉行为、饮食、工作、睡眠和休息、家务管理、文娱活动等。每个问题均经过专家讨论，给予权重。 作者通过现场试验对量表进行了考核，该量表具有良好的重测信度（$r=0.92$）和内部一致性（$r=0.94$）；同时具有良好的结构效度，内容效度和效标效度。
	文献来源	1. Bergner M，Bobbitt RA，Pollard WE，et al. The Sickness impact Profile：validation of a health status measure. *Med Care*，1976，14(1)：57—67. 2. Bergner M，Bobbitt RA，Carter WB，et al. The sickness impact profile：development and final revision of a health status measure. *Med Care*，1981，19(8)：787—805.
7	量表名称 （开发者，发表年代）	Nottingham Health Profile (NHP) 诺丁汉健康调查表 （Mcewen J et al.，1970）
	量表简介 （组成与特性评价）	共有 45 个条目，由两部分组成，第一部分包括 38 个条目，分为 6 个维度，即躯体活动、精力、疼痛、睡眠、社会联系与情感反应；第二部分包括工作、照料家庭、社会生活、家庭生活、性生活、爱好与兴趣、度假 7 方面（7 个条目）。 多用于评价个人对卫生保健的需求和保健的效果。有学者对该量表的计量心理学特征进行了评价，结论是该量表具有良好的信度和效度；且针对不同疾病人群，其测量结果具有很好的敏感度。
	文献来源	1. Hunt SM，Mckznna SP，Mcewen J，et al. The Nottingham Health Profile：subjective health status and medical consultations. *Soc SciMed*，1981，15：221—229. 2. Paul Kind，Roy Carr-Hill. The Nottingham health profile：A useful tool for epidemiologists? *Social Science & Medicine*，1987，25(8)：905—910.
8	量表名称 （开发者，发表年代）	General Health Questionnaire (GHQ) 总体健康状况量表 （Berwick et al.，1966）

续表

8	量表简介 （组成与特性评价）	20 世纪 60 和 70 年代开发出来，主要用于精神心理评定，后来推广于一般的医学评定。最初的量表从 140 个条目中选出 60 个构成。随后开发出 30、28、20 和 12 个条目的不同简化版。28 个条目的简化版（GHQ-28）包括：焦虑/失眠，严重压抑，社会功能障碍和躯体症状 4 个方面内容。 　　该量表的各个简化版本被广泛应用于不同人群的生存质量测量，大量文献报导此量表具有良好的信度和效度。
	文献来源	1. Berwick DM, Budman S, Damico-White J, et al. Assessment of psychological morbidity in primary care: explorations with the general health questionnaire. *J Chron Dis*, 1987, 40 (suppl 1): 71S—79S. 2. Goldberg DP, Hillier VF. A scaled version of the General Health Questionnaire. *Psychological Medicine*, 1979, 9(1): 139—145.
9	量表名称 （开发者，发表年代）	The EuroQol Instrument(EQ-5D)　欧洲生存质量测定量表 (The EuroQol Group, 1987)
	量表简介 （组成与特性评价）	第一部分是 EQ-5D 自报健康问卷，包括：①五维度测量：包括行动能力、自我照顾、日常活动、痛苦/不适和焦虑/抑郁。每个维度设有 1 个问题，提供三种备选答案：没有问题、有中度问题或者有严重问题。其中，行动能力和自我照顾能力维度反映了躯体健康，日常活动能力维度体现了社会功能，而焦虑/沮丧维度则体现了精神健康。②直观式健康量表（visual analogue scale, VAS）又称为"欧洲五维健康温度计（EQ-5D thermometer）；这是一种垂直的尺度，最上端是"心目中最好的健康状况"，赋值 100，最下端是"心目中最坏的健康状况"，赋值为 0。受访者须在这个垂直"温度计"上标出最切合自己当时健康状况的一点，也就是给自己当前的健康状况打分。这一尺度用来衡量受访者的总体健康状况。VAS 经常与五维度测量合用，全面反映人群的健康状况，是 EQ-5D 的核心所在。③受访者基本信息问卷（SDQ）：是对受访者基本信息数据的采集，如受访者的职业、年龄、性别、文化程度、病史、是否吸烟、是否在医疗部门工作等。第二部分是对特定健康状况的评估问卷（EQ-5D valuationn questionnaire）：旨在研究五维度测量与 VAS 之间的关系，可将特定五维度测量值转化为单一指数值。 　　①可行性：问卷精简，受试者能够独立完成。在很多调查案例中，研究者发现五维度测量和 VAS 容易被受访者理解和掌握，能够轻松获得受访者对于当前健康状况的自我评价数据。但部分受访者在完成特定健康状况评估问卷时，直接跳过对一些特定健康状况的评估，甚至对整个部分不作回答，说明这一部分应用有待改善。②信度：Agt 等人的研究结果显示 EQ-5D 有良好的重测信度。评估结果在时间上基本保持稳定，特别是 VAS 的回访信度具有很好的特性（York Group 的研究中显示 VAS 的 ICC 为 0.78）。③效度：Brazier 等人的研究显示 EQ-5D 和 VAS 具有良好的结构效度。EQ-5D 与 SF-36 显示了广泛的一致性。Hurst 等人的结果显示 EQ-5D 在测量特定患病人群上具有良好的结构效度。（Anette Schrag 等人的研究中，显示 EQ-5D 总分与 SF-36 生理维度得分相关系数 $r=0.61(P<0.0001)$，与 PDQ-39 得分高度相关（$r=-0.75, P<0.0001$）。

续表

9	文献来源	1. Brooks R. EuroQol: the current state of play. Health Policy, 1996, 37(1):53—72. 2. Schrag A, Selai C, Jahanshahi M, et al. The EQ-5D-a generic quality of life measure-is a useful instrument to measure quality of life in patients with Parkinson's disease. J Neurol Neurosurg Psychiatry, 2000, 69(1):67—73. 3. 田斐,高建民,郭海涛,等. 欧洲五维度健康量表(EQ-5D)研究与应用概况. 卫生经济研究,2007,(9):42—44. 4. Hurst NP, Kind P, Ruta D, et al. Measuring health - related quality of life in rheumatoid arthritis:validity, responsiveness and reliability of Euro-Qol(EQ—5D). British Journal of Rheumatology, 1997,36:551—559.
10	量表名称 (开发者,发表年代)	The McMaster Health Index Questionnaire (MHIQ) McMaster 健康指数 (L. W. Chambers, R. G. McAuley 等,1970s)
	量表简介 (组成与特性评价)	MHIQ 包含 3 个维度共 59 个条目,分别为:生理功能(24),社会功能(25),情感功能(25),部分条目为社会功能和情感功能共有。 信度:MHIQ 生理功能、情感功能、社会功能的重测信度 ICC 为(对象为物理治疗患者)0.53、0.70、0.48;(对象为精神病患者)0.95、0.77、0.66;Kappa 系数为 0.80。反应度良好。表面效度、区分效度良好。
	文献来源	1. Sackett DL, Chambers LW, MacPherson AS, et al. The development and application of indices of health: General methods and a summary of results. Am J Public Health, 1977,67(5):423—428. 2. Chambers LW, Sackett DL, Goldsmith CH, et al. Development and application of an index of social function. Health Serv Res, 1976, 11 (4):430—441.
11	量表名称 (开发者,发表年代)	the General Health Rating Index(GHRI) 一般健康评量指数 (Ware, 1976)
	量表简介 (组成与特性评价)	GHRI 由 6 个维度共 26 个条目组成,分别是当前健康状况(current health)9 个条目,以往健康状况(prior health)3 个条目,健康观 4 个条目(health outlook),健康担忧(health worry)4 个条目,疾病抵抗(resistance to illness)4 个条目以及疾病适应(sickness orientation)2 个条目。 GHRI 是健康观念问卷(Health Perceptions Questionnaire, HPQ)的简化量表。信度:美国一个关于健康保险的研究中显示 GHRI 总分、当前健康状况、以往健康状况、健康观、疾病抵抗、健康担忧、疾病适应的克朗巴赫系数分别为 0.89,0.88,0.65,0.73,0.64,0.36,0.53;在 C. Forsberg 的研究中结果为 0.89,0.93,0.75,0.72,0.63,0.36,0.38。效度:Ware 用因子分析验证了 GHRI 的结构效度,且 GHRI 能有效区分不同年龄人群的得分。C. Forsberg 的研究结果显示 GHRI 总分与 HI (Health Index)量表相关系数为 0.7,与 STAI (State-Trait Anxiety Inventory)相关系数为—0.4。

续表

11	文献来源	1. Ware JE Jr. Scales for measuring general health perceptions. Health Seru Res, 1976,11(4)：394－415. 2. Forsberg C, Björvell H. Swedish population norms for the GHRI, HI and STAI-state. Quality of Life Research，1993,2(5)；349－356.
12	量表名称 （开发者,发表年代）	Health Utilities Index(HUI) Multi-Attribute Health-Status Classification Systems（HCS） Torrance 健康状态分类系统 (McMaster University & Health Utilities Inc, 1970s)
	量表简介 （组成与特性评价）	HUI 包含 HUI1,HUI2 和 HUI3 三个版本。每一个版本都分别包含一个健康状态分级体系和一个效用得分方程。HUI1 主要应用于低体重婴儿的临床结局测量,现已很少使用。HUI2 含有 7 个领域,分别为:感觉、走路、情绪、认知力、自我照顾、疼痛、生育。每个领域下设 3～5 个水平。HUI3 含有 8 个领域,即视觉、听觉、说话、走路、灵活性、情绪、认知力、疼痛。每个领域下设有 4～6 个水平。从填写方式上量表分为两个版本:15Q 和 40Q,即 15 个条目和 40 个条目。15 条目版本用于自填,包含 15 个多选问题,而 40 条目版本则是设计为调查员填写(面对面访谈或电话访谈)。 HUI 是一种通用的、对偏好计分的多维系统,用于健康状况、HRQOL 及生成效用分数的测量。HUId 信效度已被大量研究验证,包括信度、反应度、表面效度、内容效度、结构效度、聚合效度、区分效度、预测效度。例如:在 N. Costet 的研究结果显示:可行性:量表完成率 85%。信度:HUI2 的内部一致性克朗巴赫系数为 0.82,HUI3 是 0.83。重测信度显示 HUI3 Kappa 系数为 0.48～0.94。效度:HUI3 能有效区分不同健康状态的人群,表明区分效度来那个号;SIP 与 HUI2 的 Spearman 相关系数为 0.69,与 HUI3 为 0.72。
	文献来源	1. Horsman J, Furlong W, Feeny D, et al. The Health Utilities Index（HUI®）：Concepts, Measurement Properties and Applications. Health and Quality of Life Outcomes,2003,1：54. 2. Costet N, Le Galès C, Buron C, et al. French Cross-Cultural Adaptation of the Health Utilities Index Mark 2(HUI2) and 3(HUI3) Classification Systems. Quality of Life Research, 1998，7(3)；245－256. 3. 量表网站:http://www. healthutilities. com/
13	量表名称 （开发者,发表年代）	Index for Measuring Health (IMH) 健康测定指数 (A. W. Grongono, 1971)
	量表简介 （组成与特性评价）	选择了有关病人工作、睡眠、娱乐、依靠他人、饮食、身体疾患和心理疾患、排泄、交流、性能力方面的 10 个项目,根据判断标准,每个项目按 0、0.5,1 计分,以 10 个项目的平均分为综合指标评价生命质量。 是为了测定健康状况、评价疾病严重程度、治疗效果及分析成本效益而研制,由具有医学背景的医生或护士填写。

续表

13	文献来源	1. 万崇华. 常用生命质量测定量表简介. 中国行为医学科学，2000，9(1)：69—71. 2. Grongono AW. Index for Measuring Health. THE LANCET, 1971, 298(7732)：1024—1026. 3. http://www. proqolid. org/instruments/grogono_ health _index_ grogono _health_index.
14	量表名称 （开发者，发表年代）	Quality of Life Index（QLI） 生命质量指数量表 （Ferrans & Powers，1984）
	量表简介 （组成与特性评价）	量表共 66 个条目，分为两部分，一半是满意度条目，一半是重要性条目，包含了 4 个领域：健康与功能、心理精神领域、社会经济领域以及家庭。 用于各种失能以及普通人群生命质量的测定。该量表的信度（Cronbach α 系数）为 0.73～0.99，两周重测信度为 0.87，效度用因子分析，模型能解释 91% 的总变异。
	文献来源	1. http://www. uic. edu/orgs/ qli/index. htm. 2. Ferrans CE, Powers MJ. Quality of life index：development and psychometric properties. ANS Adv Nurs Sci, 1985,8(1)：15—24.
15	量表名称 （开发者，发表年代）	Quality of Life Index（QL－Index） 生活质量指数 （Spitzer，1981）
	量表简介 （组成与特性评价）	包括 5 个方面：活动、日常生活、健康、支持和总体情况，每个项目分 0,1,2 三个强度。生活质量指数 QL－Index＝活动分数＋日常生活分数＋健康分数＋支持分数＋总体情况分数。 是为了让医生快速评价病人生活质量的简易量表，帮助医生估计严重疾病治疗效果和疾病减轻程度。信度：克朗巴赫系数 0.775，内容效度、构想效度良好。
	文献来源	1. Spitzer WO, Dobson AJ, Hall J, et al. Measuring the quality of life of cancer patients. J Chron Dis, 1981, 34(12)：585—597. 2. 张作记. 行为医学量表手册. 北京：中华医学电子音像出版社，2005.
16	量表名称 （开发者，发表年代）	GQOLI－74 生活质量综合评定问卷 （李凌江、杨德森，1998）
	量表简介 （组成与特性评价）	由躯体功能、心理功能、社会功能、物质生活状态 4 个维度 20 个因子组成，每一维度每一因子均包括主观满意度和对自身客观状态的评价两类条目，两类条目计分比例各半，共 74 个条目。 量表的重测信度为 0.84～0.93，条目与总分相关系数为 0.38～0.73，Cronbach 系数为 0.66～0.69；效度：主、客观指标总分分别与各自所包容的 4 个维度分量表相关都很高，因子分析模型共解释总方差的 67.7%。
	文献来源	1. 李凌江，郝伟，杨德森，等. 社区人群生活质量研究－Ⅲ生活质量问卷（QOLI）的编制. 中国心理卫生杂志，1995,9(5)：227—231. 2. 生活质量综合评定问卷. 临床荟萃，2009,24(9)：763.

（陈岩、朱琦、冯丽芬、蔡南乔）

亚健康状态评价量表

亚健康状态评价量表(Scales of Sub-health Condition)是一种用于诊断和评价亚健康状态的测量工具,是受试者自评量表,能准确诊断个体的亚健康状态,评价个体的亚健康状态变化情况。

1 开发情况

2001~2005年,中国中医科学院临床评价中心(现中国中医科学院临床所临床评价中心)开始开发"亚健康状态调查问卷"。通过对"疾病"和"健康"概念的历史回顾,结合中医学有关"疾病"和"健康"概念的研究,经各领域专家反复论证,以及中医临床副教授以上亚健康方面的研究人员实际试应用,课题组提出了亚健康的定义:亚健康是指持续3个月以上出现的不适状态或适应能力显著减退而无明确疾病诊断,或有明确诊断但所患疾病与目前不适状态没有直接因果关系。亚健康的测量是在排除疾病诊断后,主要测量"不适状态和能力减退"的情况,同时考虑到亚健康的产生与人的秉赋、环境(自然、社会)有关,构建了亚健康状态测量的域体系,包括不适状态、能力减退、禀赋、环境4个方面,并进一步分为躯体、情志、生活、精力、禀赋、环境6个域结构,此外,还附加了女性经带情况以及医生对面色、舌象和脉象的判断,共124个条目。本问卷在建立条目时吸纳了世界卫生组织生存质量简表的全部29个条目,此举一则丰富了相关条目,二则也为亚健康测量时的验证和对照奠定了基础,对此部分条目可以单独进行分析。2009年,推出"亚健康状态评价量表",将评价条目减少为42个,有些条目的提问方式作了变动,同时为突出普适性和自身感受的评价,去掉了女性经带部分和医生望、问、切诊信息采集内容,经现场测试和性能评价结果,最后形成含有躯体、能力、睡眠、情绪、二便、环境6个领域42个条目的"亚健康状态评价量表"。

2 结构与特性

本量表分为不适和能力减退两大域,涉及躯体、能力、睡眠、情绪、二便、环境六个方面,由42个条目组成,其中,6个条目有两个编码,它们也是"世界卫生组织生存质量测定量表简表(WHOQOL-BREF)"中的条目。各领域中条目的分布具体见表1。

课题组通过在北京世纪坛医院、中国人民大学校医院、中国中医科学院西苑医院、北京304医院、济南天瑞健康管理公司体检人员进行现场测试,第一阶段回收有效数据1856例,量表总体的克朗巴赫α系数和分半信度系数分别为0.913与0.893;结构效度对方差的累计贡献度为55.636%。第二阶段回收有效数据2486例,得到其内部一致性信度(α系数)和分半信度见表2;探索性因子分析,提取8个因子,累积贡献率为51.589%,最大方差旋转得到

表 1　量表领域及其条目分布

领域	方面(子量表)	条目数	条目在量表中的分布编码
不适	躯体	17	B01，B02，B04，B07，B09，B10，B11，B13，B22，B23，B24，B25，B06，B29，B30，F71，F72
	情绪	4	D60，D59，D61，D65
能力减退	能力	8	B15(102)，D63(F5.3)，B14，E66(F2.1)，E70(F10.3)，C36，C40 (F12.4)，B19(F15.3)
	睡眠	4	C32，C33，C34，C37
	二便	7	B20，C43，C44，C46，C47，C50，C51
影响因素	环境	2	G101，G102

注:括号内的编码是该条目在 WHOQOL-BREF 中的编码。

因子负荷，根据医理分析合并为 5 个因子；验证性因子分析提示 RMSEA＝0.061，CFI＝0.95，表明量表具有良好的结构效度。通过对同一受试者采用 5 级、11 级尺度的量表现场测试有效数据 709 例次，发现 11 级比 5 级尺度信度系数略高，内容效度 11 级尺度相对占优势，而结构效度优劣无可比性。

表 2　各方面克朗巴赫 α 系数和分半信度系数表

方面	克朗巴赫 α 系数	Split-half 系数
躯体	0.864	0.796
能力	0.788	0.804
睡眠	0.758	0.775
情绪	0.739	0.676
二便	0.663	0.576

3　计分与解释

3.1　条目分、方面分及领域总分的计算

本量表共有 42 个条目，评分方法概括为两点：①除 B15 条目外，其他条目评分均为 1～5 级正向评分，负性条目得分进行逆向转换；②环境领域 G101、G102 条目属于亚健康状态的原因变量，不参与领域分的计算，不纳入量表性能分析，可进行频数分析。条目分、领域分是基于 40 个条目正向评分计算，具体计算方法见表 3。每个条目的理论最大值是 5，最小值是 1；躯体、能力、睡眠、情绪、二便 5 个领域分理论最大值分别为 85、40、20、20、35，理论最小值分别为 17、8、4、4、7。

3.2　量表评分注意事项

(1)有以下几种情况时，需要对条目进行标记：

①被测试者对某一条目同时选择两个选项时，可任取其中之一作为该条目的评分值，同时对该条目进行标记；

②被测试者对某一条目同时选择三个或三个以上选项时，把该条目作为缺失值标记；

③没有作出评价的条目,应作为缺失值标记。

(2)缺失值的处理方法:

如果某一领域至少有一半的条目被回答时,这一领域分可以计算,计算方法是用该领域已填好条目的评分平均值代替未填写条目的评分值;如果某一领域被回答的条目少于一半时,该领域被视为缺失值。

3.3　量表的结果解释

量表各领域得分高低能够直接反映个体健康状况的好坏,得分越高说明相应领域的健康状况越差,例如条目 B01 得分高,说明身体疲乏的情况很重;情绪领域得分高,说明心理状态很差。

表3　量表的条目分、方面分和量表总分的计算方法

方面	条目数	条目分	方面分计算	量表总分
躯体	17	各条目均正向评分	各条目分和:B01+B02+B04+B07+B09+B10+B11+B13+B22+B23+B24+B25+B06+B29+B30+F71+F72	自评量表总分＝B01+B02+B04+B07+B09+B10+B11+B13+B22+B23+B24+B25+B06+B29+B30+F71+F72+B15(102)+D63(F5.3)+B14+E66(F2.1)+E70(F10.3)+C36+C40(F12.4)+B19(F15.3)+C32+C33+C34+C37+D60+D59+D61+D65+B20+C43+C44+C46+C47+C50+C51
能力	8	除 B15 外,各条目均正向评分	各条目分和:B15(102)+D63(F5.3)+B14+E66(F2.1)+E70(F10.3)+C36+C40(F12.4)+B19(F15.3)	
睡眠	4	各条目均正向评分	各条目分和:C32+C33+C34+C37	
情绪	4	各条目均正向评分	各条目分和:D60+D59+D61+D65	
二便	7	各条目均正向评分	各条目分和:B20+C43+C44+C46+C47+C50+C51	

4　使用与应用

所有排除疾病诊断的被试者均可使用亚健康状态评价量表来评价其健康状态,诊断亚健康状态。排除标准为:①常规体检(包括血、尿、便常规、生化、胸片、腹部 B 超、心电图等)有疾病诊断,如心脑血管、糖尿病、肿瘤等重大疾病(注:实验室检查资料距调查日期 1 年内为有效;重大疾病确诊要有客观依据,要有权威医疗机构的诊断);②患非重大疾病但需服药维持。本量表为自评量表,应由被试者自行填写,在测试之前,调查员要征得受试者同意后,向受试者解释说明量表的填写方法并将量表发给被试者填写。每位受试者根据自己对每个条目的理解,独立地、不受任何人影响地进行自我评定,调查员不能给予提示性的诱导。等待被试完成量表后收回并仔细查看有无漏项,如有漏项,提醒被试者及时补齐,若仍拒绝填写则作为缺损值并力图问清和记录原因。

本量表可用于个体亚健康状态的诊断、亚健康状态干预方法效果评价和社区卫生保

健服务。个体的健康状态评价有助于从健康人群中筛选亚健康人群,本量表可作为亚健康状态的诊断工具,也可作为测量亚健康人群健康变化的有效工具;临床医生可用本量表对一般人群进行亚健康状态测量,得到的信息可以作为医院病案内容的组成部分,以便在干预过程中,对其健康状况进行跟踪研究;在提供社区卫生保健服务的过程中,全科医生把本量表的测量结果作为建立亚健康人群档案的基础资料,以便及时了解社区亚健康人群的健康状况,跟踪研究社区亚健康人群的亚健康状态变化,为卫生保健服务提供定量化的健康参考信息。

目前,亚健康状态评价量表纸质版和电子版软件已申请著作权,对量表的进一步推广应用奠定基础。2007~2008 年温州医学院心理系研究生应用本量表对大学生亚健康状态进行调查,完成了毕业论文《医学生亚健康状态普查》;天津医科大学总医院保健科应用本量表开展院职工的健康管理与长期监测;中国中医科学院临床所医学心理研究室应用本量表开展五态人格和体质研究。我国中医药在两千多年前就提出了"治未病"的理念,并形成了一整套诊断、治疗、调理"未病"的方法,充分吸纳现代医学以及现代科学技术手段,研制亚健康状态评价量表,将会大大促进医学领域在健康与亚健康方面的发展,形成整合创新的研究成果。

参考文献

[1] 刘保延,何丽云,谢雁鸣.亚健康状态的概念研究.中国中医基础医学杂志,2006,12(11):801-802.

[2] 刘保延,何丽云,谢雁鸣,等."亚健康状态调查问卷"的设计思想与内容结构.中国中医基础医学杂志,2007,13(5):382-387.

[3] 郑孟姗.导师:王天芳,何丽云.亚健康状态常见中医症状的分布特点、组合规律及其与理化指标相关性的研究.北京中医药大学,2009,4.

[4] 张艳宏,刘保延,何丽云.不同尺度形式对亚健康状态评价量表信度的影响分析.中华中医药学刊,2010,28(7):1408-1411.

(刘保延 何丽云)

基于中风痉挛性瘫痪患者报告结局评价量表

基于中风痉挛性瘫痪患者报告结局评价量表(self-evaluating instrument based on Patient-Reported Outcomes for apoplexy spastic-paralysis patients)是一种用于评价中

风痉挛性瘫痪患者肢体功能状态的测量工具,是受试者自评量表,能够准确地测量出中风痉挛性瘫痪患者肢体功能状态的变化情况。

1 开发情况

2005 年,中国中医科学院临床评价中心(现中国中医科学院中医临床基础医学研究所临床评价中心)开始开发"基于中风痉挛性瘫痪患者报告结局评价量表"。通过对古今有关中风病症状的文献回顾,结合患者访谈,经过症状名词规范化整理,确立了中风痉挛性瘫痪可见肢体症状的 10 个指标,并根据临床实际,将 10 个指标分成躯体感觉、肢体活动和身体本能 3 个领域,形成了"中风后痉挛性偏瘫自觉症状自评初步问卷"。2007 年,参考国际上关于患者报告结局(Patient-Reported Outcome,PRO)体系,补充了中风痉挛性瘫痪患者报告的心理、社会领域的相关指标,在性能评价结果的基础上,最后形成了含有主观症状、客观症状、心理感受和社会交往 4 个领域 19 个条目的"基于中风痉挛性瘫痪患者报告结局评价量表"。

2 结构与特性

本量表涉及主观症状、客观症状、心理感受和社会交往 4 个领域,由 19 个条目组成。各领域中条目的分布具体见表 1。

表 1 量表各领域及其条目分布

领 域	条目数	条目在量表中的分布
主观症状	5	1,2,3,4,5
客观症状	4	6,7,8,9
心理感受	6	10,11,12,13,14,15
社会交往	4	16,17,18,19

课题组通过在中国中医科学院广安门医院、北京护国寺中医院、北京市宣武区老年病医院、北京电力医院、北京市宣武区白纸坊社区卫生服务站 5 家医院对每个患者进行 2 次现场测试,时间间隔为康复评定周期 2~3 周,共回收有效数据 106 例/次。两次测试中,量表总体的克朗巴赫 α 系数分别为 0.8741、0.9003;分半信度系数分别为 0.9047、0.9396;各领域内部一致性信度(α 系数)见表 2。第一次测试数据进行探索性因子分析,提取 5 个因子,累积贡献率为 75.155%,经方差最大旋转后,将第 5 因子中的信心、担心两个变量合并到代表心理领域的因子 2 中;通过指标聚类以验证因子分析的结果,大部分指标的聚类结果与上述因子分析结果一致,表明量表具有良好的结构效度。以 Ashworth 痉挛量表、脑卒中专用生活质量量表(SS-QOL)作为校标,两次量表总分与 Ashworth 量表的相关系数分别为 0.288、0.384;与 SS-QOL 量表相关系数分别为 -0.371、-0.329,反映了本量表既与公认测量工具有相关性,又不失自身特色。采用单因素方差分析和非参数秩和检验分析量表的敏感度,大部分指标改善程度有统计学意义;4 个领域前后改善程度均有统计学差异;第二次测试的量表总分小于第一次的总分,表明量表可以反应出随着时间的改变患者健康状态的变化,而且变化结果与效标量表一致,即量表具有良好的敏感性。

表 2　各领域克朗巴赫 α 系数表

领　域	α 系数(第 1 次)	α 系数(第 2 次)
主观症状	0.8029	0.8879
客观症状	0.6672	0.8204
心理感受	0.7594	0.7967
社会交往	0.8653	0.8598

以抑郁自评量表(SDS)作为分组变量,以各领域得分和量表总分为因变量,进行独立样本的平均数差异检验。结果显示抑郁患者在主观症状、客观症状、心理感受及社会交往 4 个领域的健康状况较无抑郁患者程度重,这同以往的研究结果基本相符,表明本量表具有较好的实证效度。王扬等用本量表调查 109 例中风痉挛性瘫痪住院患者,验证了本量表具有良好的性能,可以与其他中风评定量表在临床配合使用。

3　计分与解释

3.1　条目分、领域分和量表总分的计算

本量表共有 19 个条目,均为 1~5 级正向评分。条目分、领域分和量表总分是基于 19 个条目正向评分计算,具体计算方法见表 3。每个条目的理论最高值是 5,最小值是 1;主观症状、客观症状、心理感受、社会交往 4 个领域分和量表总分理论最高值分别为 25、20、30、20、15、110,理论最小值分别为 5、4、6、4、3、22。

表 3　量表的条目分、领域分和量表总分的计算方法

领　域	条目数	领域分计算	量表总分
主观症状	5	各条目分和(1+2+3+4+5)	自评量表总分=1+2+3+4+5+
客观症状	4	各条目分和(6+7+8+9)	6+7+8+9+10+11+12+
心理感受	6	各条目分和(10+11+12+13+14+15)	13+14+15+16+17+18+19
社会交往	4	各条目分和(16+17+18+19)	

3.2　量表评分注意事项

(1)有以下几种情况时,需要对条目进行标记:

①受试者对某一条目同时选择两个选项时,可任取其中之一作为该条目的评分值,同时对该条目进行标记;

②受试者对某一条目同时选择三个或三个以上选项时,把该条目作为缺损值标记;

③没有作出评价的条目,应作为缺损值标记。

(2)缺失值的处理方法:

如果某一领域至少有一半的条目被回答时,这一领域分可以计算,计算方法是用该领域已填好条目的评分平均值代替未填写条目的评分值;如果某一领域被回答的条目少于一半时,该领域被视为缺失值。

3.3　量表的结果解释

量表的得分高低能够直接反映健康状况的好坏,得分越高说明健康状况越差,例如条目 1 得分高,说明肢体疼痛很重;社会交往领域得分高,说明身体完成社会交往的功能越差。

4　使用与应用

本量表由主观症状、客观症状、心理感受、社会交往 4 个领域组成,用于满足以下条

件的中风痉挛性瘫痪患者：符合脑血管病诊断标准，头颅 CT 或 MRI 证实为脑梗塞或脑出血，没有意识障碍；偏瘫、单瘫或四肢瘫痪，患侧肢体拘紧僵硬；具有一定的理解力和记忆力，且能够正确表达自主意愿的患者。本量表为自评量表，应由被试者自行填写，在测试之前，调查员要征得受试者同意后，向受试者解释说明量表的填写方法并将量表发给受试者填写。每位受试者根据自己对每个条目的理解，独立地、不受任何人影响地进行自我评定。如果患者瘫痪侧为利手侧或病情较重，无法自行完成，或调查员通过电话访谈被试者的情况下，可由调查员逐条念量表内容给患者听，让患者根据自己对条目的理解独立地做出评定，调查员不能给予提示性的诱导，评定结果由调查员协助填写完成。调查员等待受试完成量表后收回并仔细查看有无漏项，如有漏项，提醒受试者及时补齐，若仍拒绝填写则作为缺损值并力图问清和记录原因。

　　本量表从患者角度出发，直观、全面、准确地反映了中风痉挛性瘫痪患者自身感受，是适合我国国情和文化背景下的中风痉挛性瘫痪患者自评量表。本量表是评价中风痉挛性瘫痪患者健康状态变化的有效工具，可用于临床治疗效果的评价。

参考文献

[1] 訾明杰，刘保延，刘志顺，等．基于中风痉挛性偏瘫患者报告的自觉症状评价．中医杂志，2008，49(10)：890－893.

[2] 张艳宏，刘保延，何丽云，等．基于中风痉挛性瘫痪患者报告的临床结局评价量表的信度、效度分析．中医杂志，2008，49(8)：698－700.

[3] 区丽明，许俭兴，谭杰文．中风后抑郁障碍的研究现状．中国康复医学杂志，2001，16(5)：315－317.

[4] 秦绍森，胡夏生，文诗广．脑卒中后并发抑郁症及其影响因素的研究．中华医学杂志，2000，80(4)：292－293.

[5] 张艳宏．"基于中风痉挛性瘫痪患者报告的临床结局评价量表"的编制与初步检验．中国中医科学院，2007，61.

[6] 王扬，赵宏，刘志顺，等．基于中风痉挛性瘫痪患者报告的临床结局评价量表的信度、效度及反应度．中国全科医学，2009，12(7)：1168－1170.

（刘保延　何丽云）

其他患者报告的临床结局 PRO 量表

　　PRO 研究起步较晚，而且与 QOL 很难截然分开，所以很多 QOL 量表也可以作为 PRO 量表。这里介绍一些专用的 PRO 量表（表 1）。

表 1 其他患者报告的临床结局 PRO 量表

1	量表名称 （开发者，发表年代）	Assessment of Quality of Life at the End of Life（AQEL）　终末期生活质量评定量表 （Axelsson Bertil，2010）
	量表简介 （组成与特性评价）	用于评价接受姑息性治疗的患者的生存质量，又分为代理人（配偶）实施评价的 14 个条目，和患者自我实施评价的 19 个条目，以及 3 个补充问题。 　　结构效度通过主成分分析，量表间相互关联以及已知小组间的比较来检验，其中 5 个量表为多项属性测量所支持，分别为：基本功能、活动、情感功能、认知功能、存在需要，后三项的内部一致性系数较好（$\alpha > 0.7$），前两项的内部一致性系数中等（$\alpha > 0.5$）单个条目中，与卫生保健相关的条目及与躯体症状相关的条目效果最佳，所有量表均与其他量表具有预期的关联。
	文献来源	1. Henoch I, Axelsson B, Bengt B. The Assessment of Quality of life at the End of Life（AQEL）questionnaire：a brief but comprehensive instrument for use in patients with cancer in palliative care. *Qual Life Res*，2010，19(5)：739—750.
2	量表名称 （开发者，发表年代）	Brief Fatigue Inventory（BFI）　乏力简表 （Cleeland Charles S, Mendoza Tito R，1999）
	量表简介 （组成与特性评价）	由 9 个条目组成，适用于由于癌症本身或者由于其接受的治疗导致乏力的患者，用于评价患者在过去的 24 小时内乏力的严重程度及其对于日常功能的影响，是关于症状和体征的量表，其执行方式包括通过电话（语音应答系统）、患者自我完成、访问者完成三种途径。 　　量表需要 5 分钟时间完成；乏力程度的总体评分可通过将 BFI 所有条目的得分取平均值而得到；量表信度值分析 α 范围为 0.82~0.97。
	文献来源	1. Mendoza T, Wang XS, Cleeland CS, et al. The rapid assessment of fatigue severity in cancer patients：use of the Brief Fatigue Inventory. Cancer, 1999, 85(5)：1186—1196. 2. Chang YJ, Lee JS, Lee CG, et al. Assessment of clinical relevant fatigue level in cancer. Support Care Cancer, 2007, 15(7)：891—896.
3	量表名称 （开发者，发表年代）	Cancer Therapy Satisfaction Questionnaire（CTSQ）　癌症治疗满意度问卷 （Pfizer Inc, USA，2005）
	量表简介 （组成与特性评价）	包含 21 个条目，评价了 7 个域，分别为：对癌症疗法的期望、对副作用的感觉、对癌疗法的依从性、便利条件、对于癌症治疗的满意度、中止癌症治疗及不依从的原因。 　　问卷的应答服从多项属性分析以及探索性因子分析。该问卷的心理测量学特性及其与生存质量核心 30 条目问卷（QLQ-C30）的关联性也进行了评价，分析显示，3 个域（对副作用的感觉，对治疗的满意度，对治疗的期望）具有良好的心理测量学特性，与生存质量核心 30 条目问卷（QLQ-C30）的关联性范围从低等到中等。

续表

3	文献来源	1. Abetz L，Coombs JH，Keininger DL，et al. Development of the cancer therapy satisfaction questionnaire：item generation and content validity testing. Value Health，2005，8 Suppl1：S41－53. 2. Trask PC，Tellefsen C，Espindle D，et al. Psychometric validation of the Cancer Therapy Satisfaction Questionnaire（CTSQ）．Value in Health，2008，11(4)：669－679.
4	量表名称 （开发者，发表年代）	Quality of Life Questionnaire Core 30 Items（QLQ-C30）＋modules 生活质量问卷核心 30 条目＋模块 （EORTC Quality of Life Group，1997）
	量表简介 （组成与特性评价）	核心问卷包含 30 个条目，模块部分根据内容的不同，条目数量从 15 至 30 不等。该问卷用于测量癌症患者的躯体、心理和社会功能。问卷是由包含多重条目的量表以及单一的条目组成，问卷内容为具有较低平均预期寿命的癌症晚期患者所接受，且具有较高的完成率，此外，该问卷还具有检测姑息放射治疗效果的功能。 该问卷内容根据特定疾病模块的不同而进行补充，如乳腺癌，肺癌，头颈部肿瘤，食管癌，卵巢癌，宫颈癌，食管—胃癌，前列腺癌，结直肠癌肝转移以及结直肠和脑肿瘤。其他特定疾病模块仍在研制中且尚未被验证。除角色功能量表外，问卷中各个量表的信度均较满意，情感功能量表的效标效度较为满意，且与一般健康问卷（CHQ-20）有关联，该问卷可有效的测量晚期疾病患者的生存质量，且具有实用价值。
	文献来源	1. Kaasa S，Bjordal K，Aaronson N，et al. The EORTC Core Quality of Life Questionnaire（QLQ-C30）：Validity and reliability when analyzed with patients treated with palliative radiotherapy. Eur J Cancer，1995，31A(13－14)：2260－2263.
5	量表名称 （开发者，发表年代）	Attitudes to Randomised Clinical Trials Questionnaire（AQEL） 对随机临床试验态度的问卷 （Brennan C，1998）
	量表简介 （组成与特性评价）	由 7 个条目组成，用于评价患者对于癌症治疗的随机临床试验的态度，是用于评价心理功能的问卷。 该问卷有助于医生向患者个体解释随机化程序，该试验样本由各门诊患者和/或在英国两大癌症中心接受化疗的癌症患者共 323 名组成，315 名患者完成该自我报告的问卷，结果显示绝大部分（91.1%）受试对象认为患者应该参与医疗研究，但是只有小部分（76.8%）的患者同意参加对比两种治疗方法的研究，但如果治疗是随机的，则只有 44.8% 的患者同意参与，但是当对患者进一步提供随机化程序的信息后，最初拒绝参与随机化试验或者不确定的患者中的一部分（68.4%）将改变观点并同意加入。该问卷将患者态度分为三种：①对随机化概念持肯定态度；②仍存在一定顾虑，但是经过进一步充分解释后能够改变其态度，而同意加入；③坚决反对随机化试验并拒绝参与，不论对其作何种解释。对患者态度的预先了解，有助于试验中的医患交流，且有助于医生选择更符合条件的患者。

续表

5	文献来源	1. Fallowfield LJ, Jenkins V, Brennan C, et al. Attitudes of patients to randomised clinical trials of cancer therapy. Eur J Cancer, 1998, 34 (10):1554−1559.
6	量表名称 (开发者,发表年代)	Functional Assessment of Chronic Illness Therapy (FACIT)Measurement System　慢性疾病治疗的功能评价测量系统 (Cella David F,1987)
	量表简介 (组成与特性评价)	慢性疾病治疗的功能评价测量系统由一系列健康相关的生存质量问卷组成,以对慢性疾病的管理为目的。最初创立了一系列的通用的核心问卷,称为癌症治疗的总体功能评价(FACT-G),最新的版本是由 27 个条目组成,包含 400 个问题,分为 4 个主要领域:躯体,社会/家庭,情感,功能的完好状态,适用于各种类型的癌症,其扩充部分已被用于其他慢性疾病状态(如艾滋病,多发性硬化症,帕金森病,类风湿性关节炎)和一般人群的评价,且被证明有效。 采用至少 50 个患者的样本评价其子量表的信度和效度。验证性设计需要患者完成基线评估,3 至 7 天后将进行二次评估,2 至 3 个月后进行第三次评估以确定其敏感度。收集相关的社会人口资料和治疗数据,基线时进行一系列的测量,2 个月后的重新测试有助于确定聚合效度和区分效度。
	文献来源	1. Webster K, Cella D, Yost K. The Functional Assessment of Chronic Illness Therapy (FACIT) Measurement System: properties, applications and interpretation. Health Qual Life Outcomes, 2003, 1: 79.
7	量表名称 (开发者,发表年代)	Hospice Quality of Life Index(HQLI) 临终关怀生存质量指数 (McMillan Susan C,1998)
	量表简介 (组成与特性评价)	HQLI 是一个由 28 个条目组成的患者自我报告量表,用于评价癌症患者临终关怀的生存质量。包含 3 个子量表:心理生理的完好状态,功能的完好状态,以及社会的/精神的完好状态。HOLI 为患者提供了表达其对生存质量所持信念的机会,并为其护理的关键环节指引方向。 通过三种途径为效度提供证据:第一,通过因子分析确定其三个子量表;第二,东方肿瘤协作组织体力状态评分和 HOLI 评分弱显著关联($r=0.26$;$P=0.00$);第三,HOLI 能够识别癌症临终关怀患者与明显的健康成年人($\lambda=0.34$;$P=0.00$),此外,这两组的平均得分显著不同($t=6.64$;$P=0.00$),然而,癌症组和健康组在社会的/精神的完好状态子量表的得分具有极细微的差别,修订的 HOLI 的总量表($\alpha=0.88$)和子量表($\alpha=0.82\sim0.85$)的信度均较高。
	文献来源	1. McMillan SC, Weitzner M. Quality of life in cancer patients: use of a revised Hospice Index. Cancer Pract. , 1998,6(5):282−288.

续表

8	量表名称 （开发者，发表年代）	Mental Adjustment to Cancer Scale(MAC)　癌症心理调节量表 (Burgess C, Greer S, Inayat Q, Robertson B, Watson Maggie, Young J, 1988)
	量表简介 （组成与特性评价）	由 40 个条目组成，用于测量患者对于癌症的心理调节能力，具体测量斗争精神(FS)，焦虑(AP)，无助/无望(HH)和宿命论 4 个方面。 测量斗争精神(FS)的量表的信度为 $\alpha=0.85$，测量无助/无望(HH)的量表的信度 $\alpha=0.81$，二者均较好，测量焦虑(AP)的量表的信度为 $\alpha=0.65$，测量宿命论的量表的信度为 $\alpha=0.64$，二者均较低，探索性因子分析表明该癌症心理调节量表可能测量 6 种独立的观念，包括与斗争精神(FS)有关的两种（积极面对疾病；削弱疾病），与宿命论有关的两种（改进的宿命论，失去控制），还有一种被称为焦虑的观念，以及未改变的无助观念。MAC 量表尽管被分为了两个子量表且建议去除了 6 个条目，但是其总体结构几乎没有改变，改进的量表与医院焦虑抑郁量表和应用医学应对问卷相互关联，显示了较好的共时效度。
	文献来源	1. Osborne RH, Elsworth GR, Kissane DW, et al. The Mental Adjust-ment to Cancer (MAC) scale：replication and refinement in 632 breast cancer patients. Psychol Med, 1999,29(6):1335－1345.
9	量表名称 （开发者，发表年代）	Needs Assessment for Advanced Cancer Patients(NA-ACP)　晚期癌症患者需求评价量表 (Perkins JJ, Rainbird KJ Sanson-Fisher, Rob William, 2005)
	量表简介 （组成与特性评价）	由 132 个条目组成用于评价晚期的，不可治愈的癌症患者的需求，是基于现有的可获得的文献和专家意见而研制的，包含了 7 个领域：心理/情感，医疗信息/交流，社会，症状，日常生活，精神及财政需求。 问卷的结构效度通过主成分分析检验，而信度是根据域之间的内部一致性以及重测得分进行评价。
	文献来源	1. Rainbird KJ, Perkins JJ, Sanson-Fisher RW. The Needs Assessment for Advanced Cancer Patients(NA-ACP)：A Measure of the Perceived Needs of Patients with Advanced, Incurable Cancer. A Study of Va-lidity, Reliability and Acceptability. Psychooncology, 2005, 14(4): 297－306.
10	量表名称 （开发者，发表年代）	Needs at the End-of-Life Screening Tool (NEST)　终末期需求筛选量表 (Emanuel Linda, 2001)
	量表简介 （组成与特性评价）	由 13 个条目组成，基于患者所接受的护理的经历，从患者角度出发，研制该量表，用于测量终末期患者的主观经历，包含 10 个维度，其内容和条目数量分别为：经济负担(1)，社会联系性(1)，护理需求(1)，心理痛苦(2)，精神性/笃信(1)，个人接受度(1)，目的感(1)，患者—临床医生关系(1)，临床医生交流(1)，此外，还有 2 个增列条目。 其内容效度通过文献，访谈，焦点小组讨论，其他量表的症状条目，预试验，以及专家评议的形式验证；信度：基线时内部一致性系数 α 为 $0.63\sim0.85$，随访时 α 为 $0.64\sim0.89$。

续表

10	文献来源	1. Emanuel LL, Alpert HR, Emanuel EE. Concise Screening Questions for Clinical Assessments of Terminal Care: The Needs Near the End-of-Life Care Screening Tool. Journal of Palliative Medicine, 2001, 4 (4):465－474.

（刘保延、何丽云）

癌症专用生命质量普适性量表

总的说来，用于癌症领域的生命质量量表可分为三类，一是一般普适性量表，二是癌症普适性量表，三是癌症特异性量表。

一般普适性量表并非针对癌症患者开发，而是针对一般人群开发，是各种人群和疾病患者均能使用的量表，主要反映被测者的总体生命质量。这些量表一般具有知名度高、应用广泛的特点，因此也常常被用于癌症患者的生命质量评价中，或者单独使用或者作为辅助工具与其他量表一起使用。用于癌症领域的一般普适性量表主要有疾病影响程度量表（SIP）、医学结局调查（SF-36）、健康质量指数（QWB）、诺丁汉健康调查表（NHP）等。该类量表是为多种条件下的应用而设计的，所以可用于比较各种疾病的干预因素。缺陷是不能集中于生命质量某些方面的测量（尤其是缺乏有关疾病症状和治疗副作用），条目广泛而不集中，可能导致测量工具不敏感，会遗漏某些微小的对生命质量有特殊意义的改变，从而难以适用于临床。为此，又开发了专门针对癌症患者的量表，可分两类：一类是适合各种癌症患者使用的量表（即癌症专用普适性量表），实际上测定了癌症患者生命质量的共性部分，另一类是专门针对特定的癌症（如乳腺癌）患者使用的量表，即癌症特异性量表。

癌症专用普适性量表是专门针对癌症患者开发的，充分体现癌症普遍症状与治疗副作用，常见的癌症专用普适性量表有以下几个：

1. 癌症患者生活功能指标（FLIC）。FLIC量表即癌症患者生活功能指标（The Functional Living Index-Cancer），由加拿大的Schipper于1984年研制出来，用于癌症患者生命质量的自我测试，也可用于鉴定特异性功能障碍的筛选工具。由于该量表开发的时间较早，而且面向一般的癌症患者，条目数也不太多，因此在癌症患者的临床疗效评价中得到了广泛的应用，并被研制成一些语言版本（如法语、泰国语、土耳其语），也有正式的中文版发行。

　　该量表比较全面地描述了患者的活动能力、执行角色功能的能力、社会交往能力、情绪状态、症状和主观感受等，较适宜预后较好的癌症患者，如乳腺癌患者。量表包括躯体良好和能力（physical well-being and ability）、心理良好（psychological well-being）、因癌造成的艰难（hardship due to cancer）、社会良好（social well-being）和恶心（nausea）5 个领域，22 个条目。每个条目的回答均在一条标有 7 个刻度（1～7）的线段上化记，如条目 17：

　　　　　　17. 在过去两个星期内您经常想吐吗？

　　　　　　完全没有 ├──┼──┼──┼──╱─┤ 经常有
　　　　　　　　　　　　1　2　3　4　5　6　7

　　根据所划的位置即可得到条目得分（可以保留一位小数，如 5.6），注意条目 1、4、5、7、8、11、13、15、17、20 十个条目为逆向条目，条目得分＝（8－回答刻度），其余为正向条目，条目得分＝回答刻度。相应的条目得分相加即可得到 5 个领域及总量表的得分（详见表 1），得分越大说明生命质量越高。

　　关于量表的测量学特性，Schipper 等通过 837 例癌症患者的测定资料分析说明量表具有较好的信度和效度。Morrow 等通过 530 例癌症患者的测定资料分析表明：各领域内部一致性信度的 α 值在 0.64～0.83；主成分分析 22 个条目中提取了 5 个因子，累计方差贡献率为 63%（对初始样本 244 例）和 65%（对交叉验证的样本 245 例），最大方差旋转后可知条目与其所属领域有较大的因子载荷（＞0.40）；与 STAI（state-trait anxiety）得分和症状的相关分析表明量表具有较好的聚合效度（也称收敛效度）、判别效度和效标效度；量表能够反映出生存质量在人口学和心理特征方面的变化。万崇华等将 FLIC 用于 105 例肝癌患者生命质量测定，结果发现躯体良好、心理良好、因癌造成的艰难、社会良好、恶心 5 个领域以及量表总分两次测定间重测相关系数分别为：0.49、0.63、0.60、0.85、0.35 和 0.59，5 个领域的克朗巴赫系数 α 为：躯体良好 0.53、心理良好 0.55、因癌造成的艰难 0.60、社会良好 0.76、恶心 0.56，量表能反应治疗前后发现躯体功能与总生命质量的变化有统计学差异。由此说明 FLIC 量表能反映肝癌患者生命质量的共性部分，而且反应度较好，在没有特异性量表的情况下，可用于肝癌患者的生命质量测评。

表 1　FLIC 量表各领域及其计分方法

领域	条目数	计分方法（相应的条目得分相加）[*]
躯体良好和能力（physical well-being and ability）	9	4＋6＋7＋10＋11＋13＋15＋20＋22
心理良好（psychological well-being）	6	1＋2＋3＋9＋18＋21
因癌造成的艰难（hardship due to cancer）	3	8＋12＋14
社会良好（social well-being）	2	16＋19
恶心（nausea）	2	5＋17
总量表	22	全部条目

　　* 条目 1、4、5、7、8、11、13、15、17、20 十个条目为逆向条目，条目得分＝（8－回答刻度），其余为正向条目，条目得分＝回答刻度。

　　2. 癌症康复评价系统（CARES）。CARES 即 Schag（1990）等研制的癌症康复评价系统（Cancer Rehabilitation Evaluation System），最先的名字是 CIPS（Cancer Inventory

of Problem Situations)。该量表包含躯体功能(physical function)、心理功能(psychosocial function)、性功能(sexual function)、婚姻影响(marital interaction)和医疗影响(medical interaction)五个大的方面,共 139 个条目,用于全面评价癌症患者的日常问题和康复需求,后来用于生命质量评价。五个大的方面的还可以进一步分为 31 个小方面和一些单一条目。由于考虑各种患者的特殊情况,量表的涵盖面较广,但并非每个患者都要填完所有条目,最少要填 93 个条目,最多填 132 个条目。

每个条目均是 5 级等级条目,其中 0 代表没有问题,4 代表非常严重的问题。计分时根据其回答直接得到条目分(0~4 分)。接着可以计算五个大的方面的得分和量表总分,也可以进一步计算 31 个小方面得分,相应的条目得分相加即可。因此,得分越大说明问题越严重,生命质量越低。

为了便于临床推广应用,1991 年作者将其简化为含 59 个项目的简表(CARES-SF),其中躯体功能 10 个、心理功能 17 个、性功能 3 个、婚姻影响 6 个、医疗影响 4 个,零散条目 19 个(仅对总分有贡献)。每个患者最少要填 38 个条目,最多填 57 个条目。仅计算五个大的方面的得分和量表总分。分析表明简表与原表具有高度的相关性,相关系数在 0.90~0.98,具有较好的重测信度(重测相关系数分别为:总量表 0.92、躯体功能 0.87、心理功能 0.87、性功能 0.69、婚姻影响 0.81、医疗影响 0.82),可以接受的内部一致性信度 $\alpha(0.61~0.85)$,量表能够敏感地测出治疗前后的变化且与 FLIC 有高度相关。说明简表与原表等价,用于临床有更多的优势。

3. 中国癌症化疗患者生活质量量表(QLQ-CCC)。该量表是由罗健、孙燕等研制的中国癌症化学生物治疗生活质量量表(Quality of Life Questionnaire for Chinese Cancer Patients with Chemobiotherapy, QLQ-CCC),可用于采用化学生物治疗的各种癌症患者生命质量的测定。量表按照癌症患者 QOL 量表编制的 Rolls-Royce 模式,并遵循"555"原则来开发,即癌患者 QOL 包括 5 个方面,每个方面至少应选择 5 个指标,每个指标至少采用 5 级记分制。最终的量表由 35 个条目构成,涉及患者 5 个方面:躯体方面 16 个条目,包括 7 个与疾病(癌症)及其治疗无关的条目、9 个与疾病(癌症)及其治疗有关的条目;精神及心理方面 5 个条目;社会方面 5 个条目;其他方面(总体主观感觉方面)9 个条目。

量表的内部一致性信度 $\alpha=0.862$,重测信度相关系数为 0.392~0.712,分半信度为 0.756(奇偶分半法)和 0.723(前后分半法),QLQ-CCC 量表完成时间为 12.5~28.5 分钟,平均 18.4±2.6 分钟。

4. 癌症治疗功能评价系统一般量表(FACT-G)。详见相应条目。

5. 欧洲癌症研究与治疗组织的生命质量核心量表(QLQ-C30)。详见相应条目。

6. 癌症患者生命质量测定量表体系共性模块(QLICP-GM)。详见相应条目。

参考文献

[1] Schipper H, Clinch J, McMurray A, et al. Measuring the quality of life of cancer patients: the functional living index-cancer: development and validation. Journal of Clinical Oncology, 1984, 2 (5): 472-483.

[2] Morrow CR, Lindke J, Black P. Measurement of quality of life in patients: psychometric analyses

of the Functional Living Index-Cancer (FLIC). Quality of Life Research 1992,l(5):287－296.

[3] 万崇华,方积乾,张灿珍,等. FLIC 量表用于肝癌患者生命质量测定的对比研究. 中国行为医学科学杂志,2000,9(5):321－322.

[4] Schag CAC, Heinrich RL. Development of a comprehensive quality of life measurement tool: CARES. Oncology, 1990,4(5):135－138.

[5] Schag CAC, Ganz PA, Heinrich RL. Cancer rehabilitation evaluation system-short form (CARES-SF). Cancer, 1991,68(6):1406－1413.

[6] 罗健,孙燕,周生余. 中国癌症患者化学生物治疗生活质量量表的编制. 中华肿瘤杂志,1997,19(6):437－441.

[7] 罗健,孙燕,吴冠青,等. 癌症患者生活质量调查表的编制及试测. 实用肿瘤杂志,1996,11(6):252－255.

（万崇华）

癌症治疗功能评价系统之共性模块(FACT-G)

FACT(Functional Assessment of Cancer Therapy)是由美国西北大学(Northwestern University)结局研究与教育中心 CORE(Center on Outcomes Research and Education)的 Cella 等研制的癌症治疗功能评价系统。该系统是由一个测量癌症病人生命质量共性部分的一般量表(也称共性模块,generic scale) FACT-G 和一些特定癌症的特异条目(特异模块)构成的量表群。例如 FACT-B(Functional Assessment of Cancer Therapy-Breast cancer)就是由 FACT-G 和 9 个针对乳腺癌的特异条目(特异模块)构成,专门用于乳腺癌患者的生命质量测定。可见, FACT-G 在整个体系中起着关键作用,各种癌症的生命质量测定均需使用,既可以与各特异模块结合使用,也可以单独使用测定各癌症生命质量的共性部分。

1 开发情况

1987 年,美国的 CORE 开始开发 FACT-G 量表,经过条目生成(Item generation)、条目删减(Item reduction)、量表构造(Scale construction)和量表评价(Psychometric evaluation)4 个过程,于 1990 年推出了含 38 个条目的第一版 FACT-G 量表。FACT-G(V 1.0)的每个条目均要求患者做出两个回答,一是该条目的实际情况;二是对该条目的看法和期望。在此基础上 1993 年推出第二版的 FACT-G。FACT-G(V 2.0)将评价条目减少至 28 个,同时为了应用的方便删除了 FACT-G(V 1.0)中每个条目后面关于患者期望的回答选项。另外,在 5 个领域中的每个领域后面增加了一个实验性条目(Experimental item),取值为 0～10,用于评价该领域对生命质量的影响程度。1995 年推出的第三版 FACT-G(V 3.0)基本与第二版相同,只是个别条目的说法上进行了一点修改,同时在情感状况领域中增加了一个条目,共由 34 个条目构成,分为躯体状况(8 条)、社会/家庭状况(8 条)、与医生的关系(3 条)、情感状况(7 条)和功能状况(8 条)5 个领域。其中,每一领域的最后一个条目都是患者对该部分影响生命质量的一个总的评价,在计算各领域的得分时均不包括这些条目。

1997 年推出的第四版 FACT-G(V 4.0)将"与医生的关系"领域合并进"社会/家庭状况"领域,同时删去了每个领域后面的实验性条目,于是形成含有 4 个领域 27 个条目的量表,并一直使用至今。

2 结构与特性

FACT-G(V4.0)由 4 个领域 27 个条目构成:生理状况(PWB)7 条(编码为 GP1～GP7)、社会/家庭状况(SFWB)7 条(编码为 GS1～GS7)、情感状况(EWB)6 条(编码为 GE1～GE6)和功能状况(FWB)7 条(编码为 GF1～GF7)。

Cella 等通过 466 例城市癌症患者的测定,得到其内部一致性信度(α 系数)和重测信度见表 2;根据 ECOG-PSR(the Eastern Cooperative oncology Group-Performance Status Ratings)量表分 4 组进行单因素方差分析,各领域得分均有统计学意义上的差异,说明有较好的临床效度;因子分析说明有较好的结构效度;与 FLIC 和 POMS(Brief Profile of Mood States)为效标时的效标效度分别为 0.79 和－0.65。Patrica 等通过 344 例农村癌症患者的测定,发现总量表的 α 系数 0.92,各领域的 α 系数波动为 0.68～0.90;因子分析同样说明有较好的结构效度;与 FLIC 和 POMS 为效标时的效标效度分别为 0.84 和－0.82。

万崇华等通过 552 例恶性肿瘤患者进行的生存质量测定对 FACT-G 中文版的应用效果进行了评价,结果表明:4 个领域的重测信度均在 0.85 以上;各领域内部一致性信度的 α 值均在 0.8 以上;各条目与其领域的相关系数 r 值均在 0.5 以上;27 个条目中提取了 4 个因子,累计方差贡献率为 65.8%;该量表在入院治疗四周后基本上能够反映出生存质量的变化。因此 FACT-G 中文版具有较好的信度、效度及反应度,可用于中国癌症患者的生命质量测定。

表 1 FACT-G 的平均得分与测量学特性

	PWB	SFWB	EWB	FWB	Total
$\bar{x}\pm s$	20.5±5.5	21.9±4.8	14.8±3.9	18.0±6.1	82.0±15.9
α 系数	0.82	0.69	0.74	0.80	0.89
重测相关系数	0.88	0.82	0.82	0.84	0.92

3 计分与解释

3.1 条目得分的计算

各条目均采用五级评分法,分为:一点也不(0)、有一点(1)、有些(2)、相当(3)、非常(4)五个等级。在评分时正向条目直接计 0～4 分,逆向条目(即回答选项的数值越大,生命质量越差)则反向计分,即填写第一个等级者计 4 分、填写第二个等级者计 3 分,依次类推。其中,GP1～GP7、GE1、GE3～GE6 为逆向条目,其余为正向条目。

用公式表达为：　　　正向条目得分＝(0＋回答选项数码)

逆向条目得分＝4－回答选项数码

3.2 领域及总量表得分的计算

将各个领域所包括的条目得分相加即可得到该领域的得分,各领域的得分相加得到总量表的得分(详见表2)。

若条目的回答上有缺省值(未回答),则相应领域的计分方法为:该领域各条目得分之和×该领域的条目数÷实际回答的条目数。

表2 FACT-G(V 4.0)的各领域及总量表计分(原始分)方法

领域	条目数	得分范围	计分方法(相应条目得分相加)
生理状况(PWB)	7	0~28	GP1+GP2+GP3+GP4+GP5+GP6+GP7
社会/家庭状况(SFWB)	7	0~28	GS1+GS2+GS3+GS4+GS5+GS6+GS7
情感状况(EWB)	6	0~24	GE1+GE2+GE3+GE4+GE5+GE6
功能状况(FWB)	7	0~28	GF1+GF2+GF3+GF4+GF5+GF6+GF7
量表总分 (TOTAL)	27	0~108	PWB+SWB+EWB+FWB

为了比较的方便,必要时还可按 Logit 变换法将各领域和总量表的原始分(raw score)转化为 0~100 取值的标准分(standardized score)。已有现成的表格可查阅 FACT-G 的原始分相对应的标准分值。

3.3 得分解释

FACT-G 各领域及总量表得分均是得分越高,表示其生命质量越好。具体说,原始得分越接近其最大值越好、标准得分越接近100越好。Cella 等也探讨了其得分变化的临床意义。

4 使用与应用

所有癌症患者(尤其是没有特异量表的癌症)均可使用 FACT-G 来评价生命质量,由患者自填。由于是自评式量表,要求被测者有一定的文化程度,而且在单独、安静的环境下填写量表。如果是治疗方法、药物效果评价等应用性研究,一般应采用随机对照设计,并进行纵向测定(至少治疗前后各测定一次)。得到患者同意后,调查者进行解释说明并将量表发给患者填写。等待患者完成量表后收回并仔细查看有无漏项,如有漏项,提醒被试者及时补齐,若仍拒绝填写则作为缺省值并力图问清和记录原因。

由于 CORE 的支持和推动,已经开发出包括中文版在内的 40 多种语言版本的 FACT-G,并得到了广泛的应用。在 NCBI 数据库中,仅从 1993 年 1 月至 2004 年 12 月,以"FACT-G and Cancer"搜索就可搜到 610 篇文章。如 Kemmler 等将 QLQ-C30 及 FACT-G 量表用于 244 名乳腺癌患者及霍杰金氏病患者,结果发现两个量表只有八分之三的内容有相关性,故认为两个量表有各自不同的侧重点,不能互相替代。Chen 等为探讨老年癌患者是否能接受化疗,将 FACT-G 量表用于 60 名年龄大于 70 岁的老年癌患者,结果发现虽然化疗对疾病有一定治疗效果,但对生命质量的影响也较大,故建议对老年人进行化疗时要注意监测其生命质量。Vigili 等将 FACT-G 量表用于喉癌患者术后生命质量测评,证明不同的手术选择(主要是三种手术方法:HG、SL、SRL)可以影响患者的发声和吞咽,进而影响患者生命质量。

参考文献

[1] Cella DF, Tulsky DS, Gray G, et al. The functional assessment of cancer therapy scale: Development and validation of the general measure. J Clin Oncol, 1993,11(3):570-579.

[2] Overcash J, Extermann M, Parr J, et al. Validity and reliability of the FACT-G scale for use in the older person with cancer. Am J Clin Oncol, 2001, 24(6):591-596.

[3] WinStead-Fry P, Schultz A. Psychometric analysis of the functional assessment of cancer therapy-general (FACT-G) scale in a rural sample. Cancer, 1997, 79(12):2446-2452.

[4] 万崇华,孟琼,汤学良,等. 癌症患者生命质量测定量表 FACT-G 中文版评介. 实用肿瘤杂志, 2006,21(1):77-80.

[5] 万崇华,罗家洪,杨铮,等. 癌症患者生命质量测定与应用. 北京:科学出版社,2007:71-72.

[6] Cella D, Hahn EA, Dineen K. Meaningful change in cancer-specific quality of life scores: Differences between improvement and worsening. Qual Life Res, 2002,11(3): 207-221.

[7] Kemmler G, Holzner B, Kopp M, et al. Comparison of two quality-of-life instruments for cancer patients: the functional assessment of cancer therapy-general and the European Organization for Research and Treatment of Cancer Quality of Life Questionnaire-C30. J Clin Oncol, 1999,17(9): 2932-2940.

[8] Chen H, Cantor A, Meyer J, et al. Can older cancer patients tolerate chemotherapy? A prospective pilot study. Cancer, 2003,97(4):1107-1114.

[9] Vigili MG, Colacci AC, Magrini M, et al. Quality of life after conservative laryngeal surgery: a multidimensional method of evaluation. Eur Arch Otorhinolaryngol, 2002, 259(1):11-16.

(万崇华)

欧洲癌症研究与治疗组织的生命质量量表体系之共性模块(EORTC QLQ-C30)

1 开发情况

欧洲癌症研究与治疗组织 EORTC(European Organization for Research and Treatment)创立于 1962 年,是一个非营利的国际研究组织,目的在于组织、实施、协调和促进欧洲癌症的多学科研究。1974 年成立了其数据中心(data center),负责癌症的二、三期临床研究。1980 年,EORTC 成立了生命质量研究组(quality of life group),从较大的规模上进行癌症生命质量测评的协作研究。1986年,该研究组系统地开发癌症患者生命质量测定量表,旨在开发一套整体性的、模块式的生命质量测定量表QLQs(Quality of Life Questionnaires),满足不同癌症患者的测定需要。

EORTC QLQ-C30(以后简称QLQ-C30)就是该量表体系中的核心量表,用于所有癌症患者的生命质量测定(测定其共性部分),在此基础上增加不同癌症的特异性条目(模块)即构成不同癌症的特异量表。1987年,EORTC开发了含36个条目的第一代核心量表QLQ-C36。20世纪90年代初,含30个条目的第二代核心量表QLQ-C30一、二版相继问世,1999年推出了其第三版本。

2　结构与特性

为了统计分析和应用方便,量表常分为一定的领域(domain)或亚量表(sub-scale)。领域是生命质量构成部分中的一个方面,也称为维度(dimension),分析时作为一个独立变量。QLQ-C30(V3.0)含30个条目,归为15个领域来计算得分,分别是5个功能领域(躯体、角色、认知、情绪和社会功能)、3个症状领域(疲劳、疼痛、恶心呕吐)、1个总体健康状况/生命质量领域和6个单一条目(每个作为一个领域)。

关于量表的特性,Aaronson NK等将此量表用于来自于12个国家包括美国、英国、加拿大、澳大利亚、德国、荷兰、挪威、瑞典、比利时、意大利、法国、日本等的305例肺癌患者生命质量的测定,结果表明该量表具有良好的信度、效度、灵敏度,已成为了一个跨文化、跨地区的量表。此外,国外许多学者对该量表的信度及效度进行了考评,他们用克朗巴赫系数考评了量表的内部一致性;用对不同分组情况辨别能力考评其效度,结果表明该量表有较好的信度与效度,详见表2。

虽然QLQ-C30英文原版量表已经过大量的临床验证,鉴于生命质量的文化依赖性,不同国家的学者对此量表进行了翻译、文化调试,形成了不同语言的版本,并对相应的版本进行了考评。其中,Zhao等通过143例乳腺癌、肺癌等癌症患者的3次测定对中文版的QLQ-C30(V 3.0)进行了评价,结果表明治疗前后8个多条目领域的内部一致性系数(Cronbach's α)均大于0.70(除认知功能分别为0.49和0.55外),变动范围为0.71～0.93,所有15个领域的分析均显示了较好的重测信度(CO最低0.81,EF和GH最高0.93)、效标效度(与SF-36为效标)和结构效度;PF、RF、SF;GH、FA、NV、AP治疗前后的得分变化有统计学意义。万崇华等通过226例恶性肿瘤患者进行的生命质量测定对QLQ-C30中文版的应用效果进行了评价,结果表明:15个领域的重测信度均在0.73以上,各领域内部一致性信度的α值均在0.5以上,各条目与其领域的相关系数r值均在0.5以上,30个条目中提取了15个因子,累计方差贡献率为84.7%,该量表在入院治疗四周后基本上能够反映出生命质量的变化。因此QLQ-C30中文版具有较好的信度、效度及反应度,可用于中国癌症患者的生命质量测定。

3　计分与解释

3.1　条目得分的计算

QLQ-C30(V3.0)共30个条目,其中,条目29、30分为7个等级,根据其回答选项,计为1分到7分;其他条目分为4个等级:从没有、有一点、较多、很多,评分时,直接评1～4分。

3.2 领域得分(原始分)的计算

将各个领域所包括的条目得分相加并除以所包括的条目数即可得到该领域的得分(原始分raw score,RS),即 $RS=(Q_1+Q_2+\cdots+Q_n)/n$,详见表1。

3.3 缺失值的处理

若条目的回答上有缺失值(未回答),则该人的该条目得分也为缺失值(未计算得分),相应领域的计分方法为:(1)若该领域中一半以上的条目为缺失值,则该领域作为缺失值;(2)不足一半的条目为缺失值,则按下式计算:

该人该领域得分＝该人该领域各条目得分之和÷实际回答的条目数

3.4 标化分的计算与解释

为了使得各领域得分能相互比较,需进一步采用极差化方法进行线性变换,将粗分化为在0～100内取值的标准化得分(standard score, SS)。此外,变换还有一个目的,即改变得分的方向。因为 QLQ-C30 量表,除条目 29、30 外均为逆向条目(取值越大,生命质量越差),而在计分规则中明确规定:对于功能领域和总体健康状况领域得分越高说明功能状况和生命质量越好,对于症状领域得分越高表明症状或问题越多(生命质量越差)。因此,计算功能领域的标化分时还要改变方向。具体说来,分别按下式计算(式中 R 为各领域或条目的得分全距):

功能领域: $SS=[1-(RS-1)/R]\times100$

症状领域: $SS=[(RS-1)/R]\times100$

总体健康状况领域: $SS=[(RS-1)/R]\times100$

4 使用与应用

患者自填。由研究者/使用者将量表发给相应的患者,进行解释说明后由患者自己填写。所有癌症患者(尤其是没有特异量表的癌症)均可使用 QLQ-C30。

目前,QLQ-C30 已经被翻译为 54 种语言的版本,包括中文版,应用广泛,迄今已有 3000 多项临床试验采用了 QLQ-C30。如 Bamias 等使用 QLQ-C30 量表评价了阿霉素、顺铂、5-氟尿嘧啶联合化疗方案(EFC 方案)对不能手术的胃癌患者生存质量的影响。Webb 等运用 QLQ-C30 评估晚期食管癌、胃癌患者在接受两种不同化疗方案时的生命质量。冯奉仪等采用 QLQ-C30(V3.0)中文版,对 135 例包括了原发性肝癌、非小细胞肺癌、结直肠癌、胃癌、乳腺癌、食管癌、肾癌的晚期恶性肿瘤患者,接受尿多酸肽单药治疗前及治疗后 2、4、6 周分别进行测定,说明该药物可改善晚期恶性肿瘤患者的生命质量。

表 1 QLQ-C30(V3.0)各领域的计分方法(原始分 RS)

领域/亚量表	代码	性质	条目数	得分全距(R)	计分方法
1. 躯体功能 (physical functioning)	PF	功能型	5	3	$(Q_1+Q_2+Q_3+Q_4+Q_5)/5$
2. 角色功能 (role functioning)	RF	功能型	2	3	$(Q_6+Q_7)/2$
3. 情绪功能 (emotional functioning)	EF	功能型	4	3	$(Q_{21}+Q_{22}+Q_{23}+Q_{24})/4$
4. 认知功能 (cognitive functioning)	CF	功能型	2	3	$(Q_{20}+Q_{25})/2$
5. 社会功能 (social functioning)	SF	功能型	2	3	$(Q_{26}+Q_{27})/2$

续表

领域/亚量表	代码	性质	条目数	得分全距(R)	计分方法
6. 总健康状况 (global health status/QOL)	QL		2	6	$(Q_{29}+Q_{30})/2$
7. 疲倦 (fatigue)	FA	症状型	3	3	$(Q_{10}+Q_{12}+Q_{18})/3$
8. 恶心与呕吐 (nausea and vomiting)	NV	症状型	2	3	$(Q_{14}+Q_{15})/2$
9. 疼痛 (pain)	PA	症状型	2	3	$(Q_9+Q_{19})/2$
10. 气促 (dyspnoea)	DY	症状型	1	3	Q_8
11. 失眠 (insomnia)	SL	症状型	1	3	Q_{11}
12. 食欲丧失 (appetite loss)	AP	症状型	1	3	Q_{13}
13. 便秘 (constipation)	CO	症状型	1	3	Q_{16}
14. 腹泻 (diarrhea)	DI	症状型	1	3	Q_{17}
15. 经济困难 (financial difficulties)	FI	症状型	1	3	Q_{28}

表2　QLQ-C30量表测量学特性考评情况

作者	样本例数	疾病类型	各个领域克朗巴赫系数范围	分组情况	两组间有统计意义的领域
Aaronson 等	305	肺癌	0.52~0.89	按是否接受预化疗分组	PF RF EF CF FA PA NV QL
Bjordal K 等	204	头颈癌	0.56~0.93	按不同治疗方案分组	RF EF SF FA QL
De boer 等	156	艾滋病患者和HIV感染者	0.43~0.91	按是否有临床症状分组	PF EF
Fossa S 等	177	多种不同的肿瘤	0.53~0.91	按是否已接受了治疗分组	PF RF EF SF FA PA NV QL
Osoba D 等	535	卵巢癌、乳腺癌、肺癌	0.53~0.94	按是原发癌还是转移癌分组	PF FR SF FA PA QL

注:PF指躯体功能领域;RF指角色功能领域;EF指情感功能领域;CF指认知功能领域;SF指社会功能领域;FA指疲倦症状;PA指疼痛症状;NV指恶心与呕吐;QL指总的生命质量。

参考文献

[1] Aaronson NK, Ahmedzai S, Bergman B, et al. The European Organization for Research and Treatment of Cancer QLQ-C30: a quality of life instrument for use in international clinical trials in oncology. J Natl Cancer Inst, 1993,85(5):365-376.

[2] Aaronson NK, Cull A, Kaasa S, et al. The EORTC modular approach to quality of life assessment in oncology. Int J Ment Health, 1994,23:75-96.

[3] Bjordal K, Kaasa S. Psychometric validation of the EORTC core quality of life questionnaire, 30-item version and a diagnosis-specific module for head and neck cancer patients. Acta Oncol, 1992, 31(3):311-321.

[4] de Boer JB, Sprangers MAG, Aaronsson NK, Lange JMA, van Dam FSAM. The feasibility, reliability and validity of the EOREC QLQ-C30 in assessing the quality of life of patients with a symptomatic HIV infecting or AIDS (CVC IV). Psychol Health, 1994, 9:65−77.

[5] Fossa S. Quality of life assessment in unselected oncologic out-patients: apilot study. Int J Oncol, 1994,4:1393−1397.

[6] Osoba D, Zee B, Pater J, et al. Psychometric properties and responsiveness of the EORTC quality of life questionnaire (QLQ-C30) in patients with breast, ovarian and lung cancer. Qual Life Res, 1994, 3(5): 353−364.

[7] Zhao H, Kanda K. Testing psychometric properties of the standard Chinese version of the European Organization for Research and Treatment of Cancer Quality of Life Core Questionnaire 30 (EORTC QLQ-C30). Journal of Epidemiology, 2004,14(6):193−203.

[8] 万崇华,陈明清,张灿珍,等. 癌症患者生命质量测定量表 EORTC QLQ-C30 中文版评介. 实用肿瘤杂志, 2005,20(4):353−355.

[9] Bamias A, Hill ME, Cunningham D, et al. Epirubicin, cisplatin, and protracted venous infusion of 5-fluorouacil for esophagogastic ademocacinoma: response, toxicity, quality of life, and survival. Cancer, 1996, 77(10):1978−1985.

[10] Webb A, Cunningham D, Scarffe JH, et al. Randomized trial comparing epirubicin, cisplatin and fluorouracil versus fluorouracil, doxorubicin and methotrexate in advanced esophago-gastric cancer. J Clin Oncol, 1997,15(1):261−267.

[11] 冯奉仪,李青,王振玖. 尿多酸肽改善晚期癌症患者生活质量的研究. 中国肿瘤,2002,11(2):108−110.

(万崇华)

癌症患者生命质量测定量表体系之共性模块(QLICP-GM)

1 开发情况

QLICP(Quality of Life Instruments for Cancer Patients)是万崇华等从 1997 年开始研制的具有中国文化特色的癌症患者生命质量测定量表体系。该体系是按共性模块与特异模块结合方式来系统开发的,包括可用于各种癌症患者的共性模块 QLICP-GM (general module)以及我国常见癌症的特异模块,两者结合形成相应的特异量表。目前的 QLICP(V1.0)包括肺癌(QLICP-LU)、乳腺癌(QLICP-BR)、胃癌(QLICP-ST)、头颈癌(QLICP-HN)、大肠癌(QLICP-CR)、宫颈癌(QLICP-CE)等。其中,QLICP-GM 是整个体系的核心,可以单独使用,也可以与特异模块结合使用。

2 结构与特性

QLICP-GM(V1.0)由 4 个领域 9 个侧面 32 个条目构成(详见表 1 和表 2),其中躯体功能 7 个条目、心理功能 12 个条目、社会功能 6 个条目、共性症状及副作用 7 个条目。量表具有结构明确、层次清晰(条目→小方面→领域→总量表)、可在不同层面分析的优点，既可以做粗放的分析(领域和总量表层面)，也可以做深入精细的分析(小方面层面)，以便进一步发现变化和差异在哪里。

通过 600 例恶性肿瘤患者(其中肺癌 85 例、乳腺癌 186 例、大肠癌 110 例、头颈癌 133 例、胃癌 86 例)的测定资料分析表明：QLICP-GM 的四个领域躯体功能、心理功能、社会功能、共性症状与副作用以及共性模块的克朗巴赫系数 α 分别为 0.77、0.85、0.61、0.71 和 0.88，除社会功能稍低外，其余均很好；各个领域的重测相关系数均大于 0.85，总共性模为 0.89；相关分析、因子分析和结构方程模型分析证实了量表的结构效度和效标效度；量表具有一定的反应度，第一组(乳腺癌与肺癌)躯体功能、心理功能、共性症状及副作用 3 个领域和总量表的标准化反应均数 SRM(standardized response mean)分别为 0.16、0.49、0.67 和 0.45，第二组(大肠癌、胃癌与头颈癌)为 0.28、0.49、0.39 和 0.47。

3 计分与解释

3.1 条目得分的计算

QLICP-GM 采取 5 点等距评分法，每个条目均为 5 级等级式条目，依次计为 1、2、3、4、5 分。在量表中有正负性条目之分，正性条目得分越高代表生命质量越好，负性条目得分越高代表生命质量越差。对正性条目而言，无须进行转换，原始得分即为条目得分，对负性条目，需对其进行"正向变换"，即填写第一个等级者计 5 分、填写第二个等级者计 4 分，依次类推，或用 6 减去原始得分得到条目得分。

用公式表达为：

$$正向条目得分 = (0 + 回答选项数码)$$
$$逆向条目得分 = (6 - 回答选项数码)$$

本量表中 GPH3、GPS1、GPS2、GPS3、GPS4、GPS5、GPS6、GPS7、GPS8、GPS10、GPS11、GSO5、GSO6、GSS1、GSS2、GSS3、GSS4、GSS5、GSS6、GSS7 为逆向条目，其余均为正向条目。

3.2 领域、小方面和总量表得分(原始分)的计算

将各个领域、小方面所包括的条目得分相加即可得到该领域、小方面的得分，各领域的得分相加得到总量表的得分(详见表 2)。

3.3 缺失值的处理方法

若严格地进行量表收取时的审核检查和返填，一般不会有缺失值。若缺失值较多(一份量表中超过 30% 的条目没有回答)则作废表处理；若缺失值较少，则采用如下的任意一个方法：

(1)将缺失的条目用该条目得分的中位数(3 分)来代替。

(2)用实际回答的条目来计算领域得分，并换算为无缺失的情形，即相应领域的计分方法为：该领域各条目得分之和×该领域的条目数÷实际回答的条目数。

3.4 标化分的计算

为了比较的方便，通常还采用极差变换法将各领域、小方面和总量表的原始分(raw

score，RS)变换为在 0～100 内取值的标准化分(standardized score，SS)，即 $SS=(RS-\min)\times100/R$。其中 SS 为标准化分，RS 为原始分，min 为该领域或总量表得分的最小值，R 为该领域/小方面/总量表得分的极差，即最大值减去其最小值。

3.5 得分解释

各领域及总量表得分均是得分越高，表示其生命质量越好。具体说，原始得分越接近其最大值越好、标准化得分越接近 100 越好。

表 1 患者生命质量测定量表 QLICP-GM(V1.0)

【指导语】我们想了解有关过去 7 天您和您的身体状况的一些情况，这将有助于您疾病的治疗。请仔细阅读以下所有问题，并在每一问题后圈出一个最适合您的情况的数字。这些答案并无"对"与"错"之分，圈出适合您自己的即可。您所提供的资料将绝对保密。

躯体功能

		一点也不	有一点	有些	相当	非常
GPH1	您食欲好吗？	1	2	3	4	5
GPH2	您睡眠好吗？	1	2	3	4	5
GPH3	患病或治疗影响您的性生活吗？	1	2	3	4	5
GPH4	您能像患病前一样参加娱乐活动和安排业余生活吗？	1	2	3	4	5
GPH5	您能做家务吗？	1	2	3	4	5
GPH6	您能料理自己的日常生活吗？	1	2	3	4	5
GPH7	您能自己行走吗(如在医院中散步)？	1	2	3	4	5

心理功能

		一点也不	有一点	有些	相当	非常
GPS1	您感到忧虑或者压抑吗？	1	2	3	4	5
GPS2	疾病使您在精神上感到痛苦吗？	1	2	3	4	5
GPS3	您感到烦躁和易发脾气吗？	1	2	3	4	5
GPS4	悲伤和压抑等不良情绪对您的生活干扰大吗？	1	2	3	4	5
GPS5	您担心自己的健康状况变糟吗？	1	2	3	4	5
GPS6	您感到自卑吗？	1	2	3	4	5
GPS7	您感到孤独吗？	1	2	3	4	5
GPS8	您对您的疾病感到恐惧吗？	1	2	3	4	5
GPS9	您能集中注意力做某一件事情吗？	1	2	3	4	5
GPS10	您的记忆力下降了吗？	1	2	3	4	5
GPS11	您担心被家人视为家庭负担吗？	1	2	3	4	5
GPS12	您相信您的病能治好吗？	1	2	3	4	5

社会功能

		一点也不	有一点	有些	相当	非常
GSO1	您能得到家庭的关心或支持吗？	1	2	3	4	5
GSO2	您能得到亲戚朋友、同事、邻居的关心或帮助吗？	1	2	3	4	5
GSO3	您能承担相应的家庭角色(如父、母、子、女等)吗？	1	2	3	4	5
GSO4	您能得到医疗保障吗？	1	2	3	4	5
GSO5	患病及治疗造成您家庭经济困难了吗？	1	2	3	4	5
GSO6	患病及治疗影响您工作或劳动中的地位和作用了吗？	1	2	3	4	5

共性症状及副作用

		一点也不	有一点	有些	相当	非常
GSS1	您有恶心、呕吐吗？	1	2	3	4	5
GSS2	您有脱发吗？	1	2	3	4	5
GSS3	您有口腔溃疡吗？	1	2	3	4	5
GSS4	您有疼痛吗？	1	2	3	4	5
GSS5	您的体重有变化吗？	1	2	3	4	5
GSS6	您有腹泻吗？	1	2	3	4	5
GSS7	您容易疲乏吗？	1	2	3	4	5

表 2　QLICP-GM(V1.0)的各领域及总量表计分(原始分)方法

领域及其小方面	条目数	得分范围	计分方法(相应条目得分相加)
躯体功能 PHD	7	7~35	BPF+SXF+IDF
基本生理功能(BPF)	2	2~10	GPH1+GPH2
性功能(SXF)	1	1~5	GPH3
独立功能(IDF)	4	4~20	GPH4+GPH5+GPH6+GPH7
心理功能 PSD	12	12~60	EMO+REC
情绪(EMO)	9	9~45	GPS1+…+GPS8+GPS11
认知(REC)	3	3~15	GPS9+GPS10+GPS12
社会功能 SOD	6	6~30	SSS+ELE
社会支持(SSS)	4	4~20	GSO1+GSO2+GSO3+GSO4
对生活/经济影响(ELE)	2	2~10	GSO5+GSO6
共性症状和副作用 SSD	7	7~35	SEF+CST
副作用(SEF)	4	4~20	GSS1+ GSS2+GSS3+ GSS6
共性症状(CST)	3	3~15	GSS4+GSS5+GSS7
总共性模块 CGD	32	32~160	PHD+PSD+SOD+SSD

4　使用与应用

　　所有癌症患者(尤其是没有特异量表的癌症)均可使用 QLICP-GM 来评价生命质量,由患者自填。该量表是自评式量表,要求被测者有一定的文化程度,而且在单独、安静的环境下填写量表。如果是治疗方法、药物效果评价等应用性研究,一般应采用随机对照设计,并进行纵向测定(至少治疗前后各测定一次)。调查者对抽到的患者进行解释说明并得到同意后将量表发给患者填写,等患者完成量表后收回并仔细查看有无漏项,如有漏项,提醒被试者及时补齐,若仍拒绝填写则作为缺省值并力图问清和记录原因。

　　调查时,使用者可以根据自己的需要设计一个封面,包含由病人自己填写的年龄、性别、职业、文化程度、家庭经济情况等和由医生或调查者填写的病人的临床类型、临床分期、所采用的治疗方法等基本情况。

　　目前,该量表已经在国内 50 多家医院应用。

参考文献

[1]　万崇华,罗家洪,张灿珍,等.癌症患者生命质量测定量表体系研究.中国行为医学科学,2003,12(3):341-342.

[2]　万崇华,孟琼,罗家洪,等.癌症患者生命质量测定量表体系共性模块研制方法(一):条目筛选与共性模块的形成.癌症,2007,26(2):113-117.

[3]　万崇华,孟琼,汤学良,等.癌症患者生命质量测定量表体系共性模块研制方法(二):信度与效度

分析．癌症，2007，26(3)：225—229.

[4] 万崇华，罗家洪，杨铮，等．癌症患者生命质量测定量表体系共性模块研制方法(三)：反应度分析．癌症，2007，26(4)：337—340.

[5] 万崇华，罗家洪，杨铮，等．癌症患者生命质量测定与应用．北京：科学出版社，2007：108—121.

（万崇华）

肺癌患者生命质量测定特异量表

肺癌的生命质量研究是癌症领域报道最多的，起初主要采用一些普适性量表进行，如 SF-36、SIP、QL-Index、KPS 等。后来也采用癌症专用的普适性量表如 FLIC、CARES 等，反映的是肺癌患者生命质量的共性部分。随后开发了一些专门针对肺癌的量表，如 LCSS、肺癌日记卡、FACT-L 等(详见表 1)。但 LCSS、肺癌日记卡实际上只测定了肺癌患者生命质量的一部分。相比之下，FACT-L、QLQ-C30 和 QLQ-LC13、QLICP-LU 等专门针对肺癌病人开发，能较全面地评价肺癌病人的生命质量，而且均是采用共性模块与特异模块结合方式开发，从而既反映了生命质量的共性部分，又体现了其治疗与副作用的特殊方面，其中的共性模块还可用于不同癌症的生命质量比较。

1 EORTC QLQ-LC43

这是欧洲癌症研究与治疗组织的生命质量核心量表 QLQ-C30 和肺癌特异模块 QLQ-LC13 两者合并在一起形成的量表。QLQ-LC43 可全面地评价肺癌病人的生命质量。其中，QLQ-LC13 包括 13 个肺癌特异症状和治疗副作用条目，分析时有 3 个条目(休息时感到气短、步行时感到气短、爬楼梯时感到气短)归为一个气促症状领域，其他 9 个反映症状的特异条目(咳嗽、咯血、口腔溃疡、咽下困难、周围神经病变、脱发、胸痛、手臂或肩膀痛、其他部位痛)单独分析。

每个条目均是 4 个等级，从没有、有一点、较多、很多，评分时，直接评 1～4 分。将各个领域所包括的条目得分相加并除以所包括的条目数即可得到该领域的得分(原始分 raw score，RS)，再按照与 QLQ-C30 相同的方法可以得到标准化得分。

2 FACT-L

FACT 是由美国芝加哥 CORE 的 Cella 等研制出的癌症治疗功能评价系统(Functional Assessment of Cancer Therapy)，由一个测量癌症病人生命质量共性部分的一般量表(共性模块)FACT-G 和一些特定癌症的附加模块构成的量表群。FACT-L(V4.0)由 27 个条目的 FACT-G 和 9 个条目的肺癌特异模块(也称为附加关注)构成，共 36 个条目,专门用于肺癌病人的生命质量测定。其中,附加关注部分包括呼吸短促(B1)、体重下降(C2)、思维清晰(L1)、咳嗽(L2)、脱发(B5)、食欲(C6)、胸闷(L3)、呼吸顺畅(L4)、后悔抽烟(L5)9 个肺癌特异症状和治疗副作用条目。

　　FACT-L 的 36 个条目均采用等级式条目设置,分为:一点也不(0)、有一点(1)、有些(2)、相当(3)、非常(4)五个等级。在评分时正向条目直接计 0～4 分,逆向条目(即回答选项的数码越大,生命质量越差)则反向计分,即填写第一个等级者计 4 分,填写第二个等级者计 3 分,依次类推。其中,GP1～GP7、GE1、GE3～GE6、B1、C2、L2、B5、L3、L5 为逆向条目,其余为正向条目。将各个领域所包括的条目得分相加即可得到该领域的得分,各领域的得分相加得到总量表的得分。

3　肺癌患者生命质量测定量表 QLICP-LU

　　这是万崇华等开发的具有中国文化特色的癌症患者生命质量测定量表体系—肺癌量表(Quality of Life Instruments for Cancer Patients-Lung Cancer)。QLICP-LU 由 32 个条目的共性模块 QLICP-GM 和 8 个条目的肺癌特异模块构成,其中肺癌特异模块含咳嗽(包括咳嗽 SLU1、咳血 SLU2、气促 SLU6)、胸闷痛(包括胸闷 SLU3、胸痛 SLU4、发热 SLU5)、声音嘶哑(SLU7)和担心传他人(SLU8)四个侧面。

　　每个条目均设置为 5 个级别,即:一点也不(1)、有一点(2)、有些(3)、相当(4)、非常(5)五个等级。其中特异模块都是逆向条目,分别计为 5～1 分。将各领域/侧面包括的条目得分相加即得到该领域/侧面得分,全部相加得到量表总分。

表 1　肺癌患者生命质量测定特异量表

1	量表名称 (开发者,发表年代)	The Lung Cancer Symptom Scale (LCSS)　肺癌症状量表 (Gralla et al. 于 20 世纪 80 年代中期开始研制)
	量表简介 (组成与特性评价)	病人量表由病人填写,由食欲、疲倦、咳嗽、气促、痰中带血、疼痛等 9 个条目构成,每个条目均采取线性方式排列;调查者量表由食欲丧失、疲倦、咳嗽、呼吸困难、痰中带血、疼痛 6 个条目构成,每个条目采取等级方式排列,分别记为 0、25、50、75、100 分。 　评价者间的一致性卡帕系数为 0.86～0.99 之间;病人的重测信度较高,$r>0.75$;患者量表内部一致性 α 值为 0.82,调查者量表为 0.75;患者量表的效标效度为 0.40～0.67,调查者量表为 0.54～0.65。
	文献来源	1. Hollen PJ, Gralla RJ, Kris MG, et al. Quality of life assessment in individuals with lung cancer: testing the Lung Cancer Symptom Scale (LCSS). Eur J Cancer, 1993, 29A (Suppl 1): S51－S58. 2. Hollen PJ, Gralla RJ, Kris MG, et al. Measurement of quality of life in patients with lung cancer in multicenter trials of new therapies. Psychometric assessment of the Lung Cancer Symptom Scale. Cancer, 1994, 73(8): 2087－2098.
2	量表名称 (开发者,发表年代)	Daily Diary Card for Lung Cancer (DDC-LC)　肺癌日记卡 (英国医学研究会,20 世纪 80 年代; Geddes, 1990)

续表

2	量表简介 （组成与特性评价）	包括恶心呕吐、焦虑、心情、活动能力、全身状况 5 个方面，每个方面分为很好、好、一般、差和很差 5 个等级。Geddes 日记卡包括恶心呕吐、食欲、疼痛、睡眠、心情、全身状况、活动能力、疾病感 8 个方面，每个方面分为很好、一般、差和很差 4 个等级。 　　Geddes，Fayes 经过评价认为量表具有信度、效度和反应度。
	文献来源	1. Geddes DM, Dones L, Hill E, et al. Quality of life during chemotherapy for small cell lung cancer: assessment and use of a daily diary card in a randomized trial. Eur J Cancer, 1990,26(4):484−492. 2. Fayers PM, Bleehen NM, Girling DJ, et al. Assessment of quality of life in small-cell lung cancer using a Daily Diary Card developed by the Medical Research Council Lung Cancer Working Party. Br J Cancer, 1991,64(2):299−306.
3	量表名称 （开发者，发表年代）	肺癌患者生命质量测定量表 （陆舜，2001）
	量表简介 （组成与特性评价）	病人用表由 64 个条目构成，包括社会家庭状况(8)、对医生及疾病态度关系(15)、情感状况(23)、功能状况(9)和肺癌引起的疾病症状(9) 5 个领域组成。肺癌引起的疾病症状的分 4 级，评为 1～4 分，其他分 5 级，评为 0～4 分。 　　评估结果显示较好的敏感性、重复性和有效性。
	文献来源	1. 陆舜. 肺癌患者的生存质量评价表. 现代康复,2001,5(6):20−21,37.
4	量表名称 （开发者，发表年代）	QLQ-LC43　欧洲癌症研究与治疗组织肺癌特异量表 （Bergman B et al. , 1994）
	量表简介 （组成与特性评价）	由 QLQ-C30 和 LC13 构成，其中 LC13 包含一个多条目的气促领域与 10 个单条目(咳嗽、咯血、口腔溃疡、咽下困难、周围神经病变、脱发、胸痛、手臂或肩膀痛、其他部位痛)。 　　多条目的气促领域的 Cronbach α 值大于 0.7，评价结果得出此量表具有较好的临床效度。
	文献来源	1. Bergman B, Aaronson NK, Ahmedzai S, et al. The EORTC QLQ-LC13: a modular supplement to the EORTC Core Quality of Life Questionnaire (QLQ-C30) for use in lung cancer clinical trials. EORTC Study Group on Quality of Life. Eur J Cancer, 1994, 30A(5):635−642.

续表

5	量表名称 （开发者，发表年代）	Functional Assessment of Cancer Therapy-Lung(FACT-L)　肺癌治疗功能评价量表 (Cella，1995)
	量表简介 （组成与特性评价）	由 FACT-G 的 4 个领域和肺癌特异模块（附加关注）构成，共 36 个条目：生理状况（7 条）、社会/家庭状况（7 条）、情感状况（6 条）、功能状况（7 条）和附加关注（9 条）。 　　各领域克朗巴赫系数在 0.68 到 0.89 间，总分、PWB、FWB、LCS、TOI 领域有统计学意义的变化，量表具有一定的反应度。
	文献来源	1. Cella DF，Bonomi AE，Lloyd SR，et al. Reliability and validity of the Functional Assessment of Cancer Therapy-Lung (FACT-L) quality of life instrument. Lung Cancer，1995，12(3)：199—220.
6	量表名称 （开发者，发表年代）	Quality of Life Instruments for Cancer Patients-Lung Cancer(QLICP-LU)　癌症患者生命质量测定量表体系之肺癌量表 (万崇华等，2007)
	量表简介 （组成与特性评价）	由 32 个条目的共性模块 QLICP-GM 和 8 个条目的肺癌特异模块构成。其中共性模块包括了 4 个领域 9 个侧面，特异模块包括 4 个侧面。每个条目均设置为：一点也不、有一点、有些、相当、非常 5 个等级。 　　量表重测信度为 0.78，各领域内部一致性 α 值及重测信度值大多在 0.7 以上；相关分析与因子分析显示较好的结构效度，条目得分与其所在领域得分间的相关性较大（r 值多在 0.6 以上）；与 FACT-L 为效标的效标关联效度为 0.82；治疗后各领域及总量表得分均有统计学意义，且标准化反应均数 SRM 除社会功能外均大于 0.8。
	文献来源	1. 万崇华，罗家洪，杨铮，等. 癌症患者生命质量测定与应用. 北京：科学出版社，2007：127—154. 2. 万崇华，张灿珍，李高峰，等. 肺癌患者生命质量测定量表 QLICP-LU 的研制与测量学特性评价. 中国肿瘤，2007，16(11)：858—861.

（万崇华）

妇科癌症患者生命质量测定特异量表

　　妇科癌症严重危害到广大妇女的健康，故妇科癌症患者的生命质量也受到了全球生命质量研究者的关注。早期的妇科癌症生命质量量表主要是乳腺癌的开发，如：BCQ、

IBCSGQL 等,随着生命质量研究的开展,也出现了卵巢癌生命质量量表:QLQ-OV28 等,宫颈癌量表:FACT-Cx 等。目前,采用共性模块与特异模块共同开发量表的体系有三个,即:欧洲癌症研究与治疗组织开发的 EORTC QLQ 系列,美国芝加哥 CORE 的 Cella 等研制出的癌症治疗功能评价系统 FACTA,及由万崇华等开发的 QLICP 系列。三个系列的量表都涉及了妇科癌症,分别是:QLQ-BR23、QLQ-OV28、QLQ-Cx24;FACT-B、FACT-Cx、FACT-OV、FACT-EN;QLICP-BR、QLICP-CE、QLICP-OV,可见妇科癌症特异量表在生命质量研究中意义重大。

表 1 妇科癌症患者生命质量测定特异量表

	量表名称 (开发者,发表年代)	Breast Cancer Chemotherapy Questionnaire(BCQ) 乳腺癌化疗问卷 (Levine, 1988)
1	量表简介 (组成与特性评价)	30 个条目,每个条目有 7 个等级,主要从魅力丧失、疲劳、躯体症状、不方便、情感、希望和得到的支持方面等方面进行测量。 该量表有较好的信度、效度。
	文献来源	1. Levine MN, Gugatt GH, Gent M, et al. Quality of life in stage Ⅱ breast cancer: An instrument for clinical trials. J Clin Oncol, 1988,6 (12):1798−1810.
2	量表名称 (开发者,发表年代)	International Breast Cancer Study Group Quality of Life(IBCSGQL) 国际乳腺癌协作组生命质量量表 (国际乳腺癌协作组,1996)
	量表简介 (组成与特性评价)	10 个条目,内容包括患者的体力、情感、社会支持、疾病应对、主观健康评估以及由于手术、放疗、化疗和内分泌治疗引起的常见毒副反应,如恶心、呕吐、无食欲、疲劳、上肢活动受限等情况。
	文献来源	1. Hurny C, Bemhard J, Coates A. Quality of life assessment in the International Breast Cancer Study Group:past,present,and future. Recent Result s Cancer Res, 1998,152:390−395.
3	量表名称 (开发者,发表年代)	Functional Assessment of Cancer Therapy-Breast Cancer FACT-B 癌症治疗功能评价系统之乳腺癌 (美国结局研究与教育中心 CORE. 1996)
	量表简介 (组成与特性评价)	FACT-G 包括生理状况(7 个条目)、社会/家庭状况(7 个条目)、情感状况(6 个条目)和功能状况(7 个条目),共 27 个条目。乳腺癌的子量表 BCS 由 9 个附加关注条目组成。FACT-B(4.0)共有 36 个条目。 5 个领域以及总量表的重测信度分别为:0.82、0.85、0.85、0.85、0.86、0.89;5 个领域内部一致性信度的 α 值分别为 0.84、0.84、0.79、0.83、0.61。

续表

3	文献来源	1. Ferrell Br，Grant M，Funk B，et al．Quality of life in breast cancer. Cancer Pract，1996，4(6)：331－340. 2. Brade MJ，Cella DF，Mo F，et al．Reliability and validity of the functional assessment of cancer therapy-Breast quality-of-life instrument. Journal of Clinical Oncology，1997，15(3)：974－986. 3. 万崇华，张冬梅，汤学良，等．乳腺癌患者生命质量测定量表(FACT-B)中文版的修订．中国心理卫生杂志，2003，17(5)：298－300.
4	量表名称 （开发者，发表年代）	Quality of Life Instruments for Cancer Patients-Breast Cancer（V1.0）（QLICP-BR）　癌症患者生命质量测定量表体系之乳腺癌量表第一版 （万崇华等，2000）
	量表简介 （组成与特性评价）	QLICP-BR(V1.0)由32个条目的共性模块QLICP-GM和7个条目的乳腺癌特异模块构成。QLIPC-GM由4个领域9个小方面32个条目构成；特异模块又分为3个小方面：乳房症状、上身影响、身心影响。 该量表的内部一致性信度(α系数)除社会功能领域较低外，其余领域及特异模块均在0.65以上；重测信度均在0.75以上；共性模块提取了9个因子，累计方差贡献率为74.49%，特异模块提取了3个因子，累计方差贡献率为74.96%；以FACT-B作为效标评价，两量表得分的相关系数为0.73，两共性模块得分的相关系数为0.70；该量表在入院治疗四周后总量表及多数领域均检出了生命质量得分的变化。
	文献来源	1. 万崇华，罗家洪，张灿珍，等．癌症患者生命质量测定量表体系研究．中国行为医学科学，2003，12(3)：341－342. 2. 张冬梅，万崇华，李文辉，等．乳腺癌患者生命质量测定量表的研制及考评．中国行为医学科学，2002，11(3)：344－349. 3. 杨铮，汤学良，万崇华，等．癌症患者生命质量测定量表体系之乳腺癌量表QLICP-BR的研制．癌症，2007，26(10)：1122－1126.
5	量表名称 （开发者，发表年代）	European Organization for Research and Treatment Quality of Life-Breast Cancer（QLQ-BR23）　欧洲癌症研究与治疗组织的生命质量量表体系之乳腺癌量表 （EORTC，1996）
	量表简介 （组成与特性评价）	该量表由共性模块QLQ-C30和特异模块QLQ-BR23构成。QLQ-C30共有30个条目，包括躯体功能、角色功能、情绪功能、认知功能、社会功能、总体健康状况/QOL 6项功能分类。乳腺癌的特异模块（QLQ-BR23）是乳腺癌特异子量表，包括23个问题，用于评价疾病症状，治疗的毒、副作用(手术、化疗、放疗、内分泌治疗等)，体形，性功能和对未来健康的期望。 除功能状况外其余领域克朗巴赫系数均大于0.7。以SF-36作为效标测定相关系数，各领域的相关系数从0.25～0.64不等。从结构效度上看，QLQ-BR23量表得分与QLQ-C30量表反应功能的领域得分相关系数相对较低(<0.4)，但与反应症状的领域相关性较高。大部分领域治疗前后生命质量得分有差别。

续表

5	文献来源	1. Sprangers MA, Groenvold M, Arraras JI, et al. The European Organization for Research and Treatment of Cancer breast cancer-specific quality-of-life questionnaire module: first results from a three-country field study. J Clin Oncol, 1996, 14(10): 2756−2768.
6	量表名称 （开发者，发表年代）	QLQ-OV28 欧洲癌症研究与治疗组织的生命质量量表体系之卵巢癌量表的特异量表 （EORTC, 2003）
	量表简介 （组成与特性评价）	共性模块量表 QLQ-C30 共有 30 个条目，包括躯体功能、角色功能、情绪功能、认知功能、社会功能、总体健康状况/QOL 6 项功能分类。QLQ-OV28 共有 28 个条目，包括腹部或胃肠道症状、周围神经病、内分泌/停经症状、体形、对疾病或治疗的态度、化疗副作用、性功能、消化不良或心脏疼痛、脱发、脱发引起的烦恼、味觉异常 11 个功能分类。 除了内分泌/停经症状、化疗副作用两个侧面克朗巴赫系数 α 较低外，其余侧面的克朗巴赫系数 α 得分在 0.74～0.89 间，各条目与其所在侧面的得分相关较大，与其他侧面的得分相关较小，正在接受治疗的患者化疗副作用侧面的得分低于其他侧面
	文献来源	1. Greimel E, Bottomley A, Cull A, et al. An international field study of the reliability and validity of a disease-specific questionnaire module (the QLQ-OV28) in assessing the quality of life of patients with ovarian cancer. Eur J Cancer, 2003, 39(10):1402−1408. 2. Chie WC, Lan CY, Chiang C, et al. Quality of life of patients with ovarian cancer in Taiwan: validation and application of the Taiwan Chinese version of the EORTC QLQ-OV28. Psychooncology, 2010, 19(7):782−785.
7	量表名称 （开发者，发表年代）	Quality of Life Instruments for Cancer Patient-Ovarian Cancer (QLICP-OV)　癌症患者生命质量测定量表体系之卵巢癌 （万崇华等，2004）
	量表简介 （组成与特性评价）	由共性模块 QLICP-GM 及特异模块构成：QLICP-GM 包括 4 个领域 9 个小方面 32 个条目。特异模块有 10 个条目，分为 6 个小方面：流血、腹部症状、担心复发传染、阴道干涩、女人味、担心生育力。 重测信度除心理功能领域和特异模块低外，其余领域相关系数大于0.60；克朗巴赫系数 α 除共性症状和副作用领域、社会功能领域低外，其余均在 0.65 以上，因子分析显示共性模块提取 9 个因子累计方差贡献率76.51%；特异模块提取 6 个因子累计方差贡献率为 87.63%。
	文献来源	1. 万崇华，罗家洪，杨铮，等. 癌症患者生命质量测定与应用. 科学出版社，2007:193−198.
8	量表名称 （开发者，发表年代）	Functional Assessment of Cancer Therapy-Ovarian Cancer (FACT-O) 美国癌症治疗功能评价系统之卵巢癌（CORE）

续表

8	量表简介 （组成与特性评价）	FACT-O 分为两个部分，FACT-G(V4.0)由 4 个领域 27 个条目构成，4 个领域为：生理状况、社会/家庭状况、情感状况和功能状况，附加关注模块由 12 个条目构成。 　　生理状况、社会/家庭状况、情感状况、功能状况领域、附加关注、总量表的克朗巴赫系数 α 分别为：0.88、0.75、0.82、0.85、0.74、0.92；重测相关系数分别为：0.85、0.72、0.81、0.88、0.78、0.81；以 FLIC 量表作为效标进行测量，相同概念领域的相关系数大于其他领域，该量表有较好的信度、效度。
	文献来源	1. Fish LS, Lewis BE. Quality of life issues in the management of ovarian cancer. Semin Oncol, 1999, 26(1):32－39. 2. Basen-Engquist K, Bodurka-Bevers D, Fitzgerald MA, et al. Reliability and validity of the functional assessment of cancer therapy-ovarian. J Clin Oncol, 2001,19(6):1809－1817.
9	量表名称 （开发者，发表年代）	Functional Assessment of Cancer Therapy-Cervix Cancer(FACT-Cx)　癌症治疗功能评价系统之宫颈癌 （美国结局研究与教育中心 CORE）
	量表简介 （组成与特性评价）	由共性模块 FACT-G 和针对宫颈癌患者的附加关注构成。共性模块由 4 个领域 27 个条目组成；特异模块由 15 个条目组成。 　　重测相关系数各领域得分在 0.69～0.84 间，克朗巴赫系数 α 在 0.74～0.89 间，各条目与所在领域的相关系数大于其他领域得分。
10	量表名称 （开发者，发表年代）	European Organization for Research and Treatment of Cancer, cervix cancer-specific Quality of Life Questionnaire(EORTC QLQ-Cx24)　欧洲癌症研究与治疗组织的生命质量量表体系之宫颈癌量表 （EORTC,2006）
	量表简介 （组成与特性评价）	QLQ-C30 由 30 个条目组成，QLQ-Cx24 由 24 个条目组成，分为症状表现、形象、性及阴道功能、淋巴水肿、周围神经、绝经、担心性功能、性兴趣、性享受 9 个领域。其中，症状表现由 11 个条目组成，形象由 3 个条目组成，性及阴道功能由 4 个条目组成，其他每个领域均由一个条目组成。 　　克朗巴赫系数 α 在 0.72～0.87 间，结构效度误差小于 3%，病人填写遗漏项小于 3%，患者能在 15 分钟内完成量表的填写。
11	量表名称 （开发者，发表年代）	Quality of Life Instruments for Cancer Patient-Cervical Cancer(QLICP-CE)　癌症患者生命质量测定量表体系之宫颈癌 （万崇华等,2004）
	量表简介 （组成与特性评价）	由共性模块 QLICP-GM 及特异模块构成：QLICP-GM 包括 4 个领域 9 个小方面 32 个条目。特异模块有 8 个条目，分为 3 个小方面：小便及阴道不适、阴道流血、心理担心。 　　除特异模块重测相关系数为 0.63 外，其他领域及总量表重测相关均大于 0.80；克朗巴赫系数 α 在 0.58～0.86 间，因子分析显示，共性模块提取 9 个因子累计方差贡献率为 67.36%，特异模块提取 3 个因子累计方差贡献率为 69.57%；治疗前后除社会功得分无差异外，其余领域均有统计学意义。

续表

11	文献来源	1. 张晓磬,万崇华,卢玉波,等. 癌症患者生命质量测定量表体系之宫颈癌量表 QLICP-CE 的研制及考评. 中国肿瘤,2009,18(3):183－186.
12	量表名称 (开发者,发表年代)	Functional Assessment of Cancer Therapy-Endometrial Cancer,(FACT-EN) 癌症治疗功能评价系统之子宫内膜癌 (美国结局研究与教育中心 CORE)
	量表简介 (组成与特性评价)	由共性模块 FACT-G 和针对宫颈癌患者的附加关注构成。共性模块由 4 个领域 27 个条目组成;特异模块由 16 个条目组成。

(张晓磬)

胃癌患者生命质量测定特异量表

国内外已经开发的胃癌生命质量特异性量表主要有:EORTC 生命质量核心量表 QLQ-C30 和胃癌特异模块 QLQ-STO22 联合构成的 EORTC QLQ-STO52,癌症治疗功能评价系统(FACT)中的胃癌量表 FACT-Ga,万崇华等研制开发的胃癌患者生命质量测定量表 QLICP-GA(Quality of Life Instruments for Cancer Patients-Gastric Cancer),田俊等研制的胃癌患者生存质量问卷及台湾 Chew-wun W 开发的特殊症状量表,详见表 1。目前 EORTC QLQ-STO52 已经有经过汉化处理的中文版,FACT-Ga 中文版尚在研制过程中。

1 EORTC QLQ-STO52

EORTC QLQ-STO52 是欧洲癌症研究与治疗组织的生命质量核心量表 QLQ-C30 和胃癌特异模块 QLQ-STO22 两者合并在一起形成的特异量表。其中 EORTC QLQ-STO22 特异模块包括 22 个条目,22 个条目被划分为 9 个领域,由 5 个领域(吞咽困难领域、疼痛领域、返流症状领域、进食受限领域、焦虑领域)和 4 个症状单一条目(口干、味道改变、躯体形象、脱发)构成。

QLQ-STO22 中文版的条目分为 4 个等级:从没有、有一点、较多至很多,对条目计分时,直接评 1~4 分。将各个领域所包括的条目得分相加并除以所包括的条目数即可得到该领域的得分,此时得到的是粗分(raw score,RS),再按照与 QLQ-C30 相同的方法可以得到标准化得分。QLQ-STO22 的 5 个领域全为症状领域,4 个单一条目均为症状条目,可按症状领域的计分方法来计分。

2 FACT-Ga

FACT-Ga 是由美国芝加哥 CORE 研制出的癌症治疗功能评价系统(Functional Assessment of Cancer Therapy,FACT)中的消化道癌症特异量表。该量表由 FACT-G 的

27 个条目和胃癌附加模块的 19 个条目构成,分为 5 个领域,即:生理状况(7 条)、社会/家庭状况(7 条)、情感状况(6 条)、功能状况(7 条)和附加的关注情况(19 条),前面 4 个领域构成了 FACT 的共性模块 FACT-G,附加关注包括了 19 个针对胃癌患者的特异条目,分别是:体重下降,食欲下降,烧心或反酸困扰、是否能够吃喜欢的食物、进食疼痛或不适、胃部下垂感、胃胀或胃绞痛、吞食物困难、饮食习惯改变带来的困扰、能否和朋友家人一起享受美食、消化问题干扰日常活动、因为疾病避免外出就餐、担心胃部有问题、胃部疼痛或不适、被胃胀气困扰、腹泄、疲惫、虚弱、因为疾病无法计划将来等。

FACT-Ga 采用 5 级评分法,即:一点也不、有一点、有些、相当、非常 5 个等级。在评分时正向条目直接计 0~4 分,逆向条目则反向计分,即填写第一个等级者计 4 分、填写第二个等级者计 3 分,依次类推。在 46 个条目中,共性模块中 GP1、GP2、GP3、GP4、GP5、GP6、GP7、GE1、GE3、GE4、GE5、GE6 是逆向条目,特异模块中除 E6 外,其他条目均是逆向条目。将各个领域所包括的条目得分相加即可得到该领域的得分,各领域的得分相加得到总量表的得分。

3　QLICP-GA

QLICP-GA(原名 QLICP-ST)是万崇华等开发的具有中国文化特色的癌症患者生命质量测定量表体系中的胃癌量表(Quality of Life Instruments for Cancer Patients-Gastric Cancer),由共性模块 QLICP-GM 及一个包含 7 个条目的胃癌特异模块构成。QLICP-GA 的共性模块包括 4 个领域 9 个方面 32 个条目,特异模块包括 2 个方面 7 个条目。特异模块的两个方面主要是进食不适和特异症状,7 个条目包括了上腹痛、腹部闷胀、上腹部包块、进食后腹部不适、黑便、便秘、因进食后不适而烦恼等。

QLICP-GA 采取 5 点等距评分法,依次计为 1、2、3、4、5 分。在量表中有正负性条目之分,正向条目得分越高代表生命质量越好,逆向条目得分越高代表生命质量越差。对正向条目而言,无须进行转换,原始得分即为条目得分,对逆向条目,需对其进行“正向变换”,即用 6 减去原始得分得到条目得分。特异模块全部条目均是逆向条目。将各领域/侧面包括的条目得分相加即得到该领域/侧面得分(粗分),全部相加得到量表总分(粗分)。也可采用极差化方法。即 $SS=(RS-Min)\times100/R$ 来讲粗分转化为标准分。其中 SS 为标准化分,RS 为粗分,Min 为该领域/小方面/总量表得分的最小值,R 为其得分极差,即最大值减去其最小值($R=Max-Min$)。

表 1　胃癌患者生命质量测定特异量表

1	量表名称 (开发者,发表年代)	胃癌患者生存质量问卷
	量表简介 (组成与特性评价)	包括睡眠状况、活动范围、饮食情况、交通工具的情况、躯体活情况、生活自理程度、日常家务的完成情况、疼痛的程度、娱乐活动的参与程度、公共媒体的使用情况、个人的兴趣爱好、癌症知识的普及情况、心理状况、对于疾病恐惧程度、和亲友的联络状况、社会活动参与状况、对于生活的失望程度、战胜疾病的信心、近期精神整体状况、对于治疗的态度等 21 个条目,各个条目采用国际通用的五点式等距评分方式,内容涉及了躯体、心理、精神、社会等方面,但未涉及胃癌的一些特异症状。量表没有划分领域。 　未报道对该量表信度和效度的考评结果。

续表

1	文献来源	1. 孟欣，田俊．胃癌患者生存质量影响因素的累积比数模型分析．中国慢性病预防与控制,2003,11(2):51—53.
2	量表名称（开发者,发表年代）	Chew-wun Wu 特殊症状量表
	量表简介（组成与特性评价）	食欲、饮食类型、食量、饮食次数、进食时间、饭后腹胀、烧心感、腹泻、便秘、失眠、体重减轻、吞咽困难、呕吐、头晕 14 项内容，未划分领域，仅包含了胃癌的一些特异症状，没有测定胃癌患者躯体功能、心理功能及社会功能方面的内容。 　未见对该量表信度、效度、反应度的考评报道。
	文献来源	1. Wu CW,Hsieh MC,Lo SS,et al. Quality of life of patients with gastric adenocacinoma after curative gastrectomy. World J Surg,1997,21(3):777—782.
3	量表名称（开发者,发表年代）	Thybusch-Bernhardt 及其合作者研制的一个专门用于胃癌的问卷
	量表简介（组成与特性评价）	主要用于那些做过胃切除术的患者，但未对结构进行详细阐述。 　未见对该量表信度、效度、反应度的考评报道。
	文献来源	1. Thybusch Bernhardt A，Schmidt C,Kunchler T，et al. Quality of life following radial surgical treatment of gastric carcinoma. World J Surg,1999,23(5):503—508.
4	量表名称（开发者,发表年代）	European Organization for Research and Tre-atment of Cancer Qu-ality of Life Questionnaire-Stomach Cancer（EORTC QLQ-STO 22）　欧洲癌症研究与治疗组织的生命质量量表体系之胃癌量表
	量表简介（组成与特性评价）	由 5 个领域（吞咽困难领域、疼痛领域、返流症状领域、进食受限领域、焦虑领域）和 4 个症状单一条目（口干、味道改变、躯体形象、脱发）构成，总共 22 个条目，条目的回答选项方式按原量表的四点等距评分方式。需要和 EORTC QLQ-C30 核心量表一起使用。 　Blazeby JM 等应用 EORTC QLQ-STO22 量表和 EORTC QLQ-C30 量表对 219 例胃癌患者在治疗前和治疗后分别进行了生命质量的测定，结果发现：该量表有较好的重测信度，并能够区分出临床表现有明显差异的两个组和发现治疗前后的改变，有较好的反应度。
	文献来源	1. Blazeby JM，Conroy T，Bottomley A,et al. Clinical and psychometric validation of a questionnaire module, the EORTC QLQ-STO22, to as-sess quality of life in patients with gastric cancer. Eur J Cancer, 2004,40(15):2260—2268.
5	量表名称（开发者,发表年代）	Functional Assessment of Cancer Therapy-Gastrointestinal Cancer（FACT-Ga）　癌症治疗功能评价系统之消化道癌症量表
	量表简介（组成与特性评价）	FACT-Ga 分为 5 个领域 46 个条目，即：生理状况（7 条）、社会/家庭状况（7 条）、情感状况（6 条）、功能状况（7 条）和附加的关注情况（19 条），前面 4 个领域构成了 FACT 的共性模块 FACT-G，附加关注包括了 19 个针对胃癌患者的特异条目。

续表

6	量表名称 （开发者，发表年代）	Quality of Life Instruments for Cancer Patients-Gastric Cancer（QLICP-GA） 癌症患者生命质量测定量表体系之胃癌量表
	量表简介 （组成与特性评价）	QLICP-GA 的共性模块包括 4 个领域 9 个方面 32 个条目，特异模块包括 2 个小方面 7 个条目。2 个方面主要是进食不适和特异症状，7 个条目包括了上腹痛、腹部闷胀、上腹部包块、进食后腹部不适、黑便、便秘、因进食后不适而烦恼等。 各领域和总量表的重测相关系数均大于 0.90；各个领域和总量表的第一次与第二次得分均数比较，均无统计学差异；克朗巴赫系数 α：各个领域在 0.70～0.86 之间，共性模块的为 0.90，总量表的为 0.91；因子分析提取 10 个公因子，累计方差贡献率为 67.32%，采用方差最大旋转后的结果与理论构想一致；前 4 个领域得分与共性模块得分之间的相关系数均大于 0.65；各领域得分与总量表得分的相关系数均大于 0.65；各条目与所属领域的相关系数均大于与其他领域间的相关系数；QLICP-GA 能够发现经过一定时间治疗后，除了社会功能领域外，其余各领域和量表总分的变化。
	文献来源	1. 孟琼，万崇华，罗家洪，等. 癌症患者生命质量测定量表体系之胃癌量表 QLICP-ST 的研制. 癌症，2008，27(11)：1217－1221.

（孟　琼）

大肠癌患者生命质量测定特异量表

　　国内外已经开发的大肠癌生命质量特异性量表主要有：欧洲癌症研究与治疗组织研制的生命质量核心量表 QLQ-C30 和大肠癌特异模块 QLQ-CR38 合在一起形成的 EORTC QLQ-CR68，癌症治疗功能评价系统（FACT）中的大肠癌量表 FACT-C，欧洲癌症研究与治疗组织（EORTC）研制的大肠癌肝转移特异模块 EORTC QLQ-LMC21，万崇华等研制开发的癌症患者生命质量测定量表体系—大肠癌量表 QLICP-CR（Quality of Life Instruments for Cancer Patients-Colorectal Cancer），刘丹萍等根据肠癌患者康复的特点编制的肠癌患者康复期生命质量评价量表，详见表 1。

1　EORTC QLQ-CR38

　　EORTC QLQ-CR38（European Organization for Research and Treatment of Cancer Quality of Life Questionnaire for Colorectal Cancer）是欧洲癌症研究与治疗组织 EORTC 研制的专门针对大肠癌患者的生命质量测定特异量表。目前欧洲癌症研究与治

疗组织对该量表进行了修改,已经将 38 个条目缩减为了 29 个条目,万崇华等已经获得 EORTC 组织的授权,成功研制 EORTC QLQ-CR38 的中文版。这里主要介绍 EORTC QLQ-CR38,该量表有 38 个条目,分成了 12 个领域,分别是体形、性功能、性乐趣、未来看法、排尿问题、化疗副作用、胃肠道症状、男性性问题、女性性问题、排便问题、与人工肛门有关的问题、体重下降。其中性乐趣、未来看法、体重下降这三个领域是由单一条目构成,其余领域是由多个条目构成。

该量表每个条目均是 4 个等级,分别是没有、有一点、较多、很多,评分时,直接评 1~4 分。将各个领域所包括的条目得分相加并除以所包括的条目数即可得到该领域的得分(原始分 raw score,RS),再按照与 QLQ-C30 相同的方法可以得到标准化得分。QLQ-CR38 中体形、性功能、性乐趣及未来看法是功能型,其余领域是症状型的。

2 FACT-C

FACT-C 是由美国芝加哥 CORE 的 Cella 等研制出的癌症治疗功能评价系统(Functional Assessment of Cancer Therapy,FACT)中的大肠癌特异量表。FACT-C 由 FACT-G 的 27 个条目和大肠癌附加模块的 9 个条目构成,共 36 个条目,分为 5 个领域,即:生理状况(7 条)(编码为 GP1~GP7)、社会/家庭状况(7 条)(编码为 GS1~GS7)、情感状况(6 条)(编码为 GE1~GE6)、功能状况(7 条)(编码为 GE1~GE7)和附加的关注情况(9 条)(编码为 C1~C9),前面 4 个领域构成了 FACT 的共性模块 FACT-G,附加关注包括的 9 个条目包括了肚子发胀、体重下降、控制大便、消化食物、拉肚子、食欲好、喜欢自己外表、造瘘器难为情、照顾造瘘器困难。

FACT-C 采用五级评分法,即:一点也不、有一点、有些、相当、非常五个等级。在评分时正向条目直接计 0~4 分,逆向条目则反向计分,即填写第一个等级者计 4 分、填写第二个等级者计 3 分,依次类推。在 36 个条目中,GP1、GP2、GP3、GP4、GP5、GP6、GP7、GE1、GE3、GE4、GE5、GE6、C1、C2、C5、C8、C9 是逆向条目。将各个领域所包括的条目得分相加即可得到该领域的得分(粗分),各领域的得分相加得到总量表的得分。

3 QLICP-CR

QLICP-CR 是万崇华等开发的具有中国文化特色的癌症患者生命质量测定量表体系之大肠癌量表(Quality of Life Instruments for Cancer Patients-Colorectal Cancer)。该量表由 32 个条目的共性模块 QLICP-GM 和 14 个条目的大肠癌特异模块构成,其中大肠癌特异模块含大便情况(包括排便困难 SCR1、大便次数 SCR2、排稀便 SCR3、便中带血 SCR4、里急后重 SCR5、腹泻与便秘 SCR6 等条目)、腹痛腹胀(腹痛 SCR7、腹胀 SCR8、腰骶部疼痛 SCR9 等条目)、人工肛门(照顾困难 SCR10、感到自卑 SCR11、担心臭味 SCR12、影响社交 SCR13、发炎 SCR14 等条目)等 3 个侧面。

每个条目均设置为 5 个级别,即:一点也不、有一点、有些、相当、非常五个等级。在评分时正向条目直接计 1~5 分,逆向条目则反向计分,即 5~1 分。其中特异模块都是逆向条目。将各领域/侧面包括的条目得分相加即得到该领域/侧面得分,全部相加得到量表总分。也可采用极差化方法,即 $SS=(RS-Min)\times100/R$ 来讲粗分转化为标准分。其中 SS 为标准化分,RS 为粗分,Min 为该领域/小方面/总量表得分的最小值,R 为其得分极差,即最大值减去其最小值($R=Max-Min$)。

表1　大肠癌患者生命质量测定特异量表

1	量表名称 (开发者,发表年代)	European Organization for Research and Treatment of Cancer Quality of Life Questionnaire for patients with Liver Metastases from Colorectal Cancer(EORTC QLQ LMC)　欧洲癌症研究与治疗组织的生命质量量表体系之大肠癌肝转移量表
	量表简介 (组成与特性评价)	专用于大肠癌发生了肝转移的患者,由21个条目组成,构成了13个领域,其中有4个领域和9个单一条目组成。 必须与EORTC QLQ-C30一起使用,Blazeby J. M等对其信度及效度进行了评价,结果显示该量表有好的信度、效标效度、结构效度,接受手术或放疗的两组在13个领域中的9个领域被发现有差异,并且该量表能够发现治疗前后的差异。
	文献来源	1. Kavadas V, Blazeby JM, Conroy T, et al. Development of an EORTC disease-specific quality of life questionnaire for use in patients with liver metastases from colorectal cancer. Eur J Cancer, 2003, 39 (9): 1259－1263. 2. Blazeby JM, Fayers P, Conroy T, et al. Validation of the European Organization for Research and Treatment of Cancer QLQ-LMC21 questionnaire for assessment of patient-reported outcomes during treatment of colorectal liver metastases. Br J Surg, 2009, 96(3): 291－298.
2	量表名称 (开发者,发表年代)	European Organization for Research and Treatment of Cancer Quality of Life Questionnaire for Colorectal Cancer(EORTC QLQ-CR)　肠癌患者康复期生命质量评价量表
	量表简介 (组成与特性评价)	是专门针对康复期肠癌患者的生命质量评价量表,包括5个领域41个条目,分别是一般健康状态维度7条(条目1～7)、心理状态维度10条(条目8～17)、家庭与社会生活维度9条(条目18～26)、症状与副反应维度13条(条目27～39)以及自我总评2条(条目40～41)。 躯体、心理、家庭与社会、症状与副反应、自我总评和量表总分的重测相关系数分别是0.892、0.888、0.885、0.705、0.871和0.944。躯体、心理、家庭与社会、症状与副反应、自我总评等领域的克朗巴赫系数分别是0.742、0.840、0.778、0.618、0.909。量表的结构与设计时的构想基本吻合。以"生活功能指标量表"为效标进行评价,效标效度为0.794。康复前后两次测量的量表总分的得分差值经配对t检验差异有统计学意义,说明量表可以较敏感地反映出肠癌患者生命质量的变化,具有一定的反应度。
	文献来源	1. 刘丹萍,何小梅,刘红波,等. 肠癌患者康复期生命质量评价量表的设计与方法. 中国卫生统计,2006,23 (2):165－166. 2. 刘丹萍,何小梅,李宁秀,等. 肠癌患者康复期生命质量评价量表的编制与性能测试. 预防医学情报杂志,2006,22(2):127－130.

续表

	量表名称 (开发者,发表年代)	European Organization for Research and Treatment of Cancer Quality of Life Questionnaire for Colorectal Cancer(EORIC QLQ-CR) 欧洲癌症研究与治疗组织的生命质量量表体系之大肠癌量表
3	量表简介 (组成与特性评价)	38 个条目分成了 12 个领域,分别是体形、性功能、性乐趣、未来看法、排尿问题、化疗副作用、胃肠道症状、男性性问题、女性性问题、排便问题、与人工肛门有关的问题、体重下降。其中性乐趣、未来看法、体重下降这 3 个领域是由单一条目构成,其余领域是由多个条目构成。 Sprangers 等通过对 117 例大肠癌患者的测定,肯定了 QLQ-CR38 用于测定大肠癌患者特异问题的有效性。万崇华等对 EORTC QLQ-CR68 进行了评价,量表各领域的重测相关系数除了化疗副作用为 0.60 外,其余均大于 0.70,而且大部分在 0.80 以上;各领域的第一次与第二次得分均数比较,均无统计学差异;各领域的克朗巴赫系数 α 除了认知功能领域为 0.49,化疗副作用领域为 0.44,社会功能领域为 0.67 外,其余均在 0.70 以上;各条目得分与其所在领域得分之间的相关系数大于与其他领域间的相关系数。在治疗一定时间后 EORTC QLQ-CR68 中文版能发现核心模块的躯体功能、角色功能、社会功能、总健康状况及特异模块的所有领域得分的治疗前后的改变。
	文献来源	1. Sprangers MA, te Velde A, Aaronson NK. The Construction and Testing of the EORTC Colorectal Cancer-specific Quality of Life Questionnaire Module (QLQ-CR38). European Organization for Research and Treatment of Cancer Study Group on Quality of Life. Eur J Cancer, 1999, 35(2):238—247. 2. 万崇华,罗家洪,杨铮,等. 癌症患者生命质量测定与应用. 北京:科学出版社,2007:71—72.
	量表名称 (开发者,发表年代)	Functional Assessment of Cancer Therapy-Colorectal Cancer(FACT-C) 癌症治疗功能评价系统之肠癌量表
4	量表简介 (组成与特性评价)	由 FACT-G 的 27 个条目和大肠癌附加模块的 9 个条目构成,专门用于大肠癌病人的生命质量测定。分为 5 个领域 36 个条目,即:生理状况(7 条)(编码为 GP1~GP7)、社会/家庭状况(7 条)(编码为 GS1~GS7)、情感状况(6 条)(编码为 GE1~GE6)、功能状况(7 条)(编码为 GE1~GE7)和附加的关注情况(9 条)(编码为 C1~C9)。 杨铮等对 FACT-C 中文版进行了评价,结果为:量表各领域的重测相关系数均大于 0.76,各领域的第一次与第二次得分均数比较,均无统计学差异;各领域的克朗巴赫系数 α 除了附加关注领域为 0.56 外,其余均在 0.80 以上;各条目得分与其所在领域得分之间的相关系数大于与其他领域间的相关系数;对共性模块 FACT-G 的 27 个条目提取 4 个公因子,累计方差贡献率为 70.03%,进行了方差最大旋转后结果与理论框架基本一致;在治疗一定时间后 FACT-C 中文版能发现除了生理状况、附加关注、试验结局指数及总量表各领域得分的改变。

续表

4	文献来源	1. 杨铮，卢玉波，李云峰，等．大肠癌患者生命质量测定量表 FACT-C（V4.0）中文版应用评价．中国组织工程研究与临床康复，2007，1（43）：8753－8756.
5	量表名称（开发者，发表年代）	Quality of Life Instruments for Cancer Patients-Colorectal Cancer（QLICP-CR） 癌症患者生命质量测定量表体系之大肠癌量表（杨铮等，2008）
	量表简介（组成与特性评价）	该量表由 32 个条目的共性模块 QLICP-GM 和 14 个条目的大肠癌特异模块构成，QLICP-GM 可以划分躯体功能、心理功能、社会功能、共性症状与副作用等 4 个领域，这 4 个领域又可以再划分为 9 个小方面。而特异模块的 14 个条目又可以再划分为大便情况、腹痛腹胀、人工肛门等 3 个小方面。 各领域和总量表的重测相关系数均大于 0.78，各个领域和总量表的第一次与第二次得分均数比较，均无统计学差异；各领域的克朗巴赫系数 α 除了社会功能及共性症状及副作用领域分别为 0.66 和 0.63 外，其余均在 0.85 以上；各条目与所属领域的相关系数均大于与其他领域间的相关系数，相关系数多在 0.6 以上；总量表、共性模块、特异模块、心理功能、共性症状计分副作用领域得分均显示治疗前后差异有统计学意义。
	文献来源	1. 杨铮，卢玉波，万崇华，等．癌症患者生命质量测定量表体系之大肠癌量表 QLICP-CR 的研制．癌症，2008，27（1）：96－100.

（孟　琼）

肝癌患者生命质量测定特异量表

　　常用的用于肝癌测定的特异量表有很多，包括了 QLS-PLC，LDQOL，FLC，CLDQ，QOL-LC，EORTC QLQ-HCC18，FACT-Hep，QLICP-LI 等，其中欧洲癌症研究与治疗组织的生命质量量表体系之肝癌量表 EORTC QLQ-HCC18、癌症治疗功能评价系统之肝癌量表 FACT-Hep 及癌症患者生命质量测定量表体系之肝癌量表 QLICP-LI 均是按照共性模块和特异模块结合来研制的。EORTC QLQ-HCC18 在应用时必须加上 EORTC QLQ-C30，而 FACT-Hep 可用于肝癌、胰腺癌、胆管癌和胆囊癌患者的生命质量评定，其中只有 7 个条目是肝胆肿瘤特有的条目，其余则来自 FACT 系统中的肠癌、头颈癌等量表的特异条目，详见表 1。

表 1　肝癌患者生命质量测定特异量表

1	量表名称 （开发者，发表年代）	Quality of Life Scale for Patients of Liver Cancer(QLS-PLC)　生活质量评定量表
	量表简介 （组成与特性评价）	它包括躯体状况（Physical Status,PS）、心理状况（Mental Status,MS）、症状/副作用（Symptom/Side-effect, S/S）及社会功能（Social Function, SF）4 个维度，共 40 个条目，总分范围40~200 分。其中 PS 有 9 个条目，得分范围 9~45 分；MS 有 11 个条目，得分范围 11~55 分；S/S 有 9 个条目，得分范围 9~45 分；SF 有 11 个条目，得分范围 11~55 分。 　量表总的重测相关系数为 0.87，Cronbach's α 为 0.79，内容效度为0.95，说明该量表有较好的信度与效度，能较好的反映肝癌患者生命质量水平。
	文献来源	1. 赵丽萍.原发性肝癌患者生活质量研究.中国行为医学科学,2003,12(6):639—641.
2	量表名称 （开发者，发表年代）	Liver Disease Quality of Instrument(LDQOL)　肝脏疾病生存质量量表
	量表简介 （组成与特性评价）	未见详细报道。 未见对该量表信度、效度、反应度的考评报道。
	文献来源	1. 钟丽,莫新少,游雪梅,等.肝移植病人生存质量及影响因素的研究.护士进修杂志,2007,22(23):2123—2125. 2. Gralnek IM, Hays RD, Kilbourne A, et al. Development and evaluation of the Liver Disease Quality of Life instrument in persons with advanced, chronic liver disease. Am J Gastroenterol, 2000,95(12):3552—3565.
3	量表名称 （开发者，发表年代）	FLC2.0　肝癌病人生命质量量表
	量表简介 （组成与特性评价）	包括 4 个功能尺度、3 个症状尺度和 4 个单独测量项目共 32 个评价条目，外加一条生命质量自我评价，用 Likert 五点等距等级法进行评价。各条目 1~5 分,逆向条目经转换后计分,生命质量总分最低 32 分,最高160 分,得分越高,表明生命质量越好。 　考评结果显示,量表的重测相关系数、Cronbach's α 系数分别为 0.902、0.922。因子分析结果显示,量表结构与理想构想相符。但未进行校标效度的检验。量表能判别不同病情等级病人生命质量差异,具有较好的区分能力。
	文献来源	1. 孙箐,郭强,陈进清.原发性肝癌生命质量量表的研究.上海:第二军医大学,2006.
4	量表名称 （开发者，发表年代）	The Chronic Liver Disease Questionnaire (CLDQ)　慢性肝病量表
	量表简介 （组成与特性评价）	它有 29 个条目,涵盖了疲乏、活动能力、情绪状态、躯体功能、腹部症状、全身症状、对疾病的担忧等。 未见对该量表信度、效度、反应度的考评报道。

续表

4	文献来源	1. Younossi ZM，Guyatt G，Kiwi M，et al. Development of a disease specifi questionnaire to measure health related quality of life in patients with chronic liver disease. Gut，1999，45(2)：295－300.
5	量表名称 （开发者，发表年代）	QOL-LC　肝癌患者生命质量测定量表 （万崇华等，1998）
	量表简介 （组成与特性评价）	包括躯体功能(6个条目)、心理功能(6个条目)、症状/副作用(5个条目)、社会功能(5个条目)4个维度，共22个条目，再加上一条自我评价的总生命质量得分，量表共23个条目，其中正向条目6个，逆向条目16个。每个条目均为1个0~10的线性等级式问题，得分越高，表示生命质量越好。 　　结构与概念构思相符，各条目得分与其维度得分之间相关均较大(最小相关系数为0.54)，而与其他维度相关较小(最大相关系数为0.51)。参照FLIC和SF-36，校标效度分别为0.76和0.65；重测信度：其躯体、心理、症状/毒副作用、社会功能4个领域以及量表总分两次测定间重测相关系数分别为：0.76、0.86、0.71、0.80和0.84，不论对各领域还是总量表，两次测定的得分均值间差异均无统计学差异($P>0.1$)；奇偶分半信度，$r=0.83$；内部一致性：躯体、心理、症状/毒副作用、社会功能四个领域的Cronbach's α分别为0.78、0.81、0.75和0.68；反应度：能敏感地反应治疗前后生存质量的变化。
	文献来源	1. 万崇华，方积乾，张灿珍，等．FLIC量表用于肝癌患者生命质量测定的对比研究．中国行为医学科学，2000，9(5)：321－322. 2. 肝癌患者生命质量测定量表．临床荟萃，2009，24(10)：886. 3. 万崇华，方积乾，张灿珍，等．肝癌患者生存质量测定量表的制定与考评．中国行为医学科学，1998，7(3)：170－173.
6	量表名称 （开发者，发表年代）	European Organization for Research and Tre-atment of Cancer Qu-ality of Life Questionnaire-hepatocellular carcin-oma（EORTC QLQ-HCC）　欧洲癌症研究与治疗组织之肝癌特异量表
	量表简介 （组成与特性评价）	18个条目构成了8个领域，分别是疲乏(3个条目)、体形(2个条目)、黄疸(2个条目)、营养(5个条目)、疼痛(2个条目)、发热(2个条目)和关于性和腹部肿胀的两个独立条目。 　　其中文版的特性评价尚需收到足够的例数来评价。
	文献来源	1. Blazeby JM，Currie E，Zea BC，et al. Development of a questionnaire module to supplement the EORTC QLQ-C30 to assess quality of life in patients with hepatocellular carcinoma，the EORTC QLQ-HCC18. European Journal of Cancer，2004，40(16)：2439－2444.
7	量表名称 （开发者，发表年代）	Functional Assessment of Cancer Therapy-Hepatobiliary Questionnaire（FACT-Hep）　癌症治疗功能评价系统之肝癌量表
	量表简介 （组成与特性评价）	分为5个领域45个条目，即：身体状况(7条)、社会/家庭状况(7条)、情绪状况(6条)、功能状况(7条)及附加关注(附加的肝胆肿瘤特异性症状条目18条)。 　　Heffernan N评价显示初测内部一致性Cronbach's α为0.72~0.94，重测Cronbach's α为0.81~0.94，重测相关系数为0.84~0.91，内部相关系数为0.82~0.90。其中文版的特性评价尚需收到足够的例数来评价。

续表

7	文献来源	1. Heffernan N，Cella D，Webster K，et al. Measuring Health-Related Quality of Life in Patients With Hepatobiliary Cancers：The Functional Assessment of Cancer Therapy-Hepatobiliary Questionnaire. Journal of Clinical Oncology，2002，20(9)：2229－2239.
8	量表名称 (开发者，发表年代)	Quality of life instruments for cancer patients-Liver cancer(QLICP-LI) 癌症患者生命质量测定量表体系之肝癌量表
	量表简介 (组成与特性评价)	38 个条目组成了 5 个领域，即躯体功能领域(7 条)心理功能领域(12 条)社会功能领域(6 条)，共性症状及副作用(7 条)，特异模块(6 条)。 目前还未收到足够的例数来评价其心理学特性。

（孟　琼）

胰腺癌患者生命质量测定特异量表

常用的用于胰腺癌测定的特异量表有欧洲癌症研究与治疗组织的生命质量量表体系之胰腺癌量表 EORTC QLQ-PAN26、癌症治疗功能评价系统之胰腺癌量表 FACT-PA 及癌症患者生命质量测定量表体系之胰腺癌量表 QLICP-PA，其中 EORTC QLQ-PA26 在应用时还必须加上 EORTC QLQ-C30。目前 QLICP-PA、EORTC QLQ-PA26 中文版及 FACT-PA 中文版均还在研制过程中，详见表 1。

表 1　胰腺癌患者生命质量测定特异量表

1	量表名称 (开发者，发表年代)	QLQ-PAN26　欧洲癌症研究与治疗组织的生命质量量表体系之胰腺癌量表
	量表简介 (组成与特性评价)	26 个条目构成了 14 个领域，分别是疼痛(4 个条目)、饮食相关条目(2 个条目)、消化不良、胃肠胀气、恶液质(2 个条目)、肝损害(2 个条目)、腹水、躯体印象(2 个条目)、不良反应(3 个条目)、担忧未来健康状况、计划未来的能力、健康护理满意度(2 个条目)，大便习惯改变(2 个条目)、性欲(2 个条目)等。 其中文版的特性评价尚需收到足够的例数来评价。
	文献来源	1. Fitzsimmons D，Johnson CD，George S，et al. Development of a disease specific quality of life(QoL)questionnaire module to supplement the EORTC core cancer QoL questionnaire, the QLQ-C30 in patients with pancreatic cancer, EORTC study Group on Quality of life. Eur J Cancer, 1999, 35(6)：939－941.

续表

2	量表名称 (开发者,发表年代)	FACT-PA　癌症治疗功能评价系统之胰腺癌量表
	量表简介 (组成与特性评价)	分为5个领域46个条目,即:身体状况(7个条目)、社会/家庭状况(7个条目)、情绪状况(6个条目)、功能状况(7个条目)及附加关注(附加的胰腺癌特异性症状条目19条)。 其中文版的特性评价尚需收到足够的例数来评价。
3	量表名称 (开发者,发表年代)	QLICP-PA　癌症患者生命质量测定量表体系之胰腺癌量表
	量表简介 (组成与特性评价)	38个条目组成了5个领域,即躯体功能领域(7个条目)心理功能领域(12个条目)社会功能领域(6个条目),共性症状及副作用(7个条目),特异模块(6个条目)。 目前还未收到足够的例数来评价其心理学特性。

(孟　琼)

头颈癌患者生命质量测定特异量表

头颈癌的生命质量研究是头颈癌症报道较多的,最初主要采用一些普适性量表进行,如 SF-36 等。后来也采用癌症专用的普适性量表如 FLIC、CARES、SIP 等,反映的是头颈癌患者生命质量的共性部分。随后开发了一些专门针对头颈癌的量表,如华盛顿大学头颈问卷(UWQOL)等(详见表1)。但 UWQOL 等实际上只测定了头颈癌患者生命质量的一部分。相比之下,FACT-H&N、QLQ-C30 和 QLQ-H&N35、QLICP-HN 等专门针对头颈癌患者开发,能较全面地评价头颈癌患者的生命质量,而且均是采用共性模块与特异模块结合方式开发,从而既反映了生命质量的共性部分,又体现了其治疗与副作用的特殊方面,其中的共性模块还可用于不同癌症的生命质量比较。

1　FACT-H&N
FACT-H&N(V4.0)由美国 CORE 研制的专门针对头颈癌的生命质量测定特异量表。该量表由 27 个条目的 FACT-G 和 11 个条目的头颈癌特异模块(也称为附加关注)

构成,共 38 个条目。其中,附加关注部分包括"我能够吃我喜欢的食物(HN1)"、"口干燥(HN2)"、"呼吸困难(HN3)"等 11 个头颈癌特异症状和治疗副作用条目。

FACT-H&N(V4.0)共分为 5 个领域 38 个条目,即:生理状况(7 条)、社会/家庭状况(7 条)、情感状况(6 条)、功能状况(7 条)和附加关注(11 条)。可分别计算各条目、各领域以及总量表得分。FACT-H&N 的 38 个条目均采用等级式条目设置,分为:一点也不(0)、有一点(1)、有些(2)、相当(3)、非常(4)五个等级。在评分时正向条目直接计 0～4 分,逆向条目(即回答选项的数码越大,生命质量越差)则反向计分,即填写第一个等级者计 4 分、填写第二个等级者计 3 分,依次类推。其中,GP1～GP7、GE1、GE3～GE6、HN2、HN3、HN6 为逆向条目,其余为正向条目。

2 QLQ-H&N65

QLQ-H&N65 由面向所有癌症患者的核心量表 QLQ-C30(V3.0)和专门针对头颈癌的特异性模块 QLQ-H&N35 两部分构成。QLQ-H&N35 中文版是在欧洲癌症研究与治疗组织的支持下,由我们进行汉化研制而成的专门针对头颈癌的生命质量测定特异量表。其中,QLQ-H&N35 包括疼痛、吞咽、张口问题、牙齿问题、咳嗽等头颈癌特异症状和治疗副作用。

QLQ-H&N35 特异模块包括 35 个条目,每个均是 4 个等级,从没有、有一点、较多至很多,评分时,直接评 1～4 分。分析时有 24 个条目分别归为 7 个症状领域、其他 11 个条目单独分析(作为领域)。将各个领域所包括的条目得分相加并除以所包括的条目数即可得到该领域的得分。为了使得各领域得分能相互比较,尚可采用极差化方法将粗分转化为在 0～100 内取值的标准化得分。

3 QLICP-HN

QLICP-HN 是万崇华、罗家洪等开发的具有中国文化特色的癌症患者生命质量测定量表体系—头颈部癌量表(Quality of Life Instruments for Cancer Patients-Head and Neck Cancer)。QLICP-HN 由 32 个条目的共性模块 QLICP-GM 和 14 个条目的头颈癌特异模块构成。QLICP-HN 共性模块包括 4 个领域 9 个方面 32 个条目,计分方法见有关文献。QLICP-HN 的特异模块包括 4 个方面 14 个条目。每个条目均设置为 5 个级别,即:一点也不(1)、有一点(2)、有些(3)、相当(4)、非常(5)五个等级。共性模块中GPH1、GPH2、GPH4、GPH5、GPH6、GPH7、GPS9、GPS12、GSO1、GSO2、GSO3、GSO4、GSO5 为正向条目,其余均为逆向条目。特异模块中除 SHN2、SHN3、SHN4 和 SHN5 为正向条目外,其他条目都是逆向条目。正向条目的原始得分即为条目得分,逆向条目得分为:6-回答选项,即填写第一个等级者计 5 分、填写第二个等级者计 4 分,依次类推。将各方面包括的条目得分相加即得到该方面的得分。

表 1 头颈癌患者生命质量测定特异量表

1	量表名称 (开发者,发表年代)	QLQ-H&N35 欧洲癌症研究与治疗组织头颈癌特异量表:35 个条目组成的头颈癌特异模块 (Bjordal K et al. , 1999)

续表

1	量表简介 （组成与特性评价）	QLQ-H&N35 包括疼痛、吞咽、张口问题、牙齿问题、咳嗽等头颈癌特异症状和治疗副作用。QLQ-H&N35 特异模块包括 35 个条目，每个均是 4 个等级，从没有、有一点、较多、很多，评分时，直接评 1～4 分。分析时有 24 个条目分别归为 7 个症状领域，其他 11 个条目单独分析（作为领域）。 　除认知功能的内部一致性较低（0.37）外，其他领域均在 0.70 以上；重测信度均在 0.8 以上。经配对 t 检验，除口干外，P 均大于 0.05，说明两次调查的结果差异无统计学意义，说明量表的重测信度较好。
	文献来源	1. Bjordal K, Hammerlid E, Ahlner-Elmqvist M, et al. Quality of life in head and neck cancer patients：validation of the European Organization for Research and Treatment of Cancer Quality of Life Questionnaire-H&N35. J Clin Oncol, 1999, 17(3):1008－1019. 2. 万崇华，罗家洪，杨铮，等. 癌症患者生命质量测定与应用. 北京：科学出版社，2007:294－320.
2	量表名称 （开发者，发表年代）	Functional Assessment of Cancer Therapy-Head Neck (FACT-H&N) 头颈癌治疗功能评价量表 (Cella, 1993)
	量表简介 （组成与特性评价）	FACT-H&N 附加关注包括我能够吃我喜欢的食物（HN1）、口干燥（HN2）、呼吸困难（HN3）等 11 个头颈癌特异症状和治疗副作用条目。FACT-H&N 的条目均采用等级式条目设置，分为：一点也不（0）、有一点（1）、有些（2）、相当（3）、非常（4）五个等级。在评分时正向条目直接计 0～4 分，逆向条目（即回答选项的数码越大，生命质量越差）则反向计分，即填写第一个等级者计 4 分、填写第二个等级者计 3 分，依次类推。其中，GP1～GP7、GE1、GE3～GE6、HN2、HN3、HN6 为逆向条目，余为正向条目。 　量表重测信度为 0.98，各领域重测信度值均在 0.92 以上，各领域内部一致性 α 值均在 0.58 及以上。相关分析与因子分析显示较好的结构效度，条目得分与其所在领域得分间的相关性较大（r 值多在 0.6 以上）；以 QLICP-HN 为效标进行评价，FACT-H&N 和 QLICP-HN 的得分相关系数为 0.80。两个共性模块 FACT-G 和 QLICP-GM 的得分相关系数为 0.81，两个特异模块得分相关系数为 0.76。说明效标效度较好。总分、FWB、HNS、TOI 领域有统计学意义的变化，量表具有一定的反应度。
	文献来源	1. Cella DF, Tulsky DS, Gray G, et al. The functional assessment of cancer therapy scale：Development and validation of the general measure. Journal of Clinical Oncology, 1993, 11(3):570－579. 2. Bonnomi AE, Cella DF. A cross-cultural adaptation of the functional assessment of cancer therapy (FACT) quality of life measurement system for use in European oncology clinical trials. Qualityof Life Newsletter, 1995, (12):5－7.

续表

3	量表名称 （开发者，发表年代）	Quality of Life Instruments for Cancer Patients-Head Neck Cancer（QLICP-HN） 癌症患者生命质量测定量表体系之头颈癌量表 （万崇华，罗家洪等 2007）
	量表简介 （组成与特性评价）	QLICP-HN 特异模块有 14 个条目，包括您头痛吗、您的视力好吗、您的听力好吗、外表的改变使您烦恼吗等，分为 4 个侧面。每个条目均设置为：一点也不、有一点、有些、相当、非常五个等级，依次计为 1、2、3、4、5 分。特异模块中除 SHN2、SHN3、SHN4 和 SHN5 为正向条目外，其他条目都是逆向条目。正向条目的原始得分即为条目得分，逆向条目得分为：6−回答选项，即填写第一个等级者计 5 分，填写第二个等级者计 4 分，依次类推。将各小方面包括的条目得分相加即得到该小方面的得分。 量表重测信度为 0.96，各领域重测信度值均在 0.85 以上，各领域内部一致性 α 值除认知功能稍低（0.57）外，其他领域均在 0.70 及以上。相关分析与因子分析显示较好的结构效度，条目得分与其所在领域得分间的相关性较大（r 值多在 0.6 以上）；与 FACT-H&N 为效标的效标关联效度为 0.80；治疗后各领域及总量表得分均有统计学意义。
	文献来源	1. 万崇华，罗家洪，杨铮，等. 癌症患者生命质量测定与应用. 北京：科学出版社，2007：294−320. 2. 罗家洪，万崇华，孟琼，等. 中国头颈癌生命质量测定量表 QLICP-HN 的研制与考评. 现代预防医学，2007，34(21)：4023−4025. 3. 罗家洪，万崇华，张灿珍，等. 头颈部癌患者生命质量测定量表的初步研究. 中国普通医学杂志，2005，6(5)：1−3. 4. 罗家洪，孟琼，万崇华，等. 中国头颈癌生命质量测定量表 QLICP-HN 信度效度分析. 预防医学情报杂志，2007，23(4)：398−401.
4	量表名称 （开发者，发表年代）	UWQOL 华盛顿大学头颈问卷
	量表简介 （组成与特性评价）	病人症状自评量表，包括疼痛、毁容、行动、娱乐、工作、进食、语言、肩部功能障碍等 9 组，每组有几个子项是病人描述近来的功能情况。 Rogers 和 Lowe 等在 1995 年应用华盛顿头颈问卷评价口腔癌手术后的生命质量。Rogers 和 Humphris 等应用华盛顿头颈问卷评价口腔和口咽鳞状细胞癌在手术后的生命质量。
	文献来源	1. Bell W E. Temporomandibular Disorders 3rd ed. Chicago：Year Book Medical Publisher，1990：143−144. 2. Rogers SN, Lowe D, Brown JS, et al. The University of Washington head and neck cancer measure as a predictor of outcome following primary surgery for oral cancer. Head Neck, 1999, 21(5)：394−401. 3. Rogers SN, Humphris G, Lowe D, et al. The impact of surgery for oral cancer on quality of life as measured by the Medical Outcomes Short Form 36. Oral Oncol, 1998, 34(3)：171−179.

（罗家洪）

食管癌患者生命质量测定特异量表

食管癌的生命质量研究是食管癌症报道较多的,最初主要采用一些普适性量表进行,如 SF-36 等。后来也采用癌症专用的普适性量表如癌症病人生活功能指标 FLIC、中国癌症患者化学生物治疗生活质量量表(QLQ-CCC)等,反映的是食管癌患者生命质量的共性部分。随后开发了一些专门针对食管癌的量表,如 EORTC QLQ-OES54、FACT-E、QLICP-ES 等(详见表 1)。EORTC QLQ-OES54、FACT-E、QLICP-ES 等专门针对食管癌患者开发,能较全面地评价食管癌患者的生命质量,而且均是采用共性模块与特异模块结合方式开发,从而既反映了生命质量的共性部分,又体现了其治疗与副作用的特殊方面,其中的共性模块还可用于不同癌症的生命质量比较。

1 EORTC QLQ-OES54

此即欧洲癌症研究与治疗组织的生命质量核心量表 QLQ-C30 和食管癌特异模块 QLQ-OES24(为简便计,两者合在一起称为 QLQ-OES54,下同),专门用于食管癌的生命质量测定,该特异模块包含了吃成形食物、吃流质或半流质食物、喝饮料、吞口水、吞咽时被噎住、享受吃饭的乐趣、过快有饱腹感、吃东西困难、在他人面前吃东西困难、口干、味觉、咳嗽困难、谈话困难、打嗝、消化不良、返酸、进食疼痛、胸口痛、胃痛、担心体重过低、治疗的负担、疾病的负担、担心将来的健康状况、脱发引起不安等 24 个条目,被划分为 11 个领域(或称为维度),有些维度由几个条目构成,有些领域仅由单一条目构成。

目前,EORTC 已经将 QLQ-OES24 进一步简化为 QLQ-OES18,此特异模块由 18 个条目构成,是从 QLQ-OES24 中删除了打嗝、脱发引起不安、担心体重过低、治疗的负担、疾病的负担、对将来健康状况的担心等 6 个条目得到的,该模块被划分为 10 个领域,前 4 个领域由几个条目构成,分别是咽下困难领域(由吃成形食物、吃流质或半流质、喝饮料等 3 个条目构成)、吃饭问题领域(由享受吃饭的乐趣、过快有饱腹感、吃东西困难、在他人面前吃东西困难等 4 个条目构成)、返酸领域(由消化不良、返酸两个条目构成)、疼痛领域(由进食疼痛、胸口痛两个条目构成);后 6 个领域均由单一的条目构成,分别是咽口水、吞咽噎住、口干、味觉问题、咳嗽困难、谈话困难。简化后的中文版我们正在研制中。

2 FACT-E

FACT-E 是由美国芝加哥 CORE 的 Cella 等研制出的癌症治疗功能评价系统(FACT)中的食管癌量表。该量表由 44 个条目组成,也是采用一个核心模块加上一个特异模块的方式构成的,被划分为五个领域,分别是生理状况(7 个条目)、社会/家庭状况(7 个条目)、情感状况(6 个条目)、功能状况(7 个条目)、附加关注(17 个条目)。附加关注就是特异模块,包含能够吃喜欢的食物、口干、呼吸困难、声音变化、吃食物数量、能与他人交谈、自然吞咽食物、吞咽硬质食物困难、吞咽软质食物困难、吞咽流质困难、吞咽时胸痛、吞咽时哽咽、享受与家人或朋友共餐的乐趣、食欲、咳嗽、胃痛、体重下降等条目。Darling G 等对 FACE-E 的信度、效度、反应度进行了测评,结果显示与 QLQ-OES54 相比,FACT-E 有较好的收敛效度和分散效度,同质信度也是很好的,所有领域和个别条目的内部一致性系数均大于 0.7,稳定度系数(重测相关系数)均大于 0.8,临床上状态的改变也能够很好地通过 FACT-E 的得分变化反映出来,说明该量表有较好的反应度。

3 癌症患者生命质量测定量表体系中的食管癌量表 QLICP-ES

该量表是由万崇华等研制设计的食管癌专用量表,由核心模块 QLICP-G 和特异模块组成,QLICP-ES 的特异模块有 8 个条目,分别是吞咽食物固体、吞咽饮食或半流质食物、吞咽时疼痛、进食时呛咳、声音嘶哑、打嗝、胸部疼痛、进食烦恼。这些量表的测量学特性的评价正在进行中。

表 1　食管癌患者生命质量测定特异量表

	量表名称 (开发者,发表年代)	EORTC QLQ-OES24 和 QLQ-OES18　(欧洲癌症研究与治疗组织)
1	量表简介 (组成与特性评价)	QLQ-OES24 含 24 个条目。QLQ-OES18 是由 QLQOES24 简化而来,删除了 6 个条目:打嗝、脱发引起不安、担心体重过低、治疗的负担、疾病的负担、对将来健康状况的担心。18 个条目分为 10 个领域,有 6 个领域是由单一的条目构成,分别是咽口水、口干、吞咽噎住、说话困难、咳嗽困难、味觉问题;其余 4 个领域由几个条目构成,分别是疼痛领域(由进食疼痛、胸口痛 2 个条目构成)、吃饭问题领域(由享受吃饭的乐趣、过快有饱腹感、吃东西困难、在他人面前吃东西困难 4 个条目构成)、咽下困难领域(由吃成形食物、吃流质或半流质、喝饮料 3 个条目构成)、反酸领域(由消化不良、反酸 2 个条目构成)。 　FACT-E 与 QLQ-OES54 相比,FACT-E 有较好的收敛效度和分散效度,同质信度也是很好的,所有领域和个别条目的内部一致性系数均大于 0.7,稳定度系数(重测相关系数)均大于 0.8,临床上状态的改变也能够很好地通过 FACT-E 的得分变化反映出来,说明该量表有较好的反应度。Blazeby 等研究表明:核心模块和特异模块已经包含了病人的客观症状和主观感受,联合运用能取得良好的生命质量评价效果。Blazeby 等的研究中,QLQ-OES18 具有很好的心理和临床有效性。
	文献来源	1. Blazeby JM, Williams MH, Brookes ST, et al. Quality of life measurement in patients with oesophageal cancer. Gut, 1995,37(4):505－508. 2. Blazeby JM, Alderson D, Winstone K, et al. Development of an EORTC questionnaire module to be used in quality of life assessment for patients with oesophageal cancer. The EORTC Quality of Life Study Group. Eur J Cancer,1996, 32A(11):1912－1917.

续表

1	文献来源	3. Blazeby JM, Alderson D, Farndon JR. Quality of life in patients with oesophageal cancer. Recent Results Cancer Res, 2000, 155:193－204. 4. Darling G, Eton DT, Sulman J, et al. Validation of the functional assessment of cancer therapy esophageal cancer subscale. Cancer, 2006, 107(4):854－863. 5. Blazeby JM, Conroy T, Hammerlid E, et al. Clinical and psychometric validationof an EORTC questionnaire module, the EORTC QLQ-OES18, to assess quality of life in patients with oesophageal cancer. Eur J Cancer, 2003, 39(10):1384－1394.
2	量表名称 （开发者，发表年代）	FACT-E　（美国西北大学结局、研究与教育中心 CORE 的 Cella 等研制）
	量表简介 （组成与特性评价）	该量表由 44 个条目组成，也是采用一个核心模块加上一个特异模块的方式构成的，被划分为五个领域，分别是生理状况（7 个条目）、社会/家庭状况（7 个条目）、情感状况（6 个条目）、功能状况（7 个条目）、附加关注（17 个条目）。附加关注就是特异模块，包含能吃喜欢的食物、口干、呼吸困难、声音变化、吃食物数量、能与他人交谈、自然吞咽食物、吞咽硬质食物困难、吞咽软质食物困难、吞咽流质困难、吞咽时胸痛、吞咽时哽咽、享受与家人或朋友共餐的乐趣、食欲、咳嗽、胃痛、体重下降等条目。 Darling 等对其效度、信度、反应度进行了测评，结果显示了所有领域与各个条目间内部一致性均大于 0.7，稳定系数均大于 0.8。
	文献来源	1. Brooks JA, Kesler KA, Johnson CS, et al. Prospective analysis of quality of life after surgical resection for esophageal cancer: preliminary results. J Surg Oncol, 2002, 81(4):185－194. 2. Blazeby JM, Alderson D, Farndon JR. Quality of life in patients with oesophageal cancer. Recent Results Cancer Res, 2000, 155:193－204. 3. Darling G, Eton DT, Sulman J, et al. Validation of the functional assessment of cancer therapy esophageal cancer subscale. Cancer, 2006, 107(4):854－886.
3	量表名称 （开发者，发表年代）	QLICP-ES　癌症患者生命质量测定量表体系中的食管癌量表 （万崇华 2007）
	量表简介 （组成与特性评价）	QLICP-ES 的特异模块有 8 个条目，分别是吞咽食物固体、吞咽饮食或半流质食物、吞咽时疼痛、进食时呛咳、声音嘶哑、打嗝、胸部疼痛、进食烦恼。 量表的测量学特性的评价正在进行中。
	文献来源	1. 万崇华，罗家洪，杨铮，等. 癌症患者生命质量测定与应用. 北京：科学出版社，2007:214－222.
4	量表名称 （开发者，发表年代）	GERDyzer　胃食管返流疾病分析量表 （澳大利亚阿德莱德大学 Holtmann）

续表

4	量表简介 （组成与特性评价）	此量表由 10 领域组成，病人利用 100mm 视觉模拟评分法进行自我评估。 　　量表具有较高的内部一致性，克朗巴赫系数 α 为 0.95，有较好的重测信度，其组内的相关系数为 0.91，用非参数的效应大小所表示的总分（整个量表）的反应度是 1.38，说明该量表具有较好的信度、效度、反应度。
	文献来源	1. Holtmann G, Chassany O, Devault KR, et al. International validation of a health-related quality of life questionnaire in patients with erosive gastro-oesophageal reflux disease. Aliment Pharmacol Ther，2009，29(6)：615－625.
5	量表名称 （开发者，发表年代）	GSRS　胃肠道症状自评量表，QOLRAD 消化不良和反流的生命质量量表（美国）
	量表简介 （组成与特性评价）	GSRS 量表由 15 个条目组成，分为 5 个症状组。QOLRAD 量表由 25 个条目组成，分为 5 个领域。 　　Kulich 等对两种量表的不同语言版本的信度、效度进行了考评，GSRS 的克朗巴赫系数 α 为 0.43～0.87，而 QOLRAD 的克朗巴赫系数 α 为 0.79～0.95，这说明了在不同版本和不同的领域中，量表的信度是各不相同的。
	文献来源	1. Kulich KR, Madisch A, Pacini F, et al. Reliability and validity of the Gastrointestinal Symptom Rating Scale (GSRS) and Quality of Life in Reflux and Dyspepsia (QOLRAD) questionnaire in dyspepsia：a six-country study. Health Qual Life Outcomes，2008，6：12.
6	量表名称 （开发者，发表年代）	ReQust　反流调查问卷（英国）
	量表简介 （组成与特性评价）	一种新研制的胃食管反流疾病敏感性量表，此量表用于评价胃食管反流疾病的治疗效果。 　　Bardhan 等把 ReQust 量表用于多国的临床试验中，有 840 名患有内镜阴性的胃食管反流疾病的病人在治疗前和治疗期间完成了此量表。利用心理测量理论的方法计算出了量表具有较高的内部一致性，其克朗巴赫系数 α 为 0.9，重测信度也较好，组内的相关系数为 0.9，结构效度也较好，量表测量出的心理总体幸福感为－0.4。说明了该量表在国际评价中有较好的信度、效度、反应度。
	文献来源	1. Bardhan KD, Stanghellini V, Armstrong D, et al. International validation of ReQuest in patients with endoscopy-negative gastro-oesophageal reflux disease. Aliment Pharmacol Ther，2004，20(8)：891－898.
7	量表名称 （开发者，发表年代）	RQS

续表

7	量表简介 (组成与特性评价)	是特异针对胃食管反流疾病的易于使用的生命质量调查问卷,由8个条目组成。 　　Amouretti等通过临床试验来评价量表的信度、效度等。研究结果显示:克朗巴赫系数 α 为0.84,对于影响较大的病人其RQS的重要性评分有所下降;在不同的临床治疗中,RQS得分在各个阶段差异都有统计学意义($P<0.01$)。因此该量表对于胃食管反流疾病的生命质量测评是有效、可行的,而且敏感性较好。
	文献来源	1. Amouretti M, Nalet B, Robaszkiewicz M, et al. Validation of the short-form REFLUX-QUAL (RQS), a gastroesophageal reflux disease (GERD) specific quality of life questionnaire. Gastroenterol Clin Biol, 2005, 29 (8—9): 793—801.
8	量表名称 (开发者,发表年代)	食管癌特异量表 (付茂勇,2003)
	量表简介 (组成与特性评价)	包含了吞咽困难和胃食管反流两个维度。吞咽困难维度包括进食固体食物、软食、半流质、流质4个条目,胃食管反流维度包括反酸、打嗝、口苦、胸骨后疼痛或烧灼感,吞咽疼痛和因反酸治疗6个条目。 　　该量表能较好地反映病人术后吞咽功能和反流情况。两个维度的评分标准均按 QLQ-C30 评分标准执行,功能维度得分越高,功能越好,症状维度得分越高,症状越重。付茂勇等利用 QLQ-C30 与自制量表来评价手术和放疗两种方法治疗食管癌患者的QOL,结果表明食管癌放疗和手术后总的生命质量相近,前者略高于后者,但无统计学差异。
	文献来源	1. 付茂勇,赵雍凡,阎齐,等. 食管、贲门癌切除食管胃分层吻合术患者生命质量评价. 中国胸心血管外科临床杂志,2003,10(3):101—104. 2. 付茂勇,赵雍凡,杨绍福,等. 食管癌手术和放疗生命质量测评比较. 中华胸心血管外科杂志,2004,20(5):266—267.
9	量表名称 (开发者,发表年代)	食管癌生活质量问卷调查表 (何湛,2004)
	量表简介 (组成与特性评价)	该问卷从日常生活、社会影响、情感活动、一般症状、治疗相关症状等方面来对生活质量进行评价,包含了25个项目,包括:日常活动、自理能力、社会活动、业余活动、家庭成员关系、劳动工作情况、体力状况、睡眠质量、疼痛、食欲、进食种类、进食量、体质量变化、恶心呕吐、吞咽困难、反酸、腹泻、便秘、呼吸困难、经济情况、精神紧张、焦虑、易怒、注意力、自我精神状态等。 　　该问卷采用百分制法,将每个项目变化的大小分为4级,4分法赋分,评分时患者参照问卷给予的"标准",选择最贴切的答案,最高4分,最低分1分,没有对这些项目进行再划分,整个问卷总分最高分是100分。
	文献来源	1. 何湛,林长缨,陈捷,等. 食管癌贲门癌术后患者生活质量评价. 中国临床康复,2004,3(5):806—807.

(罗家洪)

脑癌患者生命质量测定特异量表

脑癌的生命质量研究相比头颈癌报道较少,最初主要采用一些普适性量表进行,随后开发了一些专门针对脑癌的量表。国内外常用于脑肿瘤患者的普适性量表有:诺丁汉健康调查表(Nottingham Health Proofing, NHP),世界卫生组织生存质量测定量表(WHOQOL-BREF),美国癌症治疗功能评价一般性量表 FACT-G,欧洲癌症研究与治疗组织开发的癌症生命质量核心量表 EORTC QLQ-C30 等。脑癌专用的量表有 QLQ-BN20、FACT-Br、QLICP-BN 等,专门针对脑癌患者开发,能较全面地评价脑癌患者的生命质量,而且均是采用共性模块与特异模块结合方式开发,从而既反映了生命质量的共性部分,又体现了其治疗与副作用的特殊方面,其中的共性模块还可用于不同癌症的生命质量比较。

1 EORTC QLQ-C30 和 QLQ-BN20

EORTC QLQ-C30 和 QLQ-BN20(Brain Cancer Module)是欧洲癌症研究和治疗组织生命质量组制定并专用于癌症的核心量表(QLQ-C30)和脑癌特异模块(QLQ-BN20),两者结合共同用于脑癌患者的生命质量研究。核心量表 QLQ-C30 为 30 项问卷,主要包括生理、角色、识别、情感、社会及症状等,详见相关章节。

QLQ-BN20(V1.0)由 11 个领域共 20 个条目组成,各领域的计分方法(粗分 RS)见表 1。未来不确定性(future uncertainty)领域由 BN1~BN4 4 个条目组成,可见的障碍(visual disorder)由 BN6~BN8 三个条目组成,运动功能障碍(motor dysfunction)由 BN10、BN15、BN19 三个条目组成,交流欠缺(communication deficit)由 BN11~BN13 三个条目组成,其余头痛(headaches)(BN4)、昏昏欲睡(drowsiness)(BN9)等各个条目单独作为一个领域。

2 癌症治疗功能评价系统的脑癌量表(FACT-Br)

FACT 是由美国芝加哥 CORE 的 Cella 等研制出的癌症治疗功能评价系统(Functional Assessment of Cancer Therapy, FACT),该系统是由一个测量癌症病人生命质量共性部分的一般量表共性模块(FACT-G)和脑癌的附加模块(特异模块)构成。FACT-Br(V4.0)特异模块由 23 个条目组成,包括"我能够集中精力、我能够记住新事物"等。问题答案分一点也不、有一点、有点、相当、非常分别记 4~0 分,各领域得分越高表明生命质量越高。

3 脑癌患者生命质量测定量表(QLICP-BN)

脑癌患者生命质量测定量表(Quality of Life Instruments for Cancer Patients-Brain

Cancer,QLICP-BN)由万崇华、罗家洪等研制的,由共性模块 QLICP-GM 和脑癌患者的特异模块 QLICP-BN 组成,特异模块由 21 个条目组成,包括您有头痛吗、您说话有困难吗、您走路感到不稳吗等 21 条,问题答案分一点也不、有一点、一般、比较、非常等。条目计分采取五点等距评分法,依次计为 1、2、3、4、5 分。在量表中有正负性条目之分,正性条目得分越高代表生命质量越好,负性条目得分越高代表生命质量越差。对正性条目而言,无需进行转换,原始得分即为条目得分,对负性条目,需对其进行"正向变换",即用 6 减去原始得分得到条目得分。

表1　脑癌患者生命质量测定特异量表

	量表名称 (开发者,发表年代)	QLQ-BN20 (欧洲癌症研究和治疗组织)
1	量表简介 (组成与特性评价)	病人量表由病人填写 QLQ-BN20(V1.0)由 11 个领域共 20 个条目组成,未来不确定性领域由 BN1~BN4 4 个条目组成,可见的障碍由 BN6~BN8 3 个条目组成,运动功能障碍由 BN10、BN15、BN19 3 个条目组成,交流欠缺由 BN11~BN13 3 个条目组成,其余头痛(BN4)、昏昏欲睡(BN9)等各个条目单独作为一个领域。条目分为 4 个等级:没有、有点、相当、非常,评分时,直接评 1~4 分。 　　EORTC QLQ-BN20 中文版量表的各个领域两次测定的重测相关系数均大于 0.8;各个领域的第一次与第二次得分均数比较,均无统计学差异;各领域的克朗巴赫系数 α 均在 0.6 以上;各领域的分半信度均大于 0.6。这些分别说明 EORTC QLQ-BN20 中文版有较好的重测信度、内部一致性、分半信度。各条目得分与其所在领域得分相关系数都很高,r 值均在 0.6 以上,但与其他领域的相关性明显低于和本领域的相关;EORTC QLQ-BN20 中文版条目经因子分析提取 5 个公因子,累计方差贡献率为 67.567%,采用方差最大旋转后的结果与理论构想一致;配对 t 检验结果显示各个领域的得分前后均有统计学差异,除皮肤瘙痒领域外其他领域 SMR 值均大于 0.5,量表的结构效度和反应度较好。
	文献来源	1. 何珺,罗家洪. 脑肿瘤患者生命质量测定量表的研制与考评. 昆明:昆明医学院,2010. 2. Taphoorn MJ, Stupp R, Coens C,et al. Health-related quality of life in patients with glioblastoma: a randomized controlled trial. Lancet Oncol, 2005,6(12): 937-44.
2	量表名称 (开发者,发表年代)	Functional Assessment of Cancer Therapy-Brain (FACT-Br)　脑癌治疗功能评价量表(Cella)
	量表简介 (组成与特性评价)	FACT-Br (V4.0)特异模块由 23 个条目组成,包括"我能够集中精力、我能够记住新事物"等。问题答案分一点也不、有一点、有点、相当、非常分别记 4~0 分,各领域得分越高表明生命质量越高。 　　该量表的信度、效度和反应度较好。

续表

2	文献来源	1. Liu R, Solheim K, Polley MY, et al. Quality of life in low-grade glio-ma patients receiving temozolomide. Neuro-Oncology, 2009, 11(1): 59—68. 2. 何珺,罗家洪. 脑肿瘤患者生命质量测定量表的研制与考评. 昆明: 昆明医学院,2010.
3	量表名称 (开发者,发表年代)	Quality of Life Instruments for Cancer Patients-Brain Cancer (QLICP-BN) 脑肿瘤患者生命质量测定量表 (万崇华、罗家洪, 2010)
	量表简介 (组成与特性评价)	QLICP-BN 特异模块包括您有头痛吗、您说话有困难吗、您走路感到不稳吗等 21 条,问题答案分一点也不、有一点、一般、比较、非常等。条目计分采取 5 点等距评分法,依次计为 1、2、3、4、5 分。在量表中有正负性条目之分,正性条目得分越高代表生命质量越好,负性条目得分越高代表生命质量越差。对正性条目而言,无须进行转换,原始得分即为条目得分,对负性条目,需对其进行"正向变换",即用 6 减去原始得分得到条目得分。 125 例脑肿瘤患者生命质量测评表明除了社会功能领域外,QLICP-BN 各个领域的克朗巴赫系数 α 均大于 0.7,共性模块的克朗巴赫系数 α 为 0.852,总量表的克朗巴赫系数 α 为 0.906;五个领域的分半信度在 0.544~0.871 之间,共性模块的分半信度为 0.869,总量表的分半信度为 0.925。因子分析和结构方程模型分析表明,结果与理论结构基本吻合,可以认为特异模块结构效度较好。配对 t 检验结果显示,除了社会功能领域外,其余领域的得分均有统计学差异($P<0.05$);除社会功能领域外其他领域 SRM 值均大于 0.3。以 EORTC QLQ-C30(V1.0)中文版中反映总健康状况的领域得分作为效标分析。脑肿瘤患者生命质量测定量表 QLICP-BN(V1.0)及 EORTC QLQ-BN20 中文版本均具有较好的信度、效度、反应度和临床应用的可行性,可以作为我国脑肿瘤患者生命质量的测评工具。
	文献来源	1. 何珺,罗家洪. 脑肿瘤患者生命质量测定量表的研制与考评. 昆明: 昆明医学院,2010.
4	量表名称 (开发者,发表年代)	The Pediatric Functional Assessment of Cancer Therapy-Childhood Brain Tumor Survivor (PedsFACT-BrS) 儿童脑肿瘤生存者癌症治疗功能评价体系 (美国结局、研究与教育中心的 Lai JS, Cella D 等)
	量表简介 (组成与特性评价)	PedsFACT-BrS 的 34 个条目覆盖了 4 个领域:生理状况、情感状况、社会状况、疾病经历和脑肿瘤的特殊方面。 Rasch 分析支持了它的可测量,它的内容效度和信度也已经被证明。现在已经准备绕过疾病的轨迹对其他人群进行验证。
	文献来源	1. Lai JS, Cella D, Tomita T, et al. Developing a health-related quality of life instrument for childhood brain tumor survivors. Childs Nervous System, 2007,23(1):47—57.

(罗家洪)

泌尿系统癌症患者生命质量测定特异量表

泌尿系统癌主要包括前列腺癌、膀胱癌和肾癌,是人类最常见的恶性肿瘤之一,约占所有新发癌症病例的1/3。前列腺癌的生命质量研究报道中,很多使用普适性量表(如SF-36)或者各种癌症均能使用的癌症普适性量表(如 FLIC)。专门针对前列腺癌开发的生命质量测定特异量表主要有欧洲癌症研究与治疗组织的生命质量量表体系之前列腺癌量表 EORTC QLQ-PR55、癌症患者生命质量测定量表体系之前列腺癌量表 QLICP-PR、美国癌症治疗功能评价系统之前列腺癌量表 FACT-P、美国加州大学洛杉矶分校研制的前列腺癌指数量表 UCLA-EPCI 等(详见表1)。其中,QLQ-PR55、QLICP-PR、FACT-P 均是采用共性模块与特异模块结合方式开发,从而既反映了生命质量的共性部分,又体现了其治疗与副作用的特殊方面,是较规范和全面的特异测定量表,共性模块还可用于不同癌症的生命质量比较。

表1 前列腺癌患者生命质量测定特异量表

	量表名称 (开发者,发表年代)	EORTC QLQ-PR55 欧洲前列腺癌生命质量测定量表 (Aaronson NK et al, 2002)
1	量表简介 (组成与特性评价)	由核心量表 QLQ-C30 和特异模块 QLQ-PR25 合并在一起的完整量表,其中特异模块分为 4 个领域,泌尿症状 9 个条目、肠道症状 4 个条目、治疗相关症状 6 个条目、性功能 6 个条目,每个条目均是 4 个等级,从没有、有一点、较多至很多,直接评分 1 到 4 分。 泌尿功能的内部一致性系数为 0.78 和 0.80,肠道功能的为 0.43 和 0.63,性功能的为 0.78 和 0.76。
	文献来源	1. Aaronson NK, Van Andel G. An international field of the reliability and validity of the QLQ-C30 and a disease-specific questionnaire module (QLQ-PR25) for assessing quality of life of patient with prostate cancer. European Organization for Research and Treatment of Cancer study protocol, Brussels, 2002.
2	量表名称 (开发者,发表年代)	FACT-P 美国芝加哥癌症治疗功能评价系统中的前列腺癌量表 (Cella et al, 1997)
	量表简介 (组成与特性评价)	该量表是由癌症患者的共性模块 FACT-G 和一个专门针对该癌症的特异量表(PCS)构成。其中 FACT-G(V4.0)由 27 个条目构成,前列腺特异模块 PCS 由疼痛、体重、食欲、排小便困难、排大便困难、阴茎勃起或保持勃起困难等 12 个条目构成,所有条目均分 5 个等级。 PCS 的内部一致性系数在 0.65 到 0.69 之间,共性模块各领域及总量表的内部一致性系数在 0.61 到 0.90 之间。

续表

2	文献来源	1. Esper P, Mo F, Chodak G, et al. Measuring quality of life in men with prostate cancer using the functional assessment of cancer therapy-prostate instrument. Urology,1997,50(6):920—928.
3	量表名称（开发者,发表年代）	UCLA-PCI 美国加州大学洛杉矶分校研制的前列腺癌指数量表 (Litwin MS et al,1998)
	量表简介（组成与特性评价）	20 个条目构成,分为泌尿功能、肠道功能、性功能 3 个领域,每个领域下面分功能和烦扰两个小方面,共有 6 个亚领域。 各领域的重测信度均在 0.66 到 0.93 间;内部一致性系数在 0.65 到 0.93 间。同一领域内的亚领域间相关较高。
	文献来源	1. Litwin MS, Hays RD, Fink A, et al. The UCLA Prostate Cancer Index: development, reliability, and validity of a health-related quality of life measure, Medical Care,1998,36(7):1002—1012.
4	量表名称（开发者,发表年代）	Extendde Prostate Cancer Index (EPCI) 扩展前列腺癌指数量表 (Wei JT et al,2000)
	量表简介（组成与特性评价）	该量表是在 PCI 基础上的扩展,在原来的基础上增加了一些泌尿症状、激素症状、性功能影响、肠道影响等方面的条目,最终形成了含有 50 个条目的 EPCI。 泌尿、肠道、性功能、激素症状 4 个领域以及大部分的特异领域的重测信度均在 0.80 以上,内部一致性系数在 0.82 以上,量表内部各功能领域与烦扰领域间的相关较大($r>0.60$),与 FACT-P 的相应领域有较好的一致性。
	文献来源	1. Wei JT, Dunn RL, Litwin MS, et al. Development and validation of the expanded prostate cancer index composite (EPIC) for comprehensive assessment of health-related quality of life in men with prostate cancer. Urology, 2000,56(6):899—905.

　　膀胱癌(bladder cancer)是全身常见的肿瘤之一,也是泌尿系统最常见的肿瘤,常发病于50~70 岁的人,多见于男性。在膀胱癌生命质量研究的报道中,有些使用的是普适性量表(如 SF-36、SIP),目前针对膀胱癌患者开发的特异性生命质量测定量表主要是:FACT-Bl 和 FACT-VCI, QLQ-BLS24 和 QLQ-BLM30, QLICD-BL, Bladder Cancer Index(BCI)等(详见表 2)。其中浅表膀胱癌特异模块 QLQ-BLS24(superficial cancer)和侵入肌层膀胱癌特异模块 QLQ-BLM30(muscle invasive cancer)与 QLQ-C30 联合使用,分别用于浅表膀胱癌和侵入肌层膀胱癌患者生命质量的测定。同样,FACT-B1, QLQ-BLS24 和 QLQ-BLM30, QLICD-BL 采用共性模块与特异模块结合方式开发,是较规范和全面的特异测定量表。

表 2　膀胱癌患者生命质量测定特异量表

1	量表名称（开发者,发表年代）	FACT-B1 膀胱癌治疗功能评价量表 (Cella et al, 1997)
	量表简介（组成与特性评价）	该量表由共性模块 FACT-G 和一个专门对该癌症的特异模块构成。其中特异模块由大小便情况、体重、食欲、性兴趣及对造瘘器的态度等 12 个条目构成,每个问题得分为 0 到 4 分(0 代表"从不",4 代表"很多")。

续表

1	文献来源	1. Cella D. FACIT manual：manual of the functional assessment of chronic illness therapy(FACIT) scales［version 4］. Evanston(IL)：Evanston Northwestern Healthcare and Northwestern University,1997.
2	量表名称 （开发者，发表年代）	Vanderbilt Cystectomy Index (FACT-VCI) (Cookson MS et al,2003)
	量表简介 （组成与特性评价）	该量表由 FACT-G 和 17 个与根治性切除术和尿路改道有关的疾病特异性量表构成。 其内部一致性克朗巴赫系数 $\alpha > 0.70$,第一次与第二次测定的相关系数为 0.79,与 SF-36 的相关系数为 0.81
	文献来源	1. Cookson MS,Dutta SC,Chang SS, et al. Health related quality of life in Patients treated with radical Cystectomy and urinary diversion for urothelial carcinoma of the bladder：Development and validation of a new disease specific questionnaire. J Urol, 2003，170(5)：1926—1930.
3	量表名称 （开发者，发表年代）	QLQ BLS-24　浅表膀胱癌特异模块 (Sprangers MA et al,1998)
	量表简介 （组成与特性评价）	专用于浅表性膀胱癌患者生命质量的评价,量表中包含了浅表性膀胱癌患者特异性的 24 个项目,分为 3 个症状子量表:尿路症状(7 个条目)、肠道症状(2 个条目)、治疗相关症状(4 个条目)和 2 个功能子量表:性功能(8 个条目)和对将来的担心(3 个条目)。按照 EORTC 的要求,在测评时须与 QLQ-C30 联合使用。
	文献来源	1. Sprangers MA,Cull A,Groenvold M, et al. The European Organization for Research and Treatment of Cancer approach to developing questionnaire modules：An update and overview. Qual Life Res,1998,7(4)：291—300.
4	量表名称 （开发者，发表年代）	QLQ-BLM30　侵入肌层膀胱癌特异模块 (Aaroson NK et al,1993)
	量表简介 （组成与特性评价）	量表中包含侵润性膀胱癌患者特异性的 30 个条目,与 QLQ BLS-24 相比多了关于尿路症状的条目,尿路症状条目包含 6 个条目,1 个导尿条目,还多了是否对身体吸引力下降、对身体不满、对男性或女性魅力减少的条目,但却少了是否发烧、是否觉得生病或身体不适、是否因反复的治疗而日常生活有困难、是否对反复的治疗感到担心,主要针对手术治疗后病人使用尿袋带来的影响。
	文献来源	1. Aaroson NK，Ahmedzai S，Bergman B，et al. The European Organization for Research and Treatment of Cancer QLQ-C30：A quality of life instrument for use in international clinical trials in oncology. J Natl Cancer Inst,1993,85(5)：365—376.

续表

	量表名称 （开发者，发表年代）	QLICP-BL 癌症患者生命质量测定量表体系之膀胱癌量表 （万崇华等，2010）
5	量表简介 （组成与特性评价）	由共性模块（QLICP-GM）和膀胱癌特异模块构成，其中特异模块由 27 个条目构成，包括尿路症状、特异躯体症状、特异心理、尿袋带来的不便、性生活方面问题和尿管使用问题。 除社会领域外，其余各个领域克朗巴赫系数 α 均大于 0.7、分半信度系数均大于 0.5；重测信度相关系数均大于 0.9。治疗前后比较各领域得分均有差异（$P<0.05$），且 SRM 值较高，反应度较好。
	文献来源	1. 刘建平. 膀胱癌患者生命质量量表的研制与考评. 昆明：昆明医学院，2010.
6	量表名称 （开发者，发表年代）	Bladder Cancer Index（BCI） 膀胱癌指数 （Wei JT，et al 2006）
	量表简介 （组成与特性评价）	由 34 个条目组成，包含了 3 个领域（泌尿、肠道和性功能），每个领域又包含 2 个子领域（功能和烦恼），每个问题评分 0 到 4 分，满分 100 分，分数越高代表生命质量越高。 内部一致性克朗巴赫系数为 0.77～0.91 之间，量表重测信度为 0.73～0.95 之间，3 个领域的相关性较低 $r<0.39$。
	文献来源	1. Gilbert SM, Dunn RL, Hollenbeck BK, et al. Development and validation of the Bladder Cancer Index：a comprehensive, disease specific measure of health related quality of life in patients with localized bladder cancer. J Urol, 2010, 183(5)：1764－1769.

（杨　铮）

白血病及淋巴瘤患者生命质量测定特异量表

国外已经开发的白血病生命质量特异性量表有 EORTC 系列中的：EORTC QLQ-CLL16 和癌症治疗功能评价系统（FACT）中的白血病量表 FACT-Leu，而淋巴瘤患者生命质量测定特异量表是 FACT 中的淋巴瘤量表 FACT-Lym。其他还有一些专用于儿童白血病的量表，但这些量表应用不是很广泛，详见表1。

表 1　白血病及淋巴瘤患者生命质量测定特异量表

1	量表名称 （开发者，发表年代）	FACT-Leu　白血病患者生命质量测量量表
	量表简介 （组成与特性评价）	该量表由共性模块（FACT-G）和白血病特异模块（17 个条目）组成。包含了发热、身上部分疼痛、寒战、夜间出汗、身体肿块、早期流血、早期瘀伤、早期疲惫、虚弱、体重减轻、食欲、担心感染、能做以往做的事、对将来的健康不确定、担心新症状出现、情绪起伏、因疾病或治疗感到孤立等条目。
	文献来源	1. Bonomi AE，Cella DF. A cross-cultural adaptation of the functional assessment of cancer therapy（FACT）quality of life measurement system for use in European oncology clinical trials. Qualityof Life Newsletter，1995,（12）:5－7. 2. Holzner B，Kemmler G，Sperner-Unterweger B，et al. Quality of life measurement in oncology-a matter of the assessment instrument? Eur J Cancer，2001,37(18)：2349－2356.
2	量表名称 （开发者，发表年代）	FACT-Lym　淋巴瘤患者生命质量测量量表
	量表简介 （组成与特性评价）	该量表由共性模块（FACT-G）和白血病特异模块（15 个条目）组成，包含了疼痛、身上肿块、发热、夜间出汗、皮肤瘙痒、入睡困难、易疲劳、体重减轻、胃口不好、担心感染、担心新症状出现、情绪起伏、难集中精神、与人疏远、难计划将来等条目。
3	量表名称 （开发者，发表年代）	QLQ-CLL16　欧洲癌症研究与治疗组织的生命质量量表体系之血癌量表
	量表简介 （组成与特性评价）	由 16 个条目组成，包含了体重下降、口干、皮下淤血、腹部不适、体温忽高忽低、夜间出汗、皮肤瘙痒、生病了或不舒服、昏昏欲睡、做事情的速度比以前减缓、提前安排活动（如会见朋友）受限制了、担心您将来的健康、因胸部感染而烦恼、因其他感染而烦恼、需要反复的抗生素治疗、担心被感染等。
4	量表名称 （开发者，发表年代）	The Czech Version of the International Generic European-Quality-of-Life Questionnaire（EQ-5D）
	量表简介 （组成与特性评价）	该量表是为了评估接受自体造血干细胞移植治疗患者的生活质量的量表，由心理方面，健康状况与人口特征等 3 个方面组成。
	文献来源	1. Slovacek L，Slovackova B，Jebavy L，et al. Psychosocial，health and demographic characteristics of quality of life among patients with acute myeloid leukemia and malignant lymphoma who underwent autologous hematopoietic stem cell transplantation. Sao Paulo Med J，2007,125(6):359－361.
5	量表名称 （开发者，发表年代）	Pediatric Quality of Life Inventory（PedsQL）4.0　儿科生命质量目录

续表

5	量表简介 (组成与特性评价)	该量表由一个共性量表和一个专用于评估儿童肿瘤的生命质量的特异模块组成。健康相关生命质量两表内部一致性为 0.57~0.92。
	文献来源	1. Varni JW, Burwinkle TM, Katz ER, et al. The PedsQL in pediatric cancer: reliability and validity of the Pediatric Quality of Life Inventory Generic Core Scales, Multidimensional Fatigue Scale, and Cancer Module. Cancer, 2002,94(7):2090−2106.
6	量表名称 (开发者,发表年代)	Child Health Questionnaire 50-item Parent Form (CHQ-PF 50) 儿童健康问卷
	量表简介 (组成与特性评价)	由 50 个条目组成,划分为 14 个领域,专用于评价患白血病的儿童及青少年的生命质量的量表。
	文献来源	1. Chiou SS, Jang RC, Liao YM, et al. Health-related quality of life and cognitive outcomes among child and adolescent survivors of leukemia. Support care cancer, 2010, 18(12):1581−1587.
7	量表名称 (开发者,发表年代)	New Well-being Scale(NWS) 新健康量表
	量表简介 (组成与特性评价)	共有 26 个项目,其中 13 个涉及生物学症状,13 个为有关心理学和社会学的行为与主观感受。每个项目设有"经常、有时、偶尔、没有"四个等级,分别评为 4、3、2、1 分。生存质量越好,得分越低;生存质量越差,得分越高。经标准化研究,NWS 的信度较高(Cronbach α 值为 0.8454),效度良好。
	文献来源	1. 黄子杰,曾武. 生存质量量表在白血病患者疗效评价中的应用,中国临床心理学杂志,2000,8(2):118−119.

(孟琼)

慢性病患者生命质量测定量表体系之共性模块(QLICD-GM)

QLICD(Quality of Life Instruments for Chronic Disease, QLICD)是由广东医学院的万崇华和昆明医学院李晓梅等研制的慢性病患者生命质量测定量表体系。该体系是由一个测量慢性病患者生命质量共性部分的一般量表,也称共性模块(Generic Module) QLICD-GM 和一些特定慢性疾病的特异条目(特异模块 Specific Module)构成的量表群。如 QLICD-HY(Quality of Life Instruments for Chronic Disease: Hypertension)就是由 QLICD-GM 加上由 17 个针对高血压患者的特异条目组成的高血压特异模块构成,专门用于高血压患者的生命质量测定。可见，QLICD-GM 在整个体系中起着关键作用，各种慢性病的生命质量测定均需使用，既可以与各特异模块结合使用，也可以单独使用测定各种慢性病生命质量的共性部分。

1 开发情况

QLICD 体系于 2004 年开始开发，经过条目生成(item generation)、条目删减(item reduction)、量表构造(scale construction)和量表评价(psychometric evaluation)四个过程于 2007 年推出了含 32 个条目的测试版 QLICD-GM 量表，经过条目的再次筛选和修订，最终形成了含 30 个条目的 QLICD-GM 第一版(V1.0)。同时开发出了高血压、冠心病、慢性胃炎、消化性溃疡、肠易激综合症、慢性阻塞性肺病、肺心病和支气管哮喘 8 个特异模块，初步形成了慢性病患者生命质量测定量表体系。在此基础上，2009 年又开发了糖尿病量表。

2 结构与特性

QLICD-GM(V1.0)由 3 个领域、10 个小方面的 30 个条目构成(详见附表 1)：生理功能领域(Physical Domain,PH)，含 8 个条目(编码为 PH1～PH8)，3 个小方面：独立性(IND)、食欲睡眠(AAS)、躯体症状(PHS)；心理功能领域(Psychological Domain,PS)，含 11 个条目(编码为 PS1～PS11)，4 个小方面：认知(REC)、焦虑(ANX)、抑郁(DEP)、自我意识(SEC)；社会功能领域(Social Domain,SO)，含 11 个条目(编码为 SO1～SO11)，3 个小方面：社会支持(SSS)、社会影响(SOE)和性活动(SEF)。

万崇华等通过 7 种慢性疾病 607 例慢性病患者用 32 个条目的测试版测定的结果分析，得到其内部一致性信度(α 系数)和重测信度(见表 1)，量表具有较好的信度。方差分析显示，7 种疾病患者治疗前得分没有差异，而治疗后得分则有统计学差异，即不同疾病治疗后对生命质量的改善不完全一样，量表具有一定的判别效度。因子分析和条目-领域相关性分析显示，量表的结构效度与理论构想基本一致，但需要进行调整。以 SF-36 相似领域为效标的相关系数为躯体功能 0.67、心理功能 0.59、社会功能 0.42、总体健康状况 0.53。以患者入院及出院前的测定结果评价量表的反应度，配对 t 检验除社会功能领域外均有差异，以标准化反应均数(standardized response mean,SRM)作为效应指标，显示除社会功能外，量表各领域及总分呈现中等偏好的反应度(表 1)。

表 1 QLICD-GM 的平均得分与测量学特性

领域	Crobach α 系数	重测相关系数	SRM
PH	0.78	0.84	0.68
PS	0.88	0.76	0.58
SO	0.37	0.80	0.03
TOT		0.77	0.70

经过专家组讨论及对条目的再次讨论和修订，形成了第一版的 QLICD-GM(V1.0)。其 Crobach 内部一致性 α 在生理、心理和社会领域分别为 0.777、0.892 和 0.611。结构方程模型分析，模型的 $\chi^2 = 1266.10(P < 0.0001)$，自由度 $= 393$，近似误差均方根 RMSEA(Root Mean Square Error of Approximation)$= 0.0606$，90% 的可信区间 RMSEA

90% CI＝(0.0569；0.0643)，非范拟合指数 NNFI(Non-Normed Fit Index)＝0.941，相对拟合指数 CFI(Comparative Fit Index)＝0.947，标准化残差均方根 SRMR＝0.0693，模型信息指数 AIC＝1410.1，CAIC＝1799.397。以上信息显示模型拟合较好。

3 计分与解释

3.1 条目得分的计算

各条目均采用 5 级 Likert 等距等级评分法，分为：一点也不(1)、有一点(2)、有些(3)、相当(4)、非常(5)5 个等级。在评分时正向条目直接计 1～5 分，逆向条目(即回答选项数越大，生命质量越差)则反向计分，即填写第一个等级者计 5 分、填写第二个等级者计 4 分，依次类推。其中，PH1、PH6、PH7、SO2、SO4、SO5、SO7、SO8、SO10 为正向条目，其余为逆向条目。

用公式表达为：正向条目得分＝(0＋回答选项数)

逆向条目得分＝(6－回答选项数)

3.2 领域、小方面及总量表得分的计算

首先分别计算各领域、小方面、总量表的粗分(raw score，RS)，同一领域/小方面的各个条目得分之和构成该领域/小方面的粗分，5 个领域得分之和构成了总量表的粗分。

为了便于相互比较，需要将粗分转化为标准得分(standard score，SS)，采用的是极差化方法。即

$$SS=(RS-\text{Min})\times100/R$$

其中 SS 为标准化分，RS 为粗分，Min 为该领域/小方面/总量表得分的最小值，R 为其得分极差，即最大值减去其最小值(R＝Max－Min)。详见表 2。

表 2 QLICD-GM(V1.0)的各领域、小方面及总量表计分方法

领域及小方面	条目数	得分范围	粗分(RS)	标准分(SS)
生理状况(PWB)	8	8～40	IND+AAS+PHS	(RS-8)×100/32
独立性(IND)	3	3～15	PH1+PH3+PH4	(RS-3)×100/12
食欲睡眠(AAS)	2	2～10	PH6+PH7	(RS-2)×100/8
躯体症状(PHS)	3	3～15	PH5+PH2+PH8	(RS-3)×100/12
心理功能(PS)	11	11～55	REC+ANX+DEP+SEC	(RS-11)×100/44
认知(REC)	2	2～10	PS1+PS2	(RS-2)×100/8
焦虑(ANX)	3	3～15	PS5+PS6+PS7	(RS-3)×100/12
抑郁(DEP)	3	3～15	PS3+PS4+PS11	(RS-3)×100/12
自我意识(SEC)	3	3～15	PS8+PS9+PS10	(RS-3)×100/12
社会功能(SO)	11	11～55	SSS+SOE+SEF	(RS-11)×100/44
社会支持(SSS)	6	6～30	SO2+SO4+SO5+SO7+SO8+SO10	(RS-6)×100/24
社会影响(SOE)	4	4～20	SO1+SO3+SO6+SO9	(RS-4)×100/16
性活动(SEF)	1	1～5	SO11	(RS-1)×100/4
量表总分(CGD)	30	30～150	PH+PS+SO	(RS-30)×100/120

缺失值(未回答)的处理：若一份量表的缺失值超过 30%，则该份量表作为废表处理。少量缺失则采用如下的任意一个方法：

(1)将缺失的条目用该条目得分的中位数(3分)来代替。

(2)用实际回答的条目来计算领域得分,并换算为无缺失的情形,即相应领域的计分方法为:该领域各条目得分之和×该领域的条目数÷实际回答的条目数。

实际应用中,如果不需要进一步的深入分析,可以只计算领域得分或量表总分。

3.3 得分解释

QLICD-GM 各领域及总量表得分均是得分越高,表示其生命质量越好。具体说,原始得分越接近其最大值越好、标准得分越接近 100 越好。

4 使用与应用

所有慢性病患者(尤其是没有特异量表的慢性病)均可使用 QLICD-GM 来评价生命质量。该量表为自评式量表,要求被测者有一定的文化程度,而且在单独、安静的环境下填写量表。如果是治疗方法、药物效果评价等应用性研究,一般应采用随机对照设计,并进行纵向测定(至少治疗前后各测定一次)。得到患者同意后,调查者进行解释说明并将量表发给患者填写。等待患者完成量表后收回并仔细查看有无漏项,如有漏项,提醒被试者及时补齐,若仍拒绝填写则作为缺省值并力图问清和记录原因。

调查时,使用者可以根据自己的需要设计一个封面,包含由病人自己填写的年龄、性别、职业、文化程度、家庭经济情况等和由医生或调查者填写的病人的临床类型、临床分期、所采用的治疗方法等基本情况。

由于该量表为中国的首个慢性病患者生命质量测定量表体系,研制者希望其对中国的生命质量研究有一定的推动作用。所以,该量表免费提供给国内的研究者使用,只要与研制者签订一份使用协议,就可以获得量表及使用方法。研究者还开发了用于评价量表信度、效度、反应度的计算机程序,可以帮助使用者进行数据分析工作。如果用于商业性药物开发,则需要收取一定的费用,但相比国外量表,费用会低很多。目前研究者正在利用大规模调查的数据,通过条目反应理论和概化理论对 QLICD-GM 进行进一步的分析和修订,第二版即将出版,同时研制的特异量表包括 HIV/AIDS、吸毒、肺结核、系统性红斑狼疮、慢性肾炎、肾衰竭、骨关节炎、类风湿性关节炎、脑卒中、慢性肝炎等。

参考文献

[1] 万崇华,李晓梅,赵旭东,等.慢性病患者生命质量测定量表体系研究.中国行为医学科学,2005,14(12):1130-1131.

[2] 万崇华,高丽,李晓梅,等.慢性病患者生命质量测定量表体系共性模块研制方法(一):条目筛选及共性模块的形成.中国心理卫生,2005,19(11):723-726.

[3] 杨瑞雪,潘家华,万崇华,等.慢性病患者生命质量测定量表体系之冠心病量表的研制与信度考评.中国全科医学,2007,10(21):1785-1787,1794.

[4] 杨瑞雪,潘家华,万崇华,等.慢性病患者生命质量测定量表体系之冠心病量表的效度与反应度分析.中国全科医学,2007,10(21):1788-1791.

[5] 高丽,万崇华,周曾芬,等.慢性病生命质量量表中慢性胃炎量表研制.中国公共卫生,2008,24(12):1447-1449.

[6] 高丽,万崇华,李红缨,等.慢性病生命质量测定量表体系中慢性胃炎量表测评.中国公共卫生,2009,25(1):32-34.

［ 7 ］ 高丽,万崇华,段丽萍,等. 消化性溃疡患者生命质量测定量表研制及考评. 中国公共卫生,
2010,26(2):168－170.

［ 8 ］ 田建军,周曾芬,万崇华,等. 肠易激综合征患者生命质量测定量表研制及评价. 中国公共卫生,
2010,26(2):172－173.

［ 9 ］ 杨铮,李晓梅,万崇华,等. 性阻塞性肺病患者生命质量测定量表 QLICD－COPD 的研制与考
评. 中国全科医学,2007,10(13):1080－1083.

［10］ 王国辉,李晓梅,万崇华,等. 肺源性心脏病患者生命质量量表研制及评价. 中国公共卫生,
2009,25(10):1224－1226.

［11］ 杨瑞雪,潘家华,万崇华,等. 高血压患者生命质量量表研制及评价. 中国公共卫生,2008,24
(3):266－269.

［12］ 万崇华,杨铮,杨玉萍,等. 慢性病患者生命质量测定量表体系共性模块的考评. 中国行为医学
科学,2007,16(6):559－561.

［13］ 万崇华,杨玉萍,高丽,等. 慢性病患者生命质量测定量表体系共性模块的结构分析:结构方程的
应用. 中国行为医学科学,2008,17(1):78－81.

（李晓梅）

附录1

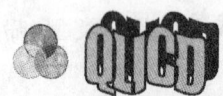

慢性病患者生命质量测定量表体系共性模块
QLICD-GM (V1.0)

【指导语】：

这份问卷是从整体上了解您最近<u>一周</u>内对自己健康状况的感觉,从而方便医生有针对性地采取治疗和康复措施。答案无所谓对错,请认真阅读以下每一个问题,并按照您<u>自己的标准或感觉</u>圈出最适合您情况的数字。如果某个问题您不能肯定如何回答,就选择最接近您自己真实感觉的那个答案。您所提供的资料将绝对保密。

躯体功能

		一点也不	有一点	有些	相当	非常
PH1	您能料理自己的日常生活吗?(吃饭、穿衣、洗漱、上厕所)	1	2	3	4	5
PH2	您感到容易疲乏吗?	1	2	3	4	5
PH3	您走 800 米及以上的路程困难吗?	1	2	3	4	5
PH4	您爬楼梯困难吗?	1	2	3	4	5
PH5	您需要依赖药物维持日常活动吗?	1	2	3	4	5
PH6	您胃口好吗?	1	2	3	4	5
PH7	您对自己的睡眠情况满意吗?	1	2	3	4	5
PH8	您有疼痛或不适吗?	1	2	3	4	5

心理功能

		一点也不	有一点	有些	相当	非常
PS1	疾病影响您的脑力活动了吗？……………	1	2	3	4	5
PS2	疾病使您在精神上感到痛苦吗？…………	1	2	3	4	5
PS3	您感到孤独无助吗？……………………	1	2	3	4	5
PS4	您感到悲观失望吗？……………………	1	2	3	4	5
PS5	您对自己的疾病感到担忧吗？…………	1	2	3	4	5
PS6	您感到烦躁或容易发脾气吗？…………	1	2	3	4	5
PS7	您感到紧张焦虑吗？……………………	1	2	3	4	5

慢性呼吸系统疾病患者生命质量测定特异量表

慢性呼吸系统疾病具有病情长、复发率高等慢性非传染病的共同特性,很难用治愈率来评价治疗效果,因此国际上广泛采用生命质量测定来综合评价其治疗效果,并研制出了大量的测定量表。用于慢性呼吸系统疾病患者测量的普适性量表主要有健康问卷(The General Health Questionnaire,GHQ)、疾病影响程度测量表(The Sickness Impact Profile,SIP)、诺丁汉姆健康量表(The Nottingham Health Profile,NHP)、生命质量指数(The Quality of Well-Being Index,QWB)等。疾病特异性量表和症状特异性量表是专门针对某类或某种疾病或某种症状而开发的测量与特定疾病(如哮喘)有关的生命质量的专门性量表。慢性呼吸系统疾病常用的特异量表(详见表1)主要有:慢性呼吸系统疾病问卷(Chronic Respiratory Questionnaire,CRQ)、St George'S 呼吸疾病量表(St George's Respiratory Questionnaire,SGRQ)、呼吸障碍问卷(Breathing problem questionnaire,BPQ)、肺功能状态和呼吸困难问卷(pulmonary functional status and dyspnea questionnaire,PFSDQ)、西雅图阻塞性肺病问卷(Seattle Obstructive Lung Disease Questionnaire,SOLQ)、COPD 自身功效评分(COPD self-efficacy scale,CSES)、哮喘病人生命质量问卷(Asthma Quality of Life Questionnaire,AQLQ)、哮喘患者问卷(Living with Asthma Questionnaire,LWAQ)、哮喘症状调查表 (Asthma Symptom Checklist,

ASC)、哮喘影响询问表(Asthma Bother Profile,ABP,又称为哮喘压抑图)、哮喘控制量表(Asthma Control Questionnaire,ACQ)等。其中,CRQ、SGRQ、BPQ、PFSDQ 可用于很多呼吸系统疾病,尤其是 COPD 和哮喘,因此可用于不同的呼吸系统疾病的比较。相比之下,疾病特异性量表如哮喘的 AQLQ 具有较好的特异性,但仅能针对相应的疾病使用,有的甚至还分成人与儿童的量表,如哮喘的青少年量表 AAQOL(Adolescent Asthma Quality of Life Questionnaire)主要用于 12~17 岁,儿童量表 PAQLQ(Paediatric Asthma Quality of Life Questionnaire)用于 7~17 岁儿童。

表 1　慢性呼吸系统疾病患者生命质量测定特异性量表

1	量表名称 (开发者,发表年代)	Chronic Respiratory Questionnaire(CRQ)　慢性呼吸系统疾病问卷 (Guyatt et al,1988)
	量表简介 (组成与特性评价)	共 20 个问题,分为四个部分:呼吸困难、乏力、情绪和自我控制,评分采取 7 分制。有自评的版本(CRQ-SR),也有他评的版本(CRQ-IL)。主要用于 COPD。 用于测量 COPD 患者的生命质量时信度、效度和反应度都已得到证实。其中呼吸困难、乏力、情绪和自我控制的重测信度(ICC)分别为 0.83、0.87、0.90、0.88,内部一致性信度在 0.51~0.88 间。
	文献来源	1. Guyatt G. Measuring health status in chronic airflow limitation. Eur Respir J, 1988,1(6):560—564. 2. Wijkstra PJ, TenVergert EM, Van Altena R, et al. Reliability and validity of the chronic respiratory questionnaire (CRQ). Thorax, 1994, 49(5):465—467. 3. Williams JE, Singh SJ, Sewell L, et al. Development of a self-reported Chronic Respiratory Questionnaire (CRQ-SR). Thorax, 2001,56 (12):954—959.
2	量表名称 (开发者,发表年代)	St George's Respiratory Questionnaire(SGRQ)　St George's 呼吸疾病量表 (Jones et al,1991)
	量表简介 (组成与特性评价)	含 50 个条目,76 个加权反应选项,分 3 个部分:症状(频率和严重程度)、活动(能导致气促或受到限制的活动)和对日常生活的影响(气道疾病引起的社会能力损害和心理障碍),条目数分别为 8、16、26。症状采取 5 分制,后两者采取"是/否"来回答。可用于 COPD、哮喘、间质性肺病及肺癌等。 在多种疾病中得到证实。在哮喘中症状、活动、对日常生活的影响及总量表的重测信度(ICC)分别为 0.82、0.91、0.91、0.94,内部一致性信度分别为 0.70、0.88、0.82、0.86;除症状外,后三者有较好的反应度,SRM 分别为 0.1、0.8、0.9、0.9。
	文献来源	1. Jones PW, Quirk FH, Baveystock CM. The St George's Respiratory Questionnaire. Respir Med, 1991,85(Suppl):25—31,33—37. 2. Sanjuás C, Alonso J, Prieto L, et al. Health-related quality of life in asthma: a comparison between the St George's Respiratory Questionnaire and the Asthma Quality of Life Questionnaire. Qual Life Res, 2002,11(8):729—738.

续表

3	**量表名称** **（开发者，发表年代）**	Breathing Problem Questionnaire(BPQ)　呼吸障碍问卷 (Hyland et al,1994 年)
	量表简介 **（组成与特性评价）**	最初专用于慢性支气管炎患者。分 2 个部分 33 个问题，适用于交叉研究。在此基础上的简略版本针对肺康复治疗的患者，仅含 10 个问题，对康复治疗前后的变化十分敏感 两个量表均得到作者的验证。
	文献来源	1. Hyland ME, Bott J, Singh S, et al. Domains, constructs, and the development of the breathing problems questionnaire. Qual Life Res, 1994,3(4):245－256. 2. Hyland ME, Singh SJ, Sodergren SC, et al. Development of a shortened version of the Breathing Problems Questionnaire suitable for use in a pulmonary rehabilitation clinic: a purpose-specific, disease-specific questionnaire. Qual Life Res, 1998,7(3):227－233.
4	**量表名称** **（开发者，发表年代）**	Pulmonary Functional Status and Dyspnea Questionnaire(PFSDQ)　肺功能状态和呼吸困难问卷 (Lareau etal,1994 年)
	量表简介 **（组成与特性评价）**	自评量表，包括 164 个问题，分 2 个大的部分，分别测量患者呼吸困难程度及与 79 项日常活动有关的功能改变，评分从 0 分到 10 分。日常活动进一步分为自我照顾、移动、吃饭、家庭管理、社交、娱乐子量表。修订版本(PFSDQ-M)缩减为 40 个条目，分为三个方面，分别测量患者经历的变化(CA)、呼吸困难程度(DA)和疲倦(FA)。 PFSDQ 二个部分的内部一致性信度均为 0.91，各子量表的在 0.88～0.94 间。内容效度与结构效度也得到证实。PFSDQ-M 三个部分的内部一致性信度分别 0.93、0.95、0.95，重测信度分别为 0.70、0.83、0.79。内容效度与结构效度也得到证实。
	文献来源	1. Lareau SC, Carrieri-Kohlman V, Janson-Bjerklie S, et al. Development and testing of the pulmonary functional status and dyspnea questionnaire (PFSDQ). Heart-Lung, 1994,23(3):242－250. 2. Lareau SC, Meek PM, Roos PJ. Development and testing of the modified version of the pulmonary functional status and dyspnea Questionnaire (PFSDQ-M). Heart-Lung,1998,27(3):159－168.
5	**量表名称** **（开发者，发表年代）**	Seattle Obstructive Lung Disease Questionnaire(SOLQ)　西雅图阻塞性肺病问卷(Tu etal,1997)
	量表简介 **（组成与特性评价）**	29 个条目，含 4 个方面：生理功能、情感功能、克服挫折的能力以及治疗满意度。 SOLQ 是可信的、有效的、反应性好的量表。四个方面内部一致性信度分别为 0.93、0.79、0.82、0.90，重测信度(ICC)分别为 0.87、0.79、0.70、0.64。

续表

5	文献来源	1. Tu SP, McDonell MB, Spertus JA, et al. A new self-administered questionnaire to monitor health-related quality of life in patients with COPD. Chest, 1997,112(3):614−622.
6	量表名称 (开发者,发表年代)	Asthma Quality of Life Questionnaire(AQLQ) 哮喘病人生命质量问卷 (Juniper et al,1992)
	量表简介 (组成与特性评价)	分自我测试和访谈两个版本,均有32个项目,包括4个因子,即:症状(12项),活动受限(11项),心理状态(5项)及环境刺激原的反应(4项)。该量表对每个问题按7分制评估,不适用于危重哮喘及职业性哮喘患者。 症状、活动受限、心理状态、环境刺激原的反应及总量表的重测信度(ICC)分别为0.82、0.92、0.86、0.86、0.90,内部一致性信度分别为0.95、0.83、0.84、0.78、0.96;各部分均有较好的反应度,SRM分别为1.0、0.9、1.0、1.0。
	文献来源	1. Juniper EF, Guyatt GH, Epstein RS, et al. Evaluation of impairment of health-related quality of life in asthma: development of a questionnaire for use in clinical trials. Thorax, 1992,47(2):76−83. 2. Sanjuás C, Alonso J, Prieto L, et al. Health-related quality of life in asthma: a comparison between the St George's Respiratory Questionnaire and the Asthma Quality of Life Questionnaire. Qual Life Res, 2002,11(8):729−738.
7	量表名称 (开发者,发表年代)	Living with Asthma Questionnaire(LWAQ) 哮喘患者生活问卷 (Hyland et al,1991)
	量表简介 (组成与特性评价)	主要测量哮喘发作期间患者的主观感受,共68个问题,覆盖11个方面的哮喘经历(社会活动、体闲、体育活动、假期、睡眠、工作和其他活动、寒冷、活动性、对他人的影响、性生活、烦躁不安状态及态度)。 重测信度0.948,组间比较的差异性显示有好的效度。
	文献来源	1. Hyland ME. The living with Asthma Questionnaire. Respir Med, 1991,85(Suppl):13−16,33−37.
8	量表名称 (开发者,发表年代)	Adolescent Asthma Quality of Life Questionnaire (AAQOL) 青少年哮喘生命质量量表 (Rutishauser et al. 2001)
	量表简介 (组成与特性评价)	32个条目,分6个领域:症状、医疗、躯体活动、情绪、社会影响和正性效应。主要用于12~17岁的青少年哮喘者。 6个领域及总量表的内部一致性信度分别为0.85、0.78、0.85、0.90、0.76、0.70、0.93,6个领域的重测信度(ICC)在0.76~0.85间,总的是0.90。
	文献来源	1. Rutishauser C,Sawyer SM,Bond L. Development and validation of the Adolescent Asthma Quality of Life Questionnaire (AAQOL). European Respiratory Journal, 2001, 17(1):52−58.

续表

9	量表名称 （开发者，发表年代）	中国成人哮喘生命质量量表 （李凡等,1995）
	量表简介 （组成与特性评价）	包括五个方面共计 35 项目:活动受限(12 项)、哮喘症状(8 项)、对刺激原反应(6 项)、心理情绪(5 项)、自我健康的关心(4 项),采用 7 分制评分方法。 除自我健康关心外,初表中其他因子评分与 SF36 身体状况的评分均有显著相关性,尤以活动受限和哮喘症状与 SF36 身体状况相关性较高。
	文献来源	1. 李凡,蔡映云,王蓓铃．成人哮喘生存质量询问表制定与初步应用分析．中国行为医学科学,1995,4(4):193－195. 2. 李凡,唐世和,蔡映云,等．成人哮喘生存质量量表的评价．中国行为医学科学,1997,6(2):98－100.
10	量表名称 （开发者，发表年代）	Quality of Life Instrument for Chronic Diseases-Chronic Obstructive Pulmonary Disease(QLICD-COPD)　慢性病患者生命质量测定量表体系之慢性阻塞性肺病量表 （杨铮等,2007）
	量表简介 （组成与特性评价）	包含 45 个条目,由 30 个条目的慢性病共性模块(QLICD-GM)和 15 个条目的慢性阻塞性肺病特异模块组成。共 4 个领域 14 个侧面,其中特异模块含 4 个侧面:咳嗽、咳痰、肺功能不全、氧疗和社会心理影响。 除社会功能领域的内部一致性系数和分半系数为 0.60 和 0.62 外,其余各领域及总量表的均在 0.70 以上。各领域和总分的重测相关系数均较高,除社会功能领域为 0.87 外,其余均在 0.9 以上。
	文献来源	1. 杨铮,李晓梅,万崇华,等．慢性阻塞性肺病患者生命质量测定量表的研制与考评．中国全科医学,2007,10(13):1080－1083.
11	量表名称 （开发者，发表年代）	Quality of Life Instrument for Chronic Disease-Chronic Pulmonary Heart Diseases(QLICD-CPHD)　慢性病患者生命质量测定量表体系之慢性肺原性心脏病量表 （王国辉等,2007）
	量表简介 （组成与特性评价）	含 51 个条目,由 30 个条目的慢性病共性模块(QLICD-GM)和 21 个条目的特异模块组成。共 4 个领域 16 个侧面,其中特异模块含 6 个侧面:咳嗽咳痰、肺功能不全、心衰、肺性脑病、经常吸氧、担心感染。 各领域内部一致性系数为 0.75～0.90,重测信度(重测相关系数 r)为 0.92～0.98。
	文献来源	1. 王国辉,李晓梅,万崇华,等．肺源性心脏病患者生命质量量表研制及评价．中国公共卫生,2009,25(10):1224－1226.

（杨　铮）

心血管系统疾病患者生命质量测定特异量表

心血管系统疾病生命质量的研究开展得比较早,也比较广泛。早期的研究主要是采用一些普适性的量表进行测量,使用最多的为 SF-36。随后,也开发了一些针对心血管疾病的特异量表(见表 1),如针对心衰的量表:LHFQ;心绞痛量表:SAQ、APQLQ、高血压量表:MINICHAL;心梗量表:MacNEW、MIDAS 等;还有一些对心脏功能综合评价的量表:CLASP、QLI-Cardiac Version。而由万崇华等开发的 QLICD-HY、QLICD-CHD 量表,由针对慢性病的共性模块和针对相应心血管疾病的特异模块构成,该量表既反映了慢性病患者生命质量的共性部分,又体现了相应疾病的症状、心理等生命质量的特异部分,而且共性模块还可以用于不同慢性病患者生命质量的比较。

表 1 心血管系统疾病患者生命质量测定特异量表

	量表名称 (开发者,发表年代)	〕Minnesota Living with Heart Failure Questionnaire (LHFQ) 明尼苏达心衰问卷
1	量表简介 (组成与特性评价)	包括心衰的典型症状和体征,躯体活动,社会关系,性活动,工作,情绪,共 21 个条目。 该量表的内部一致性令人满意,结构效度、判别效度、聚合效度较好,且该量表是能够将病人按纽约心脏协会分级区别开的工具。
	文献来源	1. Rector TS, Kubo SH, Cohn, et al. JN: Patients, self-assessment of their congestive heart failure: content, reliability, and validity of a new measure, the Minnesota Living with Heart Failure Questionnaire. Heart Failure, 1987,3:198—209.
2	量表名称 (开发者,发表年代)	Seattle angina questionnaire(SAQ) 西雅图心绞痛问卷 (Spertus,1994 年)
	量表简介 (组成与特性评价)	SAQ 由 11 个问题组成,其中第一个问题又分为 9 个与活动受限有关的条目组成,量表从躯体受限程度(问题 1)、心绞痛稳定状态(问题 2)、心绞痛发作情况(问题 3~4)、治疗满意度(问题 5~8)、疾病认识程度(问题 9~11)五个大项来评价患者生命质量。 该量表的克朗巴赫系数 α 介于 0.75~0.92 间,重测相关系数在 0.29~0.84 间,以 SF-36 作为效标有较好的结构效度;不同治疗方法的患者得分大部均有差别。

续表

2	文献来源	1. Spertus JA，Winder JA，Dewhurst TA，et al. Development and evaluation of the Seattle Angina Questionnaire：a new functional status measure for coronary artery disease. J AM Coll Cardiol，1995，25(2)：333—341. 2. Pettersen KI，Reikvam A，Stavem K. Reliability and validity of the Norwegian translation of the Seattle Angina Questionnaire following myocardial infarction. Qual Life Res，2005，14(3)：883—889.
3	量表名称 （开发者，发表年代）	Quality of life after Myocardial Infarction/MacNew Heart Disease questionnaire(QLMI/MacNEW)　心肌梗塞后生命质量量表/MacNew 心脏病问卷
	量表简介 （组成与特性评价）	该量表为 27 个条目的自评式版本，分为躯体、心理、社会 3 个方面。 该量表的 3 个领域的重测相关系数分别为：0.83、0.87、0.83，克朗巴赫系数分别为：0.85、0.88、0.83。
	文献来源	1. Spertus JA，Winder JA，Dewhurst TA，et al. Monitoring the quality of life in patients with coronary artery disease. Am J Cardiol 1994，74(12)：1224—1240. 2. Hillers TK，Guyatt GH，Oldridge N，et al. Quality of life after myocardial infarction. J Clin Epidemiol，1994，47(11)：1287—1296.
4	量表名称 （开发者，发表年代）	Angina Pectoris Quality of Life（APQLQ）　心绞痛生命质量表
	量表简介 （组成与特性评价）	该量表包括躯体活动、情绪紧张、生活满意度、躯体症状 4 个方面，用于冠心病的评估。 该量表的因子结构分析显示各条目与领域得分的相关很好(>0.6)，各领域的相关性也很好，内部一致性克朗巴赫系数大于 0.70，各领域与 SF-36 量表相关领域的相关性较好，除清晰领域外，其余领域有症状患者与无症状患者得分均有差别。
	文献来源	1. Wilson A，Wiklund I，Lahti T，et al. A summary index for the assessment of quality of life in angina pectoris. J Clin Epidemiol，1991，44(9)：981—988.
5	量表名称 （开发者，发表年代）	Cardiovascular Limitations and Symptoms Profile（CLASP） 心血管症状及功能受限评价量表
	量表简介 （组成与特性评价）	该量表分别包括反映症状（心绞痛，气短，水肿，疲劳）的 4 个分量表和反映功能受限情况（移动，社会生活及娱乐活动，室内活动，忧虑，性功能）的 5 个分量表，共 37 个条目。 该量表有良好的内容效度(0.94)，内部一致性效度也较好(>0.70)，主成分分析显示有 9 个因子，累计方差贡献为 69%。
	文献来源	1. Lewin RJP，Thompson DR，Martin CR，et al. Validation of the Cardiovascular Limitations and Symptoms Profile(CLASP) in chronic stable angina. J Cardiopulm Rehabil，2002，22(3)：184—191.

续表

6	量表名称 （开发者，发表年代）	Myocardial Infarction Dimensional Assessment Scale（MIDAS） 心肌梗塞综合评价量表 （Thompson DR，2002）
	量表简介 （组成与特性评价）	该量表包括 35 个条目，覆盖生命质量的 7 个方面：躯体活动，不安全感，情绪反应，依赖性，饮食，药物及副作用的关注。 该量表的内部一致性总量表克朗巴赫系数为 0.93,7 个领域的克朗巴赫系数为 0.71～0.94；总量表的重测相关系数为 0.85，一个领域的重测相关系数为 0.74～0.94；主成分因子分析提取 7 个因子，累计方差贡献为 67.18%，有较好的结构效度。
	文献来源	1. Thompson DR, Jenkinson C, Roebuck A, et al. Development and validation of a short measure of health status for individuals with acute myocardial infarction：the myocardial infarction dimensional assessment scale（MIDAS）. Qual Life Res，2002,11(6)：535－543.
7	量表名称 （开发者，发表年代）	Quality of Life Index-Cardiac Version（QLI-Cardiac Version） 生命质量指数－心脏模块
	量表简介 （组成与特性评价）	该量表包括健康和功能（health/function）、社会经济状况（socioeconomic status）、心理状态（psychological/spiritual status）、家庭关系（family interaction）、和总体状况五个方面，量表分为两部分各 36 个条目，两部分的条目内容相同，前者评价重要性，后者评价满意水平。
	文献来源	1. Ferrans CE, Powers MJ. Quality of life index：development and psychometric properties. ANS Adv nurs sci，1985,8(1)：15－24.
8	量表名称 （开发者，发表年代）	Quality of Life Instruments for Chronic Diseases-Hypertension（QLICD-HY） 慢性病患者生命质量测定量表体系之高血压量表 （万崇华等，2004）
	量表简介 （组成与特性评价）	该量表由共性模块和特异模块构成，共性模块包括生理功能、心理功能、社会功能 3 个领域，10 个侧面，共 30 个条目；特异模块由 17 个条目 3 个侧面构成，三个侧面分别为：症状、药物作用、心理生活影响。整个量表共有 47 个条目。 该量表各领域的克朗巴赫系数为 0.66～0.88；重测相关系数为 0.80～0.91；结构效度共性模块与特异模块的累计方差贡献率分别为 64.21%，49.75%；治疗前后得分有统计学差异。
	文献来源	1. 杨瑞雪，潘家华，万崇华，等. 高血压患者生命质量量表研制及评价. 中国公共卫生，2008,24(3)：266－269.
9	量表名称 （开发者，发表年代）	Quality of Life Instruments for Chronic Diseases-Coronary Heart Disease（QLICD-CHD） 慢性病患者生命质量测定量表体系之冠心病量表 （万崇华等，2004）

续表

9	量表简介 （组成与特性评价）	该量表由共性模块和特异模块构成，共性模块包括生理功能、心理功能、社会功能 3 个领域，10 个侧面，共 30 个条目；特异模块由 16 个条目 3 个侧面构成，三个侧面分别为：症状、药物作用、心理生活影响。整个量表共有 46 个条目。 　　该量表各领域的克拉巴赫系数为 0.64～0.89；重测相关系数为 0.87～0.90；结构效度共性模块与特异模块的累计方差贡献率分别为 66.28%，55.17%；治疗前后得分有统计学差异。
	文献来源	1. 杨瑞雪，潘家华，万崇华，等. 慢性病患者生命质量测定量表体系之冠心病量表的研制与信度考评. 中国全科医学，2007，10(21)：1785－1787，1794.
10	量表名称 （开发者，发表年代）	老年原发性高血压生活质量表 （徐伟，2000）
	量表简介 （组成与特性评价）	共 22 个条目，躯体、心理、社会三个维度。躯体功能因子反映躯体受限程度、体力活动适应度、生理功能、睡眠与精力；心理功能因子反映心理感受、情感控制、意识能力、情绪反应；社会功能因子反映社会交往和社会支持。
	文献来源	1. 徐伟，王吉耀，Michael phllips，et al. 老年原发性高血压患者生活质量量表编制的商榷. 实用老年医学，2000，14(5)：242－244.
11	量表名称 （开发者，发表年代）	Spanish Hypertension Quality of Life Questionnaire(MINICHAL)　西班牙高血压生命质量量表 （Badia，2002）
	量表简介 （组成与特性评价）	该量表由 17 个条目构成，分为心理功能(10 个问题)，躯体功能(6 个问题)两个领域及一个关于治疗及高血压对患者生命质量的影响的问题。 　　该量表的心理功能克朗巴赫系数为 0.88，躯体功能为 0.85；因子分析提示有两个因子；高血压患者的得分与正常人的得分无论是心理功能、躯体功能还是总量表都有显著性差异($P<0.001$)。
	文献来源	1. Badia X, Roca-Cusachs A, Dalfó A, et al. Validation of the short form of the Spanish Hypertension Quality of Life Questionnaire (MINICHAL), Clin Ther, 2002,24(12):2137－2154.

（张晓馨）

代谢疾病患者生命质量测定特异量表

　　糖尿病生命质量研究在代谢疾病中的研究较为多见，国内外糖尿病量表的研制和开发也受到各学者的关注,但目前国际上对糖尿病病人生存质量的研究尚无统一的符合临床应用和便于不同学科、不同国家之间交流的量表。我国关于糖尿病病人生存质量评价量表研制较少,多数是从国外翻译并修订而来。现有量表包括普适性量表和糖尿病特异性量表。普适性量表常用的有健康调查简表(MOS SF-36)、诺丁汉健康量表(NHP)、生活质量综合评定问卷(GQOLI-74)、世界卫生组织生活质量问卷(WHOQOL-100)等,特异性量表常用的有 Audit of Diabetes Dependent Quality of Life(ADDQoL)量表、糖尿病生存质量量表(DQOL)、糖尿病病人特异性量表(DSQL)、糖尿病生存质量临床试验调查表(DQLCTQ)等。

一些常见代谢疾病患者的生命质量测定特异量表见表1。

表1 代谢疾病患者生命质量测定特异量表

1	量表名称 (开发者,发表年代)	Audit of Diabetes Dependent Quality of Life(ADDQOL) (Bradley,1994)
	量表简介 (组成与特性评价)	用于测量糖尿病人对其生存质量影响的个体感觉,量表共有 18 个条目,单维度,包括就业、社会生活、家庭关系、朋友关系、性生活、运动、假期或休闲活动等 13 个评定项目。 该量表的内部一致性 Cronbach's α 系数为 0.85。有较好的信度和结构效度的证据,但应用前应对其内容的实用性进行评价。
	文献来源	1. Bradley C, Todd C, Gorton T, et al. The development of an individualized questionnaire measure of perceived impact of diabetes on quality of life: the ADDQoL. Quality Life Res, 1999, 8(1—2): 79—91. 2. Garratt AM, Schmidt L, Fitzpatrick R. Patient assessed health outcome measure for diabetes: a structured review. Diabet Med, 2002, 19(1): 1—11.
2	量表名称 (开发者,发表年代)	Diabetes Quality of Life Clinical Trial Questionnaire(DQLCTQ) 糖尿病生存质量临床试验调查表 (Kotsanos et al,1997)
	量表简介 (组成与特性评价)	多国糖尿病临床试验而开发的糖尿病专用量表,量表共有 142 条问题,包括 8 个维度,分为躯体功能)、精力/疲劳、躯体不适、心理健康、满意度、治疗满意度、治疗依从性和症状强度)。其内容既有普适性又有特异性。修订版 DQLCTQ-R 只有 57 个条目。 具有较好的信度、效度。
	文献来源	1. Kotsanos JG, Vignati L, Huster W, et al. Health related quality of life results from multinational clinical trials of insulin lispro. Diabetes Care,1997, 20(6): 948—958. 2. Shen W, Kotsanos JG, Huster WJ, et al. Development and validation of the Diabetes Quality of Life Clinical Trial Questionnaire. Med Care, 1999,37(Lilly Suppl), AS45~AS66.

续表

3	量表名称 （开发者，发表年代）	CN-ADDQOL　糖尿病特异性生存质量表 （丁元林，2007）
	量表简介 （组成与特性评价）	英文版 ADDQOL 的中文版。 Cronbach's α 系数为 0.941，并具有较好的结构效度和反应度。
	文献来源	1. 孔丹莉，张广恩，潘海燕，等．糖尿病特异性生存质量量表的引进及文 化调适．中国行为医学科学，2007，6（8）：758－759.
4	量表名称 （开发者，发表年代）	DSQL　糖尿病患者生存质量特异性量表 （周凤琼，2000）
	量表简介 （组成与特性评价）	糖尿病患者生存质量特异性量表（DSQL），含生理、心理、社会关系、治 疗 4 个维度，共计 26 个条目。 具有良好的信度、效度和反应度，能灵敏地反映与临床有关的病人生存 质量的变化。
	文献来源	1. 周凤琼．糖尿病患者生存质量特异性量表．行为医学量表手册．北 京：中华医学电子影像出版社，2005：114－116. 2. 方积乾，于强，万崇华，等．生存质量测定方法及应用．北京：北京医 科大学出版社，2000：79－92. 3. 陈霭玲，张振路，廖志红，等．糖尿病患者自我管理水平和生存质量相 关性研究．中国行为医学科学，2006，15(5)：434－436.
5	量表名称 （开发者，发表年代）	DQOL　糖尿病生活质量量表 （Jacobson et al，1988）
	量表简介 （组成与特性评价）	共有 46 道多项选择题，分为满意度、影响程度、社会或职业的烦恼、糖 尿病相关的忧虑 4 个单元。 具有较好的信度、效度和反应度。
	文献来源	1. 陈钦达，周莹霞，赵列宾，等．评价患者生活质量的 DQOL 量表在 2 型 糖尿病教育中的应用．中华内分泌代谢杂志，2005，21（5）：450－451.
6	量表名称 （开发者，发表年代）	Ajusted Dibetes Quality of Life Measure(A-DQoL)　糖尿病特异性生存 质量量表 （丁元林，2000）
	量表简介 （组成与特性评价）	DQOL 的修订版。 整体上具有较好的信度和效度，但个别维度的内部一致性偏低，推广应 用时需进一步修订。
	文献来源	1. 丁元林，倪宗瓒，张菊英，等．修订的糖尿病生命质量量表(A-DIlL)信 度与效度初探．中国慢性病预防与控制，2000，8(4)：160－161.
7	量表名称 （开发者，发表年代）	Appraisal of Diabetes Scale（ADS） （Carey，1991）
	量表简介 （组成与特性评价）	用于测量糖尿病人对其疾病的认识。量表共有 7 个问题，单维度。 具有较好的信度、效度和反应度。

续表

7	文献来源	1. Carey MP，Jorgensen RS，Weinstock RS，et al. Reliability and validity of the appraisal of diabetes scale. J Behav Med，1991，14(1)：43—51. 2. Garratt AM，Schmidt L，Fitzpatrick R. Patient-assessed health outcome measures for diabetes：a structured review. Diabet Med，2002，19(1)：1—11.
8	量表名称 （开发者，发表年代）	Diabetes specific quality of life scale (DSQOLS) (Bott et al，1998)
	量表简介 （组成与特性评价）	为原德语版的英文版，用于评价 1 型糖尿病人个体治疗目标。量表共有 64 个条目。包含治疗目的、治疗满意度和对糖尿病负担的认识三个方面。 具有较好的信度、效度，但文化适应性及老年人群中使用的可行性尚需进一步研究。
	文献来源	1. Bott U，Mühlhauser I，Overmann H，et al. Validation of a Diabetes-Specific Quality-of-Life Scale for patients with type 1 diabetes. Diabetes Care，1998，21(5)：757—769.
9	量表名称 （开发者，发表年代）	Diabetes Health Profile (DHP) (Meadows et al，1996)
	量表简介 （组成与特性评价）	有 DHP-1 和 DHP-2 两个版本，分别用于测量 1 型和 2 型糖尿病人心理和行为障碍。DHP-1 和 DHP-2 分别各 32 和 18 个条目，从心理压抑、障碍）、活动能力、饮食限制 4 个方面进行评价。 具有较好的信度、效度和反应度。
	文献来源	1. Meadows K，Steen N，McColl E，et al. The diabetes health profile (DHP)：A new instrument for assessing the psychosocial profile of insulin requiring patients—Development and psychometric evaluation. Qual Life Res，1996，5(2)：242—254.
10	量表名称 （开发者，发表年代）	糖尿病控制状况量表(CSSD70)
	量表简介 （组成与特性评价）	共含 70 个问题，包括糖尿病自觉症状，生活习惯，治疗情况，生存技能，治疗目标及疾病知识 6 个模块。 具有良好的信度、效度和反应度。
	文献来源	1. 张新宇，罗晓红，孟宪栋，等. 糖尿病控制状况评价量表在老年患者中的应用. 实用老年学，2005，19 (5)：268—269.
11	量表名称 （开发者，发表年代）	NIDDM 型糖尿病病人生存质量量表 （冯正仪，1995）
	量表简介 （组成与特性评价）	包括疾病对社会活动的影响、日常生活能力、抑郁和焦虑障碍 4 方面。 具有良好的信度和效度。
	文献来源	1. 冯正仪，戴宝珍，顾沛，等. 糖尿病患者生活质量的评估研究. 中国行为医学科学，1995，4(3)：137—168.

续表

12	量表名称 （开发者，发表年代）	糖尿病病人生存质量评价量表 （范丽凤，1996）
	量表简介 （组成与特性评价）	包括生理、心理、社会 3 方面。 具有较好的信度、效度。
	文献来源	1. 范丽凤,黄玉荣,李海燕. 糖尿病患者的生活质量及影响因素. 中华护理杂志,1996,31(10):562－567.
13	量表名称 （开发者，发表年代）	儿童Ⅰ型糖尿病生存质量量表 （陈声林,2001）
	量表简介 （组成与特性评价）	由满意度、影响度和担忧度领域指标组成，共 29 个条目。 具有较好的信度、效度和反应度。但该量表仅限于儿童Ⅰ型糖尿病患者,国内应用较少。
	文献来源	1. 陈声林,支涤静,沈水仙,等. 儿童 1 型糖尿病病人生存质量影响因素研究. 中国公共卫生,2001,17(12):1077－1078.
14	量表名称 （开发者，发表年代）	DMQLS　Ⅱ型糖尿病生活质量量表 （王乐三,2005）
	量表简介 （组成与特性评价）	包括疾病、生理、社会、心理、满意度 5 个维度,共 87 个条目。 具有较好的信度、效度和反应度。
	文献来源	1. 姜敏敏,李鲁. 终末期肾脏疾病患者生活质量研究近况. 浙江大学学报:医学版,2003,32(3):267－269.

（张京晶）

慢性消化系统疾病患者生命质量测定特异量表

对慢性消化系统疾病患者的生命质量研究较多,量表包括普适性量表和特异性量表,其中 SF-36 量表是目前广泛使用于慢性疾病生命质量评价的普适性量表,特异性量表是专门针对慢性消化系统疾病(如溃疡、病毒性肝炎等)而开发的测量与特定疾病或状况有关的生命质量的专门性量表(见表 1),但生命质量量表的设计、检验和临床应用仍不完善,其概念和方法均有待进一步探讨。万崇华等人开发的慢性病患者生命质量测定量表体系将共性模块与特异模块结合,从而既反映了生命质量的共性部分,又体现了其治疗与副作用的特殊方面,其中共性模块可用于不同癌症的生命质量比较。

表 1 慢性消化系统疾病患者生命质量测定特异量表

1	量表名称 （开发者，发表年代）	Chronic Liver Disease Questionnaire（CLDQ） 慢性肝脏疾病量表
	量表简介 （组成与特性评价）	含 29 个条目，分 6 个领域，即疲乏、活动、情绪功能、腹部症状、系统症状和焦虑，集中于前 2 个周的反应。 具有较好的信度效度，反应度的研究尚缺乏。
	文献来源	1. Younossi ZM, Guyatt G, Kiwi M, Development of a disease specific questionnaire to measure health related quality of life in patients with chronic liver disease. Gut，1999，45：295－330.
2	量表名称 （开发者，发表年代）	Liver Disease QOL（LDQOL） 肝脏疾病生命质量量表
	量表简介 （组成与特性评价）	含 36 个普适性条目（SF-36）和 77 个特异性条目。量表为自评式，包括躯体功能和限定角色、肝脏疾病标志、相关症状、结果和影响、认知、情绪等心理学特征。 具有较好的信度效度和反应度。
	文献来源	1. Gralnek IM. Development and evaluation of the Liver Disease Quality of Life instrument in persons with advanced，chronic liver disease-the LDQOL 1.0. Am J Gastroenterol. 2000，95(12)：3552－3565. 2. 王超秀，万崇华，李武，等．慢性肝炎患者生命质量测定量表研制与考评．中国全科医学，2011，14(31)：3562－3565.
3	量表名称 （开发者，发表年代）	中国乙型肝炎患者的生存质量测定量表（QOL-HBV） （李跃平，2007）
	量表简介 （组成与特性评价）	含 30 个条目，包括社会适应、心理和生理 3 个维度。 具有较好的信度、效度，量表和 3 个维度的 Cronbach α 系数分别为 0.9353、0.863、0.868、0.835。
	文献来源	1. 李跃平，黄子杰，陈聪．乙型肝炎患者生存质量量表的初步编制．中国心理卫生杂志，2007，21(7)：452－455.
4	量表名称 （开发者，发表年代）	Hepatitis Quality of Life Questionnaire（HQLQ） 肝炎生命质量量表 （Beyliss，1998）
	量表简介 （组成与特性评价）	增加了 SF-36 的 3 个与慢性丙型肝炎病人生命质量有关的普适性条目（积极康乐、睡眠困倦或梦幻、健康压力），还包括 2 个丙型肝炎特异性条目（丙型肝炎引起的健康压力和制约）。 具有良好的信度、效度。
	文献来源	1. Bayliss MS, Gandek B, Bungay KM, et al. A questionnaire to assess the generic and diease-specific health outcomes of patientswith chronic hepatitisC. Qual Life Res, 1998，7(1)：39－55. 2. Bayliss MS. Methods in outcomes research in hepatology：definitions and domains of quality of life. Hepatology, 1999，29 (suppl)：3S－6S. 3. Chen ZJ, Al-Mahtab M, Rahman S, et al. Validity and reliability of the Bengali version of the Hepatitis Quality of Life Questionnaire. Qual Life Res, 2010，19 (9)：1343－1348.

续表

5	量表名称 (开发者,发表年代)	Gastro intestinal quality of life index(GIOLI) 胃肠道生活质量指数 (Ernst Eypasch,1995)
	量表简介 (组成与特性评价)	包括生理、情绪、社会和症状 4 个维度 36 个条目。 具有良好的信度、效度。
	文献来源	1. Eypasch E, Williams JI, Wood-Dauphinee S, et al. Gastrointestinal Quality of Life Index：development，validation and application of a new instrument. British Journal of Surgery, 1995,82(2):216—222.
6	量表名称 (开发者,发表年代)	QPD 消化性疾病生命质量量表
	量表简介 (组成与特性评价)	共 32 个条目,包括胃及十二指肠溃疡、食管炎、功能性消化不良,分 3 个领域:疼痛引起的焦虑、社会制约和可感知症状,还包括疼痛强度和自我尊重条目。 具有良好的信度、效度。
	文献来源	1. Bamfi F,Olivieri A,Arpinelli F, et al. Measuring quality of life in dyspoptic patients：development and validation of a new specific health questionnaire：final report from the Italian QPD project involving 4000 Patients. Am J Gastroenterol, 1999,94(3):730—738.
7	量表名称 (开发者,发表年代)	FDDQL 功能性消化紊乱生命质量量表 (Chassany,1999)
	量表简介 (组成与特性评价)	含 43 个条目,分 8 个领域,即日常活动、忧虑、饮食、睡眠、不适、疾病处理、疾病控制和压力。 为测定 IBS 和功能性消化紊乱病人 HRQL 而发展的量表。其信度、效度达到可接受程度。Cronbach's α 系数为 0.94。
	文献来源	1. Chassany O, Marguis P, Scherrer B, et al. Validation of a specific quality of life questionnaire for functional digestive disorders. Gut, 1999, 44(4): 527～533.
8	量表名称 (开发者,发表年代)	Satisfaction with Dyspepsia Related Health Scale (SODA) 消化不良健康相关满意量表 (Kuykendall, 1999)
	量表简介 (组成与特性评价)	包括 14 个条目,分 4 个领域,即一般症状的严重程度、疼痛强度、疼痛使能力丧失程度和对消化不良相关健康的满意度。 Cronbach's α 系数为 0.74～0.93。
	文献来源	1. Kuykendall DH. Dyspepsia：how should we measure it? J Clin Epidemiol, 1999, 52：381—392.
9	量表名称 (开发者,发表年代)	Nepean dyspepsia index (NDI) 尼平消化不良指数 (Talley, 1998)
	量表简介 (组成与特性评价)	共含 25 个条目,分 5 个领域,即紧张及睡眠、日常生活干预、饮食、知识及自制力、工作或学习。提供了消化不良症状量度标准和评价消化不良特异 HRQL 的重要权重。 Cronbach's α 系数为 0.85～0.95,反应度得到确认。

续表

9	文献来源	1. Shaw M,Talley NJ. Development of a digestive health status instrument:tests of scaling assumptions, structure and reliability in a primary care population. Aliment Pharmacol Ther,1998, 12: 1067－1078. 2. Talley NJ. Validity of a new quality of life scale for functional dyspepsia:a United States multicenter trial of the Nepean Dyspepsia Index. Am J Gastroenterol, 1999,94: 2390－2397.
10	量表名称 （开发者,发表年代）	Digestive Health Status Instrument (DHSI)　消化健康状态量表 (Shaw, 1998)
	量表简介 （组成与特性评价）	量表联合了罗马标准(消化不良和肠易激综合征)和曼宁标准(肠易激综合征),含 34 个条目,涉及病人过去 4 周经历的疾病症状。包括 IBS-腹泻、IBS-便秘、反流和疼痛 4 个领域。 其结构和心理测量性质良好。
	文献来源	1. Shaw MJ. Development of a digestive health status instrument:Tests of scaling assumptions, structure and reliability in a primary care population. Aliment Pharmacol Ther, 1998,12: 1067－1078.
11	量表名称 （开发者,发表年代）	Irritable Bowel Syndrome Quality of Life Questionnaire (IBSQOL)　肠易激综合征生命质量量表 (Hahn,1997)
	量表简介 （组成与特性评价）	含 30 个条目,分 10 个领域,即情绪、精神健康、健康信仰、饮食等。 具有较好的信度、效度。Cronbach's α 系数为 0.66～0.93。
	文献来源	1. Hahn BA,Kircholoerfer LJ, Fullerton S, et al. Evaluation of a new quality of life questionnaire for patients with irritable bowel syndrome. Aliment Pharmacol Ther, 1997, 11(3): 547－552.
12	量表名称 （开发者,发表年代）	Irritable Bowel Syndrome-Quality of Life Measure(IBS-QOL)　肠易激综合征－生命质量测量 Patrick 发展
	量表简介 （组成与特性评价）	包括疾病频率、讨厌的症状、良好的功能状态和可感知的 IBS 特异生命质量。含 34 个条目(描述过去 30 天内的状况),分 10 个亚指标,即烦躁不安、活动干预、体形、是否担心健康等。 Cronbach's α 系数为 0.95。量表对病情程度判别良好,但对腹泻为主、混合型、便秘为主的 IBS 病人没有判别力。
	文献来源	1. Patrick DL,Drossman DA, Frederick IO, et al. Quality of life in persons with irritable bowel syndrome: development and validation of a new measure. Dig Dis Sci, 1998, 43(2): 400－411.
13	量表名称 （开发者,发表年代）	Peptic Ulcer Disease Questionnaire (PUDQ)　消化性溃疡疾病量表 (Kormann, 1993)
	量表简介 （组成与特性评价）	量表共 17 个条目,涉及溃疡疼痛、情绪、社会机能 3 个方面。 具有较好的信度、效度。
	文献来源	1. 宋黎君. 消化性溃疡病人生活质量研究. 国外医学:社会医学分册,1998,15(2): 59－62.

续表

14	量表名称 (开发者,发表年代)	Ulcer Esophagitis Subject Symptom Scale(UESS)　溃疡、食管炎主观症状量表
	量表简介 (组成与特性评价)	量表共 10 个条目,分 4 个领域,即腹部不适、肠机能紊乱、反流性症状和睡眠障碍。 具有良好的信度效度。
	文献来源	1. 宋黎君. 消化性溃疡病人生活质量研究. 国外医学:社会医学分册,1998,15(2):59－62. 2. Dimenas E,Glise H,Hallerbäck B,et al. Quality of life in patients with apper gastrointestinal symptoms. An improved evaluation of treatment regimens? Scale J Gastroenterol,1993,28(8):681－687.
15	量表名称 (开发者,发表年代)	Gastrointestinal Symptom Rating Scale(GSRS)　胃肠症状评估
	量表简介 (组成与特性评价)	为自评表形式,包括 15 个常见的胃肠道症状,分为胃功能失调、消化不良和肠机能紊乱 3 个领域。 具有良好的信度效度。
	文献来源	1. Svedlund J et al. GSRS－a clinical rating scale for gastrointestinal symptoms in patients with irritable bowel syndrome and peptic ulcer disease. Dig Dis Sci,1988,33(2):129－134.
16	量表名称 (开发者,发表年代)	Gastro Esophageal Reflux Disease Health Related Quality of Life Scale(GERD-HRQL)　胃食管反流疾病健康相关生命质量量表
	量表简介 (组成与特性评价)	量表含 10 个条目,用于评价病人相关症状满意程度。条目为问题式,主要测量心痛症状满意程度、吞咽困难、日常治疗影响和对目前条件总体满意度。 具有良好的信度效度和反应度。
	文献来源	1. Velanovich V,Vallance SR,Gusz JR,et al. Quality of life scale for gastroesophageal reflux disease. J Am Coll Surg,1996,183(3):217－224.
17	量表名称 (开发者,发表年代)	Quality of Life in Reflux and Dyspepsia(QOLRAD)　胃食管反流及消化不良的生命质量量表
	量表简介 (组成与特性评价)	量表含 25 个条目,分 5 个领域,主要测量情感压力、活力、睡眠障碍、饮食问题和躯体/社会功能。 具有良好的信度效度和反应度。
	文献来源	1. Tofangchiha S,Razjouyan H,Nasseri-Moghaddam S. Qnaliy of Life in Reflux and Dyspepsia (QOLRAD) Questionnaire in Iranian patients with GERD:A Validation Study Middle East Journal of Digestive Disease,2010,2:84－90.
18	量表名称 (开发者,发表年代)	Quality of Life in Duodenal Ulcer Patients(QLDUP)　十二指肠溃疡病人生活质量量表 (Martin,1994)

续表

18	量表简介 （组成与特性评价）	以健康调查问卷（MOS SF-36）为核心，补充了 PGWB 中的焦虑方面及 13 个溃疡特异症状构成。含 54 个条目，分 15 个领域，即身体与社会机能、躯体和心理角色、心理健康、健康状况变化、家庭等。 内部一致性大于 0.70，复测信度：0.73。
	文献来源	1. Martin C. A'quality of life questionnaire'adapted to duodenal ulcer therapeutic trials. Gastroentrol, 1994, 29(suppl 206)：40—43.
19	量表名称 （开发者，发表年代）	Inflammatory Bowel Disease Questionnaire（IBDQ）　肠炎疾病量表
	量表简介 （组成与特性评价）	共有 32 个条目，分 4 个领域，即胃肠症状、系统症状、不良情绪和社会功能不良。其简化版（SIBDQ）已经发展，含 10 个问题。 有较好的信度、效度和反应度。
	文献来源	1. Eisen GM, Farmer RG. Health-related quality of life in inflammatory bowel disease. Pharmacoeconomics, 1996, 10(4):327—335. 2. Irvine EJ, Feagan B, Rochon J, Quality of life: a valid and reliable measure of therapeatic efficacy in the treatment of inflammatory bowel disease. Canadian Crohn's Relapse Prevention Trial Study Group. Gastroenterology, 1994, 106(2):287—296. 3. Yacavone RF, Locke GR 3rd, Provenzal DT, et al. Quality of life measurement in gastroenterology: what is available? Am J Gastroenterol, 2001,96 (2)：285—297.
20	量表名称 （开发者，发表年代）	Rating Form of IBD Patient Concerns（RFIPC）　肠炎病人评定量表 （Drossman, 1989）
	量表简介 （组成与特性评价）	用来测定肠炎病人对其疾病及其处理的担心和关注。量表为自评式，含 25 个条目，分 4 个领域，即疾病影响、性行为、疾病并发症和身体不良标记。 内部一致性 0.79～0.91。
	文献来源	1. Drossman DA, Patrick DL, Mitchell CM, et al. Health-relaled quality of life in inflammatory bowel disease. Functional status and patient worries and concerns. Dig Dis Sci, 1989, 34(9):1379—1386.
21	量表名称 （开发者，发表年代）	Cleveland Clinic IBD Scale（CC IBD Scale）　克利夫兰门诊肠炎疾病量表
	量表简介 （组成与特性评价）	量表通过直接访谈完成，含 47 个条目，分 4 个领域：功能的或经济的、社会的或消遣娱乐的、总体生命、医疗症状。其中 45 个条目用 1～5 的线性尺度表示，2 个条目用描述性语言回答。 与 SIP 对 Crohn 氏病手术病人和其他亚人群有很好的判别力。
	文献来源	1. Farmer RG, Easley KA, Farmer JM. Quality of life assessment by patients with inflammatory bowel disease. Clevel Clin J Med, 1992, 59 (1):35—42.

续表

22	量表名称 (开发者,发表年代)	Ulcerative Colitis and Crohn's Disease Health Status Scales(UC/CD HSS) 溃疡性结肠炎和 Crohn 氏病健康状态量表
	量表简介 (组成与特性评价)	量表为自评式,用以测定肠炎病人症状及严重程度、心理压力、心理社会功能和卫生保健利用。包括 2 个指数,即腹泻指数和其他消化系统疾病症状指数。 信度、效度尚可。
	文献来源	1. Drossman DA,Li Z,Leserman J,et al. Ulcerative colitis and Crohn's disease health status scale for research and clinical practice. J Clin Gastroenterol,1992,15(2):104—112.
23	量表名称 (开发者,发表年代)	Chronic Pancreatitis HRQL(CPHRQL) 慢性胰腺炎健康相关生命质量量表
	量表简介 (组成与特性评价)	含 24 个条目,分 4 个领域,即躯体状态或活动能力、心理状态或幸福安宁、社会相互作用、经济状况。 具有较好的信度、效度。
	文献来源	1. Yacavon RF,Locke GR 3rd,Provenzale DT,et al. Quality of life measurement in gastroenterology:what is available? Am J Gastroenterol,2001,96(2):285—297.
24	量表名称 (开发者,发表年代)	QLICD-CG 慢性病患者生命质量测定量表体系之慢性胃炎量表 (高丽等,2004)
	量表简介 (组成与特性评价)	包括共性模块和特异性模块两部分,4 个领域共 44 个条目。(量表具体使用说明参慢性病患者生命质量测定量表体系) 具有较好的效度、反应度和临床可行性。
	文献来源	1. 高丽,万崇华,周曾芬,等. 慢性病生命质量量表中慢性胃炎量表研制. 中国公共卫生,2004,24(12):1447—1449. 2. 万崇华,李晓梅,赵旭东,等. 慢性病患者生命质量测定量表体系研究. 中国行为医学科学,2005,14(12):1130—1131.
25	量表名称 (开发者,发表年代)	QLICD-PU 慢性病患者生命质量测定量表体系之消化性溃疡量表 (高丽等,2010)
	量表简介 (组成与特性评价)	包括共性模块和特异性模块两部分,4 个领域共 44 个条目。(量表具体使用说明参慢性病患者生命质量测定量表体系)。 具有较好的效度、反应度和临床可行性。
	文献来源	1. 高丽,万崇华,李红缨,等. 消化性溃疡患者生命质量测定量表研制及评价. 中国公共卫生,2010,26(2):168—170. 2. 万崇华,李晓梅,赵旭东,等. 慢性病患者生命质量测定量表体系研究. 中国行为医学科学,2005,14(12):1130—1131.
26	量表名称 (开发者,发表年代)	QLICD-IBS 慢性病患者生命质量测定量表体系之肠易激综合症量表 (田建军等,2010)
	量表简介 (组成与特性评价)	包括共性模块和特异性模块两部分,4 个领域共 45 个条目(量表具体使用说明参慢性病患者生命质量测定量表体系)。 具有较好的效度、反应度和临床可行性。

续表

26	文献来源	1. 田建军,周曾芬,万崇华. 肠易激综合征患者生命质量测定量表研制及评价. 中国公共卫生,2010,26(2):172-173. 2. 万崇华,李晓梅,赵旭东,等. 慢性病患者生命质量测定量表体系研究. 中国行为医学科学,2005,14(12):1130-1131.

(张京晶)

泌尿系统疾病患者生命质量测定特异量表

泌尿系统疾病患者的生命质量量表的研究较其他系统的研究少,目前常用测评工具包括普适性量表和特异性量表,其中以前列腺增生患者的生命质量量表开发和应用较为多见,普适性量表如:健康调查简表(MOS SF-36)、诺丁汉健康量表(NHP)、世界卫生组织生活质量问卷(WHOQOL-100)等;特异性量表如:国际前列腺症状评分(IPSS)等(详见表1)。

表1 泌尿系统疾病患者生命质量测定特异量表

1	量表名称 (开发者,发表年代)	BPHSQL/BPHQLS 良性前列腺增生症患者生活质量量表 (史静琦等,2004)
	量表简介 (组成与特性评价)	包含疾病、生理、社会、心理、满意度5个维度,共74条目。其中疾病维度构成 BPH 特异条目子量表,生理、社会、心理、满意度四个维度构成50岁以上一般男性人群共性条目子量表。 具有较好的信度、效度,重测相关系数、Cron-bach's a 系数、分半信度系数分别为 0.912、0.966 和 0.793。准则效度分别为 0.784、0.493、0.462、0.762。
	文献来源	1. 史静琦,孙振球,蔡太生. 良性前列腺增生症患者生活质量量表的编制与应用. 中国卫生统计,2004,21(2):93-96.
2	量表名称 (开发者,发表年代)	IPSS 国际前列腺症状评分
	量表简介 (组成与特性评价)	问卷由7个排尿症状问题和1个与排尿有关的困扰问题组成。 具有良好的信度、效度。
	文献来源	1. Barry MJ, Fowler FJ Jr, O'Leary MP, et al. The American Urological Association symptom index for benign prostatic hyperplasia. The Measurement Committee of the American Urological Association. J Urol, 1992, 148(5): 1549, 1557. 2. 邵胜,梁朝朝,叶元平,等. 良性前列腺增生患者对中文版国际前列腺症状评分理解能力的调查. 安徽医学,2009,30(1):9-12.

续表

3	量表名称 (开发者,发表年代)	KDQOL-SF　肾病生命质量量表 (Hays RD et al,1994)
	量表简介 (组成与特性评价)	包含普适性量表 SF-36 以及终末期肾病指向(ESRD-targeted Areas)两部分,共 18 个维度。 具有较好的信度、效度。
	文献来源	1. Hays RD, Kallich JD, Mapes DL, et al. Development of the kidney disease quality of life (KDQOL) instrument. Qual Life Res, 1994, 3(5):329-338. 2. Hays RD, Kallich JD, Mapes DL, et al. Kidney Disease Quality of Life Short Form (KDQOL-SF), Version 1.3:A Manual for Use and Scoring. Santa monica, Washington, DC. RAND, 1997:1-4.
4	量表名称 (开发者,发表年代)	KDQ　血透患者的特异性量表
	量表简介 (组成与特性评价)	包括 5 个维度共 26 个问题,分别为:躯体症状,疲劳,抑郁,与他人关系及挫折维度。 具有较好的信度和效度,除躯体症状的 Cronbach's α 值偏低外,其他维度 Cronbach's α 值为 0.508~0.852。
	文献来源	1. Laupacis A, Muirhead N, Keown P, et al. A disease specific questionnaire for assessing quality of life in patients on hemodialysis. Nephron, 1992, 60(3):302-306. 2. 王颖,林可可. 应用 KDQ 量表测量维持性血液透析患者生活质量的信度与效度的分析. 中国血液净化,2008,7(10):549-551.
5	量表名称 (开发者,发表年代)	KDQOL-SFTM　终末期肾脏疾病透析患者调查表
	量表简介 (组成与特性评价)	将英文版 KDQOL-SF1.3 量表的中文修订版。包括肾脏病相关生命质量和一般生命质量 2 个领域 18 个维度。 某些条目的信度和效度欠理想,18 个维度中有 11 项 Cronbach's α 系数>0.6,其中 7 项 Cronbach's α 系数>0.8。
	文献来源	1. 高坤,孙伟,周栋. 慢性肾脏病患者生活质量的初步分析. 临床肾脏病杂志,2007,7(6):256-259. 2. W are JE, Snow KK, Ko sinsk iM, et al. SF-36 health survey manual and interpretation guide. Boston:The Health Institute. New Eng land Medical Center, 1993:52224-52225.
6	量表名称 (开发者,发表年代)	ESRD-SCL-R　终末期肾脏疾病移植患者症状调查表
	量表简介 (组成与特性评价)	包括认知能力、药物相关不良反应、心理及情绪、心肾等器官功能、体质 5 个维度,共 48 个条目。 具有较好的信度、效度。Cronbach's a 系数为 0.74~0.87。
	文献来源	1. 邓燕青,徐涛,祖丽安,等. 肾移植后患者生活质量评分专用量表的制订及相关因素分析. 护理学杂志,2006,21(24):7-10.

(张京晶)

关节炎患者生命质量测定特异量表

骨关节炎(Arthritis)是临床常见的以关节损伤为主要表现的慢性疾病,炎症、感染、创伤及某些疾病(如银屑病、系统性红斑狼疮等)或其他因素(如尿酸沉积引起的痛风)都会导致骨关节炎,其疼痛和关节损伤导致患者的生理、心理、社会经济等都有一定的影响。常用于测定骨关节炎患者生命质量的普适性量表包括 SF-36、HAQ、MHIQ、SIP、NHP、QWB 和 HSI 等,特异量表中常用的包括 AIMS、QOL-RA 等,见表1。

表1 关节炎患者生命质量测定特异量表

1	量表名称 (开发者,发表年代)	Arthritis Impact Measurement Scales(AIMS) 关节炎影响测量量表 (RF Meenan,1980,1992 年第 2 版,1997 年简表)
	量表简介 (组成与特性评价)	最初版 AIMS 含 45 个条目,9 个亚量表:移动性、身体活动(行走、弯曲、提重物)、灵巧性、家务活动(管理收入、药物、家务劳动)、社会活动、日常生活活动、疼痛、抑郁、焦虑。第二版 AIMS2 含 101 个条目,分为两个部分,前 57 个条目构成 5 个部分 12 个亚量表:生理功能(28 个条目,移动水平、走路和弯曲、手和指功能、手臂功能、自我照顾、家务)、社会交往(9 个条目,社会活动、家人和朋友的支持)、症状(关节炎疼痛 5)、角色(工作 4)、影响(10 个条目,紧张水平、情绪);后 44 个条目覆盖了健康满意度、关节炎对功能的影响及优先改善的问题。AIMS2-SF 简表含 26 个条目,5 个部分 6 个领域:生理功能(上肢功能 8、下肢功能 6)、影响(4)、疼痛(3)、社会交往(3)、角色(2)5 级 Guttmam 答案,每个领域得分 0～10 分,总分为 0～60 分,得分越高,生命质量越差。 AIMS 是最早开发的风湿性关节炎患者生命质量量表之一,其不仅在英语国家使用,还被翻译成荷兰、意大利、法语、中文等多国语言的版本,在世界各地广泛使用。AIMS 具有较好的信度及效度:各亚量表与疾病活动性的相关性 r 为 0.14～0.52,与美国风湿学会功能分级的相关性 r 为0.24～0.52,与功能状况问卷的相关性 r 为 0.76,因子分析显示与理论结构相符;亚量表的变化与健康等级间有相关性,疼痛效应较大、身体活动中等,其余效应较小。重测信度 0.80 以上,平均 0.87,Crobach 系数 0.60 以上,6 个大于 0.80。AIMS2 的信度及效度:与 HAQ 的相关系数 0.89,与疾病严重性间的相关较低,身体活动较 HAQ 稍微敏感,疼痛比 VAS 敏感,条目敏感度0.18～0.73,平均 0.28。重测信度 0.78～0.94,Crobach 系数 0.72～0.96,条目 ICC0.34～0.90,中位数 0.65。简表 AIMS2-SF 显示较好的信度和效度:重测信度 0.76～0.80;Crobach α 系数除社会交往较低(0.32)外,为 0.74～0.87;收敛效度与长量表相近;3 个月的反应度 SMR 为 0.36～0.80(社会交往 0.08)。

续表

1	文献来源	1. Meenan RF, Gertmsn PM, Mason JH. Measuring health status in arthritis: the Arthritis Impact Measurement Scales. Arthritis Rheum, 1980, 23(2):146－152. 2. Meenan RF, Mason JH, Anderson JJ, et al. AIMS2: the content and properties of a revised and expanded arthritis impact measurement scales health status questionnaire. Arthritis Rheum, 1992, 35(1):1－10. 3. Francis G, Joel C, Jacques P, et al. The AIMS2-SF a short form of the arthritis impact measurement scales 2. Arthritis & Rheum 1997, 40(7):1267－1274.
2	量表名称 (开发者,发表年代)	Rheumatoid Arthritis Quality of Life Questionnaire(RAQoL) 风湿性关节炎生命质量问卷 (Whalley D,1997)
	量表简介 (组成与特性评价)	含30个条目,两分类答案(是/否)得分范围0～30分。 在荷兰和英国同时开发,其重测信度分别为0.90和0.94,Crobach的α系数分别为0.92和0.94;在感觉严重程度不同、关节炎是否活动的病人间有差异,量表具有一定的敏感性;与NHP各领域间的相关系数为0.59～0.87之间,与移动性、精力、疼痛间的关系较强。通过因子分析显示量表可以分为含超过2个条目的4个领域:移动性/精力、自我照顾、情绪/情感、身体接触。量表被翻译为丹麦语等多种语言使用。
	文献来源	1. Whalley D, McKenna SP, De Jong Z, et al. Quality of life in rheumatoid arthritis. British Journal of Rheumatology, 1997, 36(8):884－888. 2. De Jong Z, Heijde DVD, McKenna SP, et al. The reliability and construct validity of the RAQoL: a rheumatoid arthritis-specific quality of life instrument. British Journal of Rheumatology, 1997, 36(8): 878－883. 3. Tijhuis GJ, de Jong Z, Zwinderman AH, et al. The validity of the rheumatoid arthritis quality of life(RAQoL) questionnaire. Rheumatology, 2001, 40(10): 1112－1119.
3	量表名称 (开发者,发表年代)	McMaster-Toronto Arthritis patient function preference questionnaire(MACTAR) 麦克马斯特－多伦多关节炎患者功能偏好问卷 (Tugwell P,1986)
	量表简介 (组成与特性评价)	14个条目,2个领域:生理功能、失能两分类(是/否)答案病人将他们功能活动按照重要性程度分级以及完成这些活动的困难程度;另一部分是测定关节功能状况和全身情况改善。关节功能评价方面包括移动、自我照料、工作、休闲等。该量表均需训练有素的问询员完成。
	文献来源	1. Tugwell P, Bombardier C, Buchanan WW, et al. The MACTAR patient preference disability questionnaire-an individualized functional priority approach for assessing improvement in physical disability in clinical trials in rheumatoid arthritis. J Rheumatol, 1987, 14(3):446－451.
4	量表名称 (开发者,发表年代)	Psoriatic Arthritis Quality of Life Instrument(PsAQoL) 银屑病关节炎生活质量量表 (McKenna SP,2004)

续表

4	量表简介（组成与特性评价）	含 20 个条目，两分类（正确/不正确）答案通过邮寄进行测试。 量表的重测信度为 0.89，内部一致性系数 $\alpha=0.91$，显示了较好的信度。量表的外部结构效度显示：与 NHP 的各领域呈现中等程度的相关性，相关性最高是精力领域。与目前健康感觉、QOLVAS、健康 VAS 间相关。Rasch 模型分析量表在不同时间具有较好的条目稳定性，DIF 最小。
	文献来源	1. SP McKenna, LC Doward, D Whalley, et al. Development of the PsAQoL: a quality of life instrument specific to psoriatic arthritis. Ann Rheum Dis, 2004, 63 (2):162−169.
5	量表名称（开发者，发表年代）	Quality of Life-Rheumatoid Arthritis scale (QOL-RA) 风湿性关节炎生命质量量表 (Leda LD, 2001)
	量表简介（组成与特性评价）	8 个条目，包括生理能力、疼痛、与家人和朋友的相互作用、家人和朋友的支持、紧张、关节炎、健康。每个条目为 1～10 的线性条目，1 代表生命质量非常差，10 代表生命质量非常好。得分越高，生命质量越好。 两种语言量表的地板/天花板效应都较小。条目间相关系数绝大多数在 0.30～0.70 之间。条目同质性为英语 0.53 和西班牙语 0.45。英语和西班牙语量表的信度分别为：Crobach α 为 0.90 和 0.87；条目－总分相关系数 0.52～0.77 和 0.55～0.75；两种语言量表的效度分别为：与 AIMS2、LSNS、CES-D 间的相关系数为−0.30～−0.60（2 个条目除外）和−0.30～−0.52（1 个条目除外）；关节炎不同轻重间得分均有差异；因子分析显示相同的结构，与实际相符。
	文献来源	1. Danao LL, Padilla GV, Johnson DA. An English and Spanish quality of life measure for rheumatoid arthritis. Arthritis Care & Research, 2001, 45(2): 167−173.
6	量表名称（开发者，发表年代）	The Cedars-Sinai Health-related Quality of Life in Rheumatoid Arthritis Questionnaire (CSHQ-RA) 希达斯－西奈风湿性关节炎生命质量问卷 (Michael HW, 2003)
	量表简介（组成与特性评价）	最初版含 33 个条目，5 个领域：灵巧性（7）、移动性（8）、身体活动（8）、情感幸福（8）、性功能（2）。5 级 Likert 计分法。各领域得分转换为标准分，0～100，得分越高，生命质量越差。修订版含 36 个条目，7 个领域：灵巧性（6）、移动性（6）、身体活动（4）、情感幸福（9）、社会健康（4）、疼痛/不适（3）、疲乏（4）。CSHQ-RA-S 简表含 11 个条目，4 个领域：灵巧性（2）、移动性（3）、身体活动（3）、情感幸福（3）。 量表各领域的内部一致性 Crobach 的 α 系数为：灵巧性 0.89、移动性 0.92、身体活动 0.92、情感幸福 0.88、性功能 0.94；四周重测信度系数 ICC0.78～0.90，说明量表有较好的一致性信度。因子分析中提取的 5 个公因子与理论结构基本相符；80% 以上的条目－领域相关系数大于与其他领域的相关系数；具有一定收敛效度和区分效度；5 个领域都显示出一定的判别效度，说明量表有较好的效度。没有报告反应度。修订版也显示了较好的信度（ICC 0.86～0.95，α 系数均＞0.88）和效度（与 SF-36 的生理健康总分 PCS，心理健康总分 MCS 和 HAQ 高度相关）。简表同样显示出较好的信度和效度：ICC＝0.884，$\alpha=0.907$，条目－总分相关系数＞0.40，条目－条目相关系数＜0.70，与 SF-36PCS 和 MCS 的相关系数为−0.497 和−0.760，与 HAQ 的相关系数为 0.78，不同严重程度患者间得分有差异。

续表

6	文献来源	1. Michael HW, Harold DP, Simcha MR, et al. Development of a new instrument for rheumatoid arthritis: The Cedars-Sinai Health-related Quality of life Instrument (CSHQ-RA). Arthritis & Reumatism, 2003, 49(1):78-84. 2. Russak SM, Sherbourne CD, Lubeck DP, et al. Validation of a rheumatoid arthritis health-related quality of life instrument, the CSHQ-RA. Arthritis & Rheumatism, 2003, 49(6):798-803. 3. Chiou CF, Sherbourne CD, Cornelio I, et al. Development and validation of the revised Cedars-Sinai health-related quality of life for rheumatoid arthritis instrument. Arthritis Rheumatism, 2006, 55(6):856-863. 4. Chiou C, Sherbourne CD, Ofman J, et al. Development and validation of Cedars-Sinai health-related quality of life in rheumatoid arthritis (CSHQ－RA) short form instrument. Arthritis Rheum, 2004, 51(3):358-364.
7	量表名称 (开发者,发表年代)	Juvenile Arthritis Quality of Life Questionnaire(JAQQ)　青少年关节炎生命质量问卷 (Claran M,1993)
	量表简介 (组成与特性评价)	74个条目,4个领域:总的运动功能(17)、精细运动功能(16)、心理社会功能(22)、普遍/系统症状(19)。7级Likert计分。用于9岁及更大的青少年,同时有父母问卷用于访问其父母,9岁以下的儿童只访问其父母。 量表由儿科风湿病专家、临床流行病学家、身体治疗师、统计学家等提出相关条目,所有条目的完成率都在80%以上,表明量表具有表面效度和内容效度。量表各领域与关节疾病活动量表的相关性中等(相关系数0.27～0.36),与疼痛得分的相关性较高(相关系数0.34～0.72),表明量表的结构效度。各领域得分变化与其他测量得分变化之间的相关性表明量表有一定的反应度。
	文献来源	1. Duffy CM, Arsenault L, Duffy KN, et al. The Juvenile Arthritis Quality of Life Questionnaire-Development of a New Responsive Index for Juvenile Rheumatoid Arthritis and Juvenile Spondyloarthritides. J Rheumatol, 1997, 24(4):738-746.
8	量表名称 (开发者,发表年代)	Juvenile Arthritis Self-report Index (JASI)　青少年关节炎功能指数 (Wright FV,1994)
	量表简介 (组成与特性评价)	量表分为两个部分,第一部分100个条目,5个活动类别:自我照顾、家务、移动性、上学、课外。每个条目有7级困难程度等级的答案。第二部分为优先功能部分,要儿童确定要改进的活动并进行重要性评分。 量表的信度:ICC≥0.95,轻度患者的信度比多关节患者的差。量表的效度:量表与累及关节数、髋关节膜炎、行走和跑步的时间等测量间有较强相关,与ACR功能分级和运动范围有关(r>0.50),说明量表有较好的结构效度。儿童报告的活动能力与临床医生观的结果非常一致。第二部分的重测信度kappa=0.57。

续表

8	文献来源	1. Wright FV，Law M，Crobie V，et al. Development of a self-report functional status index for juvenile rheumatoid arthritis. J Rheumatol，1994，21(3):536—544. 2. Wright FV，Kimber JL，Law M，et al. The juvenile arthritis functional status index (JASI):a validation study. J Rheumatol，1996，23(6):1066—1079.
9	量表名称 (开发者，发表年代)	Paediatric Rheumatology Quality of Life Scale (PRQL) 儿童风湿病生命质量量表 (Giovanni F,2010)
	量表简介 (组成与特性评价)	10 个条目,2 个领域:生理健康(PhH)、社会心理健康(PsH),各 5 个条目。4 级 Likert 计分,总分 0～30,得分越高,生命质量越差。分为 7～18 岁儿童自填量表和 2～18 岁儿童父母代理报告。 量表可行性较好,填写不超过 5 分钟,具有表面及内容效度、及结构效度。因子分析显示两个公因子与理论构想一致。并且量表具有较好的判别效度。Crobach 的 α 系数为:总分 0.86,生理 0.84,社会心理 0.77。重测信度 ICC 总分 0.91,生理 0.85,心理社会 0.92。 在认为病情有改善的患者中,显示中等反应度(SRM 总分 0.67,生理 0.78,社会心理 0.55),而认为病情不变及恶化的患者中,反应度较差。
	文献来源	1. Giovanni F，Benedetta S，Marta B，et al. A new short and simple health-related quality of life measurement for pediatric rheumatic disease:initial validation in juvenile idiopathic arthritis. Rheumatology，2010，49(7):1272—1280.
10	量表名称 (开发者，发表年代)	类风湿关节炎生命质量量表 (姜林娣等,1999)
	量表简介 (组成与特性评价)	29 个条目,4 个领域:生理功能 8、心理功能 7、社会功能 7、健康自我认识 7。5 级等级答案。 量表的信度:条目 ICC0.62～0.90,内部一致性 α 系数0.76～0.92。量表的效度:因子分析显示较好的结构效度。
	文献来源	1. 姜林娣,季建林,王吉耀,等. 类风湿关节炎生命质量量表的编制. 中国行为医学科学,1999,8(1):9—12.

(李晓梅)

系统性红斑狼疮患者生命质量测定特异量表

系统性红斑狼疮(Systemic Lupus Erythematosus)是常见于年轻女性的累及多脏器的慢性自身免疫性疾病。除了疾病本身的临床表现外,其给患者带来的生理、心理和社会问题对患者的生命质量有非常大的影响。常用于测定 SLE 患者的普适性量表包括 SF-36、HAQ、EQ-5D、QOL-S、WHOQOL 简表、NHP、SIP 等。其特异性量表见表1。

表 1   系统性红斑狼疮患者生命质量测定特异量表

	量表名称 (开发者,发表年代)	Lupus QOL Scale(LupusQOL) 狼疮生命质量量表 (Teh L,2005)
1	量表简介 (组成与特性评价)	34 个条目 8 个领域:生理功能(8)、疼痛(3)、情感功能(6)、乏力(4)、身体形象(5)、亲密关系(2)、计划(3)、对别人的负担(3)5 级 Likert 计分。 第 1 版为 63 个条目,第 2 版减少到 42 个条目,最终版为 38 个条目。信度:内部一致性 $\alpha 0.88 \sim 0.96$;重测信度 ICC0.72~0.93;效度:因子分析显示与理论构想基本吻合;具有较好的判别效度;与 SF-36 有关领域的相关 0.71~0.79;地板/天花板效应:0~10.8%/4.1%~21.0%;缺失值 0~1.3%。
	文献来源	1. Teh L, McElhone K, Bruce IN, et al. Development and validation for a disease specific quality of life measure for adults with systemic lupus erythematosus, the LupusQoL. Arthritis and Rheum, 2005, 52(Suppl. 9):S188. 2. McElhone K, Abbott J, Shelmerdine J, et al. Development and validation of a Disease-specific Health-related Quality of life measure, the LupusQoL, for adults with Systemic Lupus erythematosus. Arthritis & Rheumatism:Arthritis Care & Research,2007,57(6):972-979.
2	量表名称 (开发者,发表年代)	SLE Symptom Checklist(SSC) 系统性红斑狼疮症状清单 (Grootscholten C. 2003)
	量表简介 (组成与特性评价)	38 条目。疾病和治疗的有关症状。自填式问卷。5 级 Likert 计分:0(没有)到 4 分(非常严重)。 为荷兰语问卷。信度:重测信度系数 0.78,内部一致性 α 为 0.89;效度:因子分析显示 2 个部分,疾病相关症状及治疗相关症状;与 SF-36 各领域的相关系数 0.44~0.66($P<0.01$);反应度:狼疮性肾病患者治疗后 12 个月的症状数及总的不适水平有改变,但治疗前与稳定性患者间无差异。

续表

2	文献来源	1. Grootscholten C，Ligtenberg G，Derksen RH，et al. Health-related quality of life in patients with systemic lupus erythematosus：Development and validation of a lupus specific symptom checklist. Qual Life Res，2003，12(6)：635—644.
3	量表名称 (开发者，发表年代)	Systemic lupus erythematosus-specific quality-of-life（SLE-QOL） 系统性红斑狼疮特异生命质量量表 (Leong KP，2005)
	量表简介 (组成与特性评价)	40 个条目，6 个部分：生理功能、活动性、症状、治疗、情绪和自我印象。 新加坡研制的 SLE 量表，具有较好的内部一致性及重测信度；与疾病的活动性及损伤间相关较低；与 SF-36 的一致性信度也较低；没有报道反应度。有中文版，但评价尚不完全有报道其对变化的敏感性比 SF-36 好，但建议两个量表联合使用，因其相反的地板/天花板效应。
	文献来源	1. Leong KP，Kong KO，Thong BY，et al. Development and preliminary validation of a systemic lupus erythematosus-specific quality-of-life instrument (SLEQOL). Rheumatol，2005，44(10)：1267—1276. 2. Gladman DD. A novel，disease-specific quality-of-life instrument for patients with SLE. Nat Clin Pract Rheumatol，2006，2(3)：132—133.
4	量表名称 (开发者，发表年代)	Simple Measure of Impact of Lupus Erythematosus in Youngsters 青少年红斑狼疮简易量表 (Moorthy，2007)
	量表简介 (组成与特性评价)	24 个条目，4 个领域：自身影响(4)、受限(8)、社会和家庭关系的影响(4)、SLE 的负担(7)，外加一个总体健康相关生命质量条目和一个目前SLE 状况条目。5 级配以不同的面部表情答案。 主要用于 19 岁以下的青少年 SLE 患者，包括自我报告及父母报告（领域略有不同）。具有较好的信度、效度、内部一致性，容易理解，更适合儿童的特性。多中心跨文化研究以了解其反应度的研究正在进行，跨文化的信度、效度评价也同时进行。
	文献来源	1. Moorthy LN，Peterson MG，Baratelli M，et al. Multicenter validation of a new quality of life measure in pediatric lupus. Arthritis Rheum，2007，57(7)：1165—1173. 2. Moorthy LN，Peterson MGE，Baratelli MJ，et al. Preliminary cross-cultural adaptation of a new pediatric health-related quality of life scale in children with systemic lupus erythematosus：an international effort. Lupus，2010，19(1)：83—88.
5	量表名称 (开发者，发表年代)	Systemic Lupus International Collaborating Clinics（SLICC）
	量表简介 (组成与特性评价)	SF-36 SF-20 加乏力条目

续表

| 5 | 文献来源 | 1. Gladman DD, Goldsmith CH, Urowitz MB, et al. The Systemic Lupus International Collaborating Clinics/American College of Rheumatology (SLICC/ACR) Damage Index for systemic lupus erythematosusinternational comparison. J Rheumatol, 2000, 27(3): 373－376. |

（李晓梅）

脑卒中患者生命质量测定特异量表

　　脑卒中是目前严重危害人群生命和健康的主要疾病之一，除极高的病死率外，其存活者遗留的瘫痪、失语、功能障碍等残疾给患者和家庭、社会带来极大的负担，病后的康复治疗以恢复患者的生理功能、改善患者的心理功能为目标。因此，生命质量的测定为脑卒中患者的治疗提供了重要的评价指标。常用于评价脑卒中患者生命质量的普适性量表包括 SF-36、WHOQOL-100 及简表等，近年来有一些脑卒中患者生命质量的特异量表陆续开发出来，由于特异量表重点关注脑卒中患者的状况，其应用前景将比较乐观。

表 1　脑卒中患者生命质量测定特异量表

	量表名称 （开发者，发表年代）	The Frenchay Activities Index (FAI)　Frenchay 活动指数 (Holbrook M. ,1983)
1	量表简介 （组成与特性评价）	15 个条目；3 个领域：家务、户外活动、业余/工作；4 类答案：可以自填、别人询问，必要时可以代理者回答。 结构效度：因子分析显示 3 个主要因子。
	文献来源	1. Holbrook M, Skilbeck CE. An activities index for use with stroke patients. Age Ageing, 1983,12(2):166－170.
	量表名称 （开发者，发表年代）	Niemi QOL Scale(4 years after stroke)　Niemi 生命质量问卷（脑卒中 4 年以后） (Niemi M-L, 1988)
2	量表简介 （组成与特性评价）	58 个条目，其中 45 个条目包含生命质量的 4 个领域：工作环境（6 条）、在家的活动（11 条）、家庭关系（11 条，包括亲密的个人关系及性伙伴）、业余时间的活动（17 条）；13 个条目包含中风后的：个性、行为能力、及与朋友和亲戚的关系。相同的问题（不同时态）测量中风前和中风后 4 年的信息，差值分别计为－1（变差），0（恢复），1（更好）。 46 个病人的调查结果：因子分析（方差最大旋转）：显示 4 个领域的条目集中于 5 个因子，中风前和中风后数据一致信度系数：中风前 0.91,中风后 0.95,因子映像信度系数 0.89～0.99。

续表

2	文献来源	1. Niemi ML, Laaksonen R, Kotila M, et al. Quality of life 4 years after stroke. Stroke, 1988,19(9): 1101−1107.
3	量表名称 (开发者,发表年代)	Ferrans and Powers QOL index-Stroke Version (QLI)Ferrans and Powers 生命质量指数−脑卒中版 (Ferrans C., Powers M., 1985)
	量表简介 (组成与特性评价)	QLI 有 64 个条目,中风版为 38 个条目。4 个领域:健康和机能、社会经济、心理/精神、家庭。6 级 Likert 答案。 信度:内部一致性 $\alpha=0.90\sim0.93$;内容效度:条目来自文献综述;效标效度:与总的生活满意度相关系数 0.87 和 0.81;QLI-Stroke Version:内部一致性 $\alpha=0.91$(总分),领域 $0.32\sim0.86$。
	文献来源	1. Ferrans CE, Powers MJ. Quality of life index: development and psychometric properties. ANS Adv Nurs Sci, 1985,8(1):15−24. 2. King RB. Quality of life after stroke. Stroke, 1996,27(9):1467−1472.
4	量表名称 (开发者,发表年代)	Stroke-Adapted Sickness Impact Profile (SA-SIP30) 脑卒中疾病影响问卷 (SA-SIP30) (A. van Straten 等,1997)
	量表简介 (组成与特性评价)	30 个条目;2 个维度:生理、社会心理;8 个领域:身体照料和移动、家庭管理、社会交往、活动性、交流、情感行为、警惕行为、步行;2 分类答案。可以自填、别人询问。 319 名中风半年患者调查结果:一致性信度:α,总量表 0.85,社会心理 0.78,生理 0.82,领域 $0.54\sim0.71$;Spearman-Brown 系数:总量表 0.96,生理 0.93,社会心理 0.92,领域 $0.75\sim0.90$;结构效度:主成分分析显示与 SIP 相同的两个维度,生理(含身体照料和移动、步行、家庭管理、活动性)和社会心理(含警惕行为、交流、社会交往、情感行为);临床(区分)效度:上小脑幕中风和下小脑幕中风的得分没有统计学差异($P=0.67$),lacunar 梗塞的患者与皮层或亚皮层损害的患者在总分、社会心理维度有差异($P<0.01$);外部(效标)效度:与 SIP 的 Spearman 等级相关系数为 0.96;解释了 136 个条目的 SIP 量表的 89% 的总变异,84% 的生理维度变异和 83% 的社会心理维度变异。
	文献来源	1. Van Straten A, De Haan RJ, Limburg M, et al. A stroke-adapted 30-item version of the Sickness Impact Profile to assess quality of life (SA-SIP30). Stroke, 1997, 28(11): 2155−2161.
5	量表名称 (开发者,发表年代)	Viitanen Life Satisfaction Interview (for long-term survivors)Viitanen 生活满意访谈(对长期存活者) (Viitanen M. 等,1988)
	量表简介 (组成与特性评价)	7 个条目;7 个领域:一般生活、自我照顾日常生活、业余、朋友归属感、家庭归属感、婚姻、性功能;6 级等级答案。

续表

5	文献来源	1. Viitanen M, Fugl-Meyer KS, Bernspang B, et al. Life satisfaction in long-term survivors after stroke. Scand J Rehabil Med，1988,20(1)：17－24.
6	量表名称 （开发者,发表年代）	Stroke Rehabilitation Outcome Study　脑卒中恢复结局研究 （Granger CV. 1988）
	量表简介 （组成与特性评价）	6 个条目；3 个领域：一般生活的满意水平、人与人接触的人数、社区事物的积极参与；答案不等。
	文献来源	1. Granger CV, Hamilton BB, Gresham GE. The Stroke Rehabilitation Outcome Study, part I：general description. Arch Phys Med Rehabil. 1988，69:506－509. 2. Granger CV, Hamilton BB, Gresham GE,et al. The Stroke Rehabilitation Outcome Study, part II：Relative merits of the total Barthel Index score and a four-item subscore in predicting patient outcomes. Arch Phys Med Rehabil, 1989，70(2)：100－103.
7	量表名称 （开发者,发表年代）	Ahlsio QOL interview Ahlsio　生命质量访谈 （Ahlsio 等,1984）
	量表简介 （组成与特性评价）	100mm 的两条线,底部为最差,顶部为最好,分别测量中风前与中风后自己认为的生命质量水平,观察两者的变化。
	文献来源	1. Ahlsio B, Britton M, Murray V, et al. Disablement and quality of life after stroke. Stroke, 1984,15(5):886－890.
8	量表名称 （开发者,发表年代）	Stroke-Specific Quality of Life Scale (SS-QOL)　脑卒中生命质量问卷 （Linda S. Pamela W. 等,1998）
	量表简介 （组成与特性评价）	49 个条目。12 个领域：活力、家庭角色、语言、活动性、情绪、人格、自我照顾、社会角色、思考、上肢功能、视力、工作/生产力。有自测版本和代理人版本。 72 名中风病人报告：内部信度：$\alpha \geqslant 0.73$。结构效度：7 个领域与现有普适量表的类似领域的相关 $r_2 > 0.3$（范围 0.31～0.51,总量表与 SF-36 总分$r_2 = 0.65$）。地板/天花板效应：1～17％/13～63％。反应度：中风后 1 个月和 3 个月多数领域的 SES>0.5（情绪和个性除外）。
	文献来源	1. Williams LS, Weinberger M, Harris LE, et al. Development of a Stroke-Specific Quality of Life Scale. Stroke，1999,30(7):1362－1369. 2. Duncan PW, Wallace D, Lai SM, et al. The Stroke Impact Scale Version 2.0：Evaluation of Reliability, Validity, and Sensitivity to Change. Stroke,1999, 30(10)：2131－2140.

续表

	量表名称 （开发者，发表年代）	Stroke and Aphasia Quality of Life Scale-39（SAQOL-39） 脑卒中和失语症生命质量问卷－39 （Katerina H. 等，2003）
9	量表简介 （组成与特性评价）	39 个条目。4 个领域：生理、心理社会、交流、活力。5 级计分法。访问者填写，病人报告。 由 SS-QOL 发展而来，83 例中风后长期失语症患者自填报告：内部一致性 $\alpha=0.74\sim0.94$。重测信度系数 $0.89\sim0.98$。结构效度：领域与总分相关系数 $r=0.38\sim0.58$，组间相关 $r=0.1\sim0.47$。主轴因子分析显示 4 个因子与 4 个领域相同。收敛效度：$r=0.55\sim0.67$。判别效度：$r=0.02\sim0.27$。可接受性：缺失率 $0\sim1.2\%$，无地板/天花板效应，4 个条目（10.2%）偏度 $>\pm1$。
	文献来源	1. Hilari K, Byng S, Lamping DL, et al. Stroke and Aphasia Quality of Life Scale-39（SAQOL-39）：Evaluation of Acceptability, Reliability, and Validity. Stroke, 2003, 34(8)：1944－1950.
	量表名称 （开发者，发表年代）	The Stroke Impact Scale（SIS） 脑卒中影响问卷 （Juniper E. 等，1996，Duncan PW. 等，1999 V2.0）
10	量表简介 （组成与特性评价）	64 个条目，8 个领域：4 个生理领域（即手功能 5、力量 4、活动性 10、日常生活活动/日常生活活动量表 12）、情绪 9、交流 7、记忆和思考 8、社会参与 9。5 级等级评分 $1\sim5$ 分。1 条 $0\sim100$ 的线性条目用于患者评价自己恢复的百分比，0 分为没有恢复，100 分为完全恢复。按 8 个领域计分，4 个生理领域也可以合并成 1 个领域计分。领域计分转换为 $0\sim100$。有自填版本和仅限于运动功能的简表 SIS-16 和代理人版本（SIS-Proxy）。 91 个轻到中度中风患者 1 个月时调查，3 个月和 6 个月后再测，25 个患者 1 周后重测：内部一致性 α：$0.83\sim0.90$；组内相关系数（ICCs）除情绪（0.57）外，从 $0.70\sim0.92$；地板/天花板效应：$0\sim40.2\%/0\sim35.4\%$；判别效度：不同 Rankin 分级中，除情绪和记忆外，其余 6 个领域及总的生理领域均有统计学差异；轻度中风患者的领域得分高于中度患者；3 个月及 6 个月的得分高于 1 个月；效标效度：各领域与效标间的相关系数在 $0.21\sim0.84$ 之间；对变化的敏感性（反应度）：绝大多数领域得分在不同测定时间之间有统计学差异。
	文献来源	1. Juniper E, Guyatt G, Jaeschke R. How to develop and validate a new health-related quality of life instrument. In：Spilker B, ed. Quality of Life and Pharmacoeconomics in Clinical Trials. Philadelphia, Pa：Lippincott-Raven, 1996, 49－58. 2. Duncan PW, Wallace D, Lai SM, et al. The Stroke Impact Scale Version 2.0 evaluation of reliability, validity, and sensitivity to change. Stroke, 1999, 30(10)：2131－2140.
11	量表名称 （开发者，发表年代）	QOLI-CAP 慢性脑卒中患者生活质量评估问卷 （李凌江，等，1997）

续表

11	量表简介 (组成与特性评价)	63 个条目,4 个领域:躯体、心理、社会功能、症状(15 个条目)。1~5 分计分。 在综合性生活质量问卷(gQOLI)基础上增加脑卒中症状领域形成。信度:内部一致性 $\alpha=0.7963$;症状条目-总分相关系数 $0.6907\sim0.7992$;效度:因子分析结果与理论构想一致;效标效度,与医生对患者的评分之间的相关系数 $0.3667\sim0.3965$;敏感性:除社会功能,治疗后一个月不同疗效患者各领域的得分有改善。
	文献来源	1. 李凌江,杨德森,胡治平,等. 慢性脑卒中患者生活质量评估工具的研究. 中国行为医学科学,1997,6(1):4-7.
12	量表名称 (开发者,发表年代)	脑卒中患者生活质量量表 (曹卫华,等,2002)
	量表简介 (组成与特性评价)	22 个条目 5 个领域:生理功能、心理功能、社会生活、症状和总体健康感受。 信度:重测信度系数 $0.882\sim1.000$;内部一致性 α 系数为 $0.65\sim0.76$;效度:因子分析与理论构想有一定差异;效标效度,与 NHP 的相关系数 $0.450\sim0.604$;反应度:没有报告。
	文献来源	1. 曹卫华,李俊,郭春晖. 脑卒中患者生活质量量表的制订及其评价. 中华老年心脑血管病杂志,2003,5(4):252-254.

(李晓梅)

癫痫患者生命质量测定特异量表

　　癫痫是一种发作不确定的神经系统慢性病。我们主要关心的仍然只是药物和手术对癫痫发作的控制,而忽略了患者的自身感受和疾病带给患者的身体、心理、人格、社会交往、就业等方面的影响;同时,由于人们对癫痫病基本知识缺乏了解,对癫痫病患者存在偏见,甚至歧视,使患者产生耻辱感,从而直接影响他们的生活质量。国外对癫痫患者生活质量的研究始于 20 世纪 70 年代,一些发达国家的药物管理机构提出,评价抗癫痫新药的效果必须包括生活质量的内容,以下是国外开发的癫痫患者生命质量测定特异量表。

表 1 癫痫患者生命质量测定特异量表

	量表名称 (开发者,发表年代)	Washington Psychosocial Seizure Inventory（WPSI） 华盛顿心理社会发作调查表
1	量表简介 (组成与特性评价)	包含 132 个条目。内容为家庭背景、感情调节、人与人之间的关系的调节、职业的调节、经济状况、癫痫发作的调节和药物治疗状况。
	文献来源	1. Dodrill CB,Batzel LW,Queisser HR,et al. An objective method for the assessment of psychological and social problems among epileptics. Epilepsia，1980,21(2):123－135.
	量表名称 (开发者,发表年代)	Liverpool 研究组的身体功能量表
2	量表简介 (组成与特性评价)	此量表包括发作严重程度、发作频率、每天的生活活动、社会功能、生活成就、耻辱、焦虑、沮丧、自尊、癫痫的影响和心理上的功能等。
	文献来源	1. Baker GA,Smith DF, Dewey M,et al. The development of a seizure severity scale as an outcome measure in epilepsy. Epilepsy Res, 1991, 8(3):245－251. 2. Baker GA, Smith DF, Dewey M,et al. The development of a health-related quality of life measure for patients with intractable epilepsy. Epilepsy Res, 1993,16:65－81. 3. Jacoby A. Felt versus enacted stigma:a concept revisited evidence from a study of people with epilepsy in remission. Soc Sci Med, 1994,38(2):269－274. 4. Jacoby A,Baker GA,Smith DF,et al. Measure the impact of epilepsy: the development of a novel scale. Epilepsy Res, 1994,16(1):83－88.
	量表名称 (开发者,发表年代)	ESI-55 癫痫外科病人的生活质量测量表－55
3	量表简介 (组成与特性评价)	一个总的核心量表与一个疾病相关补充条目相结合,总的核心量表用健康测量表 RAND-36（The rand 36-item health survey 1.0,简写为 RAND-36),另外增加 19 条特别重要的与癫痫病人相关的问题,如认知功能、由于记忆问题而引起的角色限制、关于发作的健康理解和总的生活质量。量表包括:健康观念、精力/疲劳、总的生活质量、社会功能、感情幸福、认知功能、身体功能、疼痛、由于感情的角色限制、由于身体的角色限制、由于记忆的角色限制和健康变化。 　　内部一致性信度系数 α 介于 0.76 至 0.88,除了社会功能($\alpha=0.68$)。因子分析证实了先前发现的心理和身体健康的因素,产生了第三个因素的认知功能和角色限制。建构效度获得 ESI-55 的相关支持。
	文献来源	1. Vichery BG,Hays RD,Graber J,et al. A health-related quality of life instrument for patients evaluated for epilepsy surgery. Med Care, 1992,30(4):299－319.

续表

4	量表名称 （开发者，发表年代）	QOLIE-89　癫痫病人生活质量－89
	量表简介 （组成与特性评价）	总的广泛使用的生活质量测量表并补充一些和癫痫病人相关的条目，该量表包括：健康观念、总的生活质量、身体功能、角色限制－身体、角色限制－感情、疼痛、工作/驾驶/社会功能、精力/疲劳、感情幸福、注意力/集中、健康挫折、发作担忧、记忆、语言、药物影响、社会支持和社会孤立。 　　内部一致性信度 α 介于 0.78 至 0.92。
	文献来源	1. Devinsky O，Vickrey BG，Cramer J，et al. Development of the quality of life in epilepsy inventory. Epilepsia，1995，36(11)：1089－1104.
5	量表名称 （开发者，发表年代）	QOLIE-31　癫痫病人生活质量－31
	量表简介 （组成与特性评价）	是 QOLIE-89 的浓缩版，完全覆盖了 QOLIE-89 中癫痫病人最重要的生活质量问题，它包括 7 个方面和一个总体条目，总共 31 条，内容包括发作担忧、感情幸福、精力/疲劳、药物副反应、工作－驾驶－社会限制和感知悲痛。 　　中文版评价：重测信度 Pearson 相关系数从 0.865 到 0.96，成年癫痫患者生活质量（中文版）的克朗巴赫系数。与美国 QOLIE-31 的克朗巴赫系数 Q0.93 相近，除了中国调适克朗巴赫系数 Q 为 0.58 较低外，其他各项克朗巴赫系数。至少为 0.75，各方面的克朗巴赫系数 Q 从 0.58 到 0.88，而美国原量表各方面的克朗巴赫系数是从 0.77 到 0.85。
	文献来源	1. Cramer JA，Perrine K，Devinsky O，et al. Development and cross cultural translations of a 31-item quality of life in epilepsy inventory. Epilepsia，1998，39(1)：81－88. 2. 任晓琳. 对成年癫痫患者生活质量量表的评价和修订. 广州：中国人民解放军第一军医大学，2003.
6	量表名称 （开发者，发表年代）	QOLIE-10　癫痫病人生活质量－10
	量表简介 （组成与特性评价）	QOLIE-10 中的 10 个条目，都是从 QOLIE-89 中严格筛选出来的，与癫痫病人的生活质量有极高的相关性。10 个条目涉及 3 个主要领域：药物作用、心理健康、角色功能及发作担忧。 　　韩语版分为两个部分：癫痫影响（驾驶、社会、工作、生理影响、心理影响和记忆）和精神健康（总的生命质量、抑郁、精力），其中癫痫影响的内部一致信度是 0.843，精神健康的为 0.606，单个条目重测信度范围是 r＝0.66－0.38，而侧面的范围是 r＝0.63－0.48（除了驾驶 r＝0.21，P＝0.133）。
	文献来源	1. Cramer JA，Perrine K，Devinsky O，et al. A brief questionnaire to screen for quality of life in epilepsy：the QUOLIE-10. Epilepsia，1996，37(6)：577－582.
7	量表名称 （开发者，发表年代）	儿童癫痫自我报告式和父母代理人应答式生存质量量表

续表

7	量表简介 （组成与特性评价）	儿童自我报告式量表分为 5 个因子，每个因子包括 5 个条目，包括人际/社会后果、目前担心和关切、内在/情绪问题、日常生活和个人和个人癫痫隐私，父母代理人应答报告也有 5 个因子，其中四个与儿童的相同，仅"日常生活"用"未来忧虑代替"。 中文版的重测相关系数除日常生活因子低于 0.7 外其他都高于，内部一致信度除隐私因子稍低于 0.7，其他也都大于 0.7。
	文献来源	1. Ronen，GM，Rosenbaum P，Law M，et al. Health-related quality of life inChildhood epilepsy. The results OfChildren participating inidentifying the components. Dev Med Child Neurol，1999，41(8):554—559. 2. 王广新，杨作成，马鑫. 癫痫儿童生存质量自评量表的编译及其信度、效度检验. 中国康复医学，2007，22(11):994—997.
8	量表名称 （开发者，发表年代）	CEQ-P　父母用儿童癫痫问卷
	量表简介 （组成与特性评价）	适应于 IQ＞70，量表分为两个部分，及儿童发作问卷和儿童癫痫生存质量问卷，包括 5 个维度 16 个分量表即躯体功能、认知功能、情感健康、社会功能、行为功能及普适性单条目分量表（自评生存质量、总的健康）。 Sabaz 等研究结果表明，调查问卷的量表有良好的内部一致性，与理论框架高度相关，调查表在癫痫的严重程度差异敏感性也被证明。
	文献来源	1. Sabaz M，Cairns DR，Lawson JA，et al. Validation of a new quality of life measure for children with epilepsy. Epilepsia，2000，41(6):765—774.
9	量表名称 （开发者，发表年代）	QOLIE-AD-48　儿少癫痫生存质量量表
	量表简介 （组成与特性评价）	适用于 11～17 岁的青少年，量表包括 8 个因子 48 个条目（另外，还有 3 个可选条目）即癫痫的影响（12 条），记忆/注意（12 条），对癫痫的态度（4 条），躯体功能（5 条），羞耻感（6 条），社会支持（4 条），学校行为（4 条）和健康观念（3 条）。 内部一致性信度范围是 0.52 到 0.94，整体重测信度 0.83，其与与两个外部效度量表（自我效能和自尊总评分）的相关系数分别为 0.65 和 0.54。
	文献来源	1. Cramer JA，Westbrook LE，Devinsky O，et al. Development of The quality of life in epilepsy inventory for adolescents:the QOLIE-AD-48. Epilepsia，1999，40(8):1114—1121.
10	量表名称 （开发者，发表年代）	ICND　儿童神经残疾影响量表
	量表简介 （组成与特性评价）	有 44 个条目，可以测量癫痫患儿四个方面的内容癫痫，认知，行为和物理/神经功能。 内部一致性度为 0.92，重测信度为 0.89。

续表

10	文献来源	1. Camfield C，Breau L，Camfield P. Assessing the impact of pediatric epilepsy and concomitant behavioral，cognitive，and physical/neurologic disability：Impact of Childhood Neurologic Disability Scale. Dev Med Child Neurol，2003，45(3)：152—159.
11	量表名称 (开发者，发表年代)	癫痫和学习障碍生存质量量表(ELDQOL)
	量表简介 (组成与特性评价)	含有 70 个条目，发作严重性、抗癫痫药物的副作用，行为，情绪，身体，认知，社会运作，家长关注，沟通，总体生活质量和整体健康。 行为、发作严重性、情绪及药物副作用的内部一致性在 0.74～0.95，大多数条目与其所属领域相关性都大于 0.4，每个领域的重测信度在 0.80～0.96，总的效度也较好。
	文献来源	1. Buck D，Smith M，Appleton R，et al. The development and validation of the Epilepsy and Learning Disabilities Quality of Life（ELDQOL）scale. Epilepsy &Behavior，2007，10(1)：38—43.

（万崇华）

AIDS/HIV 生命质量测定特异量表

　　HIV/AIDS 自 1981 年在美国发现以来，全球已经发现超过 6000 万人感染了 HIV 病毒，3000 万人死于艾滋病相关因素，2009 年，全球有 3330 万艾滋病毒感染者，死亡 180 万。艾滋病的病程从数年到 10 数年不等，漫长的疾病过程及其致死性使患者处于生理、心理、社会等多方面损害中，患者的生命质量受到极大的影响。常用于 HIV/AIDS 患者生命质量测定的普适性量表包括 WHOQOL-100 和简表、MOS-SF-36 等。其中以 MOS 量表的使用最为频繁，除 SF-36 外，还有 SF-20、SF-21、SF-12、SF-56 以及 MOS 量表的修订版如 HIV-PAESE(Patient Reported Status and Experience Survey)中的 SF-38、ACTG(AIDS Clinical Trail Group)中的 SF-21 以及 HCSUS(HIV Cost and Service Utilization Study)等。HIV/AIDS 特异量表也越来越多(见表 1)，其中使用最多的是 MOS-HIV 量表，WHOQOL-HIV 及其简表等。

表 1　AIDS/HIV 生命质量测定特异量表

1	量表名称 （开发者，发表年代）	Multidimensional Quality of Life Questionnaire for Patients with HIV/AIDS（MQoL-HIV）HIV/AIDS 患者多维生命质量量表 （K. W. Simith，1997）
	量表简介 （组成与特性评价）	含 10 个维度共 40 个条目（心理健康、躯体健康、身体功能、社会功能、社会支持、认知功能、经济状况、伴侣亲密性、性功能、医疗保健各 4 个条目）。 内部一致性信度克朗巴赫系数及两周重测信度相关系数分别为 0.56～0.86、0.64～0.88。不同症状严重程度、卧床天数、疾病阶段间 MQoL-HIV 得分不同，具有一定的判别效度；在 3 个月期间，随症状数量、病毒载量、CD4＋T 细胞数不同有一定的反应度；有一定的天花板效应，尤其在医疗保健维度上较强，但较 SF-20 弱。
	文献来源	1. Simith KW, Avis NE, Mayer KH, et al. Use of the MQOL-HIV with asympotomatic HIV-positive patients. Quality of Life Research, 1997, 6(6)：555－560. 2. Remple VP, Hilton BA, Ratner PA, et al. Psychometric assessment of the Multi-dimensional Quality of Life Questionnaire for Person with HIV/AIDS（MQOL-HIV）in a sample of HIV-infected women. Quality of Life Research, 2004, 13(5)：947－957.
2	量表名称 （开发者，发表年代）	HIV/AIDS-targeted quality of life instrument（HAT-QOL）HIV/AIDS 专用生命质量量表 （Holmes WC，1997）
	量表简介 （组成与特性评价）	含 9 个维度共 42 个条目（7 个总体功能条目，3 个性功能条目，5 个暴露担忧条目，5 个健康担忧条目，4 个经济担忧条目，3 个 HIV 掌握条目，8 个生活满意度条目，4 个药物关注的条目，3 个医生信任度条目）。简版含 30 个条目（总体功能 6 个条目、健康担忧 3 个条目、经济担忧 3 个条目、HIV 控制 2 个条目、生活满意 4 个条目、药物关注 2 个条目、提供者的信任 2 个条目，其余领域不变）。 信度，6 个维度的内部一致性克朗巴赫系数为 0.80～0.89，其余的较低（性功能 0.52，HIV 掌握 0.67，药物关注 0.48）。效度，各条目与其所属维度得分的相关系数经检验存在差异（P＜0.05）。所有维度的两周重测信度相关系数 ICC≥0.64（0.64～0.84）；结构效度，各维度得分（除性功能、药物关注、医生信任度）与 HIV 疾病严重程度指标具有相关性（P＜0.05）。在疾病严重程度间具有较好的反应度，在不同 HIV 阶段也显示出较好的敏感度。可接受的天花板/地板效应，无症状患者天花板效应明显。

续表

2	文献来源	1. Holmes WC, Shea JA. Performance of a new, HIV/AIDS-targeted quality of life（HAT-QOL）instrument in asymptomatic seropositive individuals. Quality of Life Research，1997,6(6):561－571. 2. Holmes WC，Shea JA. A new HIV/ AIDS-targeted quality of life（HAT-QOL）instrument：development，reliability，and validity. Medical Care，1998,36(2):138－154. 3. Holmes WC, Shea JA. Two approaches to measuring quality of life in the HIV/AIDS population：HAT-QoL and MOS-HIV. Quality of Life Research，1999,8(6)：515－527. 4. Holmes WC, Ruocco JE. Test-retest evaluation of HAT-QOL and SF-36 in an HIV-seropositive sample. AIDS Care, 2008，20(9)：1084－1092.
3	量表名称 （开发者,发表年代）	functional assessment of HIV infection scale(FAHI)HIV 感染者功能评估量表 (Cella DF,1994)
	量表简介 （组成与特性评价）	含 5 个维度共 44 个条目(10 个躯体健康条目,10 个情感幸福/HIV 感染条目,13 个功能和整体健康条目,8 个社会幸福条目,3 个认知功能条目)。5 级 Likert 等级计分。 以癌症治疗功能评价量表共性模块(FACT-G)为基础发展而来,目前的第 3 版的 44 个条目中,27 个条目来自 FACT-G,另外 17 个是针对 HIV 感染症状和关注的条目。量表具有较好的测量学特征,内部一致性系数均大于 0.73;因子分析显示具有较好的结构效度;具有一定的收敛效度(与 KPS 中度相关)、判别效度(健康状况、疾病严重程度间有差异)、反应度。
	文献来源	1. Cella DF, McCain NL, Peterman AH, et al. Development and validation of the functional assessment of human immunodeficiency virus infection (FAHI) quality of life instrument. Qual Life Res, 1996, 5(4)：450－463. 2. Peterman AH, Cella D, Mo F, et al. Psychometric validation of the revised Functional Assessment of Human Immunodeficiency virus infection (FAHI) quality of life instrument. Qual Life Res, 1997,6(6)：572－584.
4	量表名称 （开发者,发表年代）	World Health Organization's Quality of Life HIV instrument （WHO-QOL-HIV） 世界卫生组织 HIV 感染者生命质量量表 (WHOQOL HIV 研究组,2003)

续表

4	量表简介 （组成与特性评价）	含 6 个维度（躯体、心理、独立能力、社会关系、环境、精神－信仰－个人信念、艾滋病病毒感染者和患者的个人信念），29 个小方面（5 个为 HIV/AIDS 特异方面）和 1 个总的生命质量及一般健康方面共 120 个条目（每个小方面 4 个条目）。5 级 Likert 计分。计算方法与 WHOQOL-100 相同。 WHO1997 年首个在 WHOQOL-100 的基础上开始研制的疾病特异生命质量评价量表。由 WHOQOL-100 加上 HIV/AIDS 病人特异条目组成。测试版有 115 个特异条目，正式版减少到 20 个。已经被翻译为多国语言并在许多国家应用于 HIV/AIDS 病人。信度：小方面－总分相关系数 0.47～0.71；各领域的克朗巴赫系数为 0.87～0.94，各小方面的 α 为 0.31～0.87。效度：条目－领域相关系数 0.46～0.62；具有较好的判别效度。
	文献来源	1. O'Connell K,Skevington S,Saxena S, et al. Preliminary development of the World Health Organization's Quality of Life HIV instrument（WHOQOL-HIV）：analysis of the pilot version. Social Science & Medicine,2003,57(7):1259－1275. 2. WHOQOL HIV GROUP. WHOQOL-HIV for quality of life assessment among people living with HIV and AIDS：results from the field test. AIDS CARE,2004,16(7):882－889.
5	量表名称 （开发者，发表年代）	World health Organization's Quality of Life HIV instrument-BREF（WHOQOL HIV-BREF）　世界卫生组织 HIV 感染者生命质量简表（WHOQOL HIV 研究组,2003）
	量表简介 （组成与特性评价）	含 6 个领域共 31 个条目（4 个生理领域条目,5 个心理领域条目,4 个独立领域条目,4 个社会关系领域条目,8 个环境领域条目,4 个信仰领域条目,外加 1 个总的生存质量条目,1 个总的健康状况条目）。 是 WHOQOL-HIV 的简化版,在 WHOQOL 简化版的基础上,增加了 5 个 HIV/AIDS 特异条目。各领域内部一致性信度克朗巴赫系数为 0.75～0.86;与 SF-36 相应领域的相关系数在 0.48～0.75;地板/天花板效应较 SF-36 低。
	文献来源	1. Hsiung PC, Fang CT,Chang YY, et al. Comparison of WHOQOL-BREF and SF-36 in patient with HIV infection. Quality of Life Research,2005, 14(1):141－150.
6	量表名称 （开发者，发表年代）	AIDS time-oriented health outcome study（ATHOS）　艾滋病时间性健康结局研究（Lubeck DP,1997）
	量表简介 （组成与特性评价）	含 9 个维度共 116 个条目（23 个失能条目,2 个总体健康感觉条目,3 个社会功能条目,5 个心理健康条目,5 个认知功能条目,5 个精力/疲劳条目,4 个担忧条目,1 个疼痛条目,68 个症状条目）。 数据含临床数据（来源于医疗史、检验数据、诊断和治疗）结局数据（来源于病人自填艾滋病健康评估问卷既 AIDS health assessment questionnaire, AIDS-HAQ）客观资料与主观资料结合评价生命质量,资料收集和整理有一定难度,应答率较差。总体内部一致性信度克朗巴赫系数 0.79－0.88;除认知功能 AIDS 不同期的病人各维度得分经检验存在差异（$P<0.01$）。

续表

6	文献来源	1. Lubeck DP, Fries JF. Assessment of quality of life in early stage HIV-infected persons: data from the AIDS Time-oriented Health Outcome Study (ATHOS). Quality of Life Research, 1997, 6(6):494－506.
7	量表名称 (开发者,发表年代)	HIV Overview of Problems-Evaluation System (HOPES)　HIV 总体问题评价系统 (Schag CAC, 1992)
	量表简介 (组成与特性评价)	包括 5 个领域(生理、社会－心理、性功能、医疗作用和伴侣关系)、33 个亚领域、106～163 个条目。5 级 Likert 等级答案。 在癌症康复评价系统的基础上增加 HIV 相关问题形成。内部一致性 α 0.55～0.95。由于条目较多,所以填表时间较长,甚至超过 1 个小时。
	文献来源	1. Schag CAC, Ganz PA, Kahn B, et al. Assessment the needs and quality of life of patients with HIV infection: Development of the HIV Overview of Problem-Evaluation System (HOPES). Qual Life Res, 1992, 1(6):397－413. 2. Ganz PA, Coscarelli-Schag CA, Kahn B, et al. Describing the Health-related quality of life impact of HIV infection: finding from a study using the HIV Overview of Problem-Evaluation System (HOPES). Qual Life Res, 1993, 2(2):109－119.
8	量表名称 (开发者,发表年代)	The HIV Disease Quality of Life 31 item instrument (HIV-QL31)　HIV 疾病生命质量 31 条目量表 (A. Leplège 等, 1997)
	量表简介 (组成与特性评价)	31 个条目,不分领域,两分类答案,记录总分。 缺失数据 3.4%,显示可接受性。内部一致性:$\alpha=0.93$ 判别效度:疾病严重程度($P=0.026$)、是否感染 cytomegalovirus 细胞巨化病毒($P=0.026$)、年龄($P=0.014$)的得分间有差异,性别间无差异。 Rasch 模型分析显示单一维度;标准化残差主成分分析除此还有两个维度(性生活的影响及日常生活的影响)。
	文献来源	1. Leplège A, Rude N, Ecosse E, et al. Measuring quality of life from the point of view of HIV-positive subjects: the HIV-QL31. Quality of Life Research, 1997, 6(6):585－594.
9	量表名称 (开发者,发表年代)	Living with HIV Scale(LWH)　HIV 患者量表 (Holzemer WL., 1998)
	量表简介 (组成与特性评价)	32 个条目,2 个领域,HIV 斗争 struggles(含 6 个亚领域)和 HIV 尊严 reverence(含 3 个亚领域)。 某些领域的内部一致性低(3 个亚领域及 HIV 尊严领域均<0.60);有一定的判别效度;无反应度报告。
	文献来源	1. Holzemer WL, Spicer JG, Wilson HS, et al. Validation of the quality of life scale: living with HIV. J Adv Nurs,1998,28(3):622－630. 2. Kemppainen JK. Predictors of quality of life in AIDS patients. J Assoc Nurses AIDS Care, 2001, 12(1):61－70.

续表

	量表名称 （开发者，发表年代）	General Health Self-Assessment questionnaire（GHSA） 一般健康自我评价问卷 （Lenderking WR.，1997）
10	量表简介 （组成与特性评价）	49 个条目，6 个核心领域：健康感觉、生理功能、心理功能、角色/社会功能、卫生服务利用、症状困扰。 是由 MOS、FSQ 及其他与 HIV 患者有关的条目和量表为基础修改合成的。其具有较好的内部一致性（所有领域的 $\alpha > 0.80$）、收敛效度（与 KPS 有统计相关）；在卡波西肉瘤治疗试验中对治疗和毒性显示了一定的反应度。但应用得较少。
	文献来源	1. Lenderking WR, Testa MA, Katzenstein D, et al. Measuring quality of life in early HIV disease: the modular approach. Qual Life Res, 1997, 6(6): 515－530. 2. Evans SR, Krown SE, Testa MA, et al. Phase II evaluation of low-dose oral etoposide for the treatment of relapsed or progressive AIDS-related Kaposi's sarcoma: an AIDS Clinical Trials Group clinical study. J Clin Oncol, 2002, 20 (15): 3236－3241.
11	量表名称 （开发者，发表年代）	中国 HIV 感染者生命质量量表（QOL-CPLWHA） （孟亚军等，2007）
	量表简介 （组成与特性评价）	44 个条目，其中 41 个条目涵盖 10 个领域：精神状况、对健康和责任的担忧、家庭社会支持、敌意心理趋势、活力、食欲和疼痛、经济状况的担忧、医生支持度、疏远感和生活满意度，3 个仅用于接受抗病毒治疗者，用于评价药物的疗效和副作用。各条目为 5 级评分法。 由四川大学华西公共卫生学院开发的用于 HIV/AIDS 患者的生命质量量表。通过 433 名 HIV 感染者的调查，量表的地板/天花板效应为 0.5～21.0（经济担忧）/0.0～8.9（医生）；各领域重测信度（ICC）0.58～0.80，内部一致性系数 0.70～0.90；因子分析 9 个公因子的非常贡献率 64.74%，与理论结构一致，具有较好的收敛效度和区分效度；与 SF-36 的效标效度为 0.69，与相似领域的相关系数 > 0.6；没有报告反应度。
	文献来源	1. 孟亚军，李宁秀，陈建华，等. 中国艾滋病病毒感染者生命质量测定量表的编制. 中华流行病学杂志，2007,28(11):1081－1084.

（李晓梅）

骨质疏松患者生命质量测定特异量表

原发性骨质疏松症已成为世界范围内流行的疾病,是女性、老年男性丧失生活劳动能力和致残的主要原因之一。数十年来,医学界越来越多地对生存质量、日常生活活动能力等结局评价指标进行研究。骨质疏松病人生活质量测评疾病专用量表侧重于反映骨质疏松相关症状的内容,条目内容一方面反映了对病人的主观情绪、生活自理能力、疼痛体验、自我效能感及跌倒的恐惧心理等方面的评估,另一方面强调了那些能反映治疗前后病情变化的敏感指标,常见的量表有以下几种:

表 1 骨质疏松患者生命质量测定特异量表

1	量表名称 (开发者,发表年代)	The Osteoporosis Assessmnt Questionaire (OPAQ)　骨质疏松症评估问卷
	量表简介 (组成与特性评价)	由 Dr. Silverman 于 1993 年编制的第一个骨质疏松专用问卷,包括 79 个条目 18 个维度,涉及患者躯体、心理、社会、症状等四个方面,每个维度有 3～5 个条目。 　平均 kappa (79 个问题) 和 组内相关 (18 个健康量表) 系数分别是 0.58 0.16 及 0.82 0.07,总体内部一致信度系数大于 0.8。
	文献来源	1. 胡宇峰,孙振球.骨质疏松病人生活质量的研究.中国现代医学杂志,2005,15(11):1748－1749. 2. Randell AG, Bhalerao N, Nguyen TV, et al. Quality of life in osteoporosis: reliability, consistency, and validity of the Osteoporosis Assessment Questionnaire. J Rheumatol, 1998,25(6):1171－1179.
2	量表名称 (开发者,发表年代)	The Osteoporosis Functional Disability Questionaire (OFDQ)　骨质疏松功能残疾评定量表
	量表简介 (组成与特性评价)	该 OFDQ 的领域包括:痛苦的定量指标、一个标准的 20 项抑郁量表、有关功能的能力的 26 个项,社会活动的量表、以及对于骨质疏松症的治疗能力和扭转残疾的信心。主要用于评估因脊椎骨折导致的骨质疏松症和背部疼痛患者。 　重测信度范围在 0.76 到 0.93 之间,同时内部一致性度系数在 0.57 到 0.96 之间。
	文献来源	1. 周晓荣,余丽君.骨质疏松病人生活质量研究进展.中国护理研究,2008,1(22):1510－1511. 2. Helmes E, Hodsman A, Lazowski D,et al. A questionnaire to evaluate disability in osteoporotic patients with vertebral compression fractures. J Gerontol A Biol Sci Med Sci, 1995,50(2):91－98.

续表

3	量表名称 (开发者,发表年代)	The Osteoporosis Quality of Life Questionaire 骨质疏松症生活质量问卷
	量表简介 (组成与特性评价)	该量表共由 5 个维度 30 个条目,五个维度分别是症状、生理功能、日常生活活动、情绪功能和休闲娱乐。 简版两周重测信度范围在 0.72~0.86,与其他量表相关领域横断面相关系数在 0.35~0.80,比预期的好。
	文献来源	1. Cook DJ,Guyatt GH,Adachi JD,et al. Development and valiadation of the mini-osteoporosis quality of life questionaire in osteoporosis women with back pain due to vertebral fractures. Osteoporosis Int,1999,10(3):207−213.
4	量表名称 (开发者,发表年代)	The Osteoporosis Targeted Quality of Life Questionaire 骨质疏松症专用生活质量量表
	量表简介 (组成与特性评价)	该量表包括 3 个领域:生理活动、适应、恐惧和 6 个未定分的(non-scored)有关骨质疏松症的变化和诊断的问题。 该量表在骨质疏松症有针对性的调查问卷独特之处在于它试图衡量在一个时间点上疾病对一定人群生活质量的影响。
	文献来源	1. 周晓荣,余丽君. 骨质疏松病人生活质量研究进展. 护理研究,2008,22(7):1510−1511. 2. Lydick E,Zimmerman SI,Yawn B,et al. Development and validation of a discriminative quality of life questionnaire for osteoporosis(the OPTQoL). J Bone Miner Res,1997,12(3):456−463.
5	量表名称 (开发者,发表年代)	The Quality of Life Osteoporosis of the European Foundation (QUALEFFO) 欧洲骨质疏松基金会生活质量问卷
	量表简介 (组成与特性评价)	由欧洲骨质疏松基金会编制,包括疼痛,身体功能,社会功能,一般健康知觉和心理功能这五个领域的问题。 在测评骨质疏松严重脊椎骨折所造成的疼痛、躯体功能和社会功能方面有较好的区分度和信度,量表 Kappa 值范围是 0.54~0.90,41 个问题中有 26 个的 Kappa 值在 0.7 之上,五个领域的克朗巴赫系数基本一致,大约 0.8。
	文献来源	1. Lips P,Cooper C,Agnusdei D,et al. Quality of life in patients with vertebral fractures:Validation of the quality of life questionaire of the earopear foundation forosteoporosis. Osteoporosis Int,1999,10(2):150−160.
6	量表名称 (开发者,发表年代)	骨质疏松健康评估量表 ECCOS-16 量表
	量表简介 (组成与特性评价)	是根据 3 个:OQLQ、QUALEFFO、SF-36 问卷修改而成,结合了普适量表和专用量表,涉及了躯体、心理、疾病恐惧、疼痛 4 个方面共 16 个条目。

续表

6	文献来源	1. 马永红，何仕诚，滕皋军. 骨质疏松症的生命质量研究现状. 介入放射学杂志，2007,16(7):497－501. 2. Badia X，Prieto L，Roset M，et al. Development of the ECOS-16 clinical questionnaire for the assessment of the quality of life in patients with osteoporosis. Med Clin (Barc),2000,114 (3):68－75.
7	量表名称 （开发者，发表年代）	Osteoporosis Quality of Life Scale（OQOLS） 蔡太生等研制的骨质疏松症生活质量量表
	量表简介 （组成与特性评价）	骨质疏松症生活质量测试版量表 OQOLS 由 75 个条目组成 5 个维度，其中疾病维度 20 条目，生理维度 17 条目，社会维度 17 条目，心理维度 13 条目，满意度维度 8 条目。 条目分析显示测试版量表条目与各维度、总分间的相关分别为 0.205～0.861、0.365～0.807，达到优良水平；探索性因素分析抽取 14 个共因子，累积解释变异量为 73.408%。
	文献来源	1. 蔡太生，刘健，吴萍陵，等. 原发性骨质疏松症生活质量量表的编制策略及条目筛选. 中国行为医学科学，2004,13(2):221－222.
8	量表名称 （开发者，发表年代）	孙丁等在 SF-36 的基础上研制了 OQOL 量表
	量表简介 （组成与特性评价）	33 个条目形成正式的临床骨质疏松症患者的生命质量量表，共 8 个领域，疼痛、虚弱度、生理功能、日常活动功能、心理健康、社会功能、治疗反应、总体健康评价。 未见。
	文献来源	1. 孙丁，王津涛，冯曦兮. 骨质疏松症患者生命质量量表的制定方法. 中国医药导报，2007,4(11):130－131.

（万崇华）

精神分裂患者生命质量测定特异量表

随着精神药理学及心理社会干预的不断发展，对精神分裂症病人关注的问题，已不仅仅是控制症状、预防复发，还包括了其社会功能的恢复、生活质量的提高等方面。因此，如何评估这些病人的生活质量，便是一个很现实、迫切的问题。目前精神分裂患者生命质量评价主要是通过量表来实现，常见的特异量表有以下几种（详见表 1）。

表 1 精神分裂患者生命质量测定特异量表

1	量表名称 （开发者，发表年代）	the Schizophrenia Quality of Life Scale（SQLS） 精神分裂症病人生活质量量表
	量表简介 （组成与特性评价）	它系由 30 个项目组成的自评量表，分为 3 个量表，即：心理社会量表、动力和精力量表、症状和副作用量表。每个项目采用 5 级评分。 心理社会量表、动力/精力量表和症状/副作用量表克朗巴赫系数 α 依次为：0.93，0.78 和 0.8，结构效度系数 r 为 0.48～0.6。
	文献来源	1. Wilkinson G, Hesdon B, Wild D, et al. Self-report quality of life measure for people with schizophrenia. The SQLS British Journal of Psychiatry, 2000, 177: 42－46.
2	量表名称 （开发者，发表年代）	Brief Psychiatric Rating Scale（BPRS） 简明精神评定量表
	量表简介 （组成与特性评价）	由 Overall 和 Gorham 于 1962 年编制。它适用于功能性精神病，主要用于观察评定治疗精神分裂症的效果，目前所使用的一般都是 18 项版本。BPRS 是分极量表，用于评定精神病性症状严重程度，范围有限一重点放在阳性症状和一般精神病理学指标上。BPRS 一般归纳为 5 类因子：1 焦虑忧郁；2 缺乏活力；3 思维障碍；4 激活性；5 敌对猜疑。每个因子分，即因子所包含的项目得分的算术均数在 0 和 7 之间。 有报道说具有良好的内部一致性，Cronbach 系数分别为 0.81 和 0.91。在既往国外 13 个研究中有 10 个研究报告，BPRS 在评定者间的相关系数高于 0.8。有 5 个研究报告在具体条目上的相关系数在 0.63～0.83，有人对 BPRS 的评分制定了评分用工作标准，使每一条目在评定者间的 Kappa 值有很大提高，从 0.5 提高到 0.9。BPRS 总分与阴性和阳性症状量表（PANSS）总分相关系数达 0.84。BPRS 阳性和阴性症状量表得分与 PANSS 相对应的分量表得分具有高度相关，相关系数分别为 0.92 和 0.82。在大部分项目，Kappa 值达到 0.6 以上。在许多新药研究中，BPRS 与临床总体印象量表也具有良好的一致性。在引入我国时也做了 BPRS 中文版的信度、效度检验，联合检查一致性相关系数为 0.79～0.97。
	文献来源	1. 李可进. 简明精神评定量表（BPRS）. http://www.crisis.org.cn/Pro/Capacity Table Contents. aspx? Quantity ID＝37. 2. 宋建成，费立鹏，张培琰，等. 简明精神病评定量表中各分量表的评价. 临床精神医学杂志，2001，11(2)：86－88.
3	量表名称 （开发者，发表年代）	the Riedel-Spellmann-Musil（RSM）Scale
	量表简介 （组成与特性评价）	总共 36 个条目，包括两个部分一是自评部分，二是自评部分。 自评部分克朗巴赫 Cronbach's α 是 0.917，他评部分的是 0.915，所有领域 ICC 均大于 0.7。

续表

3	文献来源	1. Riedel M，Spellmann I，Schennach-Wolff R，et al．The RSM-scale：a pilot study on a new specific scale for self-and observer-rated quality of life in patients with schizophrenia．Qual Life Res，2011,20(2)：263－272.
4	量表名称 （开发者，发表年代）	The Schizophrenia Caregiver Quality of Life questionnaire（S-CGQoL） 精神分裂症照顾者生活质量问卷
	量表简介 （组成与特性评价）	该问卷包括 25 个条目涉及 7 个领域，即心理、健康、身体健康，心理负担、日常生活、与配偶关系、与精神科小组的关系、与家庭的关系、与朋友的关系、材料负担。 7 个因子的累计方差为 74.4%，克朗巴赫系数范围在 0.79 与 0.92 之间。
	文献来源	1. Richieri R，Boyer L，Reine G，et al．The Schizophrenia Caregiver Quality of Life questionnaire（S-CGQoL）：Development and validation of an instrument to measure quality of life of caregivers of individuals with schizophrenia．Schizophr Res，2011,126(1－3)：192－201.
5	量表名称 （开发者，发表年代）	Patient-based Health-related Quality of Life Questionnaire in Schizophrenia（S-QoLJ）　精神分裂病人健康相关生命质量问卷
	量表简介 （组成与特性评价）	该量表 41 个条目共涉及 8 个领域，心理健康，自尊，家庭关系，与朋友关系，应变能力，身体健康，自主性和感情生活。 在 207 例病人验证试验中显示了较好的内部一致信度、重测信度和反应度。信度系数在 0.64 到 0.79 之间。
	文献来源	1. Auquier P，Simeoni MC，Sapin C，et al．Development and validation of a patient-based health-related quality of life questionnaire in schizophrenia：the S-QoL．Schizophr Res，2003,63(1－2)：137－149.
6	量表名称 （开发者，发表年代）	Lehman's Quality of Life Interview（QOLI）　雷曼生活质量访谈
	量表简介 （组成与特性评价）	旨在评估患有严重精神疾病患者的一般质量生活，共有 143 个条目，涉及生活状况，日常活动，家庭关系，社会关系，财务，工作与学校问题，法律，安全问题和健康问题。
	文献来源	1. Chávez LM，Canino G，Negrón G，et al．Psychometric properties of the Spanish version of two mental health outcome measures：World Health Organization Disability Assessment Schedule II and Lehman's Quality Of Life Interview．Ment Health Serv Res，2005,7(3)：145－159. 2. Lehman AF．A quality of life interview for the chronically mentally ill．Evaluation and Program Planning 1988,11(1)：51－62.
7	量表名称 （开发者，发表年代）	the Lehman Quality of Life Questionnaire TL-30　雷曼生活质量问卷
	量表简介 （组成与特性评价）	重测信度大部分都在 0.7 以上。

续表

7	文献来源	1. Nørholm V, Bech P. Quality of life assessment in schizophrenia: applicability of the Lehman Quality of Life Questionnaire (TL-30). Nord J Psychiatry, 2007,61(6):438−442.
8	量表名称 (开发者,发表年代)	the observer-rated QoL tool (QLS) 观察者生命质量评分工具
	量表简介 (组成与特性评价)	该量表包括心理,动机/能源和症状/副作用几个领域。 日本版相应领域的克朗巴赫系数分别是 0.93,0.73 和 0.80。
	文献来源	1. Bilker WB, Brensinger C, Kurtz MM, et al. Development of an abbreviated schizophrenia quality of life scale using a new method. Neuropsychopharmacology, 2003,28(4):773−777. 2. Kaneda Y, Imakura A, Fujii A, et al. Schizophrenia Quality of Life Scale: validation of the Japanese version. Psychiatry Res, 2002,113(1−2):107−113.
9	量表名称 (开发者,发表年代)	Patient-based Health-related Quality of Life Questionnaire in Schizophrenia 18 (S-QoL-18) 精神分裂病人健康相关生命质量问卷—18
	量表简介 (组成与特性评价)	是 S-QoL 的简版,18 个条目,也包含 8 个领域,心理健康,自尊,家庭关系,与朋友关系,应变能力,身体健康,自主性和感情生活。 该量表克朗巴赫内部一致信度为 0.72～0.84。
	文献来源	1. Boyer L, Simeoni MC, Loundou A, et al. The development of the S-QoL 18: a shortened quality of life questionnaire for patients with schizophrenia. Schizophr Res, 2010,121(1−3):241−250.
10	量表名称 (开发者,发表年代)	the Schizophrenia Quality of Life Scale (SOL) 精神分裂症患者的生活质量量表
	量表简介 (组成与特性评价)	该量表包含 74 个条目,涉及 14 个领域,有专业生活、情感和性生活、疾病知识、关系、生活满意度、与药物应对、药物对身体的影响、日常生活、家庭关系、未来、安全感、休闲、资金管理、自主权。 其内部一致信度相应如下:专业生活(0.95),情感和性生活(0.92),疾病知识(0.90),关系(0.92),生活满意度(0.87),与药物应对(0.79),药物对身体的影响(0.87),日常生活(0.83),家庭关系(0.81),未来(0.88),安全感(0.84),休闲(0.87),资金管理(0.76)和自主权(0.75)。 重测信度最低为 0.526。
	文献来源	1. Martin P, Caci H, Azorin JM, et al. A new patient focused scale for measuring quality of life in schizophrenic patients: the Schizophrenia Quality of Life Scale (SOL). Encephale, 2005,31(5):559−566.
11	量表名称 (开发者,发表年代)	Quality of Life Enjoyment and Satisfaction Questionnaire(Q-LES-Q) 生命质量享受与满意问卷
	量表简介 (组成与特性评价)	该量表有 4 个领域分别是:身体健康,主观感受,闲暇时间的活动,社会关系。

续表

11	文献来源	1. Ritsner M，Kurs R，Gibel A，et al. Validity of an abbreviated quality of life enjoyment and satisfaction questionnaire（Q-LES-Q-18）for schizophrenia，schizoaffective，and mood disorder patients. Qual Life Res，2005,14(7):1693－1703.
12	量表名称（开发者,发表年代）	Quality of Life Enjoyment and Satisfaction Questionnaire-18（Q-LES-Q-18）　生命质量享受与满意问卷－18
	量表简介（组成与特性评价）	共18个条目,来自于Q-LES-Q,是其简版,涉及精神病理学,药物副作用影响,以及自我报告的情绪困扰,自尊,自我效能,社会支持这些方面。其信度、效度均较高。
	文献来源	1. Ritsner M，Kurs R，Gibel A，et al. Validity of an abbreviated quality of life enjoyment and satisfaction questionnaire（Q-LES-Q-18）for schizophrenia，schizoaffective，and mood disorder patients. Qual Life Res，2005,14(7):1693－1703.
13	量表名称（开发者,发表年代）	Subjective Quality of Life Analysis（SQUALA）　主观生命质量分析
	量表简介（组成与特性评价）	共有22个领域,传统领域(如食品,家庭关系等)和更抽象的生活的各个方面(政治,正义,自由,真理,美和艺术,爱情等)。每一个领域都要求患者估计他们的满意程度。该量表具有较好的重测信度、内部一致信度和反应度。
	文献来源	1. Nadalet L，Kohl FS，Pringuey D，et al. Validation of a subjective quality of life questionnaire（S. QUA. LA）in schizophrenia. Schizophr Res，2005,76(1):73－81.

（万崇华）

附录　专用术语及量表中英文对照

（按汉字笔画顺序排列）

一般自我效能感量表　　　　　　　　　General Self-Efficacy Scale (GSES)

一般健康自我评价问卷　　　　　　　　General Health Self-Assessment questionnaire
　　　　　　　　　　　　　　　　　　　　(GHSA)

一般健康评定指数　　　　　　　　　　the General Health Rating Index (GHRI)

人际问题量表　　　　　　　　　　　　Inventory of Interpersonal Problems (IIP)

人类发展指数　　　　　　　　　　　　Human Development Index

人格诊断问卷　　　　　　　　　　　　Personality Diagnostic Questionnaire (PDQ)

人格测验　　　　　　　　　　　　　　Personality Test

儿少心理问题筛查表　　　　　　　　　Mental Health Screening Inventory for Child and
　　　　　　　　　　　　　　　　　　　　Adolescent

儿少心理健康量表　　　　　　　　　　Mental Health Scale for Child and Adolescent
　　　　　　　　　　　　　　　　　　　　(MHS-C)

儿少癫痫生存质量量表　　　　　　　　the Quality of Life in Epilepsy Inventory for
　　　　　　　　　　　　　　　　　　　　Adolescents (QOLIE-AD-48)

儿科生命质量量表(PedsQL)　　　　　　the Pediatric Quality of Life Inventory (PedsQL)

儿童 1 型糖尿病生存质量量表　　　　　A Diabetes Quality of Life Scale oriented toward the
　　　　　　　　　　　　　　　　　　　　children with type 1 diabetes (DQOL)

儿童韦氏智力测验　　　　　　　　　　Wechsler Intelligence Scale for Children (WISC)

儿童风湿病生命质量量表　　　　　　　Paediatric Rheumatology Quality of Life Scale
　　　　　　　　　　　　　　　　　　　　(PRQL)

儿童社交焦虑量表　　　　　　　　　　Social Anxiety Scale for Children (SASC)

儿童孤独症评定量表　　　　　　　　　Child Autism Rating Scale (CARS)

儿童神经残疾影响量表　　　　　　　　Impact of Childhood Neurologic Disability Scale
　　　　　　　　　　　　　　　　　　　　(ICND)

儿童健康问卷　　　　　　　　　　　　Child Health Questionnaire 50-item Parent Form
　　　　　　　　　　　　　　　　　　　　(CHQ-PF 50)

儿童控制知觉多维度测查表　　　　　　Multidimentional Measure of Children's Perceptions of
　　　　　　　　　　　　　　　　　　　　Control (MMCPC)

儿童癫痫自我报告式和父母代理人应答式　Epilepsy-Specific HRQOL Scale for Childern and
　生存质量量表　　　　　　　　　　　　Parents

十二指肠溃疡病人生活质量量表　　　　Quality of Life in Duodenal Ulcer Patients (QLDUP)

个人评价问卷　　　　　　　　　　　　Personal Evaluation Inventory

个体和社会功能量表　　　　　　　　　The Personal and Social Performance Scale (PSP)

个别测验　　　　　　　　　　　　　　individual test

大学生人际关系综合诊断量表　　　　　College Students' Comprehensive Diagnosis Scale
　　　　　　　　　　　　　　　　　　　　Interpersonal Relationship

大学生人格问卷 University Personality Inventory (UPI)

女性性功能障碍评定量表 Female Sexual Dysfunction Rating Scale (FBSDSRS)

子女教育心理控制源量表 The Parenting Locus of Control Scale (PLOC)

小学生心理健康综合评定量表 Mental Health Rate Scale for Pupil (MHRSP)

工作对家庭冲突量表 Work to Family Conflict Scale

工作-家庭角色扭曲量表 Job Family Role Strain Scale

工作紧张量表 Work Tension Scale

工具性日常生活功能量表 Instrumental Activities of Daily Living Scale

中小学生心理健康量表 The Mental Health Scale for Primary and Middle School Students

中国乙型肝炎患者的生存质量测定量表 Quality of Life Instrument for Hepatitis B patients (QOL-HBV)

中国大学生羞耻量表 Shame Scale of Chinese College Students

中国少年智力量表 Chinese Young Intelligence Test

中国心身健康量表 Chinese Psychometric Health Scale (CPSHS)

中国幼儿智力量表 Chinese Intelligence Scale for Young Children (CISYC)

中国成人哮喘生命质量表 Adult Asthma Quality of Life Questionnaire

中国成人智力量表 Chinese Intelligence Scale for Adult (CISA)

中国修订韦氏成人智力量表 Wechsler Adult Intelligence Scale (WAIS-R. C.)

中国城市居民主观幸福感量表 General Well-Being Schedule for Chinese Citizens (GWBSCC)

中国癌症化学生物治疗生活质量量表 Quality of Life Questionnaire for Chinese Cancer Patients With Chemobiotherapy (QLQ-CCC)

中学生心理健康自评量表 Mental Health Inventory of Middle-school students (MMHI-60)

中学生网络成瘾诊断量表 Internet Addiction Disorder Diagnostic Scale (IADDS)

中学生学习方法测验 Students learning test

丹佛智能筛选测验 Denver Developmental Screening Test (DDST)

内在-外在心理控制源量表 Internal or External Locus of Control Scale

内容效度 content validity

内部一致性信度 internal consistency reliability

内部反应度 internal responsiveness

内控性、有势力的他人及机遇量表 Internality, Powerful Others, and Chance Scale (IPC)

分半信度 split-half reliability

分数等值处理 test equating

匹兹堡睡眠质量指数 Pittsburgh sleep quality index

区分度 discrimination

区分效度 discriminant validation

区别性测验 distinguish test

反应度 responsiveness

巴氏量表	Barthel Index
巴昂情商量表	Emotional Quotient Inventory－EQ-i（EQ-i）
心肌梗死后生命质量量表/MacNew 心脏病问卷	Quality of Life After Myocardial Infarction/MacNew Heart Disease questionnaire（QLMI/MacNEW）
心肌梗死综合评价量表（MIDAS）	Myocardial Infarction Dimensional Assessment Scale（MIDAS）
心血管症状及功能受限评价量表	Cardiovascular Limitations and Symptoms Profile（CLASP）
心绞痛生命质量表（APQLQ）	Angina Pectoris Quality of Life Quesqionnare（APQLQ）
心理年龄量表	Mental Age Scale
心理健康诊断测验	Mental Health Test（MHT）
心理健康综合评定	Comprehensive assessment of mental health
比内-西蒙智力量表	Binet-Simon Intelligence Scale
比率量表	Ratio Scale
父母和同伴依恋问卷	The Inventory of Parent and Peer Attachment
计算机自适应测试	Computerized Adaptive Test（CAT）
认知诊断理论	cognitive diagnosis theory
认知性访谈	cognitive interview
认知偏差问卷	The Cognitive Bias Questionnaire（CBQ）
认知模型	cognitive model
贝克焦虑量表	Beck Anxiety Inventory(BAI)
风湿性关节炎生命质量问卷	Rheumatoid Arthritis Quality of Life Questionnaire（RAQoL）
风湿性关节炎生命质量量表	Quality of Life-Rheumatoid Arthritis scale（QOL-RA）
世界卫生组织 HIV 感染者生命质量量表	World Health Organization's Quality of Life HIV Instrument（WHOQOL-HIV）
世界卫生组织 HIV 感染者生命质量简表	World Health Organization's Quality of Life HIV Instrument-BREF（WHOQOL HIV-BREF）
世界卫生组织生存质量评估简表	WHOQOL-BREF
世界卫生组织生存质量量表	WHOQOL-100
主观生命质量分析	Subjective Quality of Life Analysis
主要结局	primary outcome
主题统觉测验	thematic apperception test（TAT）
乏力简表	Brief Fatigue Inventory（BFI）
兰贝斯伤残筛查问卷	Lambeth Disability Screening Questionnaire
功能状态评定系统	Functional status rating system（FSRS）
功能状态指数	Functional Status Index（FSI）
功能性消化紊乱生命质量量表	Functional Digestive Disorder Quality of Life Questionnaire（FDDQL）
功能差异性	differential item functioning（DIF）

功能活力问卷	Functional Activities Questionnaire
加利福尼亚心理调查表	California Psychological Inventory (CPI)
北卡罗来纳大学 Duke 功能性社会支持问卷	Duke-UNC (University of North Carolina) Functional Social Support (DUFSS)
卡特尔十六种人格因素测验	Catell 16 Personality Factor Test
可用性试验	usability testing
可靠性指数	index of dependability
外部反应度	external responsiveness
对随机临床试验态度的问卷	Attitudes to Randomised Clinical Trials Questionnaire (AQEL)
尼平消化不良指数	Nepean dyspepsia index (NDI)
平行测验	parallel test
本顿视觉保持测验	Benton visual retention test
本德格式塔测验	Bender-Gestall test
正态卵形模型	normal ogive model
正性和负性情绪量表	Positive and Negative Affect Scale (PANAS)
汉密顿焦虑量表	Hamilton Anxiety Scale (HAMA)
生命质量	quality of life
生命质量享受与满意问卷	Quality of Life Enjoyment and Satisfaction Questionnaire (Q-LES-Q)
生命质量指数-心脏模块	Quality of Life Index -Cardiac Version (QLI-Cardiac Version)
生命质量指数量表	Quality of Life Index (QLI)
生活事件量表 LES	Life Event Scale
生活满意度指数	Satisfaction with Life Index
生活满意度量表	Life Satisfaction Scales
生活满意感量表	Satisfaction With Life Scale (SWLS)
田纳西自我概念量表	Tennessee Self-Concept Scale (TSCS)
艾森克人格问卷	Eysenck Personality Questionnaire
艾森克情绪稳定性测验	Eysenck emotional stability test
艾滋病时间性健康结局研究	AIDS time-oriented health outcome study (ATHOS)
亚健康	sub-health
亚健康状态评价量表	Scales of Sub-Health Condition
交叉效度	cross-validation
交往焦虑量表	Interaction Anxiousness Seale (IAS)
交流恐惧自陈量表	Personal Report of Communication Apprehension, PRCA-24
全域分数	universe score
关节炎影响测量量表	Arthritis Impact Measurement Scales (AIMS)
华盛顿大学头颈癌问卷	The University of Washington head and neck cancer measure (UWQOL)

华盛顿心理社会发作调查表	Washington Psychosocial Seizure Inventory（WPSI）
同质性信度	Homogeneity Reliability
团体测验	group test
多伦多述情障碍量表	Toronto Alexithymia Scale（TAS）
多因素情绪智力量表	Multi-Factor Emotional Intelligence Scale（MEIS）
多重选择项目反应模型	response model for multiple-choice items
多特质-多方法矩阵	multi-trait-multi-method matrix
多彩光谱评价方案	Project Spectrum Preschool Assessment
多维度-多归因因果量表	The Multidimensional-Multiattributional Causality Scale（MMCS）
多维度的项目反应理论	Multidimensional Item Response Theory（MIRT）
年轻人红斑狼疮简易量表	Simple Measure of Impact of Lupus Erythematosus in Youngsters © （SMILEY ©）
成人内-外控制量表	Adult Nowicki Stricland Internal External Locus of Control Scale（ANSIE）
成功商数测试	success quotient test
成就测验	achievement tests
托马斯婴儿气质问卷	Thomas Infant Temperament Questionnaire
扩展前列腺癌指数量表	Extended Prostate Cancer Index（EPCI）
机能自主测定体系	The Functional Autonomy Measurement System （SMAF）
次要结局	secondary outcome
老年抑郁量表	The Geriatric Depression Scale（GDS）
老年原发性高血压生活质量表	Quality of Life Questionnaire for Elderly Hypertensive Patients
考夫曼儿童成套评估测验	Kaufman Assessment Battery for Children（K-ABC）
考试焦虑量表	Test Anxiety Scale（TAS）
自动思维问卷	The Automatic Thoughts Questionnaire（ATQ）
自杀态度问卷	Suicide Attitude Questionnaire（QSA）
自我分化问卷	Differentiation of Self Inventory（DSI）
自我和谐量表	Self Consistency and Congruence Scale
自我监控量表个人反应问卷	Self-moniyoring processes
自我接纳问卷	The Self Acceptance Questionnaire（SAQ）
自我描述问卷	Self Description Questionaire
自测健康评定量表	Self-Rated Health Measurement Scale
自尊调查表	The Self-esteem Inventory
自尊量表	The Self-Esteem Scale
行为样本	Behavior Sampling
西班牙高血压生命质量量表	Spanish Hypertension Quality of Life Questionnaire （MINICHAL）
西雅图心绞痛问卷	Seattle angina questionnaire（SAQ）

西雅图阻塞性肺病问卷	Seattle Obstructive Lung Disease Questionnaire (SOLQ)
观察分数	observed score
观察全域	universe of admissible observations
观察者生命质量评分工具	the observer-rated QoL tool (QLS)
问题行为早期发现测验	Prediction Test of Problem Chileren (PPCT)
防御方式问卷	Defense Style Questionnaire (DSQ)
阳性和阴性症状量表	The Positive and Negative Syndrome Scale (PANSS)
阳性症状量表	Scale for Assessment of Positive Symptoms (SAPS)
阳痿与冷阴量表	Impotence-Frigidity Scale
阴性症状量表	Scale for Assessment of Negative Symptoms (SANS)
伯恩鲍姆的逻辑斯蒂模型	Birmbaum Logistic Model
克兰赛孤独症行为量表	Clancy Autism Behavior Scale (CLANCY)
克利夫兰门诊肠炎疾病量表	Cleveland clinic IBD scale (CC IBD Scale)
医学应对问卷	Medical Coping Modes Questionnaire (MCMQ)
医学结局研究的社会支持调查问卷	The MOS social support survey
医学结局研究躯体功能测量	Medical Outcomes Study Physic Functioning Scale (PF-10)
医院焦虑抑郁量表	Hospital Anxiety and Depression Scale (HAD)
局部独立性	local independence
希达斯-西奈风湿性关节炎生命质量问卷	The Cedars-Sinai Health-related Quality of Life in Rheumatoid Arthritis Questionnaire (CSHQ-RA)
应付方式问卷	Student-Lift Stress Inventory (SLSI)
快速伤残评定量表	Rapid Disability Rating Scale (RDRS)
抑郁体验问卷	Depressive Experiences Questionnaire (DEQ)
抑郁形容词检查表	Depression Adjective Checklist (DACL)
投射技术	projective technique
护士用简明精神病量表	The Nurse's BPRS (N-BPRS)
李克特量表	Likert Scale
条目生成	item generation
条目池	Item pool
条目的编排	arrangement of entries
条目筛选	Item selection
状态－特质焦虑问卷	State-Trait Anxiety Inventory (STAI)
状态与特质性孤独量表	State versus Trait Loneliness Scales
男性化-女性化量表	Masculinity-Femininity Scale
男性性功能障碍评定量表	Male Sexual Dysfunction Rating Scale (MBSDSRS)
社交回避及苦恼量表	Social Avoidance and Distress Scale (SAD)
社交恐惧量表	Social Phobia Scale (SPS)
社交焦虑量表	Social Anxiety of Self-Consciousness Scale
社会支持问卷	Social Support Questionnaire

社会支持评定量表	Social Support Rating Scale
社会支配取向量表	Social Dominance Orientation Scale (SDO)
社会功能量表	Social Function Rating Scale (SFRS)
社会功能障碍评定量表	The Social Dysfunction Rating Scale
社会交往问诊量表	The Interview Schedule for Social Interaction (ISSI)
社会交往焦虑量表	Social Interaction Anxiety Scale (SIAS)
社会关系量表	Social Relationship Scale (SRS)
社会再度适应评定量表	Social Readjustment Rating scale (SRRS)
社会行为的结构分析量表	Structured Analysis of Social Behavior
社会技能量表	Social Skill Inventory (SSI)
社会适应不良量表	Social Maladjustment (SOC)
系统性红斑狼疮特异生命质量量表	Systemic Lupus Erythematosus-Specific Quality of Life (SLE-QOL)
系统性红斑狼疮症状清单	SLE Symptom Checklist (SSC)
系统性狼疮国际合作临床研究量表	Systemic Lupus International Collaborating Clinics (SLICC)
系统家庭动力学自评量表	Self-rating Scale of Systemic Family Dynamics
纽芬兰纪念大学幸福度量表	Memorial University of Newfoudland Scale of Happiness (MUNSH)
肝炎生命质量量表	Hepatitis Quality of Life Questionnaire (HQLQ)
肝脏疾病生存质量量表	Liver Disease Quality of Life (LDQOL)
肝癌患者生命质量测定量表（QOL－LC）	Quality of Life Questionnaire for Liver Cancer QOL-LC (V2.0)
肝癌患者生活质量评定量表（QLS－PLC）	Quality of Life Scale for Patients of Liver Cancer (QLS-PLC)
肠易激综合征-生命质量测量	Irritable Bowel Syndrome-Quality of Life measure (IBS-QOL)
肠炎疾病量表	Inflammatory Bowel Disease Questionnaire (IBDQ)
肠炎病人评定量表	Rating Form of IBD Patient Concerns (RFIPC)
肠癌患者康复期生命质量评价量表	Colon Cancer Patients Life Quality Evaluation Questionnaire Recovery Period
良性前列腺增生症患者生活质量量表	Specific Quality of Life Scale for Chinese Patients With Benign Prostatic Hyperplasia
评分者信度	scorer reliability
诊断性测验	diagnosis tests
进食障碍调查自评量表	Eating Disorders Inventory (EDI)
连续作业测验	continue performance test
阿森斯失眠量表	Athens Insomnia Scale
陈会昌气质量表	Chen Hui Chang Temperament Scale
饮酒问卷	Alcohol disorder Scale (ADS)
麦克马斯特-多伦多关节炎患者功能偏好问卷	McMaster-Toronto Arthritis patient function preference questionnaire (MACTAR)

乳腺癌化疗问卷	Breast Cancer Chemotherapy Questionnaire (BCQ)
单维性	one-dimensional
呼吸障碍问卷	Breathing problem questionnaire (BPQ)
命名量表	Nominal Scale
国民幸福指数	Gross National Happiness
国际人格障碍检查表	International Personality Disorders Examination (IPDE)
国际乳腺癌协作组生命质量量表	International Breast Cancer Study Group Quality of Life (IBCSGQL)
国际前列腺症状评分	the International Prostate Symptom Score (IPSS)
国际标准情商（EQ)测试	EQ test questions of international standards
图画分析技术	Picture analysis technology
孤独分类量表	Differential Loneliness Scale (DLS)
孤独症行为评定量表	Autism Behavior Checklist (ABC)
孤独症行为综合评定量表和剖析图	Autistic Behavior Composite Checklist and Profile (ABCCP)
孤独症治疗评定量表	Autism Treatment Evaluation Checklist (ATEC)
孤独量表	Loneliness Rating Scale
学习适应性测验	Learning Adaptability Test (AAT)
学习障碍筛查量表	The Pupil Rating Scale Revised Screening for Learning Disabilities (PRS)
学生生活应激问卷	Student-Lift Stress Inventory (SLSI)
幸福感	Subjective Well-being
幸福感指数	Index of Well-Being
态度测量	attitude tests
性自我防卫能力评定量表	Capacity of Sexual Self-defense Assessment Scale (CSSAS)
性攻击量表	Aggravated Sex (ASX)
性变态量表	Sexual Deviation
性格内外向调查表，又称淡路向性检查	Awaji Personality Inclination Inventory (APII)
拉希模型	Rasch model
拓广的分部评分模型	generalized partial credit model
明尼苏达心衰问卷	Minnesota Living with Heart Failure Questionnaire (LHFQ)
明尼苏达多相人格调查表（MMPI)	Minnesota Multiphasic Personality Inventory
构造技术	building technology
欧洲生存质量测定量表	The EuroQol instrument (EQ-5D)
欧洲骨质疏松基金会生活质量问卷	the Quality of Life Osteoporosis of the European Foundation (QUALEFFO)
欧洲癌症研究与治疗组织生命质量量表体系之大肠癌肝转移量表	European Organization for Research and Treatment of Cancer Quality of Life Questionnaire-Colorectal cancer liver metastases (EORTC QLQ-LMC21)

欧洲癌症研究与治疗组织生命质量量表体系之头颈癌量表	European Organization for Research and Treatment of Cancer Quality of Life Questionnaire -Head and Neck cancer (EORTC QLQ-H&N35)
欧洲癌症研究与治疗组织生命质量量表体系之共性模块	European Organization for Research and Treatment of Cancer Quality of Life Questionnaire-Core module (EORTC QLQ-C30)
欧洲癌症研究与治疗组织生命质量量表体系之血癌量表	European Organization for Research and Treatment of Cancer Quality of Life Questionnaire-Leukaemia (EORTC QLQ-CLL16)
欧洲癌症研究与治疗组织生命质量量表体系之卵巢癌量表	European Organization for Research and Treatment of Cancer Quality of Life Questionnaire-Ovarian cancer (EORTC QLQ-OV28)
欧洲癌症研究与治疗组织生命质量量表体系之肝癌量表	European Organization for Research and Treatment of Cancer Quality of Life Questionnaire-Hepatocellular carcinoma (EORTC QLQ-HCC18)
欧洲癌症研究与治疗组织生命质量量表体系之肠癌量表	European Organization for Research and Treatment of Cancer Quality of Life Questionnaire-Colorectal cancer (EORTC QLQ-CR38)
欧洲癌症研究与治疗组织生命质量量表体系之乳腺癌量表	European Organization for Research and Treatment of Cancer Quality of Life Questionnaire-Breast cancer (EORTC QLQ-BR23)
欧洲癌症研究与治疗组织生命质量量表体系之浅表膀胱癌量表	European Organization for Research and Treatment of Cancer Quality of Life Questionnaire-Superficial bladder cancer (QLQ BLS-24)
欧洲癌症研究与治疗组织生命质量量表体系之肺癌量表	European Organization for Research and Treatment of Cancer Quality of Life Questionnaire-Lung cancer (EORTC QLQ-LC13)
欧洲癌症研究与治疗组织生命质量量表体系之侵入肌层膀胱癌量表	European Organization for Research and Treatment of Cancer Quality of Life Questionnaire Muscle invasive bladder cancer (QLQ-BLM30)
欧洲癌症研究与治疗组织生命质量量表体系之前列腺癌量表	European Organization for Research and Treatment of Cancer Quality of Life Questionnaire-Prostate cancer (EORTC QLQ-PR25)
欧洲癌症研究与治疗组织生命质量量表体系之宫颈癌量表	European Organization for Research and Treatment of Cancer Quality of Life Questionnaire-Cervical cancer (EORTC QLQ-Cx24)
欧洲癌症研究与治疗组织生命质量量表体系之胃癌量表	European Organization for Research and Treatment of Cancer Quality of Life Questionnaire-Stomach cancer (QLQ-STO22)
欧洲癌症研究与治疗组织生命质量量表体系之食管癌量表	European Organization for Research and Treatment of Cancer Quality of Life Questionnaire-Oesophageal cancer (EORTC QLQ-OES24)

欧洲癌症研究与治疗组织生命质量量表体系之胰腺癌量表　European Organization for Research and Treatment of Cancer Quality of Life Questionnaire -Pancreatic cancer (EORTC QLQ-PAN26)

欧洲癌症研究与治疗组织生命质量量表体系之脑癌量表　European Organization for Research and Treatment of Cancer Quality of Life Questionnaire-Brain cancer (EORTC QLQ-BN20)

治疗获益　treatment benefit

治疗副反应量表　Treatment Emergent Symptom Scale (TESS)

波士顿诊断性失误检查　Boston diagnostic aphasia examination

注意缺损多动障碍量表　Attention-Deficit Hyperactivity Disorder Scale

物质生活质量指数　Physical Quality of Life Index (PQLI)

画人测验　Draw-a-Person Test (DAP)

终末期生活质量评定量表　Assessment of Quality of life at the End of Life (AQEL)

终末期肾脏疾病移植患者症状调查表　End Stage Renal Disease Symptom Checklist- Transplantation Module (ESRD-SCL-R)

终末期需求筛选量表　Needs at the End-of-Life Screening Tool (NEST)

经济合作和发展组织的长期伤残问卷　Organization for Economic Co-operation and Development Long term disability questionnaire

罗夏墨迹测验　Rorschach Inkblot Method (RIM)

肯尼自我照顾评估　Kenny Self-Care Evaluation

肺功能状态和呼吸困难问卷　Pulmonary Functional Status and Dyspnea Questionnaire (PFSDQ)

肺癌日记卡　Daily Diary Card for Lung Cancer DDC-LC

肺癌治疗功能评价量表　Functional Assessment of Cancer Therapy-Lung (FACT-L)

肺癌症状量表　The Lung Cancer Symptom Scale (LCSS)

肾病生命质量量表简表　Kidney Disease Quality of Life-Short Form (KDQOL-SF)

表面效度　face validity

转化分数　transform score

青少年心理适应性量表　Adolescence Psychological Adaptability Scale (APAS)

青少年关节炎功能指数　Juvenile Arthritis Self-report Index (JASI)

青少年关节炎生命质量问卷　Juvenile Arthritis Quality of Life Questionnaire (JAQQ)

青少年自我同一性状态问卷　the Extend Objective Measure of Ego Identity Status

青少年自评生活事件量表　Adolescent Self-Rating Life Events Check List (ASLEC)

青少年学习倦怠量表　Adolescent Student Burnout Inventory

青少年学生生活满意度量表　Young Students Life Satisfaction Scale

青少年学生疏离感量表　Adolescent Students Sense of Alienation (ASAS)

青少年哮喘生命质量量表	Adolescent Asthma Quality of Life Questionnaire
非参数项目反应理论	Non-parametric item response theory
非胰岛素依赖型糖尿病病人生存质量量表	Non-Insulin-Dependent Diabetes Mellitus of Quality of Life（NIDDMQOL）
饱和度	saturation
临终关怀生存质量指数	Hospice Quality of Life Index（HQLI）
亲子关系诊断测验	parent-child relationship test
信度	reliability
信息函数	information function
修改版外显攻击行为量表	Modified Overt Aggression Scale（MOAS）
品格教育测验	Character Education Inquiry（CEI）
复本信度	alternate-form reliability
复合性国际诊断交谈检查表－核心	Composite International Diagnostic Interview-core Version（CIDI-C）
威斯康星卡片分类测验	Wisconsion card sorting test（WCST）
总体幸福感指数	Index of General Affect
总体幸福感量表	General Well-Being Schedule（GWBS）
总体健康状况量表	General Health Questionnaire（GHQ）
标记测验	the token test
标准分数	standard score
标准参照测验	criterion-referenced tests
活动指数	The Frenchay Activities Index（FAI）
测量	measurement
测量水平	measurement level
测量目标	object of measurement
测量侧面	facets of measurement
测量的标准化	test standardization
测量误差	measurement error
测量量表	measurement scale
相对误差	relative error
神经精神病学临床评定表	Schedules For Clinical Assessment in Neuropsychiatry（SCAN）
类风湿关节炎生命质量量表	Quality of Life Quetsionnaire for Patients With Rheumatoid Arthritis
结局指标	endpoint
结构效度	construct validity
绝对误差	absolute error
美国加州大学洛杉矶分校研制的前列腺癌 指数量表	UCLA Prostate Cancer Index（UCLA-PCI）
胃肠症状评估	Gastrointestinal Symptom Rating Scale（GSRS）
胃肠道生活质量指数	Gastro Intestinal Quality of Life Index（GIOLI）

胃食管反流及消化不良的生命质量量表	Quality of Life in Reflux and Dyspepsia（QOLRAD）
胃食管反流疾病健康相关生命质量量表	Gastro Esophageal Reflux Disease Health Related Quality of Life Scale（GERD-HRQL）
胃癌患者生存质量问卷	Stomach cancer survival quality questionnaire
费城老年中心信心量表	Philadelphia Geriatric Center Morale Scale
适应性测验	adaptive test
重测信度	test-retest reliability
项目分析	item analysis
项目反应理论	item response theory
项目特征曲线	item characteristic curve
顺序量表	ordinal scale
骨质疏松功能残疾评定量表	The Osteoporosis Functional Disability Questionnaire（OFDQ）
骨质疏松症专用生活质量量表	The Osteoporosis targeted Quality of Life questionnaire
骨质疏松症生活质量问卷	the Osteoporosis Quality of Life questionnaire
骨质疏松症生活质量量表	Osteoporosis Quality of Life Scale（OQOLS）
骨质疏松症评估问卷	The Osteoporosis Assessment Questionnaire（OPAQ）
倒行掩蔽测验	backward masking
倦怠量表	burnout measure
健康	health
健康评估	health assessment
健康质量指数	Quality of Well-Being（QWB）
健康测定指数	Index for Measuring Health（IMH）
健康测量	health measurement
健康测量量表 12 条目简表	Health Survey 12-Item Short-Form SF-12
健康测量量表 36 条目简表	Health Survey 36-Item Short-Form SF-36
健康相关生命质量	health-related quality of life
健康资源问卷	The Health Resources Inventory
健康管理	health management
原始分数	raw score
哥特曼量表	Guttman Scale
哮喘病人生命质量问卷	Asthma Quality of Life Questionnaire（AQLQ）
哮喘患者生活问卷	Living with Asthma Questionnaire（LWAQ）
家庭个人自主性量表	Personal Authority in the Family System Questionnaire
家庭功能测评	Family functions assessment dynamics
家庭关怀度指数	Family APGAR
家庭动力测量	Family Dynamics Measure Ⅱ（FDM Ⅱ）
家庭环境量表中文版	Family Environment Scale（FES-CV）
家庭适应能力和内聚力量表	the Family Adaptability and Cohesion Evaluation Scale III,（FACES III）

家庭清单自评量表   Self-report Family Inventory (SFI)

效度   validity

效度概化   validity generalization

效标关联效度   criterion-related validity

晚期癌症患者需求评价量表   Needs Assessment for Advanced Cancer Patients (NA-ACP)

校正的糖尿病生存质量测量量表   Adjusted Diabetes Quality of Life Measure (A-DQoL)

泰勒显性焦虑量表   Manifest Anxiety Scale (MAS)

流调中心用抑郁量表   Center for Epidemiologic Studies Depression Scale (CES-D)

消化不良健康相关满意量表   Satisfaction with Dyspepsia related health scale (SODA)

消化性疾病生命质量量表   Quality of Life in Peptic Disease questionnaire (QPD)

消化性溃疡疾病量表   Peptic Ulcer Disease Questionnaire (PUDQ)

消化健康状态量表   Digestive Health Status Instrument (DHSI)

爱泼沃斯思睡量表   Epworth Sleepiness Scale

爱德华个性测验   Edwards Personal Preference Schedule (EPPS)

爱德华社会期望量表   Edward Social Desirability Scale

特质应对方式问卷   Tinnitus Coping Style Questionnaire (TCSQ)

狼疮生命质量量表   Lupus QoL Scale (LupusQoL)

疾病影响程度量表   Sickness Impact Profile (SIP)

病态性心理量表   Sexual Morbidity (SexM)

症状自评量表 (SCL-90)   Symptom Checklist 90

真分数   true score

积极情感消极情感量表   Positive Affect and Negative Affect Scale (PANAS)

称名选项模型   nominal categories model

笔迹分析技术   handwriting analysis technology

缺陷感量表   The Feelings of Inadequacy Scale

羞怯量表   Shyness Scale

能力测验   ability tests

脑卒中生命质量问卷   Stroke-Specific Quality of Life Scale (SS-QOL)

脑卒中和失语症生命质量问卷-39   Stroke and Aphasia Quality of Life Scale-39 (SAQOL-39)

脑卒中恢复结局研究   Stroke Rehabilitation Outcome Study

脑卒中疾病影响问卷 (SA-SIP30)   Stroke-Adapted Sickness Impact Profile (SA-SIP30)

脑卒中影响问卷   The Stroke Impact Scale (SIS)

诺丁汉健康调查表   Nottingham Health Profile (NHP)

酒精依赖疾患识别测验   The Alcohol Use Disorders Identification Test

难度   difficulty

预试   pretest

基于中风痉挛性瘫痪患者报告结局评价量表   Self-Evaluating Instrument Based on Patient-Reported Outcomes for Apoplexy Spastic-Paralysis Patients

婚姻心理控制源量表	The Marital Locus of Control Scale (MLOC)
婴儿－初中生社会生活能力量表	Measuring Social Living Ability Form
婴幼儿孤独症筛选量表	Checklist for autism in toddlers (CHAT)
密歇根酒精依赖筛查表	Michigan Alcoholism Screening Test (MAST)
常模参照测验	norm reference tests
康奈尔医学指数	Cornell Medical Index
患者报告结局	patient reported outcome
患病行为问卷	illness behavior questionnaire
情绪与社会孤独量表	Emotional versus Social Loneliness Scales (ESLS)
情绪-社交孤独问卷	Emotional-Social Loneliness Inventory (ESLI)
情感平衡量表	Affect Balance Scale (ABS)
情境压力测验	Stress test scenarios
惧怕否定评价量表	Fear of Negative Evaluation Scale (FNE)
控制圈	spheres of control (SOC)
教育测验	educational test
淋巴瘤患者生命质量测量量表	Functional Assessment of Cancer Therapy-Lymphoma (FACT-Lym)
综合心理健康指数	Psychological Global Well Being Index (PGWBI)
职业应激量表	Occupational Stress Scale
躯体自我保养量表	Physical Self-Maintenance Scale
银屑病关节炎生活质量量表	Psoriatic Arthritis Quality of Life Instrument (PsAQoL)
随机双面交叉设计	random double-sided crossover design
随机单面交叉设计	random single crossover design
领域参照测验	areas referenced test
提高学习能力因素诊断测验	Factor in Improving Learning Ability Test (FAT)
斯坦福-比纳智力量表	Stanford -Binet Intelligence Scale
智力成就责任问卷	Intellectual Achievement Responsibility Questionnaire (IAR)
智力测验	intelligence test
期望控制量表	The Desirability of Control Scale (DOC)
溃疡、食管炎主观症状量表	Ulceresophagitis Subject Symptom (UESS)
溃疡性结肠炎和 Crohn 氏病健康状态量表	Ulcerative Colitis and Crohn's Disease health status Scales (UC/CD HSS)
焦虑自评量表	Self -Rating Anxiety Scale (SAS)
焦虑状态问卷	The Anxiety Status Inventory (ASI)
窘迫感受性量表	Embarrass Ability Scale
等效检验	equivalence test
等距量表	interval scale
编制复本	The preparation of copy
联想技术	Lenovo technology

意象对话技术   imager communication therapy

新健康量表   New Well -being Scale (NWS)

概化全域   universe of generalization

概化系数   generalizability coefficient

概化理论   generalizability theory

瑞文测验联合型（CRT）   Combined Raven Test

瑟斯顿量表   Thurstone Scales

痴呆简易筛查量表（BSSD）   Brief Screening Scale for Dementia (BSSD)

简明女性性功能指数   Brief Index of Sexual Functioning for Women (BISF-W)

简明男性性功能问卷   Brief Sexual Functioning Questionnaire (BSF)

简明精神病量表（BPRS）   Brief Psychiatric Rating Scale (BPRS)

简易应对方式问卷   Simplified Coping Style Questionnaire (SCSQ)

简易智力状态检查（MMSE）   Mini-Mental State Examination (MMSE)

跨文化的角色冲突、角色混淆和角色过载   Cross-cultural role conflict，ambiguity and overload

雷曼生活质量访谈   Lehman's Quality of Life Interview (QOLI)

雷曼生活质量问卷   the Lehman Quality of Life Questionnaire TL-30

慢性肝脏疾病量表   Chronic Liver Disease Questionnaire (CLDQ)

慢性呼吸系统疾病问卷   Chronic Respiratory Questionnaire (CRQ)

慢性疾病治疗的功能评价测量系统   Functional Assessment of Chronic Illness Therapy (FACIT)

慢性病患者生命质量测定量表体系   Quality of Life Instruments for Chronic Diseases (QLICD)

慢性病患者生命质量测定量表体系之肠易激综合症量表   Quality of life instruments for Chronic Diseases-Irritable Bowel Syndrome (QLICD-IBS)

慢性病患者生命质量测定量表体系之冠心病量表   Quality of Life Instruments for Chronic Diseases -Coronary Heart Disease (QLICD-CHD)

慢性病患者生命质量测定量表体系之消化性溃疡量表   Quality of Life Instruments for Chronic Diseases-Peptic Ulcer (QLICD-PU)

慢性病患者生命质量测定量表体系之高血压量表   Quality of Life Instruments for Chronic Diseases -Hypertension (QLICD-HY)

慢性病患者生命质量测定量表体系之慢性阻塞性肺病量表   Quality of Life Instruments for Chronic Diseases-Chronic Obstructive Pulmonary Disease (QLICD-COPD)

慢性病患者生命质量测定量表体系之慢性肺原性心脏病量表   Quality of Life Instruments for Chronic Disease-Chronic Pulmonary Heart Diseases (QLICD-CPHD)

慢性病患者生命质量测定量表体系之慢性胃炎量表   Quality of Life Instruments for Chronic Disease-Chronic Gastritis (QLICD-CG)

慢性胰腺炎健康相关生命质量量表   Chronic Pancreatitis HRQL (CPHRQL)

演讲者信心自评量表   Personal Report Of Confidence as a Speaker (PRCS)

精神卫生心理控制源量表	Meatal Health Locus Of Control Scale（MHLC）
精神分裂病人健康相关生命质量问卷	patient-based health-related quality of life questionnaire in schizophrenia S-QoL
精神分裂症病人生活质量量表	The Schizophrenia Quality of Life Scale（SQLS）
精神分裂症照顾者生活质量问卷	The Schizophrenia Caregiver Quality of Life questionnaire（S-CGQoL）
聚合效度	convergent validation
膀胱癌指数	Bladder Cancer Index（BCI）
增量效度	incremental validity
墨迹技术	inkblot technique
影响信息问卷-圆环版	Impact Message Inventory-Circumplex
德克萨斯社交行为问卷	Texas Social Behavior Inventory
潜在特质理论	latent trait theory
糖尿病生存质量临床试验调查表	Diabetes Quality of Life Clinical Trial Questionnaire（DQLCTQ）
糖尿病生活质量量表	Diabetes Quality of Life（DQOL）
糖尿病测评专用量表	Appraisal of Diabetes Scale（ADS）
糖尿病健康测评	Diabetes Health Profile（DHP）
糖尿病特异性生命质量量表	Diabetes specific quality of life scale（DSQOLS）
糖尿病特异性的健康相关生存质量评定量表	Audit of Diabetes Dependent Quality of Life（ADDQoL）
糖尿病患者生存质量特异性量表	Diabetes Specific Quality of Life Scale（DSQL）
糖尿病控制状况量表	Control Status Scale for Diabetics（CSSD70）
戴维斯在线认知量表	Davis Online Cognition Scale（DOCS）
癌症心理调节量表	Mental Adjustment to Cancer Scale（MAC）
癌症治疗功能评价系统	Functional Assessment of Cancer Therapy（FACT）
癌症治疗功能评价系统之大肠癌量表	Functional Assessment of Cancer Therapy-Colorectal Cancer（FACT-C）
癌症治疗功能评价系统之子宫内膜癌量表	Functional Assessment of Cancer Therapy-Endometrial Cancer（FACT-EN）
癌症治疗功能评价系统之头颈癌量表	Functional Assessment of Cancer Therapy-Head and Neck Cancer（FACT-H&N）
癌症治疗功能评价系统之白血病量表	Functional Assessment of Cancer Therapy-Leukemia（FACT-Leu）
癌症治疗功能评价系统之共性模块	Functional Assessment of Cancer Therapy-General（FACT-G）
癌症治疗功能评价系统之卵巢癌量表	Functional Assessment of Cancer Therapy-Ovarian Cancer（FACT-O）
癌症治疗功能评价系统之肝癌量表	Functional Assessment of Cancer Therapy-Hepatobiliary Questionnaire（FACT-Hep）
癌症治疗功能评价系统之肠癌量表	Functional Assessment of Cancer Therapy-Colorectal Cancer（FACT-C）

癌症治疗功能评价系统之乳腺癌量表	Functional Assessment of Cancer Therapy-Breast Cancer（FACT-B）
癌症治疗功能评价系统之前列腺癌量表	Functional Assessment of Cancer Therapy-Prostate Cancer（FACT-P）
癌症治疗功能评价系统之宫颈癌量表	Functional Assessment of Cancer Therapy-Cervix Cancer（FACT-Cx）
癌症治疗功能评价系统之胃癌量表	Functional Assessment of Cancer Therapy-Gastric Cancer（FACT-Ga）
癌症治疗功能评价系统之胰腺癌量表	Functional Assessment of Cancer Therapy-Pancreatic Cancer（FACT-PA）
癌症治疗功能评价系统之膀胱癌量表	Functional Assessment of Cancer Therapy-Bladder Cancer（FACT-Bl）
癌症治疗满意度问卷	Cancer Therapy Satisfaction Questionnaire（CTSQ）
癌症病人的功能生活指数	The Functional Living Index for Cancer（FLIC）
癌症康复评估系统	Cancer Rehabilitation Evaluation System（CARSE）
癌症患者生命质量测定量表体系之大肠癌量表	Quality of Life Instruments for Cancer Patients-Colorectal Cancer（QLICP-CR）
癌症患者生命质量测定量表体系之头颈癌量表	Quality of Life Instruments for Cancer Patients-Head and Neck Cancer（QLICP-HN）
癌症患者生命质量测定量表体系之共性模块	Quality of Life Instruments for Cancer Patients-General Module（QLICP-GM）
癌症患者生命质量测定量表体系之卵巢癌	Quality of Life Instruments for Cancer Patient-Ovarian Cancer（QLICP-OV）
癌症患者生命质量测定量表体系之肝癌量表	Quality of Life Instruments for Cancer Patients-Liver Cancer（QLICP-LI）
癌症患者生命质量测定量表体系之乳腺癌量表	Quality of Life Instruments for Cancer Patients-Breast Cancer（QLICP-BR）
癌症患者生命质量测定量表体系之肺癌量表	Quality of Life Instruments for Cancer Patients-Lung Cancer（QLICP-LU）
癌症患者生命质量测定量表体系之宫颈癌	Quality of Life Instruments for Cancer Patient-Cervical Cancer（QLICP-CE）
癌症患者生命质量测定量表体系之胃癌量表	Quality of Life Instruments for Cancer Patients-Gastric Cancer（QLICP-GA）
癌症患者生命质量测定量表体系之食管癌量表	Quality of Life Instruments for Cancer Patients-Esophageal Cancer（QLICP-ES）
癌症患者生命质量测定量表体系之胰腺癌量表	Quality of Life Instruments for Cancer Patients-Pancreatic Cancer（QLICP-PA）
癌症患者生命质量测定量表体系之脑癌量表	Quality of Life Instruments for Cancer Patients-Brain Cancer（QLICP-BN）
癌症患者生命质量测定量表体系之膀胱癌量表	Quality of Life Instruments for Cancer Patients-Bladder Cancer（QLICP-BL）

H-R 成套神经心理测验	Halstead-Reitan Neuropsychological Battery
Liverpool 研究组的身体功能量表	Liverpool Physical function scale
LN 神经心理成套测验	Luria-Nebraska NeuroPsyehologieal Batrery (LNNB)
Maslach 学习倦怠量表	Maslach Burnout Inventory-Student Survey
Masters 分部评分模型	Masters partial credit model
McMaster 健康指数	The McMaster Health Index Questionnaire (MHIQ)
Muraki 模型	Muraki model
NEO 人格问卷	Neuroticism Extraversion Openness Personality Inventory (NEO-PI)
Niemi 生命质量问卷	Niemi QOL Scale
Piers-Harris 儿童自我意识量表	Piers-Harris Children's Self-concept Scale (PHCSS)
RAND 社会健康问卷	RAND social health battery
Rasch 型孤独量表	Rasch-Type Loneliness Scale
Rey 复杂图形测验	Rey-Osterrieth
ROC 曲线	receiver operating characteristic curve
Russrll 吸烟原因问卷	Russrll Reason of Smoking Questionnaire (RRSQ)
Rutter 儿童行为问卷	Rutter Child Behavior Questionnaire
Samejima 等级反应模型	Samejima graded response model
St George'S 呼吸疾病量表	St George's Respiratory Questionnaire (SGRQ)
Torrance 健康效用指数	Torrance Health Utilities Index (HUI)
Viitanen 生活满意访谈（对长期存活者）	Viitanen Life Satisfaction Interview (for long-term survivors)
Young 网络成瘾量表	Young Internet Addiction Scale
Zung 抑郁自评量表	Zung Self-Rating Depression Scale (SDS)

（张　凤）